COURS
DE
PHARMACIE

par

Edmond DUPUY

TOME PREMIER

PARIS

COURS DE PHARMACIE

Ouvrages du Professeur DUPUY

Notices biographiques sur les médaillons de la nouvelle Ecole supérieure de pharmacie de Paris. 1 vol. in-18. 1881. . . . . 2 fr.

Recherches sur la solubilité. In-8. 1884. . . . . 3 fr.

Manuel pratique de l'inspecteur des pharmacies, ou Répertoire général des attributions et des devoirs des commissions d'inspection, etc. 1 vol. in-18. 1880 . . . . 3 fr. 50

Manuel d'hygiène publique et industrielle ou **Manuel** pratique des attributions des membres des conseils d'hygiène. 1 vol. in-18. 1881.
. . . . 7 fr. 50

Sérums thérapeutiques et autres liquides organiques injectables. Br. in-8. 1896. . . . . 3 fr.

La formule médicale. Principes généraux de pharmacologie sur lesquels reposent sa rédaction et son exécution. In-8, reliure souple. 1897 . . . . 4 fr.

Essai de classification de médicaments chimiques organiques. In-8, 1898. . . . . 2 fr.

La nouvelle législation pharmaceutique. Br. in-8, 1895. . . . 3 fr. 50

COURS

DE

PHARMACIE

PAR

Edmond DUPUY

PROFESSEUR DE PHARMACIE A L'UNIVERSITÉ DE TOULOUSE
MEMBRE CORRESPONDANT DE L'ACADÉMIE DE MÉDECINE

DEUXIÈME ÉDITION
Revue, corrigée et augmentée avec la collaboration
de Henri RIBAUT
AGRÉGÉ A LA FACULTÉ DE MÉDECINE ET DE PHARMACIE
LAURÉAT DE L'INSTITUT

TOME PREMIER

A. HISTOIRE ET LÉGISLATION PHARMACEUTIQUES.

B. PHARMACIE GALÉNIQUE (COMMENCEMENT).

AVEC 35 FIGURES INTERCALÉES DANS LE TEXTE

PARIS

A. MALOINE, ÉDITEUR

23-25, RUE DE L'ÉCOLE DE MÉDECINE, 23-25

1902

COURS DE PHARMACIE

DIVISION DE L'OUVRAGE

La deuxième édition de ce cours comprendra quatre volumes ainsi divisés :

Tome I : { A. Histoire et législation pharmaceutiques.
{ B. Pharmacie galénique (commencement).

Tome II. Pharmacie galénique (fin).

Tome III. Pharmacie chimique minérale.

Tome IV. Pharmacie chimique organique.

Les tomes I et II sont vendus ensemble et séparément du reste de l'ouvrage.

Les tomes III et IV sont vendus chacun séparément

TOMES III ET IV

PHARMACIE CHIMIQUE

2 vol. in-8°.

Plan. — L'auteur considérant que la pharmacie chimique ou chimie pharmaceutique est, au même titre que la chimie biologique, que la chimie industrielle, que la chimie agricole, une des branches de la chimie générale, a pensé que la chimie devait être regardée comme la science fondamentale de l'étude des médicaments chimiques, et que c'était sur elle que devait être basée la classification rigoureusement scientifique de ce groupe de corps. Il a donc suivi, dans l'examen de la pharmacie chimique, l'ordre adopté pour l'étude de la chimie.

Il a divisé les médicaments chimiques en deux grandes classes et il les étudie d'après l'ordre indiqué ci-après :

I. *Médicaments chimiques appartenant à la chimie minérale. Elle comprend* :

A. Métalloïdes et leurs combinaisons } intéressants au point de vue mé-
B. Métaux et leurs combinaisons } dico-pharmaceutique.

II. *Médicaments chimiques appartenant à la chimie organique. Elle comprend :*

Les divers corps, employés en pharmacie, appartenant à l'une des grandes fonctions organiques suivantes :

Hydrocarbures, alcools, phénols, éthers, aldéhydes, acétones, acides, amines, composés nitrés et nitrosés, composés azoïques et diazoïques, hydrazines, bases pyridiques et quinoléiques, amides, imides, nitriles, carbylamines, composés organo-métalliques, alcalis naturels.

L'étude de chaque médicament chimique, *faite exclusivement au point de vue pharmaceutique et médical*, comprend :

1° Synonymie du corps et formule ; — 2° Etude des procédés de fabrication dans l'industrie et surtout dans les laboratoires ; — 3° Etude des procédés de purification ; — 4° Etude des caractères d'identité, c'est-à-dire les caractères organoleptiques, physiques, chimiques et spécifiques, qui servent à le caractériser et à le distinguer ; — 5° Etude des caractères de contrôle, c'est-à-dire les méthodes à l'aide desquelles on peut constater les altérations qui peuvent provenir soit d'un mode défectueux de préparation, soit d'un mode défectueux de conservation, et les falsifications dont il peut être l'objet ; — 6° Etude des précautions à prendre pour sa conservation ; — 7° Notions sommaires sur son action physiologique et thérapeutique ; — 8° Modes d'administration et doses sous lesquelles on l'emploie ; — 9° Formules galéniques dans lesquelles il entre ; — 10° Etude des incompatibilités diverses (physiques, pharmaceutiques, physiologiques, chimiques) ; — 11° Etude des premiers secours à donner dans le cas d'empoisonnement produit par le corps.

A LA MÉMOIRE DE M. LE PROFESSEUR PLANCHON

DIRECTEUR DE L'ÉCOLE SUPÉRIEURE DE PHARMACIE DE PARIS
MEMBRE DE L'ACADÉMIE DE MÉDECINE
OFFICIER DE LA LÉGION D'HONNEUR

A M. E. JUNGFLEISCH

PROFESSEUR A L'ÉCOLE SUPÉRIEURE DE PHARMACIE DE PARIS
ET AU CONSERVATOIRE DES ARTS ET MÉTIERS
MEMBRE DE L'ACADÉMIE DE MÉDECINE
CHEVALIER DE LA LÉGION D'HONNEUR

Hommage de profonde reconnaissance.

ED. DUPUY.

CONSIDÉRATIONS GÉNÉRALES

Depuis que-j'ai l'honneur de professer le cours de pharmacie à la Faculté de Toulouse, je me suis efforcé de lui donner tout le développement qu'il mérite. — Ce cours présente, en effet, une importance sur laquelle il me paraît nécessaire d'insister.

Quel est l'objet du cours de pharmacie ?

A quelle catégorie d'étudiants s'adresse-t-il ?

Quel est son programme ?

Telles sont les questions que je me propose d'examiner.

Prise dans son acception la plus large, la pharmacie a pour objet l'étude des médicaments, c'est-à-dire l'étude des substances que l'on emploie dans le traitement des maladies.

Elle peut se diviser en deux parties :

1° La pharmacotechnie ou pharmacie proprement dite.

2° La pharmacologie.

La pharmacotechnie ou pharmacie proprement dite s'occupe de la reconnaissance, du choix, de la récolte, de la préparation, de la conservation et du contrôle des médicaments simples et composés. Cette partie intéresse plus particulièrement le pharmacien.

La pharmacologie apprend à connaître les caractères et l'action des médicaments, ainsi que les formes et les doses sous lesquelles ils doivent être administrés. Cette partie, qui sert d'introduction à la thérapeutique et à l'art de formuler, intéresse plus particulièrement les médecins (1).

(1) Le sens du mot pharmacologie a beaucoup varié suivant les auteurs et la définition que nous avons adoptée nous-même n'est pas complète. En effet, la pharmacologie est un terme général embrassant la *pharmacographie* (divisée en matière médicale et pharmacie chimique), la *pharmacotechnie* (appelée aussi pharmacie galénique), la *pharmacodynamie*. Nous sisterons sur ce sujet aux préliminaires placés au commencement de la 2e partie.

Malgré son importance, la pharmacie est souvent négligée par les médecins et quelquefois par les pharmaciens.

Quelques médecins, sous prétexte de scepticisme, ne formulent jamais ou presque jamais ; ils ne croient pas aux médicaments et ils font ce qu'ils appellent, par euphémisme, de la médecine expectante.

Et cependant, qui pourrait nier aujourd'hui l'action bienfaisante des médicaments, quand beaucoup d'entre eux en ont une, pour ainsi dire, mathématique ?

Appellera-t-on fiction l'action produite sur la pupille par la belladone et la fève de Calabar ?

Refusera-t-on à l'opium sa vertu calmante ?

Doutera-t-on des propriétés antipériodiques du quinquina, de l'action émétique du tartre stibié, etc., etc. ?

Ce serait nier l'évidence, et personne n'y songe sérieusement.

Quelques demi-sceptiques disent : nous acceptons l'action de certains médicaments, mais nous ne croyons pas à celle d'un très grand nombre d'autres qui encombrent inutilement les rayons de la matière médicale. Avec quelques substances, qui ont reçu une consécration pratique, nous avons un arsenal thérapeutique qui nous permet de satisfaire à toutes les maladies et à toutes leurs complications idiosyncrasiques.

A ces demi-croyants, on peut répondre : si vous bornez la matière médicale à trois ou quatre substances, au fer, au quinquina, au mercure, à l'opium, par exemple, aurez-vous à votre disposition un obstétrical comparable au seigle ergoté, un antigoutteux identique au colchique, un contre-stimulant semblable à la digitale, etc., etc. ? Vous admettrez donc ces substances, et si vous ne voulez pas fermer les yeux à la lumière, vous en admettrez successivement beaucoup d'autres dont l'action thérapeutique, inconnue aujourd'hui ou imparfaitement étudiée, peut être démontrée dans l'avenir par les progrès des sciences physiologiques et chimiques.

D'autres ajoutent : nous admettons l'action de la pluralité des agents thérapeutiques, mais nous rejetons complètement l'association des médicaments, parce que cette association peut diminuer l'action des composants ou produire, par suite de réactions inattendues, des mélanges d'une activité dangereuse.

L'idée de n'employer que des médicaments simples est évidemment très rationnelle ; mais dans l'état actuel des choses, ce principe est inadmissible.

L'expérience clinique a, en effet, démontré qu'en associant des médicaments d'une même classe, des toniques avec des toniques, des purgatifs avec des purgatifs, des antiseptiques avec des antiseptiques, on obtenait une somme d'effets plus grande que celle qu'on obtiendrait en employant ces médicaments d'une manière isolée. Les purgatifs résineux, associés à du savon ou à un alcali, ont une action beaucoup plus douce et n'occasionnent pas de coliques. Un mélange d'opium et d'ipécacuanha est un diaphorétique puissant ; et cependant ni l'une ni l'autre de ces substances ne jouit de cette propriété. Pour obtenir la tolérance de l'émétique, il faut souvent l'associer à l'opium. L'opium lui-même, qui facilite la tolérance de beaucoup de médicaments énergiques, ne peut souvent être supporté lorsqu'il est administré isolément, tandis que, associé à d'autres médicaments, comme dans les pilules de cynoglosse, par exemple, il l'est parfaitement.

Que l'on blâme la mixtion des médicaments faite dans des idées polypharmaques et l'on aura parfaitement raison. En effet, quoi de plus ridicule que ces assemblages monstrueux de drogues de toutes espèces, que l'esprit et la raison repoussent ? Les anciens pharmacologistes, dans ce pêle-mêle de substances médicamenteuses espéraient obtenir des préparations douées de toutes les vertus des bases, correctifs, auxiliaires et dirigeants, entrant dans leur composition et aptes à guérir, par conséquent, plusieurs affections morbides existant, soit sur différents individus, soit sur un seul ; ils étaient même arrivés à conclure qu'une préparation qui aurait renfermé tous les médicaments, aurait été un remède avec lequel le diagnostic devenait inutile, puisqu'elle atteignait tous les maux ; en un mot, qu'elle constituait une panacée universelle.

Que l'on blâme, nous le répétons, l'emploi de pareilles compositions et les idées qui pourraient les faire renaître, nous nous joindrons aux critiques ; mais autre chose est la mixtion des médicaments faite d'après les préceptes d'une saine thérapeutique et celle opérée d'après les errements des anciens pharmacologistes. « Autant, dit Virey, une polypharmacie fastueuse et ses prescriptions gothiques annoncent le charlatanisme et l'ignorance, autant l'affectation de simplifier décèle l'étroitesse de l'esprit ou la paresse dans l'étude. »

L'étroitesse de l'esprit ou la paresse dans l'étude sont les causes du dédain professé à l'égard des médicaments par un certain nombre de médecins. « Le scepticisme thérapeutique, dit Fonsagrives, dérive moins d'une conception native ou acquise de l'esprit que d'un savoir imparfait, d'un travail insuffisant ou d'un jugement faible qui, ne pouvant croire à tout en médecine, arrive d'un bond à ne plus croire à rien. »

Chose singulière ! C'est à une époque comme la nôtre où l'art des médicaments a réalisé les acquisitions les plus précieuses, a étudié avec le plus de fruit et de précision ses ressources, c'est à notre époque, dis-je, que le scepticisme semble faire les progrès les plus rapides.

Les agents qui permettent au médecin de guérir, de faire durer ou soulager son malade existent ; l'arsenal de la pharmacologie est bien muni ; il faut seulement connaître les armes qu'il renferme et surtout savoir s'en servir.

C'est par l'étude de la pharmacologie que le médecin apprendra à connaître les caractères et l'action des médicaments, ainsi que les formes et les doses sous lesquelles ils doivent être administrés ; c'est par elle que lui seront enseignées les règles de l'art de formuler, art, qui est, comme on l'a dit, le véritable criterium de la médecine.

Nous ne blesserons personne, et surtout nous ne voulons blesser personne en disant que quelques jeunes et futurs médecins n'apprécient peut-être pas suffisamment l'importance de cette étude et les avantages précieux qu'ils peuvent en retirer. Ils ne songent pas assez à l'avenir et aux exigences multiples de la profession qu'ils veulent embrasser. L'absence ou l'insuffisance de connaissances pharmacologiques se fera sentir vivement plus tard s'ils négligent d'en faire provision pendant qu'ils sont encore sur les bancs de l'école. C'est une lacune qu'il faudra combler, alors que les débuts d'une carrière, délicate entre toutes, mettent aux prises avec des préoccupations et des difficultés qui absorbent déjà suffisamment.

Les formules, que l'on apprend plus ou moins vaguement aux cliniques, ne constituent qu'un léger bagage, enserrant dans un cercle trop étroit et qui, en tout cas, ne saurait remplacer une étude méthodique et raisonnée des médicaments qui seule permet d'avoir à son tour de l'initiative et de formuler rationnellement.

Dans la préface d'un livre très bien fait, intitulé : *l'Art de formuler*, M. Dujardin-Beaumetz écrit ce qui suit :

« Ce qui m'a toujours frappé lorsque j'interroge les élèves de mon service, même ceux qui sont très avancés en médecine et qui possèdent des connaissances suffisamment étendues sur la clinique et la pathologie internes, c'est leur ignorance presque absolue non seulement de la manière de formuler les prescriptions, mais encore des médicaments les plus usuels, de telle sorte que ces jeunes gens entreront dans la pratique médicale avec des connaissances très vagues sur l'art de formuler. Je crains bien qu'une fois aux prises avec leur clientèle, leurs connaissances ne s'augmentent pas sur ce point, et j'en ai pour preuve malheureusement les progrès toujours croissants de la spécialité.

« Quoi qu'on en ait dit, il n'y a pas de clinique sans thérapeutique, et de thérapeutique sans pharmaceutique et les jeunes praticiens craignant de faire des bévues, qui pourraient être reprises par le pharmacien chargé d'exécuter l'ordonnance, ou de commettre des erreurs qui seraient préjudiciables à leurs malades, aiment mieux s'en rapporter à des médicaments tout préparés qui les tirent momentanément d'embarras. Mais à ce jeu, si le pharmacien peut se plaindre de ne pas exécuter d'ordonnances magistrales, le médecin perd sa clientèle; celle-ci, au lieu de s'adresser au médecin, a recours au médicament spécialisé dont il use et abuse à son insu. »

M. le professeur Grasset, de Montpellier, exprime la même opinion dans des termes encore plus catégoriques et plus probants, dans un ouvrage remarquable qu'il a publié en 1885, sur l'art de formuler :

« Il y a un ensemble de connaissances pratiques indispensables au médecin, que l'on apprend très incomplètement à l'hôpital. Dans les services, on entend, en effet, souvent prescrire : Julep kermetisé, lavement purgatif, potion calmante, etc.

« Les exigences sont bien différentes dans la clientèle ; là, il faut formuler pour le pharmacien, donner des instructions pour l'administration des médicaments.

« L'élève sort trop souvent de l'école ignorant de l'art de prescrire. Dans ce cas, il n'a devant lui que deux ressources : le formulaire et les spécialités.

« Certes le formulaire n'est pas mauvais en soi; il y en a d'excellents, mais il donne la formule toute faite. Or, il faut que le médecin adapte le médicament, la dose, l'association, la forme aux circonstances du cas particulier.

« Rien de plus dangereux que les mots : « potion antidysentérique » ou « antiémétique », si l'on prend cette formule comme remède, de tous les cas de dysenterie ou de vomissement.

« De plus, si le médecin peut consulter le formulaire, pour la rédaction d'une consultation, à tête reposée, dans son cabinet, pour une maladie chronique, il ne peut pas le traîner chez son malade, l'ouvrir devant lui, transcrire la formule devant la famille. Alors, il est embarrassé et de deux choses l'une : ou il fait une prescription insignifiante pour pouvoir consulter le formulaire avant la visite du lendemain. Il appelle cela « gagner du temps » : au fond c'est en perdre, et c'est souvent perdre un temps précieux pour certaines maladies, sans compter que le lendemain, il arrivera avec une formule patiemment élaborée pour remplir l'indication de la veille, et que cette indication aura peut-être disparu dans les vingt-quatre heures ou sera fortement modifiée. Ou bien, c'est le second terme du dilemme, auquel, en dernière analyse, il finira le plus souvent par se rallier : il prescrira des spécialités.

« L'abondance, la profusion des spécialités est le vrai thermomètre qui mesure l'ignorance des médecins dans l'art de prescrire. S'il en est ainsi, les chiffres de ces dernières années prouvent des progrès bien inquiétants de cette ignorance.

« Dans l'exposé des motifs d'un projet de loi présenté à l'Assemblée nationale en 1875, M. de Lorgeril estime à 130 millions de francs, le chiffre de vente annuelle en France des spécialités pharmaceutiques et à plus de 20 millions, le chiffre des exportations ; et ces chiffres sont bien au-dessous de la réalité.

« Lasègue et après lui MM. de Beurmann et Bourgoin ont fait une curieuse histoire de la thérapeutique par le chiffre de vente des grands médicaments ; les chiffres que nous venons de citer (et qu'il faudrait même augmenter) pourraient faire une histoire non moins édifiante de l'art de prescrire.

« Certes, toutes les spécialités ne sont pas à condamner ; mais l'abus, l'usage presque exclusif des spécialités, qui nous envahit, est extrêmement préjudiciable au malade qui n'est plus traité suivant les indications les plus urgentes, mais d'après l'annonce ou la réclame la plus bruyante ; cet abus ruine l'art du pharmacien dont elle fait un simple marchand, dont elle autorise par suite et encourage l'ignorance, et dont elle méconnaît la science et les connaissances.

« Cet abus finit par ruiner la médecine elle-même. Se voyant traité par son médecin suivant les règles des prospectus et la quatrième page des journaux, le malade finit par se traiter tout seul, suivant ces mêmes réclames qu'on trouve partout ; le charron et le bijoutier se traitent mutuellement comme dans les réclames du sirop de Pagliano, et la cure du duc de Pluskow remplace, auprès de bien des gens, la prescription médicale.

« Il y a donc là un grand danger que nous avons mission de dénoncer hautement et de conjurer, si c'est possible. »

Après le tableau si éloquent tracé par M. le professeur Grasset, je n'insisterai pas ; je dirai seulement en terminant : c'est pour avoir négligé l'étude de la pharmacologie que quelques médecins ne formulent pas ou formulent des prescriptions souvent mal conçues, fréquemment inexécutables et quelquefois dangereuses.

L'étude de la pharmacie est encore plus nécessaire au pharmacien qu'au médecin et cette étude doit être pour lui, non seulement pratique, mais encore théorique.

La pharmacie théorique, qui indique les préceptes et explique les phénomènes, et la pharmacie pratique, qui s'occupe de l'application des règles, sont inséparables l'une de l'autre. Il est impossible de préparer un médicament, si l'on ignore les règles auxquelles sa préparation est soumise, et la connaissance des règles devient inutile, si l'on ignore la manière de les appliquer.

Le pharmacien qui ne saurait pas faire une application raisonnée des sciences physiques, chimiques et naturelles à la préparation des médicaments, ne serait qu'un vulgaire manipulateur, et celui qui ne voudrait pas descendre jusqu'aux détails les plus minutieux des opérations constitutives de son art ne serait pas un véritable pharmacien.

Ajoutons que le pharmacien vraiment instruit doit avoir des connaissances générales sur l'action thérapeutique et physiologique et sur la posologie des médicaments ; qu'il doit posséder les règles de l'art de formuler afin de pouvoir découvrir, signaler et rectifier au besoin les lapsus d'une plume distraite ou ignorante, afin surtout d'éviter des erreurs qui, tout en compromettant son repos et son honneur, peuvent mettre en péril la santé du malade et ternir la réputation du médecin.

Outre l'étude pharmacotechnique et pharmacologique des médicaments, le cours de pharmacie comprend aussi l'étude de l'histoire et de la législation pharmaceutiques, et cela pour les raisons suivantes :

Il est toujours intéressant, lorsqu'on a choisi une profession et surtout une profession comme la pharmacie, qui a son origine dans le berceau même du monde et dont l'histoire est si intimement liée à celle de l'humanité, il est intéressant, dis-je, de connaître l'histoire des ancêtres, de savoir ce qu'étaient autrefois les pharmaciens, quel était leur rôle, leur influence, l'estime qu'on leur accordait.

Il n'est pas moins attrayant d'étudier les phases multiples que la pharmacie a subies aux divers âges du monde, sa lente évolution à travers les siècles, les perfectionnements dont elle s'est successivement enrichie, les noms des hommes qui ont répandu sur elle de l'éclat par leur vie, leurs découvertes et leurs doctrines, les ouvrages qui forment son patrimoine littéraire, les services qu'elle a rendus aux sciences, aux arts et à l'industrie, et la part qu'elle a prise, à différentes époques, aux progrès des connaissances humaines et à ceux de la civilisation.

L'exercice de la pharmacie, confié à des mains inexpérimentées, inhabiles ou imprudentes, pouvait entraîner à sa suite d'incalculables inconvénients. De là, ce prodigieux concours d'édits royaux, de déclarations, d'arrêtés, de lois, de décrets, d'ordonnances qui ont successivement réglé le mode d'admissibilité à la pratique de cette honorable et délicate profession ; de là, encore, ces précautions multipliées dont on a cru devoir l'environner pour protéger et garantir la santé publique.

Le pharmacien ne doit-il pas connaître cette législation dont on exige l'exécution avec une inflexible sévérité et dont on punit l'infraction de peines souvent très rigoureuses ? En s'appliquant à cette étude, il comprendra mieux et appréciera, comme il convient, la nécessité de la surveillance que les pouvoirs publics exercent sur l'enseignement et la pratique de la pharmacie, et les efforts qu'ils ont tentés, à diverses époques, pour la faire cheminer vers le terme glorieux d'une perfection durable.

Cet enseignement d'histoire et de législation professionnelles, que j'avais inauguré à l'École supérieure de pharmacie de Paris, et que j'ai cru devoir introduire dans le cours de la Faculté de Toulouse, est aujourd'hui réclamé par un grand nombre de Sociétés pharmaceutiques et notamment par la Société de pharmacie du Sud-Ouest.

C'est, en effet, sur la proposition de cette Société que l'Association générale des pharmaciens de France, dans sa séance solennelle du 7 août 1889, a émis le vœu qu'il soit établi un cours d'histoire et de législation pharmaceutiques dans toutes les écoles de pharmacie. Ce vœu vient d'être renouvelé par le Congrès international de pharmacie tenu à Paris, le 6 août 1900.

Avec la plupart des professeurs de nos Écoles et Facultés, je souhaite que ce vœu soit adopté promptement par le Conseil supérieur de l'Instruction publique.

Cet enseignement généralisé serait peut-être pour quelques uns une barrière puissante contre le mercantilisme qui les entraîne, car, comme le disait très éloquemment un de nos grands économistes français, de Gérando : « C'est par la connaissance de ses devoirs que l'homme acquiert le juste sentiment de ses droits. »

Bien que ces deux parties intéressent plus directement les pharmaciens, les médecins peuvent y puiser d'utiles renseignements pour leur pratique médicale, notamment en ce qui concerne la législation sur les substances vénéneuses, sur les remèdes secrets, sur les conditions de la vente des médicaments permise aux médecins par l'article 27 de la loi du 21 germinal an XI, etc., etc.

Observons, en passant, que l'histoire de la pharmacie fait partie du cours de pharmacologie des Facultés de médecine, conformément à l'avis émis le 13 novembre 1859, par la commission chargée d'élaborer le programme de la chaire de pharmacologie de la Faculté de médecine de Paris, commission composée de MM. Dumas, président ; Denonvilliers, Bussy, Rayer, Lelut, Conneau, Trousseau, Michel Lévy, Lesueur.

Des considérations générales que je viens d'exposer on doit tirer la conclusion suivante : le cours de pharmacie s'adresse aux étudiants en pharmacie et aux étudiants en médecine.

Les deux parties de la pharmacie générale, l'histoire et la législation pharmaceutiques sont indispensables aux étudiants en pharmacie : l'étude de la pharmacotechnie assurera leur succès aux examens ; mais la connaissance de la pharmacologie, celle de l'histoire et de la législation pharmaceutiques, leur permettra d'exercer leur art avec honneur et distinction et de résoudre, avec compétence, les questions délicates et souvent dangereuses qui se présentent fréquemment dans la pratique.

Quant aux étudiants en médecine, la pharmacologie leur est aussi nécessaire que la pharmacie proprement dite aux étudiants en pharmacie. Ce n'est pas pour eux une science accessoire, c'est, au contraire, une science qu'ils doivent considérer comme fondamentale.

Je ne saurais trop combattre une erreur, assez généralement répandue, qui consiste à croire que, dans les Facultés mixtes, dans les Écoles de plein exercice et les Écoles préparatoires, le cours de pharmacie s'adresse uniquement aux étudiants en pharmacie. S'il en était ainsi, pourquoi existerait-il un cours de pharmacologie dans les Facultés de médecine, où il n'y a que des étudiants en médecine ?

S'il a sa raison d'être dans ces établissements, on ne s'expliquerait pas pourquoi, le cours de pharmacie, qui comprend la pharmacologie, n'aurait pas dans nos Facultés une utilité parallèle.

J'ai pensé que mon enseignement devait être large et profiter à tous, et c'est en m'inspirant des besoins particuliers aux deux catégories d'étudiants qui forment notre population scolaire, que j'ai organisé le cours que j'ai professé à la Faculté de médecine et de pharmacie de Toulouse.

La pharmacie n'est point une science spéciale : c'est un art qui consiste dans l'application des sciences physiques, chimiques et naturelles à la préparation et à la conservation des médicaments ; c'est ce que j'ai toujours essayé de faire comprendre à mes élèves et c'est dans cet esprit que cet ouvrage a été écrit.

Nous avons laissé de côté ou omis à dessein toutes les questions théoriques étrangères qui auraient changé la nature de notre enseignement et nous avons professé la pharmacie comme le clinicien professe la médecine, c'est-à-dire en nous servant, sans les enseigner, de toutes les sciences fondamentales sur lesquelles repose cette branche de l'art de guérir.

En publiant ce Cours, qui n'est que la reproduction de nos leçons et qui contient toutes les notions exigées par les nouveaux régimes des études pharmaceutiques et médicales, notre but a été de faciliter aux étudiants la préparation de leurs examens et de présenter aux praticiens, désireux de se tenir au courant de la science, le cadre complet et officiel de l'enseignement pharmaceutique dans nos écoles.

Puisse cette deuxième édition trouver auprès des lecteurs un accueil aussi bienveillant que la première et contribuer, pour sa modeste part, au succès de la jeune Faculté de Toulouse à laquelle je m'honore d'appartenir.

E_D. D.

PROGRAMME DU COURS

Le cours de pharmacie comprend trois parties :

1° L'histoire et la législation pharmaceutiques ;
2° La pharmacie galénique ;
3° La pharmacie chimique ;

Étudiées au point de vue pharmaco-technique et pharmacologique.

Ces diverses branches, qui forment le cycle entier des connaissances pharmaceutiques, sont examinées dans une période de trois ans, et dans l'ordre suivant :

Première Année. — Étude de l'histoire et de la législation pharmaceutiques et de la première partie de la pharmacie galénique.

Deuxième Année. — Résumé des leçons faites pendant la première année. Étude de la deuxième partie de la pharmacie galénique et de la première partie de la pharmacie chimique.

Troisième Année. — Résumé des leçons faites pendant la première et la seconde années. Étude de la deuxième partie de la pharmacie chimique et révision générale des matières développées pendant toute la durée de l'enseignement.

De cette manière, quelle que soit l'époque à laquelle il commence ses études, l'étudiant en pharmacie, auquel ce cours s'adresse plus spécialement, peut toujours suivre avec profit les conférences professées pendant l'année, et étudier complètement, pendant la durée triennale de sa scolarité, l'ensemble des trois branches qui composent le Cours de pharmacie.

PREMIÈRE PARTIE

HISTOIRE ET LÉGISLATION PHARMACEUTIQUES

PRÉLIMINAIRES — DIVISION

L'histoire de la pharmacie devrait, pour être complète, comprendre :

1° L'histoire de la profession elle-même.

2° L'histoire des sciences appliquées à la pharmacie, c'est-à-dire l'histoire de la chimie, de la physique, de la botanique, de la minéralogie, de la zoologie.

Mais l'étude de l'histoire de la pharmacie et des sciences qui s'y rattachent, étant beaucoup trop vaste pour pouvoir être examinée d'une manière complète, nous avons fait une sorte de sélection au milieu de tous ces documents et nous n'avons examiné que les questions qui, tout en présentant un grand intérêt historique, offrent surtout un intérêt pratique.

C'est du reste, soit dit en passant, à ce point de vue essentiellement pratique, que nous avons essayé de nous tenir dans toutes nos leçons, car nous n'avons pas oublié que les écoles de médecine et de pharmacie ont pour mission, non de faire des érudits, mais de former des praticiens instruits.

On peut diviser l'histoire de la pharmacie en deux grandes classes :

1re Classe. — **Histoire générale de la pharmacie** ;

2e Classe. — **Histoire de la pharmacie française.**

CHAPITRE PREMIER

HISTOIRE GÉNÉRALE DE LA PHARMACIE.

Sommaire. — Division de cette histoire. — Par qui la médecine était exercée chez les anciens. — Histoire de la médecine chez les grecs. — Esculape et les Asclépiades. — Hippocrate et ses successeurs. — Théophraste. — Ecole d'Alexandrie et médecins de cette école. — Secte empirique et partisans de cette secte. — Rois pharmaceutes. — Des médecins à Rome. — Secte des méthodiques fondée par Thémison de Laodicée et partisans de cette secte. — Dioscoride. — Galien. — Etat de la pharmacie pendant la période hippocratique. — Ecole grecque. — Alchimie. — Chimistes des XIVᵉ, XVIIᵉ, XVIII siècles. — Fondateurs de la chimie moderne, Priestley, Schèele, Lavoisier.

L'histoire générale de la pharmacie peut se diviser en cinq périodes :

1° Période des temps fabuleux ou héroïques ;
2° Période hippocratique ;
3° Période grecque ;
4° Période alchimique ;
5° Période moderne.

§ 1. — Période des temps fabuleux ou héroïques.

L'origine de l'art pharmaceutique remonte, comme la médecine, au berceau même du monde. Le premier homme, qui fut malade ou blessé, dut être à la fois, son médecin, son chirurgien, son pharmacien. Ces trois professions furent longtemps réunies dans la même personne, qui s'adonnait à l'art de guérir. En ce temps-là, dit Etienne Pasquier, la profession de médecin gisait en l'exercice de trois points :

1° Au conseil, selon les préceptes de l'art, pour les maladies intérieures du corps humain :

2° Au razouër et oignements, pour les extérieures ;

3° A la confection des potions et des médicaments.

« *Je veux dire que la même personne était médecin chirurgien et apothicaire tout ensemble.* »

Si l'on s'en rapporte aux documents historiques que nous possédons, on voit, que pendant la période des temps fabuleux ou héroïques, la médecine, et par conséquent la pharmacie, était exercée par les chefs des peuplades, par les rois, les poètes, et surtout par les prêtres.

Les Grecs, ces précepteurs du genre humain, auxquels il faut toujours remonter, quand on veut signaler la véritable création des arts et des sciences, les Grecs reconnaissaient plusieurs divinités tutélaires de la santé et plaçaient, au rang des dieux, les hommes bienfaisants qui se consacraient au soulagement de leurs semblables.

La reconnaissance publique éleva des autels à ces héros, et parmi eux, le plus renommé fut *Asclépias* ou *Esculape*, qui doit être considéré comme le père de la médecine. On bâtit en son honneur des temples magnifiques dont les plus célèbres furent ceux d'Epidaure, de Cos, de Cnide, de Pergame.

Ce fut dans l'intérieur de ces temples, que les prêtres d'Esculape appelés *Asclépiades*, pratiquèrent la médecine et la pharmacie, et pendant de longues années, la médecine renfermée dans l'intérieur des temples, resta, entre les mains des Asclépiades, un tissu de pratiques superstitieuses fondées sur l'empirisme le plus grossier.

Toutefois, il faut remarquer, que ces prêtres, mis par la crédulité publique en possession exclusive de l'art de guérir, employèrent une méthode, qui eut la plus grande influence sur les progrès de la médecine.

Lorsqu'un malade était soigné dans un temple d'Esculape, les prêtres inscrivaient sur les colonnes du temple et sur des tables votives : 1° le nom des malades qui venaient se faire soigner ; — 2° le genre et l'espèce des maladies soignées ; — 3° les remèdes employés pour le traitement de la maladie.

Dans ces temples, on faisait presque exclusivement de la médecine suggestive. Citons, comme exemple, une plaque votive qu'un malade guéri de dyspepsie plaça dans un temple d'Esculape, situé à Epidaure (1).

On recueillit plus tard les matériaux nombreux et confus entassés par les Asclépiades, et ce fut sur eux que l'école de Cos fonda par la suite ces judicieux préceptes et cette doctrine célèbre, représentée

____

(1) Voir Dujardin-Beaumetz, *Art de formuler*, p. 4.

par Hippocrate qui, de nos jours, sert encore de base à l'édifice des sciences médicales.

On peut donc dire que la médecine et la pharmacie ont la même origine, et c'est à bon droit, que l'on doit regarder ces deux professions comme sœurs et contemporaines.

Et, à ce propos, rappelons les paroles prononcées au Congrès de Moscou de 1897, par M. le professeur Tschirch (de Suisse), président d'honneur de la section de pharmacie et de pharmacognosie : « Il faut que les pharmaciens se maintiennent, par la science, à leur véritable place et que l'adage latin soit toujours vrai : *Pharmacia soror medicinæ, non ancilla* ; la pharmacie est la sœur de la médecine et non sa servante. »

§ II. — Période hippocratique.

La deuxième période de l'histoire de la pharmacie est appelée période hippocratique.

Elle commence à Hippocrate et finit à Galien.

Dans cette période, comme dans la première, la médecine et la pharmacie étaient exercées par la même personne. Les plus grands médecins de cette époque pratiquaient en même temps les diverses branches de l'art de guérir, et ce fut seulement dans l'école d'Alexandrie, qui eut une si grande renommée dans l'antiquité, que s'opéra pour la première fois le partage des professions relatives à l'art médical.

L'exercice de la médecine fut partagé en trois branches :

1° *La diététique*, qui traitait principalement des maladies par le régime ;

2° *La pharmaceutique*, qui s'occupait des médicaments ;

3° *La chirurgie*, qui employait l'opération de la main.

Mais cette distinction entre les professions médicales ne fut jamais bien tranchée ; elle paraît même n'avoir eu qu'une existence momentanée, car elle s'effaça chez les Romains, et on n'en retrouve les traces que sous le règne d'Auguste, 40 ans avant J.-C. A ce moment, quelques médecins commencèrent à renoncer aux préparations pharmaceutiques et se reposèrent de ce soin sur ceux qui exerçaient la médecine médicamentaire.

Les personnes, qui se livraient à la préparation et à la vente des médicaments, à cette époque, c'est-à-dire au moment où la médecine médicamentaire forma une branche distincte de la médecine, se divisaient en plusieurs classes :

1° Les *pharmaceutæ* qui exerçaient la médecine médicamentaire ou la pharmaceutique.

2° Les *pharmacopei*, qui préparaient les médicaments ;

3° Les *pharmacopolæ*, qui vendaient les médicaments, mais ne les préparaient pas. On les appelait aussi *circulatores, circuitores, circumforanei*, parce qu'ils parcouraient les contrées comme des marchands nomades, et qu'ils réunissaient le peuple autour d'eux pour vendre leurs médicaments. Par opposition à ces pharmacopoles ambulants, il y avait les pharmacopoles sédentaires, qui avaient une officine ouverte et qu'on appelait *Sellularii*.

4° Les *pharmaceutribae*, qui vendaient et broyaient les drogues. C'étaient les pileurs et les broyeurs d'aujourd'hui.

5° Les *splesiarii ou pigmentarii*. C'étaient des sortes de droguistes vendant aux médecins, aux peintres, aux parfumeurs. Leurs boutiques ou magasins s'appelaient *Seplasia* du nom d'une place publique de Capoue, où se tenait un commerce considérable de drogues.

6° Les *herbarii*; c'était chez eux que se vendaient les plantes communes ; pour se donner de l'importance et augmenter le relief de leur métier, ils affectaient de cueillir les simples, à certaines époques, et en pratiquant des cérémonies superstitieuses. Les *herbarii* étaient les herboristes de nos jours.

Les principaux médecins, qui tous exerçaient la pharmacie, ayant brillé dans cette période sont :

1° HIPPOCRATE, que l'on peut regarder comme le fondateur de la science de la médecine et le représentant de l'époque la plus brillante des sciences médicales dans l'antiquité.

2° DIOCLÈS DE CARISTE, disciple d'Hippocrate, appartenant à l'école dogmatique ; il s'occupa beaucoup d'histoire naturelle et manifesta une grande préférence pour les médicaments tirés du règne végétal.

3° ARISTOTE, brillant génie, fondateur de l'école péripatétique, et que l'on doit considérer comme le créateur de la zoologie et de l'anatomie comparée.

4° THÉOPHRASTE, élève d'Aristote, auquel on peut attribuer la véritable origine de la science des végétaux et qu'on regarde comme le créateur de la botanique, parce qu'il donna à cette science une direction et une impulsion des plus heureuses, en montrant tout ce qu'elle peut fournir à l'agriculture, aux arts et aux besoins de la vie sociale.

5° ERASISTRATE, petit-fils d'Aristote, élève de Théophraste, écrivit un ouvrage sur les poisons, employa le premier le castoreum, et s'éleva surtout contre les antidotes et les compositions dites royales, que les médecins de son temps appelaient *manus deorum*.

6° HÉROPHILE DE CHALCÉDOINE, écrivit sur la botanique, et donna à l'étude de la matière médicale une impulsion qui fut continuée par ses disciples : *Eudémus, Appolonius de Memphis, Zénon de Laodicée, Appolonius Mys, Andréas de Cariste.*

Vinrent ensuite les partisans de la secte, dite *secte empirique*, qui devait donner à la matière médicale une activité nouvelle et à l'étude des médicaments une meilleure direction.

Les médecins, appartenant à la secte empirique avaient une théorie, qui semble encore être à la mode pour beaucoup de médecins de nos jours. Voici en quoi elle consistait :

Puisque, disaient-ils, un médicament est capable de réussir dans un cas simple, l'association de deux médicaments sera capable d'agir dans une affection ayant un double siège ; et comme dans certaines maladies, on remarque de nombreux symptômes, ils imaginèrent qu'une préparation, qui renfermerait toutes les drogues capables d'agir sur chacun d'eux, aurait une efficacité complète comptant, comme le dit spirituellement Daniel Leclerc, que le médicament serait plus habile que le médecin.

Cette théorie, un peu élastique, fut la source des écarts auxquels la secte empirique se laissa entraîner ; elle fut également l'origine de cette polypharmacie dont les abus à partir de cette époque, s'accrurent et se propagèrent de siècle en siècle.

Parmi les partisans de la secte empirique nous citerons :

APPOLONIUS D'ANTIOCHE, qui écrivit un traité sur la préparation des onguents et un autre sur la composition des médicaments extemporanés.

HÉRACLIDE DE TARENTE, auteur d'un ouvrage complet sur les médicaments.

PHILENUS DE COS.

CLÉOPHANTE, auteur d'une savante description sur les plantes médicinales.

ZOPYRE, inventeur d'un antidote appelé *Ambrosia*.

CRATERAS, célèbre botaniste qui écrivit un ouvrage complet sur les plantes.

HÉRAS DE CAPPADOCE, auteur d'un ouvrage relatif à la matière médicale et à la préparation des médicaments appelé *Nartex*.

Nicandre, auteur de deux poëmes relatifs à l'histoire naturelle et à la toxicologie, le premier appelé : *Theriaca* ; le deuxième appelé *Alexipharmaca*.

Nous avons vu, que les souverains s'occupaient aussi beaucoup de l'art de guérir. Un grand nombre d'entre eux cultivèrent avec soin les sciences pharmaceutiques, et leurs découvertes répandirent une certaine lumière sur la doctrine des poisons et des contre-poisons.

Parmi eux, nous citerons : Antiochus Philométor, Nicomède, roi de Bithynie, les reines Cléopatre et Artémise, Agrippa, roi de Judée, Attale Philométor, roi de Pergame, Mithridate Eupator, auteur d'un électuaire célèbre et d'un ouvrage sur les venins appelé *Theriaca*.

C'est à Nicandre dont, j'ai cité le nom tout à l'heure, que s'arrête l'histoire des sciences médicales en Grèce et en Egypte.

Tandis que le flambeau des sciences s'éteignait en Grèce et en Egypte, la puissance romaine s'élevait de jour en jour et commençait à jeter le plus vif éclat. Le prestige, qui s'attache toujours à la gloire, avait fait refluer sur l'Italie la civilisation qui abandonnait les nations vaincues. Les savants, les philosophes, les médecins accoururent bientôt de la Grèce, de l'Egypte et de l'Asie Mineure, et transportèrent à Rome, qui les ignorait encore, les connaissances qui, naguère, faisaient l'orgueil des peuples subjugués par elle.

Rome qui, pendant de longs siècles, avait fermé ses portes aux médecins, les accueillit enfin ; et parmi les plus célèbres de ceux qui s'occupèrent le plus particulièrement des sciences pharmaceutiques, nous citerons :

Archagatus, qui fut le premier médecin venu à Rome.

Asclépiade, auteur de la fameuse devise : Il faut guérir sûrement, promptement et agréablement : *Cito, tuto et jucunde.*

Themison de Laodicée, disciple d'Asclépiade, fondateur de la *secte des méthodiques*, et dont les principaux sectateurs furent :

Musa, qui introduisit dans la thérapeutique l'emploi de la chair de vipère, de la laitue, inventa plusieurs antidotes, et écrivit un livre sur la préparation des médicaments.

Euphorbe, naturaliste, médecin de Juba, roi de Numidie, qui a donné son nom à la plante nommée Euphorbe.

Philomenus, auteur de l'*Anthora*, préparation célèbre contre les aphtes et dont la base était l'espèce d'aconit connu sous le nom d'Anthore (*Aconitum Anthora*, Linné).

Craterius, auteur d'un antidote célèbre cité par Galien.

Apuleius, auteur d'un ouvrage sur les propriétés des plantes.

Cornelius Celsus, surnommé le Cicéron des médecins, auteur d'un ouvrage intitulé : *De Re Medicâ*, ouvrage dont le 5e et le 6e livres sont relatifs à la pharmacie.

Tiberius Claudius Menecrate, auteur du diachylon.

Appolonius Archistrator, qui publia un traité des médicaments.

Pamphise, Xénocrate d'Aphrodisie.

Andromachus, médecin de Néron qui le premier porta le titre d'Archiâtre des empereurs. Auteur de la Thériaque, dont il décrivit la composition et les propriétés dans un poëme élégiaque dédié à Néron appelé *Galene*.

Enfin, pour compléter cette liste, déjà bien longue, nous citerons, parmi les médecins illustres, qui vécurent vers le même temps :

1° Dioscoride, médecin d'Anazarbe, auteur d'un traité remarquable sur la matière médicale, et qui fut, pendant de longs siècles le seul livre dans lequel on étudia cette partie de la science.

2° Pline l'Ancien, appelé Pline le Naturaliste, le prince des naturalistes romains, auteur de l'*Historia naturalis*.

3° Galien, célèbre médecin de l'Antiquité qui écrivit beaucoup sur les médicaments, donna son nom à cette partie de l'art qui porte encore le titre de Pharmacie Galénique ; il fut à Rome, pour la pharmacie ce qu'Hippocrate avait été en Grèce pour la médecine. Comme la plupart des médecins de son temps, Galien pratiquait en même temps les diverses branches de l'art de guérir, mais il exerçait spécialement la pharmacie, et tenait à Rome, dans la voie sacrée, une officine qui fut détruite par un incendie, sous le règne de Commode et dans laquelle il composait lui-même des drogues pour les empereurs ses illustres clients.

Avant de clore cette seconde période de l'histoire de la pharmacie, jetons un coup d'œil rapide sur les médicaments, les formes pharmaceutiques et les modes opératoires employés à cette époque, parce que nous trouverons, dans cette sorte d'exhumation de la pharmacie de l'Antiquité, l'idée première de la plupart des médicaments employés de nos jours.

Les médicaments simples ou composés, internes ou externes, et les procédés manipulatoires employés à l'époque d'Hippocrate et depuis Hippocrate, ressemblaient beaucoup à ceux usités de nos jours.

D'après Daniel Leclerc, Virey, Sprengel, Fourcroy, le nombre des médicaments employés par le médecin de Cos s'élevait à 3000 environ.

Il se servait :

De médicaments narcotiques : Pavot, opium, peplus, jusquiame, etc.
  —   *fébrifuges* : Absinthe, petite centaurée, etc.
  —   *vomitifs* : Asarum, ellébore, etc.
  —   *laxatifs* : Mercuriale, etc.
  —   *purgatifs* : Coloquinte, scammonée, etc.

Les médicaments internes consistaient en décoctions, en infusions, vins médicinaux, mellites, oxymellites, électuaires, antidotes, potions.

Les médicaments externes étaient : les collyres, les trochisques, les fomentations, les fumigations, les gargarismes, les huiles, les onguents, les cérats, les cataplasmes et les sinapismes.

Les procédés manipulatoires adoptés étaient : la digestion, l'infusion, l'expression des sucs et leur épaississement par la chaleur, la pulvérisation, l'évaporation, la fusion, la cristallisation, la sublimation, la distillation *per descensum*.

Comme aujourd'hui, on employait des mortiers, des pierres à broyer, des tamis, des couteaux, des ciseaux, des râpes, des spatules, des presses, des bassines et des vases conservatoires de toutes sortes.

§ III. — Période Grecque.

C'est dans cette période, qui ne présente du reste rien de bien saillant pour l'histoire de la pharmacie, que fleurit l'Ecole Grecque illustrée par un grand nombre de médecins qui tous ont traité de la pharmaceutique.

Parmi eux nous citerons :

1° ORIBASE DE PERGAME, ami et médecin de l'empereur Julien l'Apostat auquel il dédia un de ses principaux ouvrages intitulé : *Collections Médicinales* ;

2° AETIUS D'AMIDE, qui s'est principalement occupé des médicaments externes (emplâtres, cautères, etc.) et qui recueillit dans un livre appelé : *Tetrabilos*, tout ce qu'il y avait de meilleur dans les pharmacopées d'Egypte ;

3° ALEXANDRE DE TRALLES, qui vécut sous l'empire de Justinien le Grand, et publia un très remarquable ouvrage exclusivement consacré aux affections qui ne réclament pas le secours de la chirurgie ;

4° PAUL D'EGINE qui écrivit un abrégé des œuvres de Galien ;

5° ÉTIENNE D'ATHÈNES, qui publia plusieurs essais de préparations chimiques, que l'on consultait encore à la fin du VIIIe siècle.

§ IV. — Période Alchimique.

C'est dans cette période que nous trouvons les Alchimistes, ces médecins-pharmaciens d'un autre âge, qui se montrèrent d'abord en Asie et en Afrique vers le VIII siècle, puis pénétrèrent, au temps des Croisades, au centre de notre Europe, où ils jouèrent un si grand rôle jusqu'au XVII siècle, c'est-à-dire pendant tout le Moyen Age et la Renaissance. « Insensés ou sublimes, dit M. Figuier, dans un ouvrage remarquable, les Alchimistes sont nos véritables aïeux. Si l'alchimie n'a pas trouvé ce qu'elle cherchait, si elle a échoué dans ces longs efforts pour la recherche de la pierre philosophale, elle a trouvé la chimie et cette conquête est autrement précieuse que le vain arcane tant poursuivi par la passion de nos pères. »

Nous n'avons pas l'intention de faire ici l'histoire complète de l'Alchimie, qui présente pourtant un très grand intérêt ; nous rappellerons seulement que l'histoire de cette science Hermétique, comme on l'appelait, est liée intimement avec l'histoire générale du moyen âge, qu'elle en résume le caractère, les tendances, les habitudes morales, les fautes et les caprices.

Philosophes, moines, savants, poètes, médecins, prélats, monarques, tout ce qui touchait au savoir, s'occupait alors d'Alchimie, en sorte que les nombreux personnages, dont elle rassemble les portraits, reflètent avec exactitude toute la physionomie intellectuelle du temps.

On a divisé l'histoire de l'Alchimie en trois grandes époques :

1° Époque de l'Alchimie Philosophique ou des idéalistes ; — 2° Époque de l'Alchimie métallurgique ; — 3° Époque de l'Alchimie médicale.

L'époque de l'**Alchimie philosophique ou des idéalistes** est la plus ancienne. Son origine se perd dans la grande époque de la civilisation arabe. Elle fleurit en Europe au XII et au XIII siècles, et fut particulièrement illustrée par les savants dont les noms suivent :

GEBER, chimiste arabe, inventeur de l'alambic, qui se servait déjà des préparations mercurielles.

MESUÉ, surnommé l'Évangéliste des pharmaciens.

RHAZÈS, médecin arabe, auquel on attribue la première description de la variole.

SÉRAPION, le meilleur pharmacologiste de son temps.

ALCHINDUS, médecin arabe, très versé dans la matière médicale.

AVICENNE, auteur d'un livre appelé *Canon* qui fut, pendant 5 ou 6 siècles,un livre classique et pour ainsi dire le code médical de l'Asie et de l'Europe.

ALBUCASIS, ALBERT LE GRAND en Allemagne, ROGER BACON en Angleterre, St THOMAS D'AQUIN, en Italie, RAYMON LULLE, en Espagne SCOTT, JEAN MUNG, etc., etc.

Dans la deuxième époque de son histoire, désignée sous le nom d'**Alchimie métallurgique**, l'alchimie se livre à la recherche du grand œuvre et de la pierre philosophale.

Elle fonde l'Astrologie judiciaire, la divination, la démonologie et toutes les rêveries qui s'y rapportent ; mais, c'est au même moment que se forment les premiers pas de la chimie rationnelle, de la physique et de la minéralogie.

C'est là qu'auprès de Georges Ripley, de Nicolas Flamel, de Basile Valentin, de Bernard de Trévise et autres, on voit apparaître tous les illuminés de cette époque, les insensés et les fourbes qui exploitèrent avec tant d'audace la cupidité et l'ignorance de leurs contemporains.

La troisième époque de l'alchimie est l'**Alchimie médicale**. Dans cette période la science commence à prendre une meilleure direction, sous l'influence de PARACELSE.

PARACELSE, dont le véritable nom était Bombast de Hohenhein, né en 1493, à Einsiedel, près de Zurich (Suisse) se posa comme le chef de la médecine chimique. S'adressant aux médecins de son temps, il leur disait : « Vous, qui après avoir étudié Hippocrate, Galien et Avicenne, croyez tout savoir, vous ne savez encore rien ; vous voulez prescrire des médicaments et vous ignorez l'art de les préparer. La chimie nous donne la solution de tous les problèmes de la physiologie, de la pathologie et de la thérapeutique ; en dehors de la chimie, vous tâtonnerez dans les ténèbres. »

Tel est le thème que Paracelse varie sur tous les tons ; c'est toujours la même pensée qui l'anime : Une guerre à outrance faite « aux docteurs à gants blancs, comme il les appelle, qui craignent de se salir les doigts en travaillant dans un laboratoire. Parlez-moi plutôt, des médecins spagiriques (chimistes). Ceux-là ne sont pas paresseux comme les autres. Ils ne sont pas habillés en beau velours, ni en soie, ni en taffetas, etc., etc. ».

La violence de son langage, son assurance et ses mouvements d'inspiré, séduisaient et électrisaient ses auditeurs à un point tel, qu'au sortir d'une de ses leçons, ils jetèrent au feu, dans la cour de l'Université de Bâle, où Paracelse occupait la chaire de physique et de chirurgie, les écrits d'Hippocrate, de Galien, d'Avicenne et d'Averrhoès.

Nous n'avons pas à entrer dans le détail des découvertes de Paracelse ; disons seulement qu'il fut le réformateur, le fondateur de la médecine chimique, appelée *Iatrochimie de Paracelse*, fondée sur le principe suivant : « L'homme est un composé chimique ; les maladies ont pour cause une altération quelconque de ce composé ; il faut donc des composés chimiques pour les combattre. » Rappelons que ce fut lui qui introduisit, dans la pratique médicale, l'emploi des composés chimiques et qu'au milieu de ses erreurs, il donna d'excellentes notions sur un grand nombre de médicaments, particulièrement le mercure, le soufre, l'antimoine, l'opium.

§ V. — Période moderne.

Pour retracer cette période, il faudrait faire l'histoire complète de la chimie ; c'est en effet à partir de ce moment, que luit l'aurore de la vraie science chimique, qui exerça, sur le progrès de l'art pharmaceutique une influence si considérable. Parmi les savant du XVIIe siècle qui continuèrent l'œuvre commencée au XVIe par Paracelse, Agricola, Bernard Palissy, Cardan, Porta, Blaise de Vigonèse, nous citerons :

Van Helmont, Boyle, les précurseurs de la chimie pneumatique ou chimie des gaz.

Fludd, Glauber, Kunckel, Mayow, Homberg, dont les noms rappellent la découverte de l'acide chlorhydrique, du sulfate de soude, du kermès, du phosphore, de l'acide borique.

Nicolas Lefebvre, auteur d'un traité de chimie, premier ouvrage de ce genre, paru en 1660.

Glaser, auteur d'un traité de chimie paru en 1663, dont le nom rappelle la découverte du sel Polychreste, et qui fut l'inventeur du nitrate d'argent fondu dans des lingotières.

Charas, l'un des hommes qui fit le plus d'honneur à l'art pharmaceutique.

Lemery, le grand Lemery, l'humble pharmacien de la rue Galande, auteur d'un traité de chimie paru en 1675 et dont les cours de chimie attiraient des auditeurs de tous les pays.

Au XVIIIe siècle nous trouvons :

Moitrel d'Elément, modeste savant français, à qui était réservé l'honneur de résoudre l'importante question de la manipulation des gaz.

HALES, l'auteur de la statique des végétaux qui indiqua le moyen de recueillir les gaz.

STAHL, auteur de la théorie du phlogistique.

GEOFFROY aîné, qui fit faire un grand pas à la science par un ouvrage intitulé : « *Tractatus de materia medica sive de medicamentarum simplicium historia virtute delecta et visu* » et qui occupe une place distinguée parmi les plus illustres pharmacologist s.

BOULDUC, auteurs de travaux remarquables sur la cascarille, le sel de Seignette, l'analyse des eaux minérales.

ROUELLE, l'un des professeurs les plus habiles, dont s'honore la France, le chef d'une école d'où sortirent tous les savants, qui, vers la fin du XVIIIe siècle, préparèrent la réforme des sciences chimiques.

MACQUER, disciple de Rouelle, qui le premier démontra que le diamant calciné dans le vide, ne se modifie pas et ne perd pas de son poids, tandis qu'il disparaît complètement si on le brûle à l'air libre.

BAYEN, auteur de nombreux travaux sur les eaux minérales et sur l'étain.

MARGRAFF, chimiste allemand, qui introduisit la voie humide dans l'analyse des matières organiques et découvrit le sucre indigène.

BRANDT, chimiste suédois, qui attacha son nom à l'histoire de l'arsenic et du cobalt.

BERGMANN, savant suédois, qui doit être compté comme un des chimistes qui ont le plus contribué à l'avènement de la chimie moderne et qui peut être considéré comme le précurseur immédiat de PRIESTLEY, SCHÈELE et LAVOISIER.

Nous n'entreprendrons pas de rapporter les nombreux travaux de Priestley, de Schèele et de Lavoisier qui, tout en suivant une route différente, sont parvenus à fonder, vers la fin du XVIIIe siècle, la chimie moderne ; nous dirons toutefois que c'est particulièrement aux découvertes de Lavoisier, le créateur de la chimie pneumatique, que sont dus les brillants progrès qui, depuis cette époque, ont été réalisés dans les sciences chimiques par les savants illustres dont les noms, chers à la pharmacie, doivent être rappelés ici : FOURCROY, PARMENTIER, VAUQUELIN, GAY-LUSSAC, THÉNARD, PELLETIER, ROBIQUET, PELOUZE, BALARD, DUMAS, CAVENTOU, SÉRULLAS, BAUMÉ, BERTHOLLET, CHAPTAL, LAUGIER, LAURENT, GERHARD, REGNAULT, CHEVREUL, WURTZ, BUSSY et BUIGNET, etc., etc.

Nous retrouverons tous ces noms dans l'histoire de la pharmacie française.

CHAPITRE II

HISTOIRE DE LA PHARMACIE FRANÇAISE.

Sommaire. — Premier document consacrant l'état civique des pharmaciens en France. — Division de l'histoire de la pharmacie française. —Corporations au moyen âge : corporation des épiciers apothicaires. — Ordonnances royales qui régissaient les corporations. — Lutte des apothicaires contre les médecins, les épiciers et les apothicaires royaux. — Déclaration du roi du 25 avril 1777 qui créa le Collège de pharmacie et mit fin aux longs débats entre les pharmaciens et leurs rivaux.— Etat des règlements sur la pharmacie en 1789. — Suppression et rétablissement du collège de pharmacie. — Société libre des pharmaciens de Paris, transformée en école gratuite de pharmacie par le décret du Directoire de l'an V (1797) et devenue Société de pharmacie de Paris après la promulgation de la loi du 21 germinal an XI. Loi du 21 germinal an XI (11 avril 1803) appelée loi organique de la pharmacie. — Dispositions de cette loi comprenant 4 titres et 38 articles. — Lacunes de cette loi. — Commentaires sur la législation pharmaceutique. — Division de cette législation en deux classes. — A. Législation relative aux Écoles de pharmacie, aux élèves en pharmacie et à la réception des pharmaciens. — B. Législation relative à l'exercice et à la police de la pharmacie.

A. Du stage. — Des écoles supérieures de pharmacie (Histoire de l'École supérieure de pharmacie de Paris), des Facultés mixtes, des Écoles de plein exercice, des Écoles préparatoires de médecine et de pharmacie. — Des examens probatoires.

B. Nécessité de la législation relative à l'exercice et à la police de la pharmacie. — Formalités exigées par la loi pour exercer la pharmacie. — Des prête-noms. — La pharmacie est-elle une profession libérale ou une profession commerciale? — Le pharmacien est considéré comme un commerçant : étude des charges et des obligations qui découlent de cette qualité. — Etude des articles du Code civil et pénal applicables aux pharmaciens. — De la vente des médicaments par les médecins. — Etude historique et légale sur l'inspection des pharmacies. — De la vente des médicaments par les épiciers ou droguistes. — Situation des veuves des pharmaciens au décès de leurs maris. — Nature des infractions commises contre les lois par les pharmaciens. — Etude des devoirs légaux que le pharmacien doit remplir dans l'exercice de sa profession. — Etude sur la législation des substances vénéneuses. — Etude des devoirs moraux, professionnels et sociaux des pharmaciens.

§ I. — Prolégomènes et division.

C'est dans un règlement ancien du XIIIe siècle, contenu dans le *Registre des métiers et marchandises* d'Étienne Boileau, qu'il est question, pour la première fois, des apothicaires en France ; antérieurement à cette époque, on ne trouve aucun statut qui les concerne spécialement.

Il résulte du document rapporté par Étienne Boileau, qu'à cette époque, les apothicaires étalaient le samedi au marché, avec les épiciers, les marchands de cire, de poivre, et autres objets de grossière industrie.

Pour étudier méthodiquement l'histoire de la pharmacie en France, nous distinguerons trois époques principales :

1° **Époque de fondation** : allant du XIIIe siècle jusqu'à la déclaration du roi du 25 avril 1777 ;

2° **Époque de transition** : allant du 25 avril 1777 jusqu'à la loi du 21 germinal an XI ;

3° **Époque de rénovation** : allant de la loi du 21 germinal an XI jusqu'à nos jours.

L'histoire et la législation pharmaceutiques doivent, à partir de la période française, être étudiées concurremment. Il serait difficile en effet, de séparer ces deux parties qui s'expliquent et se complètent mutuellement et dont le domaine respectif n'est pas toujours parfaitement délimité. Nous examinerons donc, dans chaque époque, l'histoire et la législation relatives à cette époque.

§ II. — Époque de fondation de la pharmacie française
allant du XIIIe siècle
jusqu'à la déclaration du Roi du 25 avril 1777.

Au moyen âge, durant l'anarchie féodale, les commerçants et les artisans ne trouvant ni dans les communes, ni dans les villes, ni dans le pouvoir central, une autorité capable de leur donner la sûreté dont ils avaient besoin, avaient cherché à se protéger et à se défendre eux-mêmes par l'association, et à cet effet, ils avaient créé des sociétés appelées *Corporations*. On appelait aussi ces sociétés des *Maîtrises* parce que leurs membres, après réception publique, s'appelaient maîtres. Pour passer maître, c'est-à-dire pour devenir membre d'une corporation, il fallait :

1° Faire un apprentissage ; 2° présenter un chef-d'œuvre ; 3° réunir certaines conditions spéciales.

Les premiers statuts des corporations, publiés par Étienne Boileau, prévôt des marchands de Paris, sous St-Louis (1226-1271) dans son *Livre des métiers*, subirent d'importantes modifications par suite d'ordonnances nombreuses, qui furent successivement demandées et rendues.

Paris, étant la résidence du roi, la capitale de la France, la ville la plus populeuse et la plus marchande, reçut pour ses corporations, un grand nombre d'ordonnances royales, qui furent, malgré leur caractère spécial et local, généralement usitées dans presque toutes les villes du royaume.

Au XIIIe siècle, on comptait à Paris, six corporations :
Draperie. Épicerie. Mercerie. Pelleterie. Bonneterie. Orfèvrerie.
La corporation de l'épicerie comprenait : les épiciers, les apothicaires, les droguistes, les herboristes et même les chandeliers qui y figurèrent jusqu'au milieu du XVe siècle.

Comme toutes les autres corporations, celle des épiciers-apothicaires était gouvernée par six maîtres ou gardes appelés aussi jurés ou syndics nommés à l'élection pour deux ans.

Les jurés ou syndics avaient pour mission :
1° De veiller à la police intérieure et de maintenir les règles et les privilèges de la profession ;
2° De protéger et défendre les droits de chacun ;
3° De décider sur le chef-d'œuvre, et sur les autres conditions d'admissibilité des nouveaux maîtres.

Les syndics avaient le droit, comme les juges et consuls des villes municipales, de porter la robe de drap noir à collet et à manches pendantes, bordées de velours de la même couleur.

La corporation des épiciers-apothicaires tenait ses réunions d'abord dans l'église de l'hôpital Ste-Catherine, puis, en 1546, à la chapelle de Notre-Dame, et ensuite et successivement à Ste-Magloire, dans l'église Ste-Opportune, et enfin au maître autel des Grands-Augustins.

Comme on le voit, à l'époque de fondation de la pharmacie française, les apothicaires formaient avec les épiciers, une corporation spéciale, désignée sous le nom de *corporation des épiciers-apothicaires*. Elle était réglementée et régie par un certain nombre d'ordonnances, que nous allons passer rapidement en revue.

La première ordonnance, relative à la corporation des épiciers-apothicaires, concerne surtout les poids et les balances.

En vertu de titres accordés par Philippe le Bel (1312, confirmés en 1321), la corporation reçut en garde l'étalon royal des poids de Paris, et ses membres s'appelèrent le : *Commun des officiers marchands d'avoir des poids*.

La corporation avait le droit : 1º de visiter les poids et les balances de tous les marchands vendant sucre, laine, drogues et épices ; 2º de saisir ces poids et de les porter au Châtelet s'ils étaient faux ; 3º de saisir également toutes les marchandises corrompues et falsifiées, pour que les détenteurs de tous ces objets puissent être punis.

Un procès fut intenté à la corporation, au sujet de ces droits, par la monnaie et les jurés balanciers, mais elle fut maintenue en la possession des poids et mesures, par avis du lieutenant civil rendu en 1603. Quelques années plus tard, en 1629, elle reçut, comme confirmation de ce droit, et par sentence de l'hôtel de ville, des armoiries spéciales, portant en haut ces mots : *Lances et pondera servant*.

La seconde ordonnance, concernant les épiciers-apothicaires, est relative à la surveillance des marchandises vendues par ses membres.

Cette surveillance, exercée d'abord par les médecins, fut ensuite régularisée par l'organisation des visites, dont nous aurons occasion de parler tout à l'heure.

Pour se faire attribuer un droit de surveillance sur les apothicaires, les médecins cherchèrent à fonder leurs prétentions sur d'anciennes ordonnances qui probablement n'avaient jamais existé et donnèrent à entendre qu'il fallait leur rendre l'exercice d'un vieux droit tombé en désuétude.

Cette réclamation fut écoutée et le 22 mai 1336, Philippe de Valois rendit une ordonnance adressée au prévôt de Paris enjoignant à tous les apothicaires « à montrer au doyen de la faculté de médecine ou à deux ou trois de ses maîtres, les médecines laxatives et opiats, etc. afin qu'ils s'assurent si elles sont bonnes, fraîches et non corrompues ».

Les médecins exercèrent seuls, pendant quelques années, le droit de surveillance qu'ils s'étaient fait attribuer. Mais, bientôt, ils durent partager ce droit avec les gardes de la corporation des apothicaires, en vertu de l'ordonnance du roi Jean du mois d'août 1353.

Cette ordonnance établit et organise pour la première fois, d'une manière régulière, l'inspection des pharmacies qui a subi depuis des modifications importantes sur lesquelles nous insisterons plus tard. L'ordonnance du roi Jean portait ce qui suit :

« Nous avons appris que, par convoitise et ignorance, on administre des médecines trop vieilles ou autres, ce qui produit ou pourrait produire des dangers et des inconvénients.

« Pour y obvier, et en faveur de la santé et prospérité de nos sujets, nous avons ordonné ce qui suit :

« Désormais, tous les ans, deux fois, à Pâques et à la Toussaint, il sera fait, chez tous les apothicaires de la ville de Paris et des faubourgs par un maître du métier d'apothicaire, assisté de deux maîtres en médecine, nommés par le doyen de la faculté, et par deux apothicaires élus par le prévôt de Paris, une visite.

« Dans ces visites, les gardes du métier, assistés des médecins, doivent se faire représenter les drogues, les examiner eux-mêmes, et détruire celles qui sont trop vieilles ou mal composées. »

Étant soumis à une sorte de réglementation, quelquefois sévère, par les visites qu'ils étaient obligés de subir, les apothicaires cherchèrent à concentrer dans leurs mains le monopole et la vente des remèdes. Ils demandèrent, comme les médecins l'avaient fait pour leur profession, qu'il fut expressément défendu à ceux qui n'étaient pas de la corporation, de débiter aucune drogue. Leur demande fut accueillie par le roi Jean qui rendit, à cet effet, une ordonnance spéciale à la date du mois de décembre 1353.

De 1353 à 1484, la législation pharmaceutique ne subit aucun changement.

Mais, en 1484, les progrès de l'art pharmaceutique s'étant développés, il parut nécessaire de fixer d'une manière plus régulière la police du métier d'apothicaire, et durant la minorité de CHARLES VIII (1484), il fut rendu une ordonnance, qui résuma tous les règlements antérieurs émanés du pouvoir ou établis par l'usage, et qui forment, pour ainsi dire, le premier code des pharmaciens.

Cette ordonnance : 1° règle d'une manière complète les conditions nécessaires pour être reçu apothicaire (temps d'apprentissage, chef-d'œuvre, etc.) ; 2° fait défense à tout épicier de se mêler du fait et vaccation d'apothicairerie ; 3° interdit à toute personne étrangère à la corporation des apothicaires, de vendre ou préparer des drogues quelconques.

L'ordonnance de CHARLES VIII était à peine publiée, qu'il s'éleva contre elle de vives réclamations de la part des merciers qui, peu à peu, avaient empiété sur les épiciers et vendaient quelques-unes de leurs denrées et de la part des épiciers auxquels, par cette ordonnance, il était défendu de se mêler, à l'avenir, de fait d'apothicairerie.

On ne s'arrêta pas à ces protestations et le 7 novembre 1485, il fut rendu une sentence du Châtelet confirmant les dispositions de l'ordonnance de 1484, et dans laquelle il est spécifié *que les épiciers et autres ne pourront à l'avenir faire ou composer aucunes ordonnances ou recettes.*

La sentence du Châtelet de 1485, que nous venons de rapporter, commence à établir entre les épiciers simples et les épiciers apothicaires une distinction, qui va s'accentuer de plus en plus et devenir définitive par l'ordonnance de Louis XII, promulguée au mois de juin 1514.

L'ordonnance de Louis XII contient un assez grand nombre de dispositions intéressantes, sur lesquelles il convient d'insister un peu.

Elle établit :

1° Que l'état d'apothicaire exige, à un haut degré, la connaissance et l'expérience des drogues et recettes destinées au corps humain.

2° Que tout apothicaire a le droit d'être en même temps épicier, mais que l'inverse n'a pas lieu, parce que, dit-elle, *qui est épicier n'est pas apothicaire et qui est apothicaire peut être épicier* ; par suite, elle défend aux épiciers simples de se mêler de l'état d'apothicaire en aucune manière ;

3° Enfin, elle permet aux épiciers-apothicaires d'avoir une jurande particulière complètement distincte de celle des épiciers simples.

L'ordonnance de 1484, rendue sous Charles VIII, forme avec l'ordonnance de 1514, rendue sous Louis XII, comme le *corpus juris* des pharmaciens du XVIᵉ siècle.

Les statuts des apothicaires, rapportés par Delamarre dans son *Traité de la police*, semblent n'être que le développement et la mise en ordre des règlements que nous avons étudiés jusqu'à présent.

Voici un extrait de ces statuts qui présente un véritable intérêt :

« 1° L'aspirant apothicaire ne pouvait être reçu en apprentissage qu'après avoir subi un examen, constatant qu'il avait fait des études qu'il savait suffisamment le latin, pour entendre les livres servant à l'art et qu'il était capable d'apprendre la pharmacie ;

2° Après 4 ans d'apprentissage et après avoir servi des maîtres pendant 6 ans, il passait un premier examen en présence de tous les maîtres de la corporation et deux docteurs en médecine de la Faculté de Paris, et était interrogé par les gardes de la corporation et par neuf autres maîtres choisis et nommés par les gardes ;

3° Si après cet examen, l'aspirant était trouvé capable, il passait en présence des maîtres et des docteurs qui avaient assisté au premier examen, un second examen appelé *Acte des herbes* ;

4° Si l'aspirant était trouvé capable, les gardes lui donnaient un chef-d'œuvre de cinq compositions, qu'il devait exécuter en faisant la démonstration de toutes les drogues qui devaient entrer dans leur composition. »

Personne ne pouvait exercer la profession d'apothicaire, sans avoir fait un apprentissage et sans avoir passé tous les examens dont il vient d'être parlé, « et cela est très important, dit Delamarre, parce qu'il est indispensable que ceux qui veulent exercer cette profession aient la connaissance parfaite des simples, des métaux et des minéraux qui entrent dans le corps humain ; parce qu'on ne peut être trop circonspect dans cette profession ; parce que la première faute, qui s'y commet, est souvent irréparable, etc., etc. ».

Après les ordonnances que nous venons de passer en revue, c'est-à-dire après l'ordonnance de Charles VIII (1484), après celle de Louis XII (1514), il n'y eut point dans le XVIe siècle, de dispositions nouvelles modifiant l'organisation des apothicaires.

Il y eut seulement quelques lettres patentes, celles de François Ier (1518), Charlés IX (1571), Henri III (1583), Henri IV (1594) développant et confirmant les règlements antérieurs.

Mais en 1638, Louis XIII publia une ordonnance très importante que l'on peut considérer comme la base des règlements actuels sur la pharmacie.

Cette ordonnance, qui contient trente articles, s'occupe de la nomination et des attributions des gardes de la corporation, règle le mode de réception des apothicaires, détermine les privilèges et prérogatives accordés aux enfants et aux veuves des apothicaires décédés, défend à toutes personnes, autres que les apothicaires, d'exercer la pharmacie, ordonne des visites pour la vérification de la pureté des drogues.

De 1638, année où fut publiée l'ordonnance de Louis XIII, jusqu'en 1777, époque de la déclaration du roi dont nous parlerons tout à l'heure, il ne fut apporté aucun changement notable aux conditions exigées pour la réception des apothicaires et pour l'exercice de leur profession.

Les empoisonnements, qui souillèrent, en France, la dernière moitié du XVIIe siècle, montrèrent que la police et les lois, régissant la pharmacie, n'étaient pas assez complètes. La vente des poisons n'était soumise à aucune formalité. On sentit le besoin de combler cette lacune importante, et au mois de juillet 1682, il fut publié par Louis XIV une déclaration royale relative aux poisons, qui a servi de modèle à tous les règlements rendus plus tard sur cette matière et que nous aurons occasion d'étudier plus loin.

Déclaration royale relative aux poisons (juillet 1682).

ART. 6.— Seront réputés au nombre des poisons, non seulement ceux qui peuvent causer une mort prompte et violente, mais aussi ceux qui, en altérant peu à peu la santé, causent des maladies ; soit que lesdits poisons soient simples, naturels ou composés et faits de mains d'artiste ; et en conséquence défendons à toutes sortes de personnes, à peine de la vie, même aux médecins, apothicaires et chirurgiens, à peine de *punitions corporelles*, d'avoir et garder de tels poisons simples ou préparés, qui, retenant toujours leur qualité de venin, et n'entrant en aucune composition ordinaire, ne peuvent servir qu'à nuire, et sont de leur nature pernicieux et mortels.

ART. 7. — A l'égard de l'arsenic, du réalgar, de l'orpiment et du sublimé, quoiqu'ils soient poisons dangereux de toute leur substance, comme ils entrent et sont employés dans plusieurs compositions nécessaires, nous voulons, afin d'empêcher à l'avenir la trop grande facilité qu'il y a eu jusqu'ici d'en abuser, qu'il ne soit permis qu'aux marchands qui demeurent dans les villes, d'en vendre et d'en livrer eux-mêmes, seulement aux médecins, apothicaires, chirurgiens, orfèvres, teinturiers, maréchaux et autres personnes publiques, qui, par leur profession, sont obligés d'en employer ; lesquels néanmoins écriront, en les prenant, sur un registre particulier, tenu pour cet effet, par lesdits marchands, leurs noms, qualités et demeures, ensemble la quantité qu'ils auront prise desdits minéraux ; et si, au nombre desdits artisans qui s'en servent, il s'en trouve qui ne sachent pas écrire, lesdits marchands écriront pour eux. Quant aux personnes inconnues auxdits marchands, comme peuvent être les chirurgiens et maréchaux des bourgs et villages, ils apporteront des certificats en bonne forme, contenant leurs noms, demeure et profession, signés du juge du lieu, ou d'un notaire et de deux témoins ou du curé ou de deux principaux habitants, lesquels certificats et attestations demeureront chez lesdits marchands pour leur décharge. Seront aussi les épiciers, merciers et autres marchands, demeurant dans lesdits bourgs et villages, tenus de remettre incessamment ce qu'ils auront desdits minéraux, entre les mains des syndics, gardes ou anciens marchands épiciers ou apothicaires des villes plus prochaines des lieux, où ils demeureront, lesquels leur en rendront le prix ; le tout à peine de trois mille livres d'amende, en cas de contravention, même de *punition corporelle*, s'il y échet.

ART. 8. — Enjoignons à tous ceux qui ont droit par leurs professions et métiers, de vendre ou d'acheter des susdits minéraux, de les tenir en des lieux sûrs, dont ils garderont eux-mêmes la clef. Comme aussi leur enjoignons d'écrire, sur un registre particulier, la qualité des remèdes où ils auront employé lesdits minéraux, et la quantité qu'ils y auront employée et d'arrêter à la fin de chaque année sur lesdits registres ce qui leur restera ; le tout à peine de *mille livres d'amende* pour la première fois et de plus grande, s'il y échet.

Défendons aux médecins, chirurgiens, apothicaires, épiciers, droguistes, orfèvres, teinturiers, maréchaux et tous autres, de distribuer desdits minéraux en substance à quelque personne que ce puisse être et sous quelque prétexte que ce soit, sous peine d'être punis corporellement ; et seront tenus de composer eux-mêmes, ou de faire composer en leur présence par leurs garçons, les remèdes où il devra entrer nécessairement desdits minéraux, qu'ils donneront après cela à ceux qui leur en demanderont pour s'en servir aux usages ordinaires.

Art. 10. — Défenses sont aussi faites à toutes personnes, autres qu'aux médecins et apothicaires, d'employer aucuns insectes venimeux, comme serpents, crapauds, vipères et autres semblables, sous prétexte de s'en servir à des médicaments ou à faire des expériences, et sous quelque autre prétexte que ce puisse être, s'ils n'en ont la permission expresse et par écrit.

Art. 11. — Faisons très-expresses défenses à toutes personnes, de quelque condition et profession qu'elles soient, excepté aux médecins approuvés, et dans le lieu de leur résidence, aux professeurs en chimie et aux maîtres apothicaires, d'avoir aucuns laboratoires, et d'y travailler à aucune préparation de drogues ou distillations, sous prétexte de remèdes chimiques, expériences, secrets particuliers, recherches de la pierre philosophale, conversion, multiplication ou raffinement des métaux, confection de cristaux ou pierres de couleur, et autres semblables prétextes sans avoir auparavant obtenu de nous, par lettres du grand sceau, la permission d'avoir lesdits laboratoires, présenté lesdites lettres, et fait déclarations en conséquence à nos juges et officiers de police des lieux.

Défendons pareillement à tous distillateurs, vendeurs d'eau-de-vie, de faire autre distillation que celle de l'eau-de-vie et de l'esprit de vin, sauf à être choisi d'entre eux le nombre qui sera jugé nécessaire pour la confection des eaux fortes dont l'usage est permis, lesquels ne pourront néanmoins y travailler qu'en vertu de nos dites lettres et après en avoir fait leur déclaration à peine de punition exemplaire.

Quelle était, à cette époque de l'histoire de la pharmacie française, l'opinion que les apothicaires avaient de leur profession ?

A ce sujet, il est intéressant de citer un nouvel extrait très curieux de la pharmacopée toulousaine, paru en 1695, et dont nous avons déjà parlé.

« La pharmacie est une partie intégrante de la médecine et n'est pas moins nécessaire que le reste pour conserver la santé qui est le plus grand trésor et le souverain bien de la vie temporelle.

« En effet, la pharmacie nous fournit des préservatifs admirables contre les maladies, des antidotes souverains contre les venins, des cardiaques puissants contre les faiblesses.

« Lorsque la douleur nous tourmente, nous presse et nous met en danger de perdre la raison par l'excès de sa violence, la pharmacie, sous la sage conduite du médecin, vient à notre secours et nous défend.

« Elle adoucit nos maux par des lénitifs, elle calme le trouble et l'inquiétude par des anodins ; elle nous procure un doux repos par ses narcotiques ; enfin, elle nous guérit si parfaitement que pour l'ordinaire, elle efface jusqu'aux moindres vestiges du mal.

« On peut dire que la pharmacie est la ressource des malades, la satisfaction des vivants et la seule espérance qui flatte les mourants.

« Hérophile disait que les remèdes étaient les mains auxiliaires des dieux. Nous pourrions mieux dire ici que les remèdes sont des grâces de Dieu et que les maîtres apothicaires sont les mains charitables qui les appliquent.

« Ce sont ces mains que Dieu emploie pour faire tant de compositions salutaires qui soulagent un nombre infini de malades ; ce sont ces mains dont parle l'Écriture qui préparent des remèdes agréables et font des onctions qui redonnent la santé ; ce sont enfin ces mêmes mains en faveur de qui l'Ecclésiastique a dit : que leurs œuvres ne seront pas consumées, car la paix de Dieu est sur la face de la terre.

« Cette paix de Dieu sur la face de la terre signifie que la miséricorde divine se répand sur le corps de l'homme, qu'elle en chasse la maladie que Dieu avait armée contre lui et qu'il se laisse fléchir aux remèdes de la pharmacie.

« Les maîtres apothicaires ont donc l'honneur d'être les ministres de Dieu et les dépositaires d'un nombre infini de grâces qu'il fait aux hommes par le moyen de leurs remèdes.

« C'est aussi pour cela que leur emploi à s'en acquitter, comme il faut, demande beaucoup de bonnes qualités. Il ne sera pas inutile de dire ici qu'ils doivent parfaitement connaître les drogues, en être bien pourvus, être ponctuels, diligents, traitables, propres, modestes, secrets, prudents, vertueux, fidèles et charitables, *bien que nous n'en connaissons point dans cette ville, qui n'aient suffisamment toutes ces qualités.*

« Mais notre devoir nous engage à représenter en général que la fidélité et la charité sont essentielles à cette profession. C'est de la fidélité d'un apothicaire que dépend bien souvent la vie du malade, la réputation du médecin et l'honneur même des familles.

« Et si la charité envers tous les malades, et surtout envers les pauvres, n'anime pas son travail, il peut le regarder comme inutile. Quoiqu'il fasse pour acquérir du bien et de l'honneur, ce bien se dissipera comme la poudre que le vent emporte de sa boutique, et sa vaine réputation deviendra semblable au bruit des mortiers où il écrase ses drogues. »

Ces extraits nous montrent que la pharmacie avait pour nos ancêtres une grande importance et imposait à ceux qui voulaient l'exercer des qualités nombreuses et variées ; aussi étaient-ils fiers de leurs titres et d'une présomption un peu exagérée, ainsi qu'il est facile de s'en convaincre par les lignes suivantes extraites de l'histoire des Français de Monteil sous le titre : *Les Maîtres apothicaires au XVIe siècle* :

« Un apothicaire, disaient-ils, ne doit pas être, il s'en faut, un homme commun ; le roi Mithridate était apothicaire, la reine Artémise était apothicaire et le grand-père du père de l'apothicaire Mésué était roi de Damas. Un apothicaire doit être riche, ce qui n'est pas très commun. Il doit être en même temps bien tourné, leste, adroit, ce qui n'est pas très commun.

« Il doit être en même temps jovial, gracieux, discret, et sage, ce qui n'est pas très commun.

« Il doit être en même temps bon anatomiste, bon botaniste, bon chimiste, ce qui n'est pas très commun non plus, je vous assure.

« Enfin nous ajouterons que d'un homme qui n'a pas accompli son temps d'étude et d'exercice, qui n'a pas été ensuite examiné et reçu par le corps des apothicaires, présidé par un commissaire de la Faculté de médecine, le roi peut à sa volonté en faire un comte, un duc, un maréchal de France, mais il ne peut pas en faire un maître apothicaire. »

Pendant toute cette période, qui forme la première époque, l'époque de la fondation de l'histoire de la pharmacie en France, les apothicaires eurent à soutenir contre les médecins, contre les épiciers, contre les apothicaires royaux, des luttes sérieuses dont il est intéressant de rapporter les principaux épisodes.

L'empire que les médecins ont toujours cherché à exercer sur les apothicaires remonte à l'époque où les premiers, abandonnant la préparation des médicaments, en avaient confié le soin à leurs élèves qui étaient en outre chargés de les porter aux malades.

Pour accentuer cette sorte de domination, ils avaient rédigé, vers le milieu du XIIIe siècle, la formule du serment que devaient prêter les « maîtres apothicaires chrétiens et craignant Dieu ».

Ce serment, qui se trouve consigné dans la pharmacopée de Brice-Bauderon, n'est qu'un pastiche défiguré, mais très reconnaissable du fameux serment d'Hippocrate si en honneur dans l'antiquité.

Formule du serment des apothicaires.

« Je jure et promets devant Dieu, auteur et créateur de toutes choses, unique en essence et distingué en trois personnes éternellement bien heureuses, que j'observerai de point en point tous les articles suivants.

« Et premièrement, je jure et promets de vivre en la foi chrétienne.

« *Item*. D'aimer et d'honorer mes parents, le mieux qu'il me sera possible.

« *Item*. D'honorer, respecter et faire servir en tant qu'en moi sera, non seulement aux docteurs-médecins qui m'auront instruit de la connaissance des préceptes de la pharmacie ; mais aussi à mes précepteurs et maîtres pharmaciens sous lesquels j'aurai appris mon métier.

« *Item*. De ne médire d'aucun de mes anciens docteurs, maîtres pharmaciens ou autres qu'ils soient.

« *Item*. De rapporter tout ce qui me sera possible pour l'honneur, la gloire, l'ornement et la majesté de la médecine.

« *Item*. De n'enseigner aux idiots et ingrats les secrets et raretés d'icelle.

« *Item*. De ne faire rien témérairement sans avis des médecins, ou sous l'espérance de lucre tant seulement.

« *Item*. De ne donner aucun médicament, purgation, aux malades affligés de quelque maladie, que premièrement je n'aie pris conseil de quelque docte médecin.

« *Item*. De ne toucher aucunement aux parties honteuses et défendues des femmes, que ce ne soit par grande nécessité, c'est-à-dire lorsqu'il sera question d'appliquer dessus quelque remède.

« *Item*. De ne découvrir à personne le secret qu'on m'aura commis.

« *Item*. De ne donner jamais à boire aucune sorte de poison à personne, et de ne conseiller jamais à aucun d'en donner, non pas même à ses plus grands ennemis.

« *Item*. De ne jamais essayer de faire sortir du ventre de la mère le fruit, en quelque façon que ce soit, que ce ne soit par avis du médecin.

« *Item*. D'exécuter de point en point les ordonnances des médecins, sans y ajouter ni diminuer, en tant qu'elles seront faites selon l'art.

« *Item*. De ne me servir jamais d'aucun succédané ou substitut, sans le conseil de quelque autre plus sage que moi.

« *Item*. De désavouer et fuir comme la peste la façon de pratique scandaleuse et totalement pernicieuse de laquelle se servent aujourd'hui les charlatans, empiriques et souffleurs d'alchimie à la grande honte des magistrats qui les tolèrent.

« *Item*. De donner aide et secours indifféremment à tous ceux qui m'emploieront et, finalement de tenir aucune mauvaise et vieille drogue dans ma boutique. Le Seigneur me bénisse toujours, tant que j'observerai ces choses. »

Pendant de longues années la lutte fut vive entre les médecins et les apothicaires, et elle devint si ardente, que les médecins en étaient arrivés à faire acheter, chez les épiciers et chez les herboristes, les remèdes qu'ils prescrivaient à leurs malades. Enfin, en 1631, il intervint un concordat, passé entre la Faculté et les gardes jurés et les maîtres apothicaires de Paris, qui mit une trève à ces vieilles rancunes.

Malgré ce pacte, les médecins ne renoncèrent pas à la domination qu'ils prétendaient exercer sur les apothicaires, et ils obtinrent, le 23 juillet 1748, un arrêt du parlement, qui enjoignait aux pharmaciens :

1° De suivre le formulaire dressé par la Faculté de médecine ;

2° De ne délivrer des médicaments que sur ordonnance de qui de droit.

La guerre entre les apothicaires et les épiciers fut encore plus longue et plus vive. Elle prit naissance, ainsi que nous l'avons déjà dit, après l'édit de Charles VIII (1484), où il est dit *qu'aucun épicier ne pourra à l'avenir se mêler de fait et vacation d'apothicairerie*, et dura jusqu'en 1777, époque où fut rendue la déclaration du Roi du 25 avril 1777, qui mit fin à cette querelle de trois siècles.

Vainqueurs dans la lutte contre les épiciers, les apothicaires n'étaient pas encore affranchis de toutes leurs tribulations. Leur triomphe sur les épiciers était à peu près stérile, car ils devaient partager les fruits qu'ils en avaient recueillis avec de nouveaux venus ayant leurs droits et jusqu'à leur nom, les apothicaires des maisons royales.

On sait que dans l'ancienne monarchie, la cour était comme une sorte de ville, qui devait se suffire à elle-même. Partout où elle se rendait, elle se faisait accompagner d'un personnel d'hommes de toutes professions. Ceux-ci, devenus, pour ainsi dire, les domestiques particuliers du roi, étaient favorisés par lui, et affranchis de toute dépendance à l'égard de ceux de leur profession qui formaient une corporation.

La cour avait de nombreux apothicaires, et en 1642, on en comptait : six pour la maison du roi, six pour celle de la reine, cinq pour celle de Monsieur, frère du roi, quatre pour la maison de messire de Bourbon, prince de Condé, un pour la chancellerie, un pour les cent gardes, etc., etc.

Les apothicaires royaux avaient formé entre eux une corporation spéciale distincte de celle des autres maîtres en pharmacie et qui avait une organisation toute particulière avec syndics, etc. Ls jouissaient de plus d'un grand nombre de privilèges sur lesquels nous ne voulons pas insister, mais qu'il est bon cependant d'indiquer sommairement.

1° Ils avaient titre et droit de maîtrise à Paris et dans toutes les villes du royaume, et pouvaient tenir boutique ouverte.

2° Leurs veuves jouissaient, pendant leur viduité, des privilèges de leurs défunts maris, et par conséquent elles pouvaient tenir boutique ouverte à Paris et dans les autres villes du royaume.

3° Ils avaient le droit de *committimus*, droit qui leur permettait de ne pas être tenus de reconnaître la juridiction ordinaire et locale, et de n'avoir d'autres juges que ceux que désignait le privilège, quelquefois le parlement seul.

4° Ils ne pouvaient être examinés que par les médecins de la famille royale, et leurs drogues n'étaient visitées que par un médecin désigné à cet effet par le premier médecin de la cour.

5° Ils avaient la préférence sur les drogues qui arrivaient au bureau des apothicaires de Paris, et les jurés avaient l'ordre de les faire avertir, aussitôt l'arrivée de celles-ci, afin qu'ils pussent choisir celles qui convenaient au service du roi et des princes.

Les pharmaciens essayèrent de lutter contre leurs confrères, commensaux du roi : plusieurs fois ils voulurent les soumettre à la juridiction de leurs gardes, faire des visites chez eux, mais ce fut en vain, il fallut attendre justice du temps.

A la fin, on comprit que les distinctions établies entre eux étaient injustes et quelquefois préjudiciables au bien des sujets, car le privilège mène souvent à l'abus. Il fallut même, plusieurs fois, ôter le titre d'apothicaire à des hommes qui avaient pris cette charge et croyaient pouvoir l'exercer librement, à l'abri de ce nom d'apothicaire du roi.

Pour parer à ces inconvénients, Louis XIV rendit au mois de mars 1707, un édit par lequel il ordonnait que nul ne pourrait être pourvu d'une charge d'apothicaire royal, s'il n'est maître dans une des villes du Royaume, ou, si n'étant pas maître, il ne produisait pas de certificats de service dans les hôpitaux des armées, ou de service dans les hôpitaux des villes ayant parlement ou bailliage royal.

La déclaration du roi du 25 avril 1777 mit fin à tous ces débats ; par le premier article de cette déclaration, les apothicaires privilégiés furent réunis aux autres maîtres et formèrent ensemble le Collège de pharmacie.

Ici se termine la première époque de l'histoire de la pharmacie en France, que nous avons désignée sous le nom d'*Époque de Fondation*.

Nous avons vu que dans cette période, il avait été pris un certain nombre de dispositions réglant tantôt une partie, tantôt une autre partie de la profession ; nous avons vu également que les règlements précis sur le mode d'admissibilité et d'exercice de l'art pharmaceutique avaient fait l'objet d'ordonnances successives rendues par CHARLES VIII (1484), par LOUIS XII (1514), par LOUIS XIII (1638) et que ces ordonnances pouvaient être considérées comme formant la base des règlements actuels sur la pharmacie. Nous avons vu enfin les luttes ardentes que les apothicaires avaient eu à soutenir contre ceux qui voulaient empiéter sur leur liberté et sur leur industrie (Lutte contre les médecins, contre les épiciers, contre les apothicaires royaux), et nous savons aussi que ces luttes avaient pris fin par la déclaration du roi du 25 avril 1777.

Cette déclaration du roi, rendue par LOUIS XVI, marque le point de départ de l'époque de transition de l'histoire de la pharmacie française, époque que nous allons étudier maintenant.

§ III. — Époque de transition de la pharmacie française.

L'époque de transition de la pharmacie française, qui forme la deuxième époque de son histoire, commence à la déclaration du roi du 25 avril 1777 et se termine à la loi du 21 germinal an XI.

Étudions le texte de cette déclaration qui créa le Collège de pharmacie et mit fin aux longs débats entre les pharmaciens, les apothicaires royaux et les épiciers.

Déclaration du roi (25 avril 1777).

« Louis, par la grâce de Dieu, Roi de France et de Navarre : à tous ceux que ces présentes lettres verront, salut. Par l'article III de notre édit du mois d'août dernier, nous nous sommes réservé de nous expliquer particulièrement sur ce qui concerne la pharmacie. Nous avons considéré qu'étant une des branches de la médecine, elle exigeait des études et des connaissances approfondies, et qu'il serait utile d'encourager une classe de nos sujets à s'en occuper uniquement, pour parvenir à porter cette science au degré de perfection dont elle est susceptible dans les différentes parties qu'elle embrasse et qu'elle réunit ; Nous avons également porté notre attention sur ce qui pouvait intéresser le commerce de l'épicerie ; Nous avons eu pour but de prévenir le danger qui peut résulter du débit médicinal des compositions chimiques, galéniques ou pharmaceutiques, entrantes au corps humain, confié à des marchands qui ont été jusqu'à présent autorisés à en faire commerce, sans être obligés d'en connaître les propriétés. L'emploi des poisons étant en usage dans quelques arts, et la vente en étant commune entre l'épicerie et la pharmacie, nous avons jugé nécessaire d'ordonner de nouveau l'exécution de nos ordonnances sur cet objet et de fixer entre les deux professions des limites qui nous ont paru devoir prévenir toutes contestations et opérer la sûreté dans le débit de médicaments dont la composition ne peut être trop attentivement exécutée et surveillée. A ces causes et autres a ce, nous mouvant de l'avis de notre Conseil et de notre certaine science, pleine puissance et autorité royale, nous avons par ces présentes signées de notre main, dit, déclaré et ordonné, disons, déclarons et ordonnons, voulons et nous plaît ce qui suit :

« Article I. — Les maîtres apothicaires de Paris, et ceux qui, sous le titre de privilégiés, exerçaient la pharmacie dans ladite ville et faubourgs, seront et demeureront réunis, pour ne former à l'avenir qu'une seule et même corporation, sous la dénomination de collège de pharmacie, et pourront seuls avoir laboratoire et officine ouverte ; nous réservons de leur donner des statuts sur les mémoires qui nous seront remis pour régler la police intérieure de membres dudit collège.

« II. — Lesdits privilégiés, titulaires des charges, et qui à ce titre sont réunis, ne pourront se qualifier de maîtres en pharmacie, et avoir laboratoire et officine à Paris, que tant qu'ils posséderont et exerceront personnellement leurs charges ; toute location ou cession de privilège étant et demeurant interdite à l'avenir, sous quelque prétexte et à quelque titre que ce soit.

« III. — Tous ceux qui, à l'époque de la présente déclaration, autres néanmoins que les maîtres et privilégiés compris en l'article 1er prétendraient avoir droit de tenir laboratoire et officine ouverte pour exercer la pharmacie ou chimie dans ladite ville et faubourgs, seront tenus de produire leurs titres entre les mains du Lieutenant général de police, dans un mois pour tout délai, à l'effet d'être agrégés et inscrits à la suite du tableau des maîtres en pharmacie, ce qui ne pourra avoir lieu qu'après qu'ils auront subi les examens prescrits par les statuts et règlements.

« IV. — Les maîtres en pharmacie qui composeront le collège ne pourront à l'avenir cumuler le commerce de l'épicerie. Ils seront tenus de se renfermer dans la confection, préparation, manipulation et vente de drogues simples et compositions médicinales, sans que, sous prétexte de sucres, miels, huiles et autres objets qu'ils emploient, ils puissent en exposer en vente à peine d'amende et de confiscation. Permettons néanmoins à ceux d'entre eux qui, à l'époque de la présente déclaration, exerçaient les deux professions, de les continuer leur vie durant, en se soumettant aux règlements concernant la pharmacie.

« V. — Les épiciers continueront d'avoir le droit et faculté de faire le commerce en gros des drogues simples, sans qu'ils puissent en vendre et débiter, au poids médicinal, mais seulement au poids de commerce. Leur permettons néanmoins de vendre en détail, et au poids médicinal la manne, la casse, la rhubarbe et le séné, ainsi que les bois et racines, le tout en nature, sans préparation, manipulations, ni mixtion, sous peine de cinq cents livres d'amende pour la première fois et de plus grande peine en cas de récidive. Voulons que les maîtres en pharmacie puissent tirer directement de l'étranger les drogues simples à leur usage et pour la consommation de leur officine seulement.

« VI. — Défendons aux épiciers et à toutes autres personnes, de fabriquer, vendre et débiter aucuns sels, compositions ou préparations entrantes au corps humain en forme de médicaments, ni de faire aucune mixtion de drogues simples pour administrer en forme de médecine sous peine de cinq cents livres d'amende, et de plus grande s'il y échoit : Voulons qu'ils soient tenus de représenter toutes leurs drogues, lors des visites que les doyens et docteurs de la faculté de médecine, accompagnés des gardes de l'épicerie feront chez eux ; à l'effet, s'il s'en trouve de détériorées, d'en être dressé procès-verbal, signé desdits docteurs et gardes pour y être pourvu ainsi qu'il appartiendra.

« VII. — Pourront les prévôts de la pharmacie se transporter dans les lieux où ils auront avis qu'il se fabrique et débite sans permission ou autorisation des drogues ou compositions chimiques, galéniques, pharmaceutiques ou médicinales, en se faisant toutefois assister d'un commissaire qui dressera procès-verbal de ladite visite, pour, en cas de contravention, y être pourvu ainsi qu'il appartiendra.

« VIII. — Ne pourront les communautés séculières ou régulières, même les hôpitaux et religieux mendiants, avoir de pharmacie, si ce n'est pour leur usage particulier et intérieur ; leur défendons de vendre et débiter aucunes drogues simples ou composées à peine de cinq cents livres d'amende.

« IX. — Renouvelons, en tant que besoin, les dispositions de notre édit du mois de juillet 1682 : en conséquence, défendons très expressément, et sous les peines y portées, à tous les maîtres en pharmacie, à tous épiciers et à tous autres, de distribuer l'arsenic, le réalgar, le sublimé et autres drogues réputées poisons, si ce n'est à des personnes connues et domiciliées, auxquelles telles drogues sont nécessaires pour leur profession, lesquelles écriront de suite et sans aucun blanc, sur un registre à ce destiné et paraphé à cet effet par le lieutenant-général de police, leurs noms, qualités et demeures, l'année, le mois, le jour et la quantité qu'ils auront prise desdites drogues, ainsi que l'objet de leur emploi.

« X. — A l'égard des personnes étrangères ou inconnues ou qui ne sauront pas écrire, il ne leur sera délivré aucune desdites drogues, si elles ne sont accompagnées de personnes domiciliées et connues, qui inscriront et signeront sur le registre comme il est prescrit ci-dessus ; seront au surplus tous poisons et drogues dangereuses tenus et gardés en lieux sûrs et séparés, sous la clef du maître seul sans que les femmes, enfants, domestiques, garçons ou apprentis en puissent disposer, vendre ou débiter sous les mêmes peines.

« XI. — Permettons aux maîtres en pharmacie de continuer, comme par le passé, à faire dans leurs laboratoires particuliers des cours d'études et démonstrations, même d'établir des cours publics, d'études et démonstrations gratuites, pour l'instruction de leurs élèves dans leur laboratoire et jardin, sis rue de l'Arbalêtre, à l'effet de quoi ils présenteront chaque année au lieutenant-général de police le nombre suffisant de maîtres pour faire lesdits cours, à jours et heures fixes et indiqués.

« Si donnons en mandement à nos amès et féaux conseillers, les gens tenant notre cour de Parlement à Paris, que ces présentes ils ayent à enregistrer, et le contenu en icelles garder, observer et exécuter suivant leur forme et teneur, nonobstant tous édits, déclarations et arrêts à ce contraires, auxquels nous avons dérogé et dérogeons : car tel est notre bon plaisir ; en témoin de quoi nous avons fait mettre notre scel à ces présentes. Donné à Versailles le vingt-cinquième jour du mois d'avril, l'an de grâce mil sept cent soixante-dix-sept et de notre règne le troisième.

Signé : Louis.

Et plus bas : *par le Roi*, Amelot. *Vu au conseil*, Taboureau. Et scellé du grand sceau de cire jaune.

« Registrée, ouï et ce requérant le Procureur général du Roi, pour être exécutée selon sa forme et teneur ; et copie collationnée, envoyée au Châtelet de cette ville de Paris, pour y être lue, publiée et registrée.

Enjoint au substitut du Procureur général du Roi d'y tenir la main, et d'en certifier la Cour dans le mois, suivant l'arrêt de ce jour. A Paris en Parlement, les grand'Chambres et Tournelle assemblées, le treize mai mil sept cent soixante-dix-sept.

Signé : Ysabeau.

Le Collège de pharmacie, institué par l'article 1er de la déclaration du roi, fut installé dans le jardin et l'établissement de la rue de l'Arbalète, siège de notre ancienne école de pharmacie, et où deux siècles auparavant, 1578, comme nous le verrons plus tard, le vénérable Nicolas Houël avait fondé une maison destinée à élever un certain nombre d'enfants aux bonnes mœurs et dans l'art de *l'apothicairerie*.

La séance d'installation du Collège, présidée par M. Lenoir, conseiller d'État, lieutenant général de police, eut lieu avec le plus grand éclat, et en présence de tous les maîtres en pharmacie de Paris.

Ce fut dans cette séance d'installation, qu'on nomma les prévôts, les adjoints, les députés et les démonstrateurs du Collège de pharmacie, conformément à l'arrêt du roi tenu en son conseil, et conformément aussi à l'article 11 de la déclaration du 25 avril 1777.

Quelles étaient les fonctions des différents dignitaires du Collège de pharmacie, c'est-à-dire des prévôts, des adjoints, des députés et des démonstrateurs ?

Les prévôts et les adjoints étaient chargés :

1º De l'administration des affaires du Collège ;

2º De la manutention des revenus du Collège ;

3º De la police parmi les membres et élèves du Collège ;

4º De l'exécution de tous les règlements.

Les députés avaient pour mission :

1º De représenter le Collège de pharmacie ;

2º De prendre, sous la présidence des adjoints et des prévôts, toutes les délibérations qui intéressaient le Collège ;

3º De rédiger le projet des nouveaux statuts concernant la profession.

Les démonstrateurs des cours étaient chargés de faire les cours publics et gratuits autorisés par l'article 11 de la déclaration du roi du 25 avril 1777.

Les prévôts, adjoints, députés, démonstrateurs, nommés pour la première fois, furent :

Prévôts et adjoints. — MM. Trévez, Brun, Simonnet, Becqueret.

Députés. — MM. Gillet, Richard, Vassou, Demorel, Piat, Bataille, Laborie, Tassart, Rouelle, Delacour, Charlard, Bayen.

Prévôts honoraires perpétuels. — Messieurs les quatre apothicaires du roi.

Démonstrateurs. *Pour le cours de chimie* : MM. Mitouard, Brongniart, Deyeux, Sage.

Pour la botanique et l'histoire naturelle des médicaments : MM. Demachy, Valmont de Bomare, Buisson et Parmentier.

Le Collège de pharmacie, en vertu d'une autorisation accordée le 24 avril 1777, avait le droit de faire porter à ses domestiques le costume suivant :

«Nous certifions à tous ceux qu'il appartiendra, avoir permis comme par ces présentes nous permettons au collège de pharmacie de faire porter à son suisse la grande livrée du Roy, et à ses concierges, jardiniers et domestiques, la petite livrée de Sa Majesté, consistant en habit, veste et culotte bleus, doublés d'aumale écarlate, les boutons argentés et la veste galonnée d'un galon de quatorze lignes, et ce tant qu'il nous plaira. »

CHARLES-EUGÈNE DE LORRAINE, Prince de Lambesc.

Comme nous l'avons vu, l'article premier de la déclaration du roi du 25 avril 1777 avait promis au Collège de pharmacie de lui donner des statuts. Mais, par suite de circonstances particulières, ces statuts ne lui furent délivrés que le 10 février 1780.

Dans cet intervalle de trois ans, il se présenta naturellement des circonstances où le Collège fut appelé à agir. Ainsi, des candidats demandèrent à être reçus apothicaires ; les instructions manquant, on en référa au Conseil du roi, qui rendit, à la date du 11 septembre 1778, un arrêt déterminant, en attendant les statuts promis, les conditions dans lesquelles devaient se passer les différents examens exigés pour être reçu maître apothicaire.

Enfin, les statuts promis au Collège de pharmacie furent décrétés et donnés le 10 février 1780.

Ces statuts, qui renferment 21 articles, sont relatifs :

1° A la composition du Collège de pharmacie ;

2° A l'élection et aux devoirs des députés et prévôts ;

3° A la présidence des assemblées du Collège ;

4° Aux cours publics du Collège ;

5° Aux examens des aspirants au titre d'apothicaire ;

6° Aux visites des pharmacies ;

7° Aux droits des veuves des apothicaires ;

8° Aux élèves en pharmacie ;

9° Aux associations permises seulement entre maîtres de la profession ;

10° Aux droits et frais de réception des aspirants à la maîtrise en pharmacie.

Quelques années plus tard, le 23 avril 1783, le préfet de police rendit une ordonnance de police relative à la discipline des élèves en pharmacie, qui a servi de base aux règlements qui sont actuellement en vigueur à ce sujet.

Tel était l'état des règlements sur la pharmacie, lorsqu'éclatèrent les événements politiques de 1789.

L'Assemblée nationale accepta le Collège de pharmacie, tel que l'avait créé la déclaration de 1777. Mais, bientôt, elle le supprima par le décret du 17 mars 1791 dont l'article 2 portait suppression de tous les droits d'aide, de toutes les maîtrises et jurandes.

Après la suppression du Collège de pharmacie, chacun se crut en droit d'exercer la pharmacie. Les conséquences de cette liberté illimitée ne se firent pas attendre ; des plaintes surgirent de toutes parts, et les accidents devinrent si fréquents qu'il fallut rétablir ce qu'on avait si imprudemment détruit.

Sur le rapport du Comité de salut public, présidé par le fameux docteur Guillotin, l'Assemblée nationale rendit un décret, sanctionné par le roi le 17 avril 1791, qui remettait en vigueur toutes les lois et tous les règlements relatifs à l'enseignement de la pharmacie, à la préparation et à la vente des médicaments.

Les pharmaciens de Paris, comprenant toute l'importance qu'il y avait à porter au plus haut degré de perfection le Collège de pharmacie, qui venait d'être maintenu à nouveau dans des statuts et règlements par le décret du 17 avril 1791, se constituèrent en société libre et rédigèrent à cette occasion la déclaration suivante :

« Après avoir pris lecture de l'article 300 de la Constitution, nous déclarons tous ensemble, et chacun individuellement, que nous entendons, par ces présentes, nous réunir, et former, conformément à cet article 300, une Société libre, pour concourir aux progrès des sciences et spécialement de la pharmacie, de la chimie, de la botanique et de l'histoire naturelle.

« Cette Société prendra la dénomination de : *Société libre des pharmaciens de Paris.*

« Nous déclarons que notre intention est de perpétuer l'établissement fondé par les pharmaciens de Paris, et nous nous engageons mutuellement à faire, dans notre laboratoire et jardin situés, rue de l'Arbalète, des cours et des démonstrations publics. »

Tous les pharmaciens de Paris signèrent cette déclaration. Nous y voyons figurer des noms chers à la science : Delunel, Boudet, Morelot, Bouillon-Lagrange, Guiart, Lecanu, Parmentier, Vauquelin, Pelletier, Bayard, Charlard, Cadet Gassicourt.

Par un décret de l'an V (1797), le Directoire confirma la Société libre des pharmaciens de Paris sous le titre d'*Ecole gratuite de pharmacie.*

La Société libre des pharmaciens de Paris organisa des cours publics, rue de l'Arbalète, et le personnel de l'Ecole gratuite fut primitivement établi de la manière suivante :

Directeur. — Jean-Nicolas Trusson.

Directeur Adjoint. — Jean-Pierre-René Chéradame.

Secrétaire. — Jean-Baptiste Bouillon-Lagrange.

Secrétaire Adjoint. — Simon Morelot.

Professeurs et Adjoints : *Chimie*. — Vauquelin, Bouillon-Lagrange ; Bouriat, adjoint.

Pharmacie. — Morelot, Trusson ; Nachet, adjoint.

Histoire naturelle. — Demachy, Disé ; Martin, adjoint.

Botanique. — Guiart père, Sagot ; Guiart fils, adjoint.

L'Ecole gratuite de pharmacie fondée par la Société libre de pharmacie poursuivit cette mission d'enseignement jusqu'à la loi du 21 germinal an XI, qui créa, en France, six Ecoles de pharmacie, et confia, à *l'École de pharmacie de Paris*, le soin de s'occuper de tout ce qui avait rapport à l'enseignement, aux réceptions et à la police de la pharmacie.

A ce moment, la Société libre des pharmaciens de Paris changea ses statuts et constitua la Société de pharmacie de Paris, telle qu'elle est à peu près aujourd'hui. Ses attributions furent changées ; elle resta pour entretenir la confraternité entre les pharmaciens, et pour contribuer en commun aux progrès des sciences et de l'art. On sait ce qu'est la Société de pharmacie de Paris, quel rôle important elle a joué dans l'histoire de notre profession, et quels services elle rend tous les jours à l'art pharmaceutique, aux sciences et à l'industrie.

Le gouvernement appréciant ses services, a reconnu cette Société comme établissement d'utilité publique par un décret en date du 5 octobre 1877.

Nous terminerons ce que nous avons à dire sur l'époque de transition de l'histoire de la pharmacie française, en rappelant les divers décrets ou lois rendus avant la loi du 21 germinal an XI qui forme le point de départ de la période de rénovation de la pharmacie.

Dans leur ordre chronologique, nous citerons :

1° Loi du 22 juillet 1791, dont plusieurs articles sont relatifs aux peines infligées aux détenteurs de médicaments corrompus ;

2° Règlement du 12 frimaire an V (3 décembre 1796), qui comprend 12 articles, relatifs à la préparation, à la vente des médicaments, à la vente des poisons, aux visites des pharmacies ;

3° Règlement du 4 ventôse an XI (23 février 1801), relatif à l'exercice de la pharmacie et à l'enseignement public de la chimie par les pharmaciens ;

4° Arrêté sur les remèdes secrets du 15 frimaire an X (6 décembre 1801).

Voici le texte de ces documents :

1° Loi du 22 juillet 1791.

Art. 20.— En cas d'exposition en vente de comestibles gâtés, corrompus ou nuisibles, ils seront confisqués et détruits et le délinquant condamné à une amende du tiers de la contribution mobilière, laquelle amende ne pourra être au-dessous de 3 livres.

Art. 21. — En cas de vente de médicaments gâtés, le délinquant sera renvoyé à la police correctionnelle et puni de 100 livres d'amende et d'un emprisonnement qui ne pourra excéder six mois. La vente des boissons falsifiées sera punie ainsi qu'il sera dit au titre de la police correctionnelle.

Art. 38. — 1° Toute personne convaincue d'avoir vendu des boissons falsifiées par des mixtions nuisibles, sera condamnée à une amende qui ne pourra excéder 1.000 livres et à un emprisonnement qui ne pourra excéder une année. Le jugement sera imprimé et affiché. La peine sera double en cas de récidive.

2° Règlement du 12 frimaire an V (3 décembre 1796).

« Le bureau central, considérant que par une déclaration du 25 avril 1777 (*vieux style*) confirmative des lois précédentes, la confection, préparation, manipulation des compositions médicinales étaient permises aux seuls membres du collège de pharmacie et qu'elles étaient expressément défendues aux épiciers et à toutes autres personnes, à peine de 500 francs d'amende ; qu'elle ne permet aux épiciers que la vente en gros des drogues simples au poids de commerce, à l'exception de quelques-unes dont elle leur permet le débit en détail et au poids médicinal, sans préparation.

« Considérant qu'un décret du 14 avril 1791 (vieux style) a ordonné postérieurement à la suppression des maîtrises et jurandes, que les lois, statuts et règlements existants au 2 mars précédent relatifs à l'exercice et à l'enseignement de la pharmacie, pour la préparation, vente et distribution des drogues et médicaments, continuaient d'être exécutés, suivant leur forme et teneur, et qu'il ne pourrait être délivré de patentes pour la préparation, vente et distribution des drogues et médicaments qu'à ceux qui étaient et pourraient être reçus pour l'exercice de la pharmacie, suivant les statuts et règlements concernant cette profession.

« Considérant que ces lois n'ont point été abrogées et que, suivant l'article CCCLVI de la constitution, « la loi surveille particulièrement les professions qui intéressent les mœurs publiques, la sûreté et la santé des citoyens ».

« Considérant que l'article XCIX du Code des délits et des peines a maintenu l'application des peines prononcées par la loi du 22 juillet 1791, et par une suite nécessaire, les défenses auxquelles ces peines ont été attachées et que l'article XXIX de la constitution maintient l'exécution des règlements qui établissent des dispositions de sûreté, notamment pour l'achat et la vente des drogues, médicaments et poisons.

Voulant rappeler ceux qui se livrent à ce commerce à l'observation des lois et règlements non abrogés, selon le droit que lui en donne et le devoir que lui en impose la loi du 22 juillet 1791.

« Le commissaire du pouvoir exécutif entendu :

« Arrête ce qui suit :

« ARTICLE I. — Les apothicaires ou pharmaciens munis de titres d'admission au Collège de pharmacie et de patentes, pourront seuls avoir laboratoire et officine ouverte dans le canton de Paris, à l'effet de préparer, manipuler et vendre les compositions et mixtions médicinales entrant au corps humain en forme de médicament, de même que les drogues simples, sauf les exceptions contenues en l'article 3.

« II. — Il est défendu aux épiciers et à toutes autres personnes de fabriquer, vendre et débiter aucuns sels, compositions ou préparations entrant au corps humain, en forme de médicaments, ni de faire aucune mixtion de drogues simples pour administrer en forme de médecine.

« III. — Les épiciers continueront d'avoir le droit et faculté de faire le commerce en gros de drogues simples, sans pouvoir néanmoins en vendre et débiter au *poids médicinal*, mais seulement au *poids de commerce*, à l'exception de la manne, de la casse, de la rhubarbe, du séné, des bois et racines, qu'il leur sera permis de vendre en détail et au poids médicinal ; le tout en nature, sans préparation, manipulation, ni mixtion.

« IV. — Les prévôts du Collège de pharmacie remettront dans une décade, du jour de la publication du présent, au bureau central, les noms, demeure et qualités de tous les membres du Collège, ainsi que la date de leur réception, à l'effet d'être inscrits sur un tableau qui sera dressé.

« V. — Tous ceux, à l'avenir, qui prétendraient avoir le droit de tenir laboratoire et officine ouverte, pour exercer la pharmacie dans le canton de Paris, seront tenus, avant de commencer aucuns travaux et de faire aucune vente, de remettre au bureau central leur titre d'admission au Collège de pharmacie, conformément à ces statuts et règlements pour être inscrits à la suite du tableau mentionné en l'article IV.

« VI. — Les prévôts du Collège de pharmacie sont autorisés à se transporter dans le lieu où ils auront avis qu'il se fabrique et débite, sans permission légale, les drogues ou compositions chimiques, galéniques, pharmaceutiques ou médicinales, entrant au corps humain en se faisant toutefois assister d'un commissaire de police, qui dressera procès-verbal de la visite, soit qu'il y ait ou non contravention.

« VII. — Le bureau central rappelle aux membres du Collège de pharmacie, aux épiciers et à tous autres, les défenses faites par les anciennes lois, notamment par l'édit du mois de juillet 1682 (vieux style), et sous les peines y portées, de distribuer l'arsenic, le réalgar, le sublimé et autres drogues réputées poisons, si ce n'est à des personnes connues et domiciliées, auxquelles telles drogues sont nécessaires pour leur profession, lesquelles écriront de suite et sans aucun blanc, sur un registre à ce destiné, qui sera tenu par les membres du Collège de pharmacie, épiciers ou autres, et paraphé par le président de l'administration municipale de l'arrondissement dans lequel ils seront domiciliés, les noms, qualités et demeures, l'année, le mois, le jour et la quantité qu'elles auront prise des drogues, aussi que l'objet de leur emploi. A l'égard des personnes étrangères et inconnues, ou qui ne sauront pas écrire, il ne leur sera délivré aucune des drogues, si elles ne sont accompagnées de personnes domiciliées et connues, qui signeront sur le registre à leur place, comme il est prescrit ci-dessus.

« Tous poisons et drogues dangereuses seront tenus en lieux sûrs et séparés, sous la clef du maître seul, sans que les femmes, enfants domestiques, garçons ou apprentis en puissent disposer, vendre ou débiter.

« VIII. — Pour assurer l'exécution de toutes les lois rappelées par le présent arrêté, et pour vérifier en même temps si les drogues dont le débit est permis, ne sont ni gâtées, ni corrompues, ni détériorées, il sera fait incessamment des visites chez les épiciers, droguistes et autres personnes par les gens de l'art nommés à cet effet par le bureau central, lesquels seront accompagnés d'un commissaire de police ; il en sera fait également chez les apothicaires ou pharmaciens.

« IX. — Lors des visites ordonnées par les articles VI et VIII qui se feront par la suite, les pharmaciens, les épiciers, les droguistes, et tous les autres vendant des drogues ou compositions médicales, seront tenus de les représenter tant aux prévôts du Collège de pharmacie, agissant d'office, qu'aux gens de l'art nommés à cet effet par le bureau central, mais seulement lorsque les uns et les autres seront assistés d'un commissaire de police.

« Les commissaires dresseront procès-verbal des visites soit qu'il y ait ou non contravention ; leurs procès-verbaux constateront la nature de la contravention, s'il y en a, et en détailleront les objets, apposeront les scellés sur la boîte, les vases ou les caisses qui les renfermeront, et si besoin est, les déposeront dans un lieu sûr et fermé, à la garde de celui dans la boutique et maison duquel ils auront été trouvés, ou, à leur défaut, des personnes qui répondront pour eux, à la charge de les représenter à toutes réquisitions comme dépositaires ; ils feront signer leurs procès-verbaux par ceux chez qui les visites auront été faites, ou leurs représentants, et par les prévôts du Collège de pharmacie, ou par les gens de l'art présents aux visites ; ils les remettront à qui il appartiendra dans les 24 heures de leurs dates.

« XI. — Attendu que, suivant la déclaration du 25 avril 1777 (vieux style), la peine encourue par ceux qui se livrent sans autorisation légale à la vente et à la fabrication des drogues, compositions chimiques, galéniques ou médicinales, est de 500 francs d'amende ; que celle prononcée par l'édit de 1682 contre ceux qui vendent des drogues réputées poisons, sans observer les formalités prescrites, est de 3.000 francs, et que celle portée par la loi du 22 juillet 1791, contre ceux qui mettent en vente des médicaments gâtés est de 100 francs ; tous les contrevenants aux lois seront traduits au tribunal correctionnel, conformément à l'article LXXXIII du Code des délits et des peines.

« XII. — Le présent arrêté sera imprimé, publié et affiché partout où besoin sera, et adressé aux administrateurs municipaux et aux commissaires de police, aux prévôts du Collège de pharmacie et à l'École de santé.

« Le commissaire du pouvoir exécutif, *Desmousseaux.*

« Les administrateurs, *Limodin, Bréon, Cousin.*

« Pour extrait conforme, le secrétaire en chef, signé, *Bauve.* »

3° Règlement du 4 ventôse an XII (23 février 1801) sur l'exercice de la pharmacie et l'enseignement de la chimie.

« Le préfet du département de la Seine.

« Vu le règlement du Collège de pharmacie établi par lettres patentes du 10 février 1780 ;

« Le décret de l'Assemblée Nationale constituante du 14 avril 1781, portant :

« Que les lois statuts et règlements relatifs à l'exercice et à l'enseignement de la pharmacie continueront d'être exécutés suivant leur forme et teneur ;

« Considérant que c'est au maintien et à l'observation de ce règlement, que la commune de Paris doit de ne pas être exposée à voir s'établir sous le titre d'apothicaires ou pharmaciens, des hommes inhabiles dans l'art de la dispensation et de la préparation des médicaments ;

« Qu'il importe de donner aux autres arrondissements communaux du département de la Seine une semblable garantie de l'aptitude et de la moralité des citoyens qui y sont établis en cette qualité ou qui s'y établiront par la suite ;

« Considérant de plus que l'instruction nécessaire pour l'exercice de l'art pharmaceutique est principalement fondée sur l'étude de la chimie ;

« Que cette partie de l'instruction en même temps qu'elle procure aux pharmaciens les connaissances indispensables pour l'exercice de cette profession, leur donne aussi le moyen de répandre près d'eux, des notions élémentaires de cette science appliquée aux arts et métiers ;

« Que le Collège de pharmacie, établi à Paris, s'est offert à seconder, sous ce rapport les vues qui lui ont été communiquées par le préfet.

« Qu'il est permis de s'attendre à un dévouement semblable de la part des pharmaciens actuellement établis légalement dans les autres arrondissements, et que dans tous les cas, il est impossible et utile d'en faire une condition nécessaire de l'admission de ceux qui s'y établiront par la suite. »

Le préfet du département de la Seine arrête ce qui suit :

« Article 1er. — Le règlement du Collège de pharmacie, du 10 février 1780, sera exécuté dans toute l'étendue du département de la Seine.

« II. — En conséquence, tous pharmaciens établis dans les arrondissements de Sceaux et de Franciade seront avertis par les sous-préfets, de se présenter au Collège de pharmacie, pour y faire reconnaître le titre légal en vertu duquel ils exercent cette profession.

« III. — Ceux dont les titres auront été déclarés réguliers seront inscrits au secrétariat de la préfecture, sur le tableau destiné à recevoir, à l'avenir, les noms des pharmaciens reconnus et autorisés dans le département.

« IV. — Ceux qui ne seront pas pourvus d'un titre légal subiront les examens usités pour l'admission des pharmaciens de Paris, et auxquels seront assujettis, à l'avenir, tous citoyens qui voudront s'établir en cette qualité dans les divers arrondissements du département de la Seine.

« V. — Le bureau d'examen et d'admission sera composé ainsi qu'il est prescrit par le règlement susdaté. Les trois médecins qui doivent en faire partie seront nommés par le préfet, parmi les membres de la société libre de médecine du département de la Seine.

« VI. — A vue des procès-verbaux d'examen, le préfet légalisera l'admission des aspirants, et ordonnera leur inscription sur le tableau, après s'être assuré de leur moralité.

« VII. — Tout individu qui, n'étant pas inscrit sur le tableau à former, en exécution de l'article 3 du présent arrêté, s'ingérerait à exercer la profession de pharmacien, sera dénoncé à la police, pour être poursuivi conformément aux lois contre les empiriques.

« VIII. — L'offre faite par le Collège de pharmacie de Paris, d'ajouter annuellement aux cours ordinaires qu'il professe gratuitement un cours particulier de trois mois de durée, et également gratuit, de chimie élémentaire applicable aux arts et métiers est acceptée.

« IX. — Les pharmaciens établis dans les autres arrondissements sont invités à ouvrir un semblable cours chacun dans la commune qu'il habite, sauf à ceux résidant dans la même commune à se concerter pour en charger l'un deux, alternativement, chaque année.

« X. — A l'avenir l'obligation de tenir ce cours sera une condition nécessaire d'admission à l'exercice de la pharmacie dans les diverses communes des arrondissements de ce département.

« XI. — Le préfet formera la demande au conseil général du département des fonds nécessaires à l'établissement d'un prix annuel de trois cents francs pour la solution d'une question proposée par le Collège de pharmacie.

« XII. — Le sous-préfet de Franciade et de Sceaux, les maires du département de la Seine et le Collège de pharmacie sont chargés chacun en ce qui les concerne, de l'exécution de cet arrêté.

« Fait à Paris, le 4 ventôse an XI de la République française (23 février 1801).

Signé : FROCHOT.

« Pour ampliation, le Secrétaire Général de la préfecture,

Signé : MEJAN, aîné. »

4° **Arrêté sur les remèdes secrets.**

Extrait du registre des délibérations de l'assemblée générale du Collège de pharmacie de Paris, du 15 frimaire an X de la République (6 décembre 1801).

« L'assemblée considérant que les lois et règlements concernant la pharmacie ont confié aux seuls pharmaciens légalement reçus, suivant les formalités qu'ils prescrivent, la préparation et la vente des drogues et médicaments et qu'ils ont interdit, sous les peines les plus sévères, aux charlatans et autres gens sans qualité, la faculté de les préparer et de les vendre ;

« Considérant que l'un des moyens les plus efficaces que les charlatans employent pour éluder l'exécution de ces règlements est d'annoncer de prétendus remèdes secrets, dont ils vantent l'infaillibilité par des avis imprimés, distribués avec profusion ou insérés dans les journaux, à la faveur desquels ils surprennent la crédulité du public toujours victime de leur ignorance et de leur effronterie ;

« Considérant que depuis quelque temps des pharmaciens n'ont pas rougi d'adopter cette ressource à l'usage du charlatanisme et de se confondre ainsi avec les hommes les plus vils et les plus dangereux pour la société ;

« Considérant enfin que l'intérêt public et l'honneur de la pharmacie sollicitent la prompte réformation d'un abus qui peut avoir les conséquences les plus funestes :

« Arrête ce qui suit :

« ARTICLE Ier. — Aucun membre du Collège de pharmacie ne pourra à l'avenir faire imprimer, publier, distribuer ou insérer dans les journaux, des avis ou placards qui auraient pour objet d'annoncer au public la vente de drogues ou médicaments quelconques, tant internes qu'externes, sans avoir été soumis à l'examen du comité et obtenu préalablement son assentiment. Cet assentiment ne lui sera accordé que sur le rapport qui sera fait au comité, par une commission de deux ou plusieurs de ses membres nommés à cet effet.

« L'auteur sera tenu : 1° de communiquer, sous le secret, sa recette aux commissaires ; 2° de préparer sous leurs yeux le remède ou médicament suivant la recette ; 3° de déposer au comité un échantillon cacheté du médicament, pour servir, au besoin comme objet de comparaison, et dans le cas où le comité déclarerait que le médicament peut être annoncé au public par la voie des journaux, il indiquera la forme de l'annonce à laquelle l'auteur sera tenu de se conformer exactement.

« II. — Le Collège de pharmacie déclare que dans le cas où il accorderait son assentiment, il ne portera que sur le choix, la préparation ou la composition du remède et non sur ses propriétés médicinales.

» III. — En cas de contravention à l'article 1er, le contrevenant sera mandé au comité par les prévôts du Collège ; le comité assemblé entendra le prévenu dans ses moyens de défense, et en fera son rapport à l'assemblée générale, qui sera convoquée à cet effet.

« IV. — L'assemblée générale du Collège pourra, suivant la qualité du délit, déclarer le délinquant incapable de devenir membre du comité ni d'être élu aux fonctions de professeur, de conducteur, d'aspirant ou de prévôt, même lui interdire, pour un temps limité, la faculté d'assister aux assemblées du Collège ; et si, malgré cette déclaration de l'assemblée, le délinquant au mépris des règlements du Collège, persistait à annoncer, de manière quelconque, au public, ces remèdes ou médicaments, les prévôts restent autorisés à faire connaître la décision de l'assemblée à son égard par la voie des journaux.

« V. — Dans le cas où le contrevenant ne se rendrait point, sans cause légitime, d'après le mandat des prévôts, il encourrait de droit les peines portées par l'article précédent.

« VI. — Le présent arrêté sera présenté par les prévôts à l'approbation du préfet du département de la Seine, imprimé et distribué à tous les membres du Collège.

« Pour extrait conforme, les prévôts du Collège de pharmacie.

« Signé Guiart, Chéradame, Trusson, Bouillon-Lagrange. »

Le préfet du département de la Seine approuve l'arrêté ci-dessus, et en autorise l'exécution dans toute l'étendue du département.

Paris, le six germinal an X de la République,

Signé : FROCHOT.

En résumé, en l'an X de la République, c'est-à-dire en 1801, la législation concernant la pharmacie, est disséminée dans une foule d'arrêts, d'ordonnances et de décrets, mais il n'existe pas encore de loi organique de cette profession.

Nous allons trouver cette loi fondamentale dans la troisième époque de l'histoire de la pharmacie française.

§ IV. — Epoque de rénovation de la pharmacie française.

L'époque de rénovation, va de la loi du 21 germinal an XI jusqu'à nos jours.

La loi du 21 germinal an XI, appelée *Loi organique de la pharmacie*, est la seule qui ait embrassé dans son ensemble, toutes les dispositions légales relatives à la pharmacie.

Elle a eu pour but de substituer au chaos de l'ancienne législation pharmaceutique, le bienfait d'une législation nouvelle plus appropriée aux mœurs et aux besoins de la société. Cette loi, sous l'empire de laquelle nous vivons aujourd'hui nous régit et nous régira, tant qu'elle n'aura pas été remplacée par une loi nouvelle, réclamée depuis bien des années, mais qui pourra peut-être se faire attendre encore longtemps. Il est donc indispensable de l'étudier avec soin.

Le 9 germinal an XI, Bonaparte, premier consul, rendait le décret suivant :

« Le Gouvernement de la République arrête que le projet de loi concernant l'organisation des Ecoles de pharmacie, sera présenté au Corps législatif le 10 germinal.

« Le premier consul nomme pour le présenter et en soutenir la discussion les citoyens Fourcroy, Bérenger et Réal. Le Gouvernement pense que la discussion sur ce projet doit s'ouvrir le 21 du même mois. »

En vertu de ce décret, et conformément aux dispositions de la Constitution de l'an VIII en vigueur à ce moment, le projet présenté par le gouvernement fut soumis d'abord au Corps législatif.

Du Corps législatif, il passa au Tribunat où il fut approuvé.

Du Tribunat il revint au Corps législatif qui, après discussion publique, l'adopta dans sa séance du 21 germinal an XI (11 avril 1803). La loi nouvelle contenant organisation des écoles de pharmacie, et adoptée par le corps législatif, fut proclamée loi de la République par décret de Bonaparte, premier consul.

Nous croyons intéressant de donner quelques extraits des remarquables discours qui furent prononcés à l'occasion de cette loi, et qui montrent la haute estime qu'on avait alors pour la profession de pharmacien.

« Par un abus qui remonte jusqu'à l'établissement de la pharmacie en France, dit Carret (du Rhône), dans son rapport au Tribunat, les apothicaires étaient confondus avec les marchands épiciers, en sorte que la préparation des médicaments était souvent confiée à des ignorants avides, qui en faisaient un objet de lucre. On comprit enfin que la pharmacie était moins un métier qu'une profession savante, et l'on mit en 1777 entre les épiciers et les apothicaires une ligne de démarcation fondée sur la nature même des choses.

La législation fit un pas de plus. Pour donner à la science pharmaceutique le degré d'importance qu'elle mérite, on érigea le corps des pharmaciens de Paris en un Collège de pharmacie, qui devint bientôt dans sa partie, l'émule de la Faculté de médecine. Je ne m'étendrai pas sur les bienfaits que l'art de guérir doit à cet établissement. Je dirai seulement que le Collège de pharmacie est la seule compagnie savante qui ait traversé la Révolution sans en éprouver les outrages : Il est resté debout au milieu des ruines ; et tandis que les factieux mettaient la patrie en lambeaux et renversaient les monuments du génie, les pharmaciens de Paris s'assemblaient paisiblement pour se communiquer leurs lumières, faisaient des réceptions, perpétuaient la science et conservaient pour nous son feu sacré. Je me plais à leur payer ici, le juste tribut d'éloges que mérite un si noble dévouement. »

« La pharmacie, dit un autre orateur, a étonné par le nombre et l'importance de ses découvertes, et le projet de loi qui vous est soumis, a pour but de perfectionner et d'améliorer les éléments d'une profession savante infiniment utile à la santé des hommes et aux arts qui leur sont devenus nécessaires. »

Le texte des dispositions de la loi de germinal, se retrouvant dans tous les ouvrages classiques, il nous a paru inutile de le reproduire ici ; nous aurons, du reste, l'occasion d'en examiner les différents articles, lorsque nous présenterons les commentaires relatifs à cette loi. Rappelons seulement que cette loi comprend quatre titres et 38 articles.

Le titre I, qui va de l'article 1 à l'article 6, est relatif à l'organisation des Écoles de pharmacie.

Le titre II, qui va de l'article 6 à l'article 11, est relatif aux élèves en pharmacie et à leur discipline.

Le titre III qui va de l'article 11 à l'article 21, est relatif au mode et aux frais de réception des pharmaciens.

Le titre IV, qui va de l'article 21 à l'article 38, dernier article de la loi, est relatif à la police de la pharmacie.

La loi de germinal qui, d'après la pensée du législateur, devait être une œuvre définitive et irréprochable, est au contraire une œuvre pleine de lacunes et d'omissions importantes. Il a fallu la modifier ou la compléter par une série de décrets, de statuts, d'arrêts, d'ordonnances et de circulaires au nombre de 120 environ, et que nous aurons occasion de signaler dans le cours de l'étude que nous allons faire sur l'ensemble de la législation pharmaceutique. On en trouve le texte dans les ouvrages suivants :

LATERRADE, *Code expliqué des pharmaciens* ; FONTAINE DE RESBECQ, *Guide administratif et scolaire des Facultés de médecine et des*

Écoles supérieures de pharmacie ; Guibourt, *Manuel légal des pharmaciens et des élèves en pharmacie* ; *Répertoire* Dalloz, Revue de jurisprudence ; Briand et Chaudé, *Traité de médecine légale* ; Roche Scévola, *Nouveau recueil des règlements rélatifs à la pharmacie* ; de Beauchamp, *Recueil des lois et décrets sur l'enseignement supérieur*.

Lorsqu'on examine avec attention la loi de germinal et toutes les dispositions qui l'ont successivement modifiée ou complétée, on voit que la législation pharmaceutique, peut se diviser en deux grandes classes.

1° Législation relative aux Ecoles de pharmacie, aux élèves en pharmacie et à la réception des pharmaciens ;

2° Législation relative à l'exercice et à la police de la pharmacie.

1° — Législation relative aux Ecoles de pharmacie, aux élèves en pharmacie et à la réception des pharmaciens.

D'après les règlements pharmaceutiques, nul ne peut exercer la profession de pharmacien, s'il n'est pourvu d'un diplôme et s'il n'a rempli les formalités exigées par la loi.

Les conditions exigées pour l'obtention du diplôme de pharmacien ont varié ; à cet égard, nous distinguerons trois phases principales :

1° Conditions exigées pour obtenir le diplôme de pharmacien d'après la loi du 21 germinal an XI ;

2° Conditions exigées pour obtenir le diplôme de pharmacien d'après le décret du 22 août 1854 (ancien régime) ;

3° Conditions exigées pour obtenir le diplôme de pharmacien d'après les nouveaux règlements.

Conditions exigées pour obtenir le diplôme de pharmacien d'après la loi du 21 germinal an XI. — Sous l'empire de cette loi, on distinguait deux classes de pharmaciens.

1° Ceux reçus par les Ecoles. Ils avaient le droit de s'établir sur tout le territoire de la République (article 23 de la loi de germinal) ;

2° Ceux reçus par les Jurys. Ils ne pouvaient s'établir que dans l'étendue du département, pour lequel ils avaient été reçus (article 24 de la loi de germinal).

Pour être admis à passer les examens probatoires qui, d'après l'article 15 de la loi de germinal, étaient les mêmes dans les Ecoles et dans les Jurys, le candidat devait remplir les conditions suivantes indiquées par l'article 8 de la loi de germinal :

« Aucun élève ne pourra prétendre à se faire recevoir, sans avoir exercé, pendant huit années au moins, son art dans les pharmacies légalement établies. Les élèves, qui auront suivi, pendant 3 ans, les cours donnés dans une Ecole de pharmacie, ne seront tenus, pour être reçus, que d'avoir résidé trois autres années dans ces pharmacies. »

Le mode de réception et les frais auxquels donnent lieu les examens sont indiqués : Titre III, articles 23 à 36 de l'arrêté du 25 thermidor an XI (13 août 1803).

Conditions exigées pour obtenir le diplôme de pharmacien d'après le décret du 22 août 1854 (ancien régime). Le décret du 22 août 1854 a établi deux classes de pharmaciens :

1° Les pharmaciens de première classe ;

2° Les pharmaciens de deuxième classe.

1° Les pharmaciens de première classe sont reçus par les Ecoles supérieures de pharmacie et peuvent exercer leur profession dans toute l'étendue du territoire français. Pour être admis à passer leurs examens probatoires, ils doivent : justifier de 3 années de stage dans une officine et de 3 années d'études dans une Ecole supérieure de pharmacie. Cependant, il ne sera exigé qu'une seule année d'études, dans une Ecole supérieure de pharmacie, des candidats qui auront pris 10 inscriptions aux cours d'une Ecole préparatoire de médecine et de pharmacie ; la compensation aura lieu moyennant un supplément de 5 francs par inscription d'Ecole.

Les aspirants au titre de pharmacien de première classe ne peuvent prendre leur première inscription, soit dans les Ecoles supérieures, soit dans les Ecoles préparatoires, que s'ils sont pourvus du diplôme de bachelier ès sciences (art. 15, décret du 22 août 1854).

Les frais, auxquels donnent lieu ces réceptions, sont déterminés par l'article 16 du décret du 16 août 1854.

Avant d'être admis à prendre la 11e inscription, les aspirants subissent 5 examens semestriels dans les conditions énoncées par l'article du 15 octobre 1847.

2° Les pharmaciens de deuxième classe sont reçus non plus par les Jurys, supprimés par l'article 17 du décret du 22 août 1854, mais

par les Ecoles supérieures de pharmacie ou par les Ecoles préparatoires de médecine et de pharmacie, suivant la circonscription à
laquelle appartient le département pour lequel ils se font recevoir.

Ils ne peuvent exercer que dans le département pour lequel ils ont
été reçus.

Pour être admis à subir les examens probatoires, les aspirants
doivent justifier : 1° de 6 années de stage dans une pharmacie ; 2° de
4 inscriptions dans une Ecole supérieure de pharmacie ou de 6 inscriptions dans une Ecole préparatoire de médecine et de pharmacie.

Deux années de stage pourront être compensées par 4 inscriptions
dans une Ecole supérieure de pharmacie ou, moyennant un supplément de 5 francs par inscription, par 6 inscriptions dans une Ecole
préparatoire de médecine et de pharmacie, sans que le stage puisse,
en aucun cas, être réduit à moins de 4 années (art. 20 du décret du
22 août 1854).

Les frais auxquels donnent lieu ces réceptions sont déterminés par
l'article 21 du décret du 22 août 1854.

**Conditions exigées pour obtenir le diplôme de pharma-
cien d'après les nouveaux règlements.** — Les nouveaux règlements établissent deux classes de pharmaciens et créent en outre
un diplôme scientifique, appelé diplôme supérieur, accordé aux pharmaciens de 1re classe dans des conditions déterminées.

A. — Les pharmaciens de première classe peuvent exercer dans
toute l'étendue du territoire français. Ils ne peuvent être reçus que
par les Ecoles supérieures de pharmacie et par les Facultés mixtes
de médecine et de pharmacie, en remplissant les conditions indiquées
dans le décret du 12 juillet 1878, portant règlement sur les études et
les examens des aspirants au titre de pharmacien de première classe
et qui ont été modifiées par le décret du 25 juillet 1885, et par le
décret plus récent du 24 juillet 1889.

B. — Les pharmaciens de deuxième classe sont reçus par les
Ecoles supérieures de pharmacie, par les Facultés mixtes, par les
Ecoles de plein exercice et par les Ecoles préparatoires de médecine
et de pharmacie, en remplissant les conditions indiquées par le décret du 15 juillet 1875, portant règlement d'administration publique
sur les études et les examens des aspirants au titre de pharmacien de
deuxième classe et par le décret du 31 août 1878, portant règlement
d'administration publique relatif aux conditions d'études exigées des
canditats au grade de pharmacien de deuxième classe, conditions

modifiées par le décret du 25 juillet 1885 et par le décret du 24 juillet 1889.

Les pharmaciens de deuxième classe ne peuvent exercer leur profession que dans le département pour lequel ils ont été reçus.

Comme on le voit, sous l'empire de la législation encore existante, il y a, en France deux catégories de pharmaciens : l'une de 1re classe, l'autre de 2e classe.

Il convient toutefois de faire observer que cette situation n'est que *temporaire*.

La loi du 19 avril 1898 a décidé, en effet, par son article 1er, « qu'il ne serait plus délivré qu'un seul diplôme de pharmacien correspondant au diplôme de 1re classe ».

Toutefois, par disposition transitoire, elle a admis que, pendant le délai de deux ans à partir de la promulgation de la présente loi, les étudiants pourront s'inscrire au stage officinal en vue du titre de pharmacien de 2e classe, conformément aux règlements actuellement en vigueur. Ce délai a expiré le 19 avril 1900.

Un règlement d'administration publique fixera l'époque à laquelle le diplôme de pharmacien de 2e classe cessera d'être délivré.

La même loi a stipulé en outre que les pharmaciens de 2e classe pourront désormais exercer sur tout le territoire de la République. Cette disposition, si importante, leur confère, au point de vue professionnel, des prérogatives égales à celles dont avaient joui uniquement les pharmaciens de 1re classe.

En conséquence, les aspirants au titre de 2e classe n'ont plus à déclarer, comme précédemment, le département dans lequel ils se proposent d'exercer et aucune mention de ce genre ne figure désormais sur leur diplôme.

C. — Le diplôme supérieur, diplôme scientifique, institué et organisé par le décret du 12 juillet 1878 et par l'arrêté du 31 juillet 1878, est équivalent au doctorat ès sciences physiques ou naturelles et donne le droit aux pharmaciens de première classe, qui en sont pourvus, d'être nommés aux emplois de professeurs ou agrégés dans les Ecoles supérieures de pharmacie et aux emplois de professeurs ou agrégés des sciences pharmaceutiques dans les Facultés mixtes. Ce diplôme peut être conféré soit par les Ecoles supérieures de pharmacie, soit par les Facultés mixtes de médecine et de pharmacie.

Quelques personnes ont élevé des objections contre la création du diplôme supérieur, en donnant pour raison que ce titre semblait créer un troisième ordre de pharmacien. C'est là une erreur ; nous le répétons, le diplôme supérieur n'est point un titre professionnel, c'est un titre exclusivement scientifique. Il a été créé pour les raisons suivantes, que nous trouvons développées dans un discours prononcé en 1877 par M. Chatin, ancien directeur de l'Ecole supérieure de pharmacie de Paris.

Après avoir énuméré les différentes réformes introduites par lui dans les études pharmaceutiques, parlant des projets qu'il espérait réaliser dans l'avenir, M. Chatin s'exprimait en ces termes : « Ma troisième réforme aurait pour but de faire cesser la dépendance des Ecoles de pharmacie vis-à-vis les Facultés des sciences, dépendance que crée le doctorat ès sciences imposé à nos agrégés, et de rehausser en même temps le niveau scientifique du corps enseignant des nouvelles Facultés de pharmacie demandées par ma seconde réforme. Je voudrais que l'on pût décerner des diplômes d'un titre plus élevé, que nous appellerions si l'on veut (le nom ne fait rien à la chose), du nom de doctorat en pharmacie. Ce diplôme serait demandé aux candidats à l'agrégation ou au titre de pharmacien en chef des hôpitaux ou de pharmacien principal des armées. Ce titre serait décerné exclusivement par les professeurs de l'Ecole en pharmacie, après un supplément de scolarité et thèse analogue aux thèses pour le doctorat ès sciences. »

M. Bourgoin, le savant professeur de cette Ecole, s'exprimait ainsi, à propos du diplôme supérieur :

« Il est nécessaire de créer, à côté du titre professionnel de pharmacien, un titre, exclusivement scientifique appelé *Doctorat en pharmacie*, qui serait délivré par les professeurs de l'Ecole de pharmacie, qui permettrait à l'Ecole de se recruter plus facilement parmi ses propres élèves et l'affranchirait, du même coup, de la Sorbonne et de la Faculté de médecine. »

Aujourd'hui, grâce à M. Chatin, le diplôme supérieur est créé et désormais, les Ecoles supérieures de pharmacie, comme toutes les grandes Ecoles sont devenues complètement maîtresses chez elles ; elles n'auront plus besoin, à l'avenir, pour recruter leurs professeurs et leurs agrégés, de demander aux Facultés des sciences, les candidats qu'elles avaient seules le privilège de fournir.

A côté de ces diplômes d'Etat, il convient de mentionner le *doctorat en pharmacie de l'Université*.

Ce doctorat a été établi d'abord à l'Université de Paris et a été adopté depuis par les Universités de Montpellier, Nancy, Bordeaux, Lyon, Lille, Toulouse.

Quels sont les droits attachés à ce diplôme de doctorat en pharmacie de l'Université et dans quelles conditions peut-on l'obtenir ? C'est ce qu'indique le règlement du doctorat en pharmacie de l'Université de Paris, adopté avec quelques légères variantes par les Universités signalées plus haut, règlement que nous allons reproduire :

Doctorat en pharmacie de l'Université de Paris.

L'article 15 du décret du 21 juillet 1897 sur l'organisation des Universités dispose qu'en dehors des grades établis par l'Etat, les Universités peuvent instituer des titres d'ordre exclusivement scientifique. Mais il est essentiel de remarquer tout de suite que ces titres ne confèrent aucun des droits et privilèges attachés aux grades d'Etat par les lois et règlements ; ils ne peuvent, en aucun cas, être déclarés équivalents à ces mêmes grades, notamment en vue de l'exercice professionnel en France.

Les études et les examens qui en déterminent la collation sont l'objet d'un règlement délibéré par le Conseil de l'Université et soumis à la section permanente du Conseil supérieur de l'instruction publique.

Usant de son privilège, l'Université de Paris a institué, entr'autres, un diplôme de *Doctorat en pharmacie*, qui doit être postulé devant l'Ecole supérieure de pharmacie.

L'obtention de ce titre est subordonnée à l'accomplissement de formalités et d'études déterminées par le règlement du 28 mars 1898, revêtu de l'approbation ministérielle, et des dispositions adoptées par le Conseil de l'Ecole.

Les aspirants doivent se faire inscrire sur un registre spécial, au Secrétariat de l'Ecole. A cet effet, ils présentent leurs diplômes, attestations d'études ou titres scientifiques.

Suivant qu'ils sont Français ou étrangers, les candidats sont astreints aux formalités indiquées ci-après :

Candidats Français.

Le Français, aspirant au titre de docteur en pharmacie de l'Université de Paris, doit justifier du diplôme de pharmacien de 1re classe.

Il adresse au Directeur de l'Ecole une demande écrite d'inscription au doctorat universitaire en indiquant la nature des travaux de recherches auxquels il a l'intention de se livrer.

Il est tenu d'acquitter immédiatement et en un seul terme, après avoir retiré en s'inscrivant au Secrétariat le bulletin de versement, le droit annuel d'immatriculation (20 fr.) et de bibliothèque (10 fr.), au total 30 francs.

Il verse, en outre, simultanément, les droits de laboratoire afférents au 1er trimestre, soit 150 francs.

Les droits de laboratoire subséquents sont acquittés également par trimestre et d'avance, d'après le même tarif.

Une carte spéciale d'admission dans les laboratoires de recherches est délivrée au candidat au doctorat universitaire. Elle est valable seulement pour l'année à laquelle elle s'applique et doit être soumise au visa du Secrétaire au début de chaque trimestre.

La scolarité prévue par le règlement du 28 mars 1898 pour l'obtention du titre de docteur en pharmacie de l'Université de Paris consiste en travaux de recherches exécutés à l'Ecole de Pharmacie, soit dans les laboratoires de recherches de quatrième année, soit dans les laboratoires particuliers des professeurs, *en vertu de leur autorisation écrite dans les deux cas*, qu'il appartient au candidat de solliciter directement, pendant une période minima de quatre trimestres.

Suivant la nature des recherches que le candidat se propose de poursuivre, l'Ecole déterminera les conditions dans lesquelles il devra accomplir sa scolarité.

Thèse. — La thèse contenant des recherches personnelles est présentée et soutenue dans les mêmes formes qui président à la soutenance des thèses de pharmacie. Pour être admis à la soutenir, le candidat doit acquitter un droit de 100 francs.

La thèse est soumise au visa préalable du professeur désigné comme président, du Directeur de l'Ecole et du Vice-Recteur, Président du Conseil de l'Université.

En aucun cas, le candidat ne pourra obtenir l'exonération d'aucun des droits d'immatriculation, de bibliothèque, de laboratoire et d'examen de thèse spécifiés ci-dessus.

Candidats de nationalité étrangère.

§ 1er. — *Etudes préparatoires au doctorat.* — Un candidat étranger doit, pour être admis à s'inscrire *en vue de la préparation* au doctorat en pharmacie de l'Université de Paris, adresser sur papier timbré, au Directeur de l'Ecole, une demande dans laquelle il indique les études qu'il désire faire pour subir le premier examen conférant le premier des certificats d'études indiqués ci-après :

Cette demande sera accompagnée des diplômes, attestations d'études et titres scientifiques obtenus à l'étranger ou en France, d'un certificat de bonnes vie et mœurs ou d'une attestation correspondante délivrée par le Ministre ou représentant de son pays à Paris.

Le candidat inscrit est tenu d'acquitter immédiatement et en un seul terme le droit annuel d'immatriculation (20 fr.) et de bibliothèque (10 fr.), au total 30 francs. Il verse en même temps les droits de laboratoire afférents au premier trimestre, fixés à raison de 150 francs par trimestre. Les droits de laboratoire subséquents sont également acquittés par trimestre et d'avance, d'après le même tarif.

Chaque année d'études, accomplie à ce titre, comporte le versement des mêmes droits.

Le candidat est tenu de postuler deux certificats d'études correspondant à deux examens subis devant les jurys de l'École et portant sur les matières suivantes :

1er examen : *Pharmacie chimique* et *Toxicologie* ;

2e   —   *Pharmacie galénique* et *Matière médicale*.

Il sera tenu annuellement trois sessions d'examens, aux mois de novembre, mars et juin-juillet.

En ce qui concerne les deux certificats d'études, l'École de pharmacie se réserve d'accorder des équivalences.

§ 2. — *Scolarité en vue du doctorat universitaire en pharmacie.* — Le candidat étranger qui justifie de l'obtention ou de la dispense des deux certificats d'études déterminés ci-dessus doit, *pour être admis à suivre la scolarité* qui précède la présentation de la thèse de doctorat, remplir les mêmes formalités et se conformer aux mêmes obligations qui sont imposées aux candidats français. Il est également tenu d'acquitter les mêmes droits.

Diplôme de docteur.

Le diplôme de docteur en pharmacie porte la mention des matières de l'examen. Il est signé par les membres du jury, par le Directeur et le Secrétaire de l'École.

Il est délivré sous le sceau et au nom de l'Université de Paris par le Président du Conseil de l'Université dans les formes différentes de celles adoptées pour les diplômes conférés par le Gouvernement.

Le régime des études en pharmacie, établi par les décrets du 15 juillet 1875, du 12 juillet 1878, du 31 juillet 1878, du 31 août 1878, est actuellement réglé par le décret du 26 juillet 1885 et par celui du 24 juillet 1889.

Texte du décret du 26 juillet 1885.

Durée des études.

ARTICLE PREMIER. — Les études en vue des diplômes de pharmacien de première classe et de pharmacien de deuxième classe durent six années, savoir : trois années de stage dans une officine et trois années de scolarité.

STAGE OFFICINAL.

ART. 2. — Le stage est constaté au moyen d'inscriptions.

Nul ne peut se faire inscrire comme stagiaire s'il n'a seize ans accomplis et s'il ne produit, pour le *grade de pharmacien de 1re classe*, le diplôme de bachelier ès-lettres ou le diplôme de bachelier ès-sciences (complet), ou le diplôme de bachelier de l'enseignement secondaire spécial ; pour le *grade de pharmacien de 2° classe*, à défaut d'un diplôme de bachelier, le certificat d'études spécial.

Art. 3. — Les inscriptions de stage sont reçues :

1° Au secrétariat des Écoles supérieures de pharmacie, des Facultés mixtes de médecine et de pharmacie, des Écoles de plein exercice et des Écoles préparatoires de médecine et de pharmacie, pour les stagiaires attachés à des officines situées dans les villes ou cantons où se trouvent lesdits établissements ;

2° Au greffe de la justice de paix du canton pour les autres.

L'inscription a lieu sur la production d'un certificat de présence délivré par le titulaire de l'officine à laquelle le stagiaire est attaché ; il est remis à chaque stagiaire une expédition de son inscription, énonçant ses nom, prénoms, date et lieu de naissance.

Art. 4. — L'inscription doit être renouvelée tous les ans au mois de juillet.

Si le stagiaire, sans sortir de la circonscription où il a pris son inscription passe d'une d'officine dans une autre, il est tenu de produire, pour le renouvellement de son inscription, outre un nouveau certificat de présence, des certificats de sortie délivrés par les pharmaciens qui l'ont occupé depuis la précédente inscription.

Il est fait mention de ces pièces sur le registre et sur l'extrait d'inscription.

Quand un stagiaire change de circonscription, il est tenu de se faire inscrire de nouveau, dans le délai de quinzaine, en produisant soit au secrétariat de l'Ecole ou Faculté, soit au greffe de la justice de paix, suivant le cas, un extrait de ces précédentes inscriptions constatant les périodes de stage qu'il a régulièrement accomplies jusqu'au jour de son départ.

Art. 5. — Toute période de stage qui n'a pas été constatée conformément aux dispositions qui précèdent est considérée comme nulle.

Validation du stage.

Art. 6. — Les stagiaires qui justifient de trois années régulières de stage (1) subissent un examen de validation devant un jury composé de deux pharmaciens de 1re classe et d'un professeur ou d'un agrégé d'une Ecole supérieure de pharmacie ou d'une Faculté mixte de médecine et de pharmacie, président.

Les épreuves de cet examen sont :

(1) Les candidats pourront, par exception, se présenter au mois d'août de leur troisième année à l'examen de validation de stage, pourvu qu'ils aient trois ans accomplis de stage au 1er novembre suivant (Circul. minist. du 15 oct. 1885).

1° La préparation d'un médicament composé, galénique ou chimique, inscrit au Codex ;

2° Une préparation magistrale ;

3° La détermination de trente plantes ou parties de plantes, appartement à la matière médicale et de dix médicaments composés ;

4° Des questions sur diverses opérations pharmaceutiques.

Il est accordé quatre heures pour la première épreuve et une demi-heure pour chacune des trois autres.

Les sessions d'examens ont lieu pendant les mois d'août et de novembre dans les Ecoles supérieures de pharmacie, dans les Facultés mixtes de médecine et de pharmacie, dans les Ecoles de plein exercice et dans les Ecoles préparatoires de médecine et de pharmacie.

Les candidats, en se faisant inscrire pour l'examen, déposent leurs certificats de stage.

Art. 7. — La valeur de chaque épreuve est exprimée par l'une des notes suivantes : *Très bien, bien, assez bien, médiocre, mal.*

Est ajourné à la session suivante, après délibération du jury, tout candidat qui a mérité soit deux notes *médiocre*, soit une note *mal.*

Aucun candidat ne peut se présenter pour l'examen de validation devant deux établissements différents pendant la même session. Le candidat devra déclarer par écrit, au moment de subir l'examen, qu'il ne s'est pas présenté pendant la même session.

En cas d'infraction à cette disposition, l'article 24 du décret du 30 juillet 1883 devra être appliqué au délinquant.

Scolarité.

Art. 8. — Pendant les trois années de scolarité, les candidats à l'un et à l'autre grade prennent douze inscriptions trimestrielles.

La première inscription doit être prise au trimestre de novembre, sur la production du certificat d'examen de validation de stage.

La scolarité en vue du diplôme de première classe peut être accomplie soit dans les Ecoles supérieures de pharmacie, soit dans les Ecoles de plein exercice de médecine et de pharmacie. Toutefois les huit premières inscriptions peuvent être prises dans une Ecole préparatoire de médecine et de pharmacie.

La scolarité en vue du diplôme de deuxième classe peut être accomplie soit dans l'un ou l'autre des établissements précités, soit dans les Ecoles préparatoires de médecine et de pharmacie.

Travaux pratiques.

Art. 9. — Pendant la durée de la scolarité, les aspirants au diplômes de l'une et l'autre classes prennent part aux travaux pratiques.

Ces travaux sont obligatoires pendant les trois années et comprennent nécessairement : la chimie minérale, la chimie organique et la chimie analytique, la toxicologie, la pharmacie, la micrographie et la physique.

Examens de fin d'année.

Art. 10. — Les candidats aux diplômes de l'une et l'autre classe ne sont admis à prendre la cinquième et la neuvième inscriptions qu'après avoir subi avec succès un examen de fin d'année.

Les candidats au diplôme de première classe subissent en outre, avant de prendre la onzième inscription, un examen semestriel.

Ces examens portent sur les matières enseignées pendant la période d'études à la fin de laquelle ils ont lieu.

Ces matières sont : la chimie minérale ; la chimie organique ; la chimie analytique ; la toxicologie ; la physique ; la pharmacie ; la minéralogie et l'hydrologie ; la botanique et la zoologie.

Ces examens comprennent en outre une reconnaissance de médicaments, de plantes, de produits de matière médicale et de minéraux.

Les examens de fin d'année ont lieu au mois d'août ; l'examen semestriel, dans la première quinzaine du mois d'avril.

Le jury est composé d'un professeur et de deux agrégés dans les Ecoles supérieures de pharmacie et dans les Facultés mixtes de médecine et de pharmacie. Dans les Ecoles de plein exercice et dans les Ecoles préparatoires de médecine et de pharmacie, il est composé de deux professeurs et d'un suppléant.

Est ajourné tout candidat qui a mérité deux notes *médiocre* ou une note *mal*.

L'étudiant ajourné à un examen de fin d'année, peut renouveler cette épreuve au mois de novembre ; en cas de nouvel échec, il est ajourné au mois d'août suivant et ne peut prendre d'inscription pendant la durée de cet ajournement ; il ne peut prendre part qu'aux travaux pratiques de l'année d'études à la fin de laquelle il a échoué.

L'étudiant ajourné à l'examen semestriel peut renouveler cette épreuve au mois d'août et de novembre ; il ne peut prendre la onzième inscription qu'après avoir subi cet examen avec succès.

Examens de fin d'études.

Art. 11. — Après la douzième inscription, les étudiants dont la scolarité est régulière sont admis à subir les examens probatoires.

Ces examens sont au nombre de trois. Les candidats au diplôme de première classe les subissent dans l'établissement où ils ont accompli la troisième année de leur scolarité.

Il ne peut être dérogé à cette prescription que pour motifs graves et par décision du recteur, après avis de la Faculté ou Ecole à laquelle appartient le candidat.

Art. 12. — Les candidats au diplôme de deuxième classe sont tenus de subir les trois examens probatoires devant la Faculté ou École dans le ressort de laquelle ils doivent exercer.

Art. 13. — Les sessions pour les examens probatoires ont lieu dans les divers établissements aux mois d'août et de novembre.

Les jurys pour chacun de ces examens se composent :

Dans les Écoles supérieures et dans les Facultés mixtes, de deux professeurs et d'un agrégé ; dans les Écoles de plein exercice et dans les Écoles préparatoires, d'un professeur d'École supérieure ou de Faculté mixte, président, et de deux professeurs de l'École.

Art. 14. — Les matières des examens probatoires sont les suivantes (1) :

Premier examen. — 1° Épreuve pratique d'analyse chimique ;

2° Épreuve orale sur la physique, la chimie, la toxicologie et la pharmacie.

Deuxième examen. — 1° Épreuve pratique de micrographie ;

2° Épreuve orale sur la botanique, la zoologie, la matière médicale, l'hydrologie, la minéralogie.

Il est accordé quatre heures pour l'épreuve pratique de chimie et deux heures pour l'épreuve pratique de micrographie ; ces épreuves sont éliminatoires.

Troisième examen. — 1° Épreuve orale sur les matières premières de cinq préparations chimiques et de cinq préparations de pharmacie galénique.

2° Préparation de cinq compositions chimiques et de cinq compositions de pharmacie galénique.

Quatre jours sont accordés pour cette deuxième partie de l'examen.

Les candidats refusés à la deuxième partie du troisième examen conservent le bénéfice de la première partie.

Dans les Écoles supérieures et les Facultés mixtes, le délai d'ajournement est fixé à trois mois au minimum.

Les étudiants refusés à l'une ou à l'autre de ces épreuves dans les Écoles de plein exercice et préparatoires, pendant la session d'août, seront ajournés à la session de novembre suivant.

Aucun délai n'est exigé entre les examens préparatoires subis avec succès.

Art. 15. — La valeur de chaque épreuve est exprimée par l'une des notes suivantes : *Très bien, bien, assez bien, médiocre, mal.*

Est ajourné, après délibération du jury, tout candidat qui a mérité deux notes *médiocre* ou une note *mal.*

Art. 16. — Le présent décret sera seul en vigueur à partir du 1er novembre 1885. Toutefois l'examen scientifique complémentaire du

---

(1) L'article 14 a été modifié par le décret du 24 juillet 1889 dont le texte est rapporté plus loin.

certificat de grammaire ne sera exigible qu'à partir du 1er novembre
1886.

Art. 17. — Sont abrogées toutes les dispositions antérieures contraires au présent décret, sauf les prescriptions relatives aux droits à percevoir.

Décret du 12 juillet 1878.

Art. 5. — Un diplôme supérieur de pharmacien de première classe
pourra être délivré, à la suite de la soutenance d'une thèse, aux pharmaciens de première classe licenciés ès sciences physiques ou ès sciences naturelles, ou qui, à défaut de l'une de ces licences, justifieront :

1° Avoir accompli une quatrième année d'études dans une École supérieure de pharmacie ou une Faculté mixte.

2° Avoir subi avec succès un examen sur les matières des licences ès
sciences physiques et naturelles applicables à la pharmacie.

Décret du 31 juillet 1878.

Article premier. — L'examen de validation de la quatrième année
d'études pour obtenir le diplôme supérieur de pharmacien de première
classe, se divise en épreuves pratiques et épreuves orales.

Art. 2. — *L'épreuve écrite* porte sur deux sujets distincts choisis par
le président du jury d'examen et afférents, l'un aux sciences physico-
chimiques. l'autre aux sciences naturelles.

Quatre heures sont accordées pour cette épreuve.

Art. 3. — *L'épreuve pratique* porte, au choix du candidat, sur les
sciences physico-chimiques ou sur les sciences naturelles.

Dans le premier cas, cette épreuve comprend :

1° Une expérience de physique ;

2° Une préparation et une analyse chimiques ;

3° La détermination de dix minéraux ayant trait à la matière médicale.

Dans le second cas, l'épreuve pratique comprend :

1° Une préparation d'anatomie végétale et une préparation d'anatomie zoologique ;

2° Une analyse de morphologie et d'organogénie végétale ;

3° La détermination d'un certain nombre de végétaux et d'animaux
ainsi que des produits pharmaceutiques tirés des règnes organiques.

Les préparations seront accompagnées :

1° D'un croquis représentant les parties mises en évidence ;

2° D'une description sommaire de ces parties ;

3° De l'indication de la place occupée, dans le règne végétal ou dans
le règne animal, par les espèces qui ont fait le sujet de l'épreuve.

Épreuve orale. — Art. 4. — L'épreuve orale durera une heure au
moins. *Elle portera, au choix du candidat ou sur les questions de physi-*

que ou de chimie ou sur les questions de botanique et de zoologie, indiquées dans les programmes pour la licence ès sciences.

Lorsqu'on examine avec attention les décrets du 15 juillet 1875, du 12 juillet 1878, du 31 juillet 1878, du 31 août 1878, et surtout ceux du 26 juillet 1885 et du 24 juillet 1889, qui forment la nouvelle législation pharmaceutique relative aux Écoles de pharmacie, aux élèves en pharmacie, et à la réception des pharmaciens, on voit que les candidats, qui aspirent au diplôme de pharmacien doivent remplir quatre conditions indispensables : 1° être muni de diplômes universitaires ; 2° faire un stage dans une pharmacie ; 3° suivre les cours d'une École pendant 3 années ; 4° subir des examens probatoires.

1° Les diplômes universitaires exigés des candidats aux diplômes de pharmacie, sont les suivants :

A. *Pour les pharmaciens de première classe* : l'un quelconque des diplômes de bachelier complet.

B. *Pour les pharmaciens de deuxième classe*, à défaut de diplôme de bachelier le diplôme de certificat d'études spécial établi par les décrets du 30 juillet 1886 et du 25 juillet 1893. Ce dernier certificat d'études est exigible depuis le 1er novembre 1894.

Ajoutons que, conformément aux dispositions du décret du 31 décembre 1893, les aspirantes au diplôme de pharmacien de 2e classe sont admises à s'inscrire, en vue de l'obtention de ce grade, sur la production du certificat d'études secondaires des jeunes filles, institué par l'article 5 du décret du 14 janvier 1882.

2° La deuxième condition est de faire un stage dans une pharmacie.

Le stage officinal est constaté au moyen d'inscriptions. Ces inscriptions sont délivrées dans les villes qui sont le siège d'une Ecole de pharmacie ou d'une Faculté mixte de médecine et de pharmacie, par le secrétariat de l'Ecole ou Faculté. Dans les départements ou villes n'étant pas le siège d'une Faculté ou Ecole, l'inscription doit être prise au greffe de la justice de paix du canton où réside l'élève.

Pour être admis à prendre la première inscription de stage, le stagiaire doit avoir 16 ans accomplis et être muni des diplômes universitaires exigés en vue de l'obtention des diplômes de pharmacien.

L'inscription doit être prise dans le délai de quinzaine qui suit l'entrée de l'élève dans l'officine. Elle est délivrée sur la présentation d'un certificat de présence, établi sur papier timbré, délivré par le titulaire de la pharmacie à laquelle le stagiaire est attaché.

Toute période de stage irrégulièrement constatée est considérée comme nulle.

L'inscription doit être renouvelée tous les ans, au mois de juillet ; elle est soumise au visa du secrétariat de l'Ecole ou du greffier de la justice de paix à chaque changement d'officine par l'élève. C'est là une formalité indispensable trop souvent méconnue ou négligée.

Le stagiaire qui néglige pendant 3 ans, pour une cause autre que celle du service militaire, de prendre des inscriptions de stage, perd le bénéfice de l'inscription prise antérieurement et correspondant à une année de stage.

Le stage officinal ne peut, en aucun cas, être accompli concurremment avec le service militaire.

L'élève de 2e classe, qui obtient, au cours de son stage officinal, un diplôme de bachelier, peut, à la suite d'une demande adressée sur timbre au Ministre de l'Instruction publique, être autorisé à faire compter pour la 1re classe les inscriptions déjà prises et à terminer le stage à ce titre.

Le stagiaire acquitte un droit fixe de un franc par inscription.

Les stagiaires de 1re et 2e classes, qui justifient de trois années de stage régulier, subissent un examen de validation devant un jury spécial composé d'un professeur ou agrégé président et de deux pharmaciens de 1re classe, examen qui se passe devant les Ecoles ou Facultés et qui a lieu deux fois par an, aux mois de juillet et de novembre. Il importe de faire remarquer qu'aucun candidat ne peut se présenter pour cet examen devant deux établissements différents, pendant la même session.

Les candidats à l'examen de stage doivent adresser ou déposer au secrétariat de l'Ecole, 48 heures avant d'être admis à retirer le bulletin de versement des droits, leur demande d'inscription accompagnée des pièces suivantes : 1° acte de naissance (sur papier timbré et légalisé) ; 2° s'ils sont mineurs, le consentement du père ou tuteur (sur timbre et légalisé) ; 3° pour la 1re classe, l'un quelconque des diplômes de bachelier complet ; pour la 2e classe, le certificat d'études. Les diplômes ou certificats originaux doivent être remis, car aucune copie conforme de ces titres n'est admise ; 4° un certificat de bonnes vie et mœurs (sur timbre) ; 5° les extraits des inscriptions réglementaires, justifiant de trois années de stage régulièrement accompli, ou les dispenses de stage accordées. A propos de ces dispenses de stage, observons que les demandes doivent être adressées du 1er au 15 juin et du 1er au 15 octobre aux directeurs ou doyens des Ecoles.

Elles doivent être faites sur papier timbré et être accompagnées des pièces déjà énumérées ; 6° le livret militaire, certificat de réforme ou d'ajournement, pour les candidats ayant satisfait à la loi sur le recrutement de l'armée ou qui auraient été exemptés ou ajournés. La justification du livret militaire devra également être fournie par les candidats de 1re classe qui auraient devancé l'appel en contractant un engagement volontaire.

En aucun cas et pour aucun motif, la somme représentant les droits de l'examen (25 fr. 25) ne peut être versée ou adressée au secrétaire de l'Ecole ou de la Faculté, qui n'a pas qualité pour les recevoir. Ces droits sont acquittés à la caisse du receveur des droits universitaires.

Ces pièces fournies, l'étudiant subit l'examen de validation de stage.

La question du stage fait en ce moment, au sein des Ecoles, Facultés, sociétés et journaux, l'objet de nombreuses controverses. Elle aura, suivant qu'elle sera résolue dans un sens ou dans un autre, une importance considérable dans le relèvement moral et scientifique de la profession ; aussi avons-nous cru devoir l'examiner avec l'impartialité la plus indépendante.

Qu'il nous soit permis, tout d'abord, d'adresser nos remerciements et nos félicitations au Comité consultatif de l'Enseignement public pour l'initiative qu'il a prise de soulever cette grave question. Il a pensé, avec raison, que c'est par la réorganisation des études pharmaceutiques qu'il sera peut-être possible de remédier au désastreux encombrement de la profession et de rendre à la pharmacie la place scientifique et sociale qu'elle a le droit de revendiquer et d'obtenir.

A la date du 16 janvier 1897, M. le Ministre de l'Instruction publique adressait à MM. les Recteurs, avec prière de la transmettre aux Ecoles et Facultés, la circulaire suivante :

« Monsieur le Recteur,

« Mon attention a été appelée par le Comité consultatif de l'Enseignement public, sur les divers inconvénients que présente l'organisation actuelle du stage de trois ans, imposé aux étudiants en pharmacie.

« Le stage a sa raison d'être ; mais peut-être n'est-il pas à sa vraie place ; peut-être conviendrait-il de ne le faire subir qu'après les études, entre le second et le troisième examen ; peut-être aussi conviendrait-il d'en abréger la durée ? Nous ne serions en droit de le faire durer si longtemps, que s'il était démontré que l'intérêt des études pharmaceutiques, le seul dont nous devons avoir souci, l'exige véritablement.

Tableau des décisions adoptées par les Écoles ou Facultés.

NOMS des ÉCOLES OU FACULTÉS	DURÉE DES ÉTUDES			STAGE		TRAVAUX PRATIQUES de pharmacie officinale et magistrale obligatoires pendant la scolarité	SURVEILLANCE des STAGIAIRES	OFFICINES pouvant être admises à recevoir des stagiaires
	Scolarité	Stage	TOTAL	AVANT la scolarité	APRÈS la scolarité			
Faculté de Bordeaux....	4 ans	1 an	5 ans		Après	Travaux pratiques	0	0
Faculté de Lille........	3 ans	3 ans	6 ans	Avant		0	0	0
Faculté de Lyon........	3 ans	2 ans	5 ans		Après	0	0	0
École de Montpellier....	4 ans	1 an	5 ans		Après	Travaux pratiques	0	0
École de Nancy	3 ans	3 ans	6 ans	2 ans avant	1 an après	0	0	0
École de Paris	3 ans	3 ans	6 ans	Avant		0	0	0
Faculté de Toulouse	4 ans	2 ans	6 ans		Après	Travaux pratiques	Confiée aux inspecteurs de la pharmacie pour s'assurer de leur assiduité, de leur travail et de leurs progrès.	Officines pourvues du matériel et du laboratoire nécessaires pour l'instruction des élèves. — Les pharmaciens qui délivreraient des certificats dits de complaisance seraient passibles d'une des peines édictées par les articles 153 à 161 du Code pénal.

« Je vous prie, Monsieur le Recteur, de consulter sur la question, l'Assemblée de l'Ecole de pharmacie ou de la Faculté de médecine et de pharmacie, et de la prier, au cas où elle estimerait que l'organisation du stage doit être modifiée, de nous faire savoir quelles modifications elle y jugerait nécessaires. »

Profondément émue des modifications proposées par certaines Facultés et Ecoles sur la place et la durée du stage officinal, l'Association générale des pharmaciens de France, dans son assemblée du 22 avril 1867, a chargé son Bureau de transmettre à M. le Ministre de l'Instruction publique le vœu suivant :

1º Que la durée du stage officinal des élèves en pharmacie reste fixée à trois ans ;

2º Que le stage soit accompli, comme actuellement, antérieurement à l'entrée des jeunes étudiants dans les Ecoles ;

3º Que leur présence dans les officines soit dûment et sérieusement constatée par de fréquentes inspections ;

4º Qu'il soit pris des mesures répressives contre les pharmaciens qui délivreraient des certificats dits de *complaisance* à leurs stagiaires.

Si l'on examine les différentes opinions exprimées par les Facultés, Ecoles et Sociétés, on voit que pour répondre à la demande posée par M. le Ministre, les assemblées ont discuté plusieurs questions que nous allons passer en revue.

1re QUESTION. — *La durée actuelle des études pharmaceutiques est-elle trop longue et convient-il de l'abréger ?*

La pharmacie est une des branches de la médecine ; elle exige des études et des connaissances approfondies, car la santé publique est intéressée à ce que la profession de pharmacien soit exercée par un homme instruit et ayant le sentiment de ses devoirs. Dans l'œuvre commune pour laquelle le médecin et le pharmacien unissent leurs efforts, il n'y aurait aucune sécurité pour le malade, dont la vie est en jeu, ni pour le médecin, tant au point de vue professionnel que scientifique, si le pharmacien n'était pas à la hauteur de sa mission. C'est pour atteindre ce résultat qu'ont été rendus les nombreux décrets relatifs aux études pharmaceutiques et en particulier ceux des 26 juillet 1885, 24 juillet 1889, 12 et 31 juillet 1878. La lecture de ces documents montre qu'aucune autre profession libérale n'exige une plus grande variété de connaissances scientifiques et surtout une plus longue durée d'études professionnelles (6 ans pour les pharmaciens de 1re et de 2e classe — 8 ans au moins pour les pharmaciens supérieurs).

Si l'on considère le rôle modeste que semblent jouer les pharmaciens et le côté mercantile qui envahit leur profession, on est tenté de se demander avec quelques hommes éminents : faut-il faire des pharmaciens, des savants, des membres de l'Institut et exiger d'eux une si longue durée d'études quand celle du doctorat en médecine a été fixée à quatre ans par le décret du 31 juillet 1893 ?

Mais, si l'on veut bien réfléchir qu'en raison de son instruction variée, le pharmacien remplit au milieu des populations industrielles et agricoles, dans les Sociétés savantes, dans les Conseils d'hygiène devant les tribunaux civils, criminels ou commerciaux une mission qui ne peut que grandir à mesure que le niveau scientifique de la profession s'élèvera ; si l'on veut bien se rappeler que c'est à lui qu'il appartient de reconnaître, choisir, préparer ou combiner les produits si nombreux et si dangereux usités en thérapeutique ; que son ignorance ou sa négligence peuvent compromettre les existences les plus précieuses, qu'il les tient en quelque sorte dans sa main, que nulle profession n'est plus grave que la sienne, que nulle ne suppose des titres plus réels à la confiance publique, on comprendra alors que pour acquérir les connaissances scientifiques et pratiques qu'il doit avoir, pour savoir ce qu'on lui enseigne et aussi ce qu'il serait nécessaire de lui enseigner, le pharmacien n'a pas trop de six années d'études. C'est l'avis d'un certain nombre de Facultés et de l'Association générale des pharmaciens de France.

2º QUESTION. — *Comment doit être faite la répartition des études pharmaceutiques ?*

Quelques écoles et l'Association générale des pharmaciens de France demandent que la durée du stage reste fixée à trois ans ; d'autres pensent qu'elle doit être réduite à un an.

Maintenir encore à trois ans la durée du stage officinal nous paraît exagéré, car le stage qui, au temps de la splendeur de la pharmacie galénique, avait une importance capitale, a perdu aujourd'hui une partie de son utilité. En effet, autrefois on préparait journellement dans les officines une multitude de produits et le jeune stagiaire se familiarisait de la sorte avec les procédés variés des manipulations. Mais, depuis quelques années, une transformation s'est accomplie dans la pratique pharmaceutique ; le pharmacien s'adresse souvent au commerce pour se procurer les produits nécessaires au service de son officine et ce qui se passait sous les yeux de ses élèves, ne se fait qu'au loin dans quelques manufactures de produits chimiques ou pharmaceutiques.

« La raison de cette transformation est bien facile à expliquer, dit M. Champigny, membre de la Société de Pharmacie de Paris. A la fin du siècle dernier, la thérapeutique était encore fille de l'empirisme. Les médicaments chimiques étaient peu nombreux et se recrutaient presque exclusivement parmi les antimoniaux, les ferrugineux et les mercuriaux. Plus tard, l'apparition des alcaloïdes naturels vint modifier cet état de choses ; elle ouvrit à l'art de guérir des horizons nouveaux. Peu à peu, les médecins négligèrent l'emploi des simples et des drogues qui en sont tirées ; ils s'habituèrent de plus en plus à puiser dans l'arsenal des médicaments chimiques pour guérir ou soulager leurs malades.

« Ce mouvement, nous l'avons vu, depuis un demi-siècle, grandir et s'accentuer sans cesse. Dans les dix ou quinze dernières années, l'éclosion des produits de synthèse est venue marquer une nouvelle étape dans la voie du progrès que nous signalons. Les observations médicales ont aujourd'hui la rigueur d'un problème à résoudre ou d'un théorème à démontrer. La thérapeutique était un art ; elle est devenue une science.

« Cette révolution ou plutôt cette évolution dans l'art de guérir devait avoir et a eu son contre-coup dans la préparation des médicaments.

« Un alambic, un mortier en marbre ou en fer, une étuve, quelques bassines et quelques tamis suffisent à la préparation des médicaments galéniques. Avec quelques vases à précipité, quelques terrines, entonnoirs ou creusets, on peut faire certains médicaments chimiques. Mais il est impossible à beaucoup de pharmaciens, avec le matériel et le local dont ils disposent, de préparer la plus grande partie des drogues chimiques qui leur sont le plus souvent demandées. C'est pour répondre à ces besoins de la thérapeutique moderne, que se sont créés partout de grands établissements industriels qui fabriquent tous ces produits et les livrent dans des conditions très satisfaisantes à qui ne se laisse pas séduire par un bon marché excessif. »

Cette situation nouvelle entraine pour le pharmacien le devoir impérieux de contrôler la sincérité et la pureté des médicaments qu'il demande à l'industrie, et ce n'est qu'en fortifiant ses études théoriques et pratiques qu'on arrivera à lui donner l'instruction générale et spéciale dont il a besoin pour analyser les médicaments chimiques et les falsifications nombreuses dont ils peuvent être l'objet.

Réduire le stage à un an, comme le demandent certaines Ecoles, nous paraît préjudiciable à l'instruction pratique des pharmaciens. Le stage, fait à l'officine même, a des avantages multiples qu'il est impossible de méconnaître (1). Comme le dit très justement M. Crinon, il habitue le futur pharmacien : « à la *sédentarité* qui est une exigence très dure de sa profession ; à l'*ordre* qui est d'une nécessité impérieuse dans une officine ; à l'*identification* et au *maniement* de toutes les drogues qu'il apprend à reconnaître à l'aide de ses sens, ce qui est indispensable dans l'exercice journalier pour vérifier leur bon état de conservation et éviter des confusions dont les conséquences sont souvent terribles ; au *sang-froid* si nécessaire dans les moments de presse en temps d'épidémie ou les jours de foire et de marché dans les petites villes ; à la *nombreuse variété des accessoires* que réclame l'art de guérir et dont le pharmacien seul, en dehors des grandes villes, peut être un utile dépositaire ; avec la *diversité et les doses* des nombreux agents thérapeutiques employés par les médecins ; à la *préparation* des médicaments officinaux et à celle des médicaments magistraux. »

La pratique pharmaceutique, intelligemment et consciencieusement faite, repose sur une foule d'applications et d'observations journalières sur le concours de petits soins, de circonspection, de scrupules honnêtes, sur une sorte de bactériologie antique, dont la technique n'est écrite dans aucun livre, que nul n'a jamais enseignée en chaire, et qu'on ne peut apprendre qu'avec le concours du temps, des occasions et du protéisme d'une clientèle nombreuse et variée. Elle démontre aussi au jeune praticien que la pharmacie n'est ni de la science pure ni de la science appliquée seulement, ni de l'industrie, ni du commerce, mais un ensemble de tout cela, une sorte de résultante qui fait du pharmacien en exercice un agent des plus utiles pour le maintien de la santé publique.

Nous pensons que *in medio stat virtus*, et qu'avec deux années de stage, un élève peut et doit apprendre la pratique de sa profession et la technique de son art, mais à la condition d'effectuer ce stage sérieusement dans une pharmacie bien organisée et dirigée par un pharmacien ayant conscience de ses devoirs.

Tous ceux qui ont vu les choses de près savent que la faiblesse de

(1) *Répertoire de pharmacie*, 10 mai 1897.

l'instruction de certains élèves vient presque toujours de la légèreté avec laquelle ils ont fait leur stage.

Quelques pharmaciens ne se rendant pas compte de la responsabilité qu'ils assument et de la gravité de l'acte qu'ils commettent, se laissent aller à donner des certificats de complaisance aux élèves qui ne font plus alors qu'un stage fictif. D'autres, peu soucieux de leurs devoirs moraux, au lieu de travailler à l'éducation professionnelle du jeune stagiaire qui leur est confié, ne le considèrent que comme un aide qu'ils appellent volontiers *apprenti* dont ils doivent profiter, l'abandonnent à lui-même sans direction, sans conseil et ne l'initient pas aux manipulations du laboratoire parce que, comme cela arrive trop souvent, ils ne possèdent pas de laboratoire dans leurs officines.

Le stage, accompli dans de pareilles conditions, ne peut produire que de médiocres résultats ; aussi voit-on souvent, comme nous avons eu l'occasion de le constater dans les examens de validation de stage, des candidats, fort intelligents du reste, qui arrivent très insuffisamment préparés au point de vue pratique et qui sont incapables de faire les médicaments magistraux et officinaux les plus simples.

Le stage futur devrait donc être préparé, réglementé et surveillé très sérieusement ; à cet effet, il serait nécessaire d'adopter un certain nombre de mesures que nous indiquerons plus loin.

La durée des études pharmaceutiques devant être, selon nous, de six années dont deux consacrées au stage, il reste quatre années pour la scolarité. Ce temps, comme nous l'avons dit précédemment, a paru bien long à quelques personnes, mais la quasi-unanimité des Écoles est d'avis qu'il doit être énergiquement réclamé.

Dans un article très remarquable sur la réforme de l'enseignement pharmaceutique, M. le professeur Huguet, de Clermont, développait les idées suivantes : « Qu'est-ce que le pharmacien ? Nous ignorons si beaucoup de personnes se sont posées cette question, mais à coup sûr, bien peu se sont occupées de la résoudre, à voir les études exigées pour ce diplôme et le rôle que le pharmacien est appelé à remplir dans la société.

« Le pharmacien est l'homme qui pratique la pharmacie, c'est-à-dire un art qui, s'appuyant sur de nombreuses données scientifiques, apprend à réunir des matières premières, tirées des trois règnes, et, au moyen d'opérations convenablement exécutées avec un outillage spécial, à les mettre sous formes pharmaceutiques, à les conserver et à les apprêter.

« Le pharmacien doit connaître les propriétés thérapeutiques des médicaments qu'il prépare ; sa profession le met en contact journalier avec le médecin ; ce dernier a souvent recours à lui pour les questions biologiques et cela fatalement, car seul, dans les villes de moyenne importance, il possède ou est censé posséder les connaissances nécessaires pour mener à bien ces essais.

« De cette définition résulte pour le pharmacien la nécessité d'étudier la physique, la chimie avec toutes les branches qui s'y rattachent (analyse chimique, toxicologie, minéralogie, hydrologie), l'histoire naturelle (zoologie, botanique, cryptogamie), les sciences pharmaceutiques proprement dites : matière médicale, pharmacie galénique et chimique. »

A ces enseignements fondamentaux, il conviendrait d'ajouter, comme le demandent la majorité des professeurs des Ecoles ou Facultés (1) et un grand nombre de pharmaciens distingués : la thérapeutique générale, l'hygiène, l'histoire, la législation et la déontologie pharmaceutiques, les notions de petite chirurgie, l'économie pharmaceutique, comprenant tout ce qui est relatif au commerce dans ses rapports avec la pharmacie. Ne devrait-on pas aussi donner plus d'extension aux travaux analytiques, micrographiques et microbiologiques, et créer des laboratoires pharmaceutiques véritables où se pratiqueraient des exercices variés de pharmacie officinale et magistrale.

Il ne serait pas question ici, soit dit en passant, de faire exécuter dans ces laboratoires toutes les préparations galéniques, ni toutes les préparations magistrales ; cela serait impossible et nécessiterait des locaux et des frais considérables (2).

Ces travaux pratiques que, par analogie avec ce qui se passe dans les études médicales, nous appellerions *travaux de pharmacie opératoire*, auraient pour but de servir d'exemple à l'élève et de l'initier, pendant sa scolarité, aux opérations qu'il aura à étudier pendant son stage pour obtenir les formes pharmaceutiques employées en thérapeutique et que seul il a le droit de préparer.

---

(1) Voir à ce sujet le projet de réorganisation des études pharmaceutiques de M. le professeur Blarez, *Bulletin des travaux de la Société de pharmacie de Bordeaux*, année 1893, numéros de septembre, octobre, novembre et décembre.

(2) Pour diminuer ces frais, il y aurait peut-être lieu d'étudier un projet d'entente entre les hôpitaux, les Ecoles et Facultés des différentes villes, pour la fourniture des matières premières par les premiers, et leur transformation en formes pharmaceutiques par les secondes.

Pour développer le programme que nous venons d'esquisser rapidement, une scolarité de quatre années est nécessaire et voilà pourquoi l'idée de la prolonger est venue à quelques Ecoles.

Les professeurs de l'enseignement pharmaceutique, comme le dit très justement M. le professeur Gay, de Montpellier, aspirent, non à remplacer mais à suppléer à l'absence du laboratoire dans les officines modernes et à démontrer à leurs élèves l'intérêt qu'ils ont, malgré tout, à le rétablir dans les officines futures. Ils cherchent aussi à élever le niveau scientifique de la profession pour lui faire reprendre la place qu'elle a le droit d'occuper dans la hiérarchie sociale. Leur but est de faire, non point comme on l'a dit, des savants incapables d'exercer avec quelque succès une profession mercantile, mais des praticiens instruits, dignes de mériter le privilège attaché à leur diplôme, c'est-à-dire le droit honorable qu'ils ont seuls, de pouvoir fournir à la société des remèdes desquels dépendent la santé et la vie des citoyens.

3e Question. — Le stage doit-il être fait avant
ou après la scolarité?

Sur ce point spécial, les avis sont très partagés : les uns, considérant le stage comme une préparation à la scolarité, demandent qu'il soit accompli, comme actuellement, antérieurement à l'entrée des jeunes étudiants dans les Ecoles ; d'autres, estimant qu'il est à la fois une préparation aux études théoriques et un couronnement de ces études, demandent qu'il soit fait en partie avant, en partie après la scolarité ; d'autres enfin, pensent que le stage doit être regardé comme le complément nécessaire, le couronnement des études, et qu'il doit être placé à la fin de la scolarité.

Nous avons cru longtemps, sans doute à cause des errements anciens, que le stage devait être fait avant la scolarité ; l'Association générale des pharmaciens de France et quelques Ecoles semblent encore partager cette opinion en se fondant sur des raisons qu'il importe d'examiner avec attention.

Si l'on fait subir le stage, seulement après les études à l'Ecole, quel sera le recrutement de ces Ecoles, demande-t-on ? Elles ne recevront plus que des jeunes gens sortant du lycée ou du collège, pourvus du baccalauréat ou seulement du certificat spécial aux études pharmaceutiques. Ils auront, en arrivant à l'Ecole, à faire tout un apprentissage pour se servir des divers instruments si souvent employés dans les laboratoires ; ils n'auront pas le sérieux nécessaire pour exécuter les travaux pratiques, délicats, et les recherches que comportent les essais divers des médicaments chimiques et pharmaceutiques. Ils n'auront pas les idées de discipline et de bon ordre des élèves ayant accompli un stage préalable.

Il paraît difficile, ajoute-t-on, d'enseigner la matière médicale, la pharmacie, les sciences physico-chimiques appliquées et les sciences naturelles, dans ce qu'elles ont de commun avec la pharmacie, à des jeunes gens qui n'ont jamais vu ni quinquina, ni rhubarbe, ni opium, ni sirops, ni extraits, ni pilules, etc., etc.

Enfin, dit-on, l'intérêt de la santé publique est lié à l'éducation professionnelle des jeunes pharmaciens, aussi bien qu'à l'instruction théorique et pratique qu'ils reçoivent dans les Ecoles de pharmacie ; le développement de la science expérimentale exige d'eux des qualités de pondération, de technique, de tenue, de responsabilité qu'ils ne peuvent acquérir que par un séjour prolongé dans une officine ; leurs études dans les Ecoles ne peuvent être que singulièrement facilitées par un stage préalable pendant lequel ils peuvent, du reste, se préparer à l'éducation scientifique qu'ils compléteront durant leur scolarité.

Nous ne voyons pas un grand inconvénient à avoir dans les Ecoles des jeunes gens sortant du collège ; seront-ils moins indisciplinés et plus bruyants que les élèves de toutes nos Facultés de médecine et de droit ? Ils apprendront dans les Ecoles, sous l'œil vigilant et compétent de leurs professeurs et des chefs de travaux, le maniement des appareils et produits employés dans les laboratoires, et, s'ils sont inhabiles dans leurs débuts, ils arriveront plus expérimentés dans les pharmacies, au grand avantage de la santé publique.

Nous ne nous arrêterons pas à l'objection qui consiste à dire qu'il semble difficile d'apprendre les sciences physico-chimiques et naturelles avec leurs applications à la pharmacie à des élèves n'ayant jamais vu ni touché certains médicaments. Mais, on oublie que, dans les cours, les professeurs ont toujours le soin de montrer des échantillons des produits ou préparations dont ils font l'histoire, et que toutes ces substances sont, dans les salles de collection de toutes les Facultés, à la disposition des étudiants qui peuvent les voir et les examiner à leur aise.

La pratique pharmaceutique s'occupe surtout des plus humbles détails, des manipulations les plus modestes. Elle se prête peu, quoi qu'on en dise, à l'instruction théorique des jeunes stagiaires. Ceux qui s'instruisent en pharmacie sont rares et ils ne doivent cette bonne fortune qu'à leur passage dans des officines exceptionnelles.

Comme il est indispensable que l'étudiant en pharmacie possède l'instruction scientifique nécessaire pour ne pas compromettre inconsciemment la santé des malades, nous pensons que le stage doit être fait après la scolarité.

La pharmacie, nous l'avons déjà dit et il est bon de le rappeler, n'est point une science spéciale. C'est un art qui consiste dans l'application des sciences physiques, chimiques et naturelles à la préparation et à la conservation des médicaments. Elle doit être à la fois *théorique*, c'est-à-dire indiquer les préceptes et expliquer les phénomènes, et *pratique*, c'est-à-dire s'occuper de l'application des règles. Ces deux parties sont inséparables l'une de l'autre. Il est impossible, en effet, de préparer un médicament, si l'on ignore les règles auxquelles sa préparation est soumise, et la connaissance des règles devient inutile si l'on ignore la manière de les appliquer. Le pharmacien, qui ne saurait pas faire une application raisonnée des sciences physiques, chimiques et naturelles à la préparation des médicaments, ne serait qu'un vulgaire manipulateur, et celui qui ne voudrait pas descendre jusqu'aux détails les plus minutieux des opérations constitutives de son art, ne serait pas un véritable pharmacien.

La scolarité qui enseigne la pharmacie théorique, et le stage, qui enseigne la pharmacie pratique, sont donc également nécessaires à l'étudiant. Mais, pour appliquer les règles et les préceptes de la pharmacie théorique, il est indispensable, tout d'abord, de les connaître, et voilà pourquoi il semble rationnel de faire commencer les études pharmaceutiques par la scolarité.

« La profession pharmaceutique jouit, avec son organisation actuelle, d'un bien triste privilège, car elle seule semble avoir été mise à l'écart dans les tendances progressistes de l'esprit moderne, dit M. Georges Dethan dans les notes professionnelles qu'il a publiées en 1894.

« Tandis que dans toutes les professions, tous les métiers, on s'ingénie à recruter les maîtres les plus éminents pour diriger les nouveaux venus dans la carrière, tandis que l'on fonde de tous côtés des écoles d'agriculture, de commerce, de guerre, etc., pour éviter précisément les dangereux errements de l'apprentissage où règne la routine, tandis que l'on crée des écoles professionnelles qui tendent à transformer en arts tous les métiers — puisqu'eux aussi deviennent l'application d'un faisceau de sciences ; dans la pharmacie, au contraire, on juge ces précautions inutiles et on laisse à chaque membre de la famille pharmaceutique le soin de faire des élèves. Il existe bien des Écoles ou Facultés dirigées par des maîtres distingués, mais lorsqu'on leur donne leurs étudiants, il est trop tard, leur éducation est faite. »

Si l'on récapitule la marche actuelle des études pharmaceutiques, non seulement on y apprend la pratique avant la théorie, mais encore on choisit, pour enseigner cette pratique, les premiers venus d'entre les pharmaciens qui, malgré toute leur bonne volonté, ne peuvent guère distraire un moment pour l'éducation de leurs élèves, assez occupés qu'ils sont à se débattre au milieu des soucis de l'existence. Oserait-on jamais agir de même avec toute autre profession et les errements actuels ne sont-ils pas en contradiction avec les habitudes adoptées pour toutes les carrières libérales ou quasi-libérales ?

Est-ce que l'élève en médecine, dès sa première inscription, est envoyé au lit du malade ? L'architecte, l'ingénieur construisent-ils des palais, des machines avant d'être passés par l'École centrale ? Dans l'École des mines, l'École navale, l'École de Fontainebleau, ne fait-on pas passer la théorie avant la pratique ? Les stagiaires du barreau plaident-ils avant d'avoir étudié le droit ? Pourquoi alors les élèves en pharmacie appliquent-ils les sciences physiques, chimiques, naturelles et pharmaceutiques proprement dites avant de les avoir apprises ?

Cet état de choses présente des inconvénients. Le jeune homme, sortant du lycée et qui entre en stage dans une pharmacie, n'est pas préparé à recevoir d'emblée une instruction pratique dont les bases ne lui ont pas été enseignées. Ce qui frappera davantage son esprit dans cette période d'initiation, c'est assurément le côté purement commercial de la profession et il l'apprendra différemment, suivant la moralité et la capacité du pharmacien chargé de sa première instruction. Il regardera comme superflue la connaissance des sciences sur lesquelles repose son art, puisqu'on ne lui en a pas montré les applications dans l'exercice de la pharmacie tel qu'on le pratique en général devant lui ; de telle sorte que pour lui, la pharmacie n'est pas une profession scientifique, mais un commerce ordinaire.

Cette entrée de plain-pied dans la profession tend à en diminuer le prestige en accordant à l'élève nouveau venu dans l'officine et devant le public, un bénéfice moral égal à celui que doit posséder le pharmacien seulement. Elle présente aussi des dangers : en effet, voici un élève stagiaire qui exécute, à une époque quelconque, un mois, six mois, un an même après son entrée en pharmacie, sa première ordonnance (car enfin, il faut toujours qu'il débute dans l'exécution d'une prescription). Si, ignorant du danger que présentent certains sels, certains alcaloïdes, il commet une erreur qui peut, dans bien des cas, entraîner la mort du malade, la faute n'en est-elle pas imputable à la législation imprévoyante qui lui a permis d'entrer comme stagiaire dans une officine et d'appliquer, sans les connaître, les sciences sur lesquelles repose son art.

On pourra dire sans doute que la responsabilité retombe sur le pharmacien, car c'est à lui que la loi confie le stagiaire. Mais cette responsabilité serait partagée par l'élève si celui-ci, avant d'entrer en pharmacie, possédait l'instruction scientifique qui le rendrait prévoyant et prudent.

Le stage, fait avant la scolarité, présente un autre inconvénient, que nous avons eu souvent l'occasion de constater et de déplorer, et sur lequel il convient d'attirer l'attention. On sait que le troisième examen probatoire comporte, à la seconde partie, la préparation de médicaments chimiques et galéniques inscrits au Codex. Cette partie d'examen, en général très faible, est particulièrement déplorable chez les élèves qui ont obtenu une mauvaise note à leur examen de validation de stage.

On reproche souvent aux professeurs de ne pas être assez sévères à cette épreuve et de délivrer le diplôme à des candidats qui sont incapables d'exercer immédiatement la pharmacie. Il est facile de critiquer à distance les décisions du corps professoral, surtout si on ignore le double devoir qu'il s'efforce de remplir : Ne pas admettre des incapables dans la profession ; mais aussi ne pas briser à la légère l'avenir de jeunes gens ayant donné la preuve de leurs connaissances générales. Peut-on raisonnablement lui reprocher de ne pas exiger des candidats une habileté opératoire qu'ils ont pu avoir, mais qu'ils ont momentanément perdue, puisque pendant leurs trois années de scolarité, ils n'ont pas eu la possibilité, s'ils l'ont régulièrement accomplie, de faire de la pratique pharmaceutique ?

Cette lacune d'instruction pratique est tellement comprise par les candidats nouvellement reçus que la plupart d'entre eux, avant de se mettre à la tête d'une officine, sentent le besoin, comme ils le disent, de *se refaire la main*, et vont faire plusieurs mois de stage bénévole dans une pharmacie achalandée. En plaçant le stage après la scolarité, on éviterait cet inconvénient, ce qui permettrait aux Ecoles d'attacher à cette partie pratique de l'examen, qui deviendrait alors un véritable examen de *clinique pharmaceutique*, une valeur égale à celle de toutes les épreuves théoriques exigées par les programmes.

Le stage reprendra alors l'importance qu'il doit avoir : les élèves rechercheront, pour l'accomplir, les officines où les maîtres auront le plus de capacité et de volonté pour les instruire ; ils y consacreront réellement le temps nécessaire pour le faire dans de bonnes conditions, et ce jour-là, comme le dit M. Georges Dethan, ce ne seraient plus les pharmacies disposant des plus forts capitaux qui seraient les grandes pharmacies ; ce seraient celles ayant à leur tête des hommes de savoir, car elles seules trouveraient des élèves. Et peut-être alors reverrait-on dans le corps pharmaceutique les Pelletier, les Caventou, les Robiquet, les Guibourt et tant d'autres..... dont les noms illustres et glorieux figurent au Livre d'or de la pharmacie.

Le stage, fait après la scolarité, présente aussi certains avantages, très bien mis en lumière par M. Denize, vice-président du Syndicat pharmaceutique de Seine-et-Oise, par M. le Dr Schaeuffèle, membre de la Société de pharmacie de Paris et par M. le professeur Verne de Grenoble.

En ce temps d'encombrement des professions libérales, le début obligatoire des études pharmaceutiques par la scolarité aurait pour résultat de diminuer le nombre des pharmaciens. Beaucoup de familles, en effet, reculeraient devant les quatre années de scolarité, tandis qu'avec le système actuel, elles n'hésitent pas à faire embrasser à leurs enfants une profession dont les débuts nécessitent des dépenses presque nulles et qui, au bout d'un ou deux ans, donne quelques minces résultats pécuniaires.

Mais, dira-t-on, dans ces conditions, le recrutement des élèves sera rendu très difficile, car peu de jeunes gens consentiront, après avoir joui de leur liberté, à s'enfermer pendant deux ans, comme stagiaires, dans une officine. Si cette mesure rendait plus difficile le recrutement des futurs aspirants au diplôme de pharmacien, on ne pourrait que s'en réjouir, car ce serait un moyen indirect d'amener la limitation des pharmacies, si vivement désirée et réclamée par le corps pharmaceutique.

Mais qu'on se rassure : les carrières ouvertes à la jeunesse instruite sont d'autant plus appréciées qu'elles offrent un avenir plus certain et plus rémunérateur des sacrifices nécessités par elles. Si la pharmacie se régénérait par une organisation plus scientifique et une législation plus tutélaire, la faveur, qu'elle aurait pu perdre momentanément, lui reviendrait vite, car, dans toutes les professions qui réservent honneurs et profit à ceux qui les embrassent, le recrutement est toujours assuré.

On ajoute encore, mais tout bas : dans ce nouveau système, les pharmaciens seront obligés de rétribuer des stagiaires qui actuellement ne leur coûtent rien ou presque rien. D'un autre côté, beaucoup d'entre eux ayant abandonné depuis longtemps toute étude théorique et craignant d'être inférieurs aux élèves sortant des Ecoles, ne voudront pas prendre de stagiaires et le stage ne pourra se faire que dans de rares pharmacies.

Ces arguments, d'un ordre un peu étroit, ne nous semblent pas péremptoires. Les étudiants, qui seront obligés d'aller dans les pharmacies pour faire leur stage, et qui tiendront certainement à honneur de le faire dans une officine dirigée par des hommes capables de leur apprendre la pratique de leur art, ne seront sans doute pas très exigeants au point de vue pécuniaire.

Nous ne pouvons que plaindre les pharmaciens qui, par crainte d'infériorité, ne voudraient pas prendre d'élèves stagiaires. Cet aveu d'impuissance et d'incapacité les rendrait dignes alors, comme aujourd'hui du reste, d'avoir pour les aider dans leur commerce, non des élèves, *mais des commis*. Nous voulons espérer, pour l'honneur de la profession, que le nombre de ces pharmaciens est rare et que tous au contraire chercheront à mériter le titre de *Maître en pharmacie*, dont se glorifiaient nos illustres ancêtres.

Si la scolarité précédait le stage, il serait facile d'écarter, au début de la carrière, les élèves n'ayant pas de dispositions suffisantes pour les études pharmaceutiques ; on relèverait ainsi le niveau scientifique de la profession.

En sortant de l'école, le candidat pharmacien saurait choisir la pharmacie dans laquelle il doit faire un stage profitable ; avec ses connaissances théoriques, et les travaux pratiques de pharmacie pure qu'il aurait déjà faits, il appliquerait les leçons de ses maîtres et deviendrait rapidement un praticien habile ; il apporterait d'autant plus d'attention à le devenir qu'il saurait que le stage constitue une partie importante de ses études et qu'il est sanctionné par des examens sévères et difficiles.

Cet élève stagiaire, presque pharmacien, serait pour son patron un aide plus attentif, plus discipliné, plus sérieux, plus mûr et offrirait au public et au pharmacien des garanties plus grandes que le stagiaire actuel.

Est-il nécessaire d'ajouter, qu'envisageant la question du stage actuel au point de vue exclusif de l'instruction des élèves, le seul dont ils doivent avoir souci, les professeurs des Facultés ou Ecoles qui ont demandé que le stage soit fait après la scolarité, sont persuadés qu'une instruction scientifique et technique, une éducation professionnelle, telles qu'ils ont le ferme désir de les donner, feront plus pour le relèvement du niveau moral et matériel de la pharmacie, qu'un séjour trop prématuré ou trop prolongé dans les officines où l'on apprend hélas ! quelquefois autre chose que le respect des traditions de savoir, d'honorabilité et de loyauté qui doivent rester inséparables de l'exercice de la profession.

Des considérations précédentes, nous tirerons les conclusions suivantes qu'il nous paraît désirable de voir adopter par les pouvoirs publics :

1° A l'avenir, les études, pour obtenir le diplôme de pharmacien de 1re ou de 2e classe, dureront six années, savoir : quatre années de scolarité et deux années de stage officinal ;

2° Les étudiants prendront leurs inscriptions de scolarité dans les Ecoles ou les Facultés dès qu'ils seront pourvus de l'un quelconque des diplômes de bachelier complet pour les pharmaciens de 1re classe, du certificat d'études pour les pharmaciens de 2e classe ;

3° La scolarité durera quatre années, dont les trois premières seront terminées par un examen de passage. A la fin de la quatrième année, les étudiants subiront trois examens probatoires portant provisoirement, sauf les modifications qui seront reconnues nécessaires :

Le 1er examen : Sur les sciences physico-chimiques et leurs applications à la pharmacie.

Le 2e examen : Sur les sciences naturelles et leurs applications à la pharmacie.

Le 3° examen : Sur les sciences pharmaceutiques proprement dites.

Pendant leur scolarité, les élèves de 1re et de 2e classe seront tenus de prendre part aux travaux pratiques actuellement obligatoires et d'exécuter en outre, dans les laboratoires spéciaux établis à cet effet dans les Ecoles et Facultés, la préparation des divers médicaments officinaux, magistraux, galéniques et chimiques.

Après les trois premiers examens probatoires, les élèves accompliront deux années de stage officinal, constatées au moyen d'inscriptions prises et délivrées dans les formes actuelles.

Les pharmaciens, qui voudront avoir des stagiaires, seront tenus de posséder dans leurs officines le matériel et les laboratoires nécessaires à l'instructiom pratique des élèves.

Les pharmaciens, qui délivreraient de faux certificats ou des certificats de complaisance à leurs élèves, seront passibles de l'une des peines inscrites dans les articles 153 à 161 du Code pénal.

La surveillance des stagiaires, en vue de s'assurer de leur assiduité, de leur travail et de leurs progrès, sera confiée aux futurs inspecteurs demandés par le nouveau projet de loi sur la pharmacie soumis en ce moment à la Chambre des députés.

A la fin des deux années de stage officinal, les étudiants subiront, devant les Ecoles ou Facultés le quatrième examen probatoire dont le programme, ultérieurement fixé, comprendra les connaissances générales, théoriques et pratiques nécessaires au pharmacien pour exercer son art avec compétence et distinction.

3° La troisième condition exigée des candidats est de suivre les cours d'une Ecole pendant 3 ans.

On distingue quatre sortes d'Ecole dans lesquelles les aspirants peuvent suivre les cours :

1° Ecoles supérieures de pharmacie ; 2° Facultés mixtes de médecine et de pharmacie ; 3° Ecoles de plein exercice de médecine et de pharmacie ; 4° Ecoles préparatoires de médecine et de pharmacie.

Ecoles supérieures de pharmacie.

Les Ecoles supérieures de pharmacie sont au nombre de trois et sont situées comme les trois Facultés de médecine : à Paris, Montpellier et Nancy (cette dernière Ecole ayant remplacé l'Ecole de Strasbourg). Elles ont été établies conformément à l'article I de la loi de germinal ; elles ont été organisées par l'arrêté du 25 thermidor an XI, mais cette organisation primitive a été modifiée par un grand nombre de décrets, d'ordonnances et d'arrêtés.

Les Ecoles supérieures de pharmacie comprennent :

1° *Un directeur*, chargé de diriger l'administration et la police de l'Ecole et d'assurer l'exécution des règlements. Il est nommé pour trois ans par le ministre parmi les professeurs titulaires sur une double liste de 2 candidats présentés l'une par l'Assemblée de l'Ecole, l'autre par le Conseil général des Facultés (art. 22, titre IV du décret du 28 décembre 1885 sur l'organisation des Facultés et des Ecoles d'enseignement supérieur) ;

2° *Un assesseur* du directeur ;

3° *Un secrétaire*, nommé par le ministère. Il rédige les procès-verbaux des assemblées, a la garde des archives et la surveillance du matériel de l'établissement, tient les comptes des dépenses et des recettes de l'Ecole et provoque la délivrance des mandats pour les divers services ;

4° *Des professeurs* nommés par décret du Président de la République ; les concours pour les chaires des Ecoles supérieures de pharmacie ayant été supprimés par le décret du 9 mars 1852.

Peuvent être nommés professeurs dans les Ecoles supérieures de pharmacie :

A. Les pharmaciens de 1re classe, docteurs ès sciences ;

B. Les pharmaciens de 1re classe, pourvus du diplôme supérieur;

C. Les membres de l'Institut.

A. — Les pharmaciens docteurs ès sciences ou pourvus de diplôme supérieur doivent, pour être nommés professeurs, être âgés de 30 ans au moins, et avoir fait, pendant deux ans au moins, soit un cours dans un établissement de l'Etat, soit un cours particulier, dûment autorisé, analogue à ceux qui sont professés dans les Falcultés (art. 6 du décret du 22 août 1854).

B. — Les membres de l'Institut peuvent être nommés professeurs lorsqu'ils ont fait, pendant six mois au moins, un cours dans les conditions ci-dessus indiquées.

Le traitement des professeurs et les règles de leur avancement sont déterminés par le décret du 12 février 1881.

5° *Des agrégés*. — Ils sont chargés de suppléer les professeurs dans leurs cours, de passer des examens, de faire des conférences, instituées par l'arrêté du 5 novembre 1877.

Les agrégés, divisés en agrégés en activité et en agrégés libres (on appelle ainsi ceux qui ont terminé leur temps d'agrégation, 10 ans), ne peuvent être nommés, qu'après avoir subi un concours dont les conditions sont indiquées : 1° dans le statut de 1857, relatif à l'agrégation dans les Ecoles supérieures de pharmacie ; 2° dans l'arrêté du 16 novembre 1874, sur l'agrégation des Ecoles supérieures et des Facultés mixtes ; 3° Dans le statut du 27 décembre 1880, contenant des dispositions spéciales à l'agrégation des Ecoles supérieures de pharmacie.

6° *Des chefs de travaux pratiques* (chimiques, physiques, naturels). Ils sont nommés au concours et sont chargés, sous la haute direction des professeurs, de surveiller et diriger les travaux pratiques, obligatoires pour tous les élèves en pharmacie.

7° *Des préparateurs de cours.* Ils sont choisis par les professeurs, après avis du directeur et sont chargés de préparer les produits et les appareils utiles aux professeurs pour faire leur cours.

D'après l'article 2 de la loi du 21 germinal, les Ecoles supérieures de pharmacie ont le droit d'examiner et de recevoir pour toute la République les élèves qui se destinent à la pratique de cet art ; elles sont de plus chargées d'en enseigner les principes et la théorie dans des cours publics ; d'en surveiller l'exercice, d'en dénoncer les abus aux autorités et d'en étendre les progrès. Depuis la création des Facultés mixtes, des Ecoles de plein exercice et des Ecoles préparatoires établies depuis la loi de germinal, les Ecoles supérieures de pharmacie partagent avec ces Ecoles ce droit d'enseignement et de surveillance qu'elles exerçaient seules autrefois.

Elles peuvent délivrer des diplômes : de pharmaciens supérieurs, de pharmaciens de 1re classe. Elles ne peuvent délivrer de diplôme de pharmacien de 2e classe qu'aux candidats désirant s'établir dans le département où leur siège est situé.

Les Ecoles supérieures de pharmacie, sont comme les Facultés de médecine, des établissements appartenant exclusivement à l'Etat.

Ces établissements d'enseignement supérieur forment, depuis le 1er janvier 1855, un service spécial dont le budget, annexé au budget du ministère de l'instruction publique, est subventionné par l'Etat.

Les droits de travaux pratiques, de bibliothèques, d'examens versés par les élèves des Ecoles supérieures de pharmacie, sont perçus au profit du Trésor public et versés à la caisse de ces Ecoles pour servir à leur entretien, sous les réserves des modifications apportées par les décrets du 22 juillet 1897 portant règlement d'administration publique sur le régime financier et la comptabilité des Universités.

Avant de terminer ce qui a rapport aux Ecoles supérieures de pharmacie nous croyons intéressant de dire un mot sur l'histoire de l'Ecole supérieure de pharmacie de Paris.

Ecole supérieure de pharmacie de Paris. — L'Ecole supérieure de pharmacie de Paris était située autrefois rue de l'Arbalète.

Elle avait été fondée par Nicolas Houël et portait primitivement le nom de *maison de la charité chrétienne* ; on y élevait, suivant le vœu du donateur, de jeunes orphelins nés de loyal mariage et on les y instruisait et dans les bonnes lettres et dans l'art de l'apothicairerie.

Cette maison devint successivement le siège du Jardin des apothicaires, du Collége de pharmacie, de l'Ecole gratuite de pharmacie et enfin de l'Ecole supérieure de pharmacie.

L'ancienne Ecole, fondée par Houël, est aujourd'hui abandonnée ; elle a été transférée près du Luxembourg, avenue de l'Observatoire, dans un vaste édifice construit spécialement pour elle sur les plans de M. Laisné architecte, et sous l'habile direction de M. Déménieux, architecte du gouvernement.

Nous empruntons au *Guide scolaire et administratif de l'étudiant en pharmacie*, publié par M. Madoulé, le distingué secrétaire de l'Ecole, la description sommaire des bâtiments qui composent cet établissement et les principaux services qu'ils abritent.

« La configuration générale de l'Ecole de pharmacie, qui occupe une surface de 16.759 mètres, est celle d'un trapèze dont le plus petit côté, affecté à la façade principale, se développe parallèlement à l'avenue de l'Observatoire. L'architecture de cet édifice universitaire, l'un des plus beaux de Paris assurément, est caractérisée par une simplicité élégante, la sobriété des détails et de l'ornementation, les proportions harmonieuses de l'ensemble et sa majestueuse ordonnance.

« Les services généraux et les laboratoires sont installés dans un groupe de bâtiments dont le principal et le plus vaste, formant rectangle, flanqué de deux ailes en retour, est précédé d'une vaste cour d'honneur plantée et fermée par une grille en fer. Une galerie en forme de portique florentin règne au rez-de-chaussée dans tout son pourtour, donnant accès à de nombreux services. Les baies entre piliers carrés sont en arc de cercle. Au-dessus des arcs, dans la hauteur du soubassement des baies du premier étage, dont celle du milieu s'ouvre sur une loggia extérieure, sont encastrés des médaillons en marbre blanc à l'effigie de savants renommés de divers pays qui, la plupart, ont illustré la chimie et la pharmacie aux différentes périodes de leur histoire. M. le professeur Edmond Dupuy, de la Faculté de médecine et de pharmacie de Toulouse, a publié sur ces médaillons une substantielle et intéressante monographie.

« Les statues du chimiste Vauquelin, qui fut le premier directeur de l'Ecole de pharmacie lors de sa création par Bonaparte, en 1803, et de l'illustre agronome Parmentier sont érigées dans la Cour d'honneur.

« Le corps de logis central est divisé en deux parties symétriques par un vestibule de dimensions grandioses comprenant trois travées espacées par des colonnes monolithes et des pilastres engagés. Il donne accès à la salle des actes et aux deux amphithéâtres des cours, situés parallèlement, au nord et au sud, pouvant contenir chacun cinq cents auditeurs, et au laboratoire de chimie minérale.

« La travée du fond est éclairée par une lumineuse verrière de Hirsch, disposée en triptyque, dont les trois figures symbolisent, avec leurs attributs, la botanique, la pharmacie et la chimie.

« En outre, une série de sujets variés se rapportant à l'art de la médecine et de la pharmacie, ou évoquant les diverses phases de la vie préhistorique, ou empruntés à l'étude et à l'enseignement des sciences physiques et naturelles, ont fourni à un artiste en pleine possession de son talent, M. Albert Besnard, les motifs d'une intéressante décoration picturale dans les entrecolonnements de ce péristyle.

« A droite du vestibule, sont placés les services d'administration, le Secrétariat et les Archives.

« A gauche, s'ouvre la **Salle des actes** servant à la soutenance des thèses et des actes publics. Cette salle est une restitution à peu près fidèle de celle qui existait à l'ancienne Ecole. Elle lui a même emprunté une partie de son mobilier, d'aspect archaïque ; mais elle présente des proportions plus vastes qui lui donnent un caractère plus imposant. En dehors de son plafond à poutrelles peintes, on y remarque une cheminée monumentale en menuiserie de style Louis XIII. Elle est surmontée d'un beau tableau de Simon Vouët, le peintre officiel de ce roi, dont le sujet, emprunté sans doute à la mythologie, n'a pu être exactement défini et a donné lieu aux commentaires les plus fantaisistes : nous nous abstiendrons d'en relater aucun. Un autre tableau figurant « Nicolas Houel fondant le Collège de pharmacie », et qui constitue un véritable anachronisme, est placé au-dessus de la porte d'entrée. De plus, les quatre murs de la salle sont entièrement garnis par une précieuse collection de portraits représentant les prévôts de la Corporation des apothicaires et du Collège qui se sont succédé sous ces divers régimes ainsi que ceux d'un certain nombre de professeurs décédés de l'Ecole de pharmacie et appartenant à la période contemporaine ouverte depuis 1803.

« Les bâtiments en aile se prolongent jusqu'au jardin botanique. Ils contiennent, à droite et à gauche, la Salle du Conseil, ornée de tableaux de genres divers, de bustes et portraits d'anciens membres de l'Ecole, la Salle des examens, les laboratoires particuliers des professeurs et une Salle de Conférences.

« Au premier étage sont situées la Bibliothèque et les Salles de Collections. On accède à la grande galerie qui se prolonge au droit de la façade par des escaliers monumentaux à palier, éclairés chacun par de doubles baies garnies de verrières, également exécutées par Hirsch, dont les sujets indiqués par M. le Professeur Dupuy de la Faculté de Toulouse, représentent, à gauche : « *Linné reçu par Bernard de Jussieu* » et « *Laurent de Jussieu fait, en 1789, replanter le Jardin botanique autrefois jardin du Roi* » ; à droite, « *Les corporations des droguistes et des apothicaires reçoivent en 1629 des armes et une devise : lances et pondera servant* » ; et « *Lavoisier dans son laboratoire est visité par Antoine Fourcroy, Claude Berthollet et Guyton de Morveau.* »

« A la suite des bâtiments principaux et reliée à ceux-ci par un spacieux vestibule à colonnes s'élève, à droite, une vaste construction en pierre et en briques, de quatre étages, qui est exclusivement affectée aux **Laboratoires des travaux pratiques** de chimie (1re et 2e année), de physique, de micrographie et de microbiologie. Ces services, spécialement aménagés pour leur destination, sont abondamment pourvus d'eau, de gaz, du matériel et de l'outillage nécessaires aux manipulations scientifiques. La marquise vitrée qui règne dans toute la longueur des cours intérieures abrite une voie ferrée étroite servant à transporter les produits, la verrerie et le charbon qui sont élevés aux différents étages à l'aide de nombreux monte-charge. Un pavillon intermédiaire situé dans chaque service renferme les laboratoires particulièrement réservés aux chefs des travaux et aux préparateurs qui les assistent. Des guichets sont ménagés dans les cloisons pour faciliter la surveillance et distribuer sans encombrement les substances et produits aux manipulateurs.

« Chaque section de laboratoire est disposée pour recevoir environ 40 élèves.

« Une vaste annexe intérieure, établie dans l'étage au-dessus des cabinets servant à la manutention des cours, constitue le **Laboratoire des synthèses**. Il est distribué et outillé de façon à permettre à de nombreux candidats au 3e examen de fin d'études et à l'examen de validation de stage d'exécuter ensemble les épreuves pratiques et préparations officinales prescrites. Un chef spécial est placé à la tête de ce service.

« Mentionnons enfin, pour clore cette courte notice descriptive, le corps de logis distinct à trois étages, édifié en façade sur l'avenue de l'Observatoire et rattaché aux bâtiments scolaires par une communication intérieure, qui est affecté au logement de l'Administration, dans lequel sont installés les appartements du Directeur, du Secrétaire et d'un commis. »

Cette nouvelle Ecole, à peine inaugurée, n'a pas encore d'histoire. Mais l'administration, pour exciter l'émulation des élèves, et appeler leur reconnaissance sur la mémoire des hommes dont l'application et le génie ont préparé la carrière qu'ils se disposent à parcourir, a eu l'intelligente pensée de faire reproduire, soit dans la cour d'honneur, soit sur les murs de la nouvelle Ecole, les traits des savants qui ont illustré la pharmacie aux différentes périodes de son histoire.

Nous voudrions pouvoir refaire la biographie de tous ces grands hommes. Cet hommage que nous rendrions au génie, au courage, et aux talents de tous ceux qui, les premiers, ont ouvert la voie dans laquelle nous marchons, nous permettrait de constater en même temps la part glorieuse et considérable que les pharmaciens ont prise, dans tous les siècles, aux progrès des sciences, des arts et de la civilisation.

Mais il est impossible d'entrer dans de pareils développements, et de consacrer à cette étude biographique toute la place qu'elle mérite (1).

Je me bornerai donc à citer les noms de tous ces savants :

Vauquelin	Seba	Guibourt
Parmentier	Le Dante	Valenciennes
Balard	Charas	Liebig
Caventou	Newton	Gerhardt
Pelletier	Lemery	Pelouze
Robiquet	Boulduc	Sir. H. Davy
Duméril	Baumé	De Jussieu
Brongniart	Lavoisier	Fourcroy
Scheele	Bertholet	Houel
Bayen	Chaptal	Swammerdan
Macquer	Laugier	Bernard Claude
Rouelle	Sérullas	Dumas
Geoffroy	Thenard	

(1) On peut d'ailleurs consulter sur ce sujet : E. Dupuy, *Notices biographiques sur les médaillons de la nouvelle Ecole supérieure de pharmacie de Paris.*

Dans une visite qu'il faisait un jour à la nouvelle Ecole, un homme, qui fut en même temps que le plus grand chimiste de son siècle le défenseur éloquent et constamment fidèle de la pharmacie, le grand Dumas, disait aux élèves réunis :

« Soyez fiers, Messieurs, d'appartenir à une profession qui compte parmi ses membres, les maîtres célèbres dont les traits sont gravés sur les murs de votre Ecole ; ne laissez pas dégénérer la pharmacie que les Académies ont si souvent associée à leurs travaux ; elle opposa, pendant de longs siècles, les leçons des choses à l'esprit de système ; elle dissipa les rêves de l'alchimie ; elle prépara de loin la transformation de la chimie moderne, en fonda et perpétua l'enseignement, en créa les méthodes expérimentales et les premiers appareils, et eut, en attendant la venue de Scheele, Vauquelin, Pelletier et Robiquet, l'insigne honneur de donner à Lavoisier ses premières leçons. »

L'Ecole supérieure de pharmacie a eu successivement pour directeurs :

MM.	VAUQUELIN	1803-1829
	LAUGIER	1829-1832
	BOUILLON-LAGRANGE	1832-1844
	BUSSY	1844-1873
	CHATIN	1873-1885
	PLANCHON	1885-1900
	GUIGNARD	

Elle a eu pour professeurs ou agrégés :

MM. Vauquelin, Henri, Bouillon-Lagrange, Laugier, Brongniart, Vallée, Guiart père et fils, Robiquet, Pelletier, Guilbert, Bussy, Caventou, Lecanu, Soubeiran, Gauthier de Claubry, Chevalier, Guibourt, Goblet, Buignet, Berthelot, Chatin, Planchon, Milne-Edwards, Riche, et tous les savants : MM. Jungfleisch, Moissan, Prunier, Bourgoin, Bouchardat, Leroux, Marchand, Bourquelot, Villiers, Radais, Gautier, qui soutiennent avec tant d'éclat l'honneur et le prestige de cette grande Ecole.

Facultés mixtes de médecine et de pharmacie.

Les Facultés mixtes de médecine et de pharmacie, créées depuis 1876 seulement, ne sont, en ce qui concerne l'enseignement pharmaceutique, que des Ecoles supérieures de pharmacie ; le titre en est différent, mais les attributions sont les mêmes.

Comme les Ecoles, elles peuvent délivrer le diplôme de pharmacien de première classe, le diplôme de pharmacien de deuxième classe et le diplôme supérieur.

Il existe aujourd'hui 4 Facultés mixtes de médecine et de pharmacie situées à Bordeaux, Lille, Lyon et Toulouse.

Les professeurs de ces Facultés sont nommés par décret du Président de la République, et les agrégés sont nommés au concours, comme ceux des Ecoles supérieures de pharmacie, avec cette différence toutefois : que les candidats à l'agrégation pour les Ecoles supérieures de pharmacie doivent être pourvus des diplômes de pharmacien de première classe et de docteur ès sciences ou du diplôme de pharmacien supérieur, tandis que les candidats à l'agrégation dans les Facultés mixtes, pour les sciences pharmaceutiques, peuvent concourir en justifiant du titre de pharmacien de première classe et de docteur en médecine.

Lorsqu'il s'est agi de créer les Facultés mixtes, l'Etat qui les a décrétées, a imposé aux villes dans lesquelles elles devaient être placées, de pourvoir aux premiers frais d'installation, de faire construire un établissement digne d'une Faculté, s'engageant de son côté, à fournir un budget permettant de rétribuer tout le personnel de ces Facultés : professeurs, agrégés, etc. Il est vrai que l'État n'a consenti à prendre à sa charge tous les frais d'enseignement, qu'à la condition que les villes lui serviraient, pendant un certain nombre d'années une somme déterminée, qui entre, pour une grande part, dans le budget des Facultés mixtes qu'il élabore tous les ans.

A la fin de chaque année, il est dressé un compte de liquidation établissant les recettes et les dépenses des Facultés mixtes, compte qui fait connaître la situation exacte de la ville par rapport à l'Etat.

Ecoles préparatoires.

Les Ecoles préparatoires, appelées autrefois Ecoles secondaires, sont au nombre de 13 ; elles sont situées dans les villes suivantes :

Amiens, Angers, Arras, Besançon, Caen, Clermont, Dijon, Grenoble, Limoges, Poitiers, Reims, Rouen et Tours.

Ce sont des établissements communaux, dont les dépenses (personnel et matériel) sont payées par les villes et dont le budget annuel est arrêté par le ministre de l'instruction publique.

Les aspirants au diplôme de pharmacien de première classe ne peuvent prendre dans ces Ecoles que huit inscriptions ; ils ne peuvent donc pas y terminer leur scolarité, comme dans les Ecoles de plein exercice.

Ces Ecoles ne peuvent délivrer que les diplômes de pharmacien de deuxième classe et seulement pour les départements désignés spécialement par l'arrêté du 22 juillet 1871.

Quelques-unes de ces Ecoles préparatoires ont été réorganisées en vertu du décret du 1er août 1883 modifié par le décret du 31 juillet 1893. Ces Ecoles, qui portent le nom d'*Ecoles préparatoires réorganisées*, se rapprochent beaucoup par leur organisation et par leurs droits des Ecoles de plein exercice.

Ecoles de plein exercice.

Les Ecoles de plein exercice, établies depuis 1874, ne sont que d'anciennes Ecoles préparatoires complètement transformées.

Elles sont établies à Marseille, Nantes, Alger et Rennes. Comme les Ecoles préparatoires, ce sont des établissements communaux, mais des établissements d'enseignement supérieur, dont les dépenses (personnel et matériel) sont payées par les villes et dont le budget annuel est arrêté par le ministre de l'instruction publique.

L'organisation de ces Ecoles a été faite :

1° Par le décret du 14 juillet 1875 ;

2° Par le règlement d'administration publique en date du 20 novembre 1873.

3° Par le décret du 1er août 1883 ;

4° Par le décret du 25 juillet 1885.

Les professeurs de ces Ecoles, nommés par le ministre, doivent justifier du titre de docteur en médecine ou de pharmacien supérieur.

Au point de vue pharmaceutique, ces Ecoles diffèrent des Ecoles préparatoires par plusieurs points notamment :

1° Par le nombre des chaires consacrées aux études pharmaceutiques qui est beaucoup plus considérable dans ces Ecoles que dans les Ecoles préparatoires ; chaque professeur peut donc consacrer à son enseignement un temps beaucoup plus long et lui donner tous les développements qu'il comporte ;

2° Par les titres exigés pour la nomination des professeurs ;

3° La scolarité, en vue du diplôme de pharmacien de 1re classe, peut être accomplie d'une manière complète dans les Ecoles de plein exercice de médecine et de pharmacie comme dans les Ecoles supérieures de pharmacie et dans les Facultés mixtes de médecine et de pharmacie (art. 8 du décret du 26 juillet 1885), mais les aspirants ne peuvent subir leurs examens probatoires que dans une Ecole supérieure ou une Faculté mixte de médecine et de pharmacie.

Circonscription des Facultés de médecine des Ecoles supérieures de pharmacie, des Ecoles de plein exercice et des Ecoles préparatoires de médecine et de pharmacie.

(Arrêté du 22 juillet 1871 modifié par arrêté du 31 juillet 1891).

ÉCOLES.	DÉPARTEMENTS qui en dépendent.	SESSIONS D'EXAMENS présidées par des professeurs
Ecole préparatoire d'Amiens.	Somme. Aisne. Oise.	De la Faculté mixte de médecine et de pharmacie de Lille.
Ecole préparatoire d'Angers.	Maine-et-Loire. Mayenne. Sarthe.	De la Faculté de médecine et de l'Ecole supérieure de pharmacie de Paris.
Ecole préparatoire d'Arras.	Pas-de-Calais.	De la Faculté mixte de médecine et de pharmacie de Lille.
Ecole préparatoire de Besançon.	Doubs. Jura. Haute-Saône. Territoire de Belfort Vosges.	De la Faculté de médecine et de l'Ecole supérieure de Nancy.
Ecole préparatoire de Caen.	Calvados. Manche. Orne. Eure-et-Loir.	De la Faculté de médecine et de l'Ecole supérieure de pharmacie de Paris.
Ecole préparatoire de Clermont.	Puy-de-Dôme. Cantal. Haute-Loire. Allier. Loire. Lozère. Aveyron.	De la Faculté mixte de médecine et de pharmacie de Toulouse.
Ecole préparatoire de Dijon.	Côte-d'Or. Haute-Marne. Nièvre. Yonne. Saône-et-Loire.	De la Faculté mixte de médecine et de pharmacie de Lyon.

ÉCOLES	DÉPARTEMENTS qui en dépendent	SESSIONS D'EXAMENS présidées par des professeurs.
Ecole préparatoire de Grenoble.	Isère. Hautes-Alpes. Ardèche. Drôme. Savoie. Haute-Savoie. Ain.	De la Faculté mixte de médecine et de pharmacie de Lyon.
Ecole préparatoire de Limoges.	Haute-Vienne. Corrèze. Dordogne. Lot.	De la Faculté mixte de médecine et de pharmacie de Bordeaux.
Ecole de plein exercice de Marseille.	Bouches-du-Rhône Corse. Basses-Alpes. Alpes-Maritimes. Var. Vaucluse. Gard. Aude. Pyrén.-Orientales.	De la Faculté de médecine et de l'Ecole supérieure de pharmacie de Montpellier.
Ecole de plein exercice de Nantes.	Loire-Inférieure. Vendée. Deux-Sèvres. Charente. Charente-Infér.	De la Faculté de médecine et de l'Ecole supérieure de pharmacie de Paris.
Ecole préparatoire de Poitiers.	Vienne. Indre. Creuse.	De la Faculté mixte de médecine et de pharmacie de Bordeaux.
Ecole préparatoire de Reims.	Marne. Seine-et-Marne. Ardennes. Aube. Meuse.	De la Faculté de médecine et de l'Ecole supérieure de pharmacie de Nancy.
Ecole préparatoire de Rennes.	Ille-et-Vilaine. Côtes-du-Nord. Finistère. Morbihan.	De la Faculté de médecine et de l'Ecole supérieure de pharmacie de Paris.

ÉCOLES	DÉPARTEMENTS qui en dépendent.	SESSIONS D'EXAMENS présidées par des professeurs
Ecole préparatoire de Rouen.	Seine-Inféireure. Eure. Seine-et-Oise.	De la Faculté de médecine et de l'Ecole supérieure de pharmacie de Paris.
Ecole préparatoire de Tours.	Indre-et-Loire. Loir-et-Cher. Loiret. Cher.	De la Faculté de médecine et de l'Ecole supérieure de pharmacie de Paris.
Faculté de Bordeaux.	Gironde. Landes. Basses-Pyrénées. Lot-et-Garonne. Hautes-Pyrénées.	De la Faculté mixte de médecine et de pharmacie de Bordeaux.
Faculté de Toulouse.	Haute-Garonne. Gers. Ariège. Tarn. Tarn-et-Garonne.	De la Faculté mixte de médecine et de pharmacie de Toulouse.

Les étudiants, qui suivent les cours des Ecoles ou Facultés, sont tenus conformément au décret du 21 juillet 1897, relatif au régime scolaire et disciplinaire des Universités, en vigueur depuis le 1er janvier 1898, de se faire inscrire sur le registre d'immatriculation, établi dans les conditions énumérées dans les articles 1 à 25 de ce décret.

Ils sont tenus de prendre les inscriptions réglementaires, de suivre les travaux pratiques obligatoires et de passer les examens de fin d'année et semestriels.

Ces formalités accomplies, ils sont admis à passer leurs examens probatoires.

4° — La quatrième condition pour obtenir le diplôme de pharmacien, est de subir des examens probatoires.

Ces examens comprennent des matières, qui sont les mêmes pour les grades de pharmacien de première classe et de deuxième classe, et qui ont été ainsi fixées *par le décret du 24 juillet* 1889.

Le Président de la République française,
Sur le rapport du Ministre de l'Instruction publique et des Beaux-Arts,
vu l'article 14 du décret du 26 juillet 1885.

Le Conseil supérieur de l'Instruction publique entendu ;

Décrète :

ARTICLE 1er. — Les matières des examens probatoires pour les grades de pharmacien de première et de deuxième classes sont les suivantes :

Premier examen.

Sciences physico-chimiques. Application de ces sciences à la pharmacie.

Epreuve pratique : Analyse chimique.

Epreuve orale : Physique. — Chimie. — Toxicologie.

Deuxième examen.

Sciences naturelles. Applications à la pharmacie.

Epreuve pratique ; Micrographie.

Epreuve orale : Botanique. — Zoologie. — Minéralogie et hydrologie.

Il est accordé quatre heures pour l'épreuve pratique de chimie et deux heures pour l'épreuve pratique de micrographie ; ces épreuves sont éliminatoires.

Troisième examen.

1re Partie. Sciences pharmaceutiques proprement dites.

Epreuve pratique : Essai ou dosage d'un médicament. — Reconnaissance de médicaments simples ou composés.

Epreuve orale : Pharmacie chimique et galénique. — Matière médicale.

2e Partie. Préparation de huit médicaments chimiques ou galéniques. — Interrogations sur ces préparations.

Quatre jours sont accordés pour la deuxième partie de l'examen.

Cette deuxième partie du troisième examen pourra être remplacée après avis de l'Ecole ou de la Faculté mixte par une thèse contenant des recherches personnelles.

ART. 2. — Les candidats refusés à la 2e partie du troisième examen conservent le bénéfice de la première partie.

Dans les Ecoles supérieures et les Facultés mixtes, le délai d'ajournement est fixé à trois mois au minimum.

Les étudiants refusés à l'une ou l'autre de ces épreuves dans les Ecoles de plein exercice et préparatoires pendant la session d'août, sont ajournés à la session de novembre suivant.

Aucun délai n'est exigé entre les examens probatoires subis avec succès.

ART. 3. — Les dispositions du présent décret sont exécutoires à dater du 1er janvier 1890.

Les étudiants en cours d'examen peuvent terminer ces épreuves suivant le régime actuellement en vigueur jusqu'au 1er novembre 1892.

Art. 4. — L'article 14 du décret du 26 juillet 1885 et les dispositions contraires à celles du présent décret sont abrogés.

Fait à Paris, le 24 juillet 1889.   Carnot.

Par le Président de la République :

Le Ministre de l'Instruction publique et des Beaux-Arts,

A. Fallières.

2° — Législation relative à l'exercice de la pharmacie.

L'exercice de la pharmacie, abandonné à des mains inexpérimentées inhabiles ou imprudentes, aurait entraîné les dangers les plus graves pour la sécurité publique.

Il importait d'ailleurs, dans l'intérêt des pharmaciens eux-mêmes, de circonscrire, dans de justes limites, l'exercice de cette honorable profession, d'en tracer les règles, et d'attacher des pénalités, souvent rigoureuses, à l'infraction des devoirs qu'elle leur impose.

Il importait, en outre, de protéger la santé publique, contre les empiétements de la pharmacie sur la médecine et réciproquement, et contre les ruses du charlatanisme ; de là, les nombreuses dispositions législatives qui ont pour but de régler l'exercice et la police de cette profession.

Dans un mémoire remarquable présenté en 1815, l'Ecole supérieure de pharmacie de Paris disait ce qui suit : « ce n'est pas assez de former des hommes instruits dans l'art de préparer les médicaments ; ce n'est pas assez de n'admettre au titre légal que des hommes qui ont donné les preuves suffisantes de leur capacité ; il faut encore qu'ils remplissent tous les devoirs de leur profession ; il faut surtout écarter avec soin de l'emploi périlleux et délicat de préparer et de vendre des médicaments des mercenaires avides ou ignorants, des charlatans effrontés qui se font un jeu de la vie de leur semblable. »

Il résulte de cette déclaration qu'une bonne loi, une loi complète sur la pharmacie doit s'occuper à la fois de la pharmacie comme science et de son exercice comme profession.

C'était la pensée qui avait guidé le législateur de la loi du 21 germinal an XI et c'était aussi à satisfaire ce double but que s'étaient appliqués tous les auteurs des projets de réforme de la loi sur la pharmacie proposés jusqu'en 1845.

Depuis cette époque, les nombreux projets de loi élaborés sur la pharmacie, ont trait seulement à l'exercice de cette profession.

Leurs u teurs ont pensé qu'il ne fallait pas inscrire dans la loi de dispositions relatives à l'enseignement et cela pour les raisons suivantes indiquées par le comité consultatif d'hygiène publique de France : « les conditions d'études et de scolarité changent chaque fois que la science accomplit un progrès. Formuler, dans une loi, les dispositions jugées bonnes aujourd'hui, serait condamner les générations qui suivent à une immobilité préjudiciable à l'instruction médicale. On ne comprendrait pas que le programme des études ne puisse pas être journellement tenu au courant de la science. On conçoit au contraire qu'une loi doit régir les conditions d'exercice de la médecine et de la pharmacie, parce que les intérêts du corps médical et pharmaceutique exigent sur ce point une certaine stabilité. »

Les nouveaux projets de loi, soumis en ce moment aux pouvoirs publics portent donc exclusivement sur l'exercice de la pharmacie c'est-à-dire sur les conditions exigées pour exercer la profession de pharmacien.

Nous avons vu que nul ne peut exercer la profession de pharmacien s'il n'est pourvu d'un diplôme, et s'il n'a rempli les formalités exigées par la loi (article 25 de la loi du 21 germinal an XI).

Nous avons vu comment s'obtenait le diplôme; examinons maintenant les formalités que la loi exige pour l'exercice de la profession. Ces formalités sont indiquées *in fine* dans l'article 16 de la loi de germinal ainsi conçu : « L'aspirant reçu recevra des Jurys ou des Ecoles un diplôme, qu'il présentera, à Paris, au préfet de police, et dans les autres villes, au préfet des départements, devant lequel il prêtera le serment d'exercer son art avec fidélité et probité. Le préfet lui délivrera sur son diplôme l'acte de prestation de serment. »

D'après un avis du Conseil Royal de l'Université, ce serment n'a rien de politique, ainsi que le démontre le texte suivant :

Pharmacie. — Prestation de serment.

Aujourd'hui mil neuf cent Par devant nous, Conseiller d'Etat, Préfet de police, est comparu M. âgé de ans, natif de département d lequel nous a représenté un diplôme en date du duquel il résulte que le dit S^r ayant subi divers examens, tant théoriques que pratiques, sur les préparations chimiques et pharmaceutiques, il a été reconnu avoir les connaissances nécessaires pour exercer la profession de pharmacien. Nous requérant de recevoir le serment exigé par l'article 16 du titre III de la loi du 21 germinal an XI (11 avril 1803), contenant organisation des écoles de pharmacie, à l'effet d'exercer à ladite profession, et d'être inscrit sur le registre des pharmaciens ouvert à la préfecture ;

Et de suite le dit S^r a prêté devant nous le serment ci-après :

« Je jure d'exercer ma profession avec fidélité et probité. »

Sur quoi nous, Conseiller d'État, Préfet de police, nous avons donné acte audit S^r de sa prestation de serment.

Ordonnons, en conséquence, qu'il sera inscrit sur le registre des pharmaciens tenu à la préfecture.

Fait à Paris, le jour, mois et an que dessus ; et a le dit S^r signé avec nous.

Le Conseiller d'Etat, Préfet de police,
Signature du Requérant.

Par le Conseiller d'Etat, Préfet de police.
Le Secrétaire-général.

Les articles 21 et 22 de la loi de germinal ajoutaient :

ART. 21. — « Dans le délai de trois mois, après la publication de la présente loi, tout pharmacien, ayant officine ouverte, sera tenu d'adresser copie de son titre à Paris, au Préfet de police, et dans les autres villes, au préfet du département.

ART. 22. — « Ce titre sera également produit par les pharmaciens dans les délais indiqués, aux greffes des tribunaux de 1re instance, dans le ressort desquels se trouve placé le lieu où les pharmacies sont établies. »

On s'est demandé si ces deux articles étaient encore applicables, et si, conformément à l'article 21, les pharmaciens étaient tenus d'adresser copie légalisée de leur titre à Paris, au préfet de police, et dans les autres villes, au préfet du département, et si, de plus, conformément à l'article 22, ils devaient également produire ce titre aux greffes des tribunaux de première instance dans le ressort duquel se trouve placé le lieu où ils exercent.

M. Laterrade (*Code expliqué des pharmaciens*, pages 48 et suivantes) pense que les obligations et les délais fixés par les articles 21 et 22, étant seulement des mesures de régularisation, sont aujourd'hui sans application, et il conclut en disant *que les seules formalités prescrites par la loi aux pharmaciens pour exercer leur profession sont toutes réunies dans l'article XVI de la loi de germinal, et se résument par ces mots :*

1° Obtention d'un diplôme régulier devant une Ecole ;

2° Présentation de ce diplôme à Paris au préfet de police et dans les autres villes, au préfet du département, fonctionnaires devant lesquels sera faite la prestation du serment.

Nous partageons complètement l'avis de M. Laterrade et avec lui nous dirons, que les seules formalités exigées par la loi de germinal qui nous sert encore de règle aujourd'hui, pour exercer la profession de pharmacien, sont les suivantes :

1° Obtenir un diplôme régulier devant une École.

2° Présenter ce diplôme, à Paris, au préfet de police dans les autres villes au préfet de son département, et prêter, devant ces magistrats, le serment exigé par l'article XVI de la loi du 21 germinal.

Comme on le voit, la prestation du serment est une des conditions exigées par la loi pour exercer la pharmacie.

On néglige le plus souvent de remplir cette formalité, et l'on a tort parce qu'elle est obligatoire. Il a été en effet jugé *que le pharmacien qui tient officine ouverte ou vend des médicaments avant d'avoir prêté le serment exigé par les articles XVI et XXV de la loi de germinal,* est puni des peines indiquées par l'article 36 de cette loi, à laquelle se réfère la loi du 29 pluviôse an XIII, qui prononce contre les contrevenants une amende de 25 à 600 francs et en cas de récidive, un emprisonnement de 3 à 10 jours. (Ainsi jugé : Affaire Allorge, Paris, 1850 : Voir Dalloz périodique, *Répertoire de jurisprudence,* article *Serment,* 51.2.171.)

Une fois le diplôme obtenu, le serment prêté, le pharmacien est libre de s'établir :

A. — S'il est de première classe, il a le droit de s'établir et d'exercer sa profession dans toute l'étendue du territoire français.

B. — S'il est de seconde classe il ne pouvait s'établir et exercer sa profession que dans l'étendue du département pour lequel il avait été reçu ; mais depuis la loi du 19 avril 1898, les pharmaciens de deuxième classe peuvent désormais exercer sur tout le territoire de la République. Cette disposition si importante leur confère, au point de vue professionnel, des prérogatives égales à celles dont avaient joui uniquement les pharmaciens de 1re classe.

En conséquence, comme nous l'avons déjà dit, les aspirants au titre de 2e classe n'ont plus à déclarer, comme précédemment, le département dans lequel ils se proposent d'exercer et aucune mention de ce genre ne figure désormais sur leur diplôme.

Quels sont les droits accordés aux pharmaciens par la loi ? — Les pharmaciens ont seuls le droit : 1° d'obtenir une patente pour exercer la profession de pharmacien ; 2° d'ouvrir une officine ; 3° de préparer ou vendre des médicaments.

Cela résulte de l'article XXV de la loi du 21 germinal an XI, ainsi conçu :

ARTICLE XXV. — Nul ne pourra obtenir de patente pour exercer la profession de pharmacien, ouvrir une officine de pharmacie, préparer, vendre ou débiter aucun médicament, s'il n'a été reçu suivant les formes voulues jusqu'à présent, ou s'il ne l'est dans l'une des Écoles de pharmacie ou par l'un des jurys, suivant celles établies par la présente loi et après avoir rempli toutes les formalités qui y sont prescrites.

Ici se présentent plusieurs questions très importantes que nous allons examiner avec le plus grand soin.

1° Un pharmacien a-t-il le droit d'avoir plusieurs officines ? 2° Un individu non pharmacien peut-il être propriétaire d'une pharmacie dans laquelle il placerait un pharmacien légalement reçu? 3° Le pharmacien est-il commerçant ? Si oui, quelles sont les conséquences de cette qualité ?

1re *Question.* — Un pharmacien a-t-il le droit d'avoir plusieurs officines ?

L'affirmative, soutenue par Laterrade (1), Briand et Chaudé (2) est combattue par M. Trébuchet (3).

Voici les raisons invoquées par M. Trébuchet :

« Au nombre des abus que fait naître l'exercice de la pharmacie, on doit mettre en première ligne, la tenue de plusieurs officines par un seul pharmacien.

« La loi de germinal ne s'est point expliquée d'une manière formelle à cet égard ; cependant, en combinant entre elles, ses dispositions, il est aisé de se convaincre qu'elle n'a point entendu permettre à un pharmacien d'avoir plusieurs officines ; s'il en était autrement, comment aurait-elle obligé les pharmaciens à tenir sous clef et à ne vendre qu'eux-mêmes les substances vénéneuses, et autres articles, obligation qui exige leur présence dans leurs officines ?

« Il faut remarquer en outre, toutes les fois que la loi parle d'un pharmacien seul, le mot officine est toujours au singulier ; si l'on s'arrête au sens moral de la loi, la solution sera encore plus facile.

____

(1) *Code expliqué des pharmaciens*, page 126.
(2) *Traité de médecine légale*, page 148.
(3) *Traité de jurisprudence de la médecine et de la pharmacie*, page 321.

« Pourquoi, si la loi avait voulu laisser les pharmaciens maîtres d'établir autant d'officines qu'ils eussent voulu, les eût-elle astreints à toutes les précautions qu'elle leur impose ?

« N'est-il pas évident que ces précautions seraient illusoires, si un pharmacien avait à la fois deux, trois, quatre officines ? Ne lui serait-il pas impossible d'exercer cette surveillance rigoureuse qui lui est prescrite, et par le fait de ce cumul, ne serait-il pas forcé de confier la direction de ses nombreux établissements à des individus qui n'auraient pas qualité suffisante.

« Pour toutes ces raisons, dit Trébuchet, on doit conclure qu'un pharmacien n'a pas le droit d'avoir plusieurs officines, et qu'il pourrait être poursuivi dans le cas où il en tiendrait plusieurs. »

L'opinion émise par M. Trébuchet a été confirmée : 1° par un avis motivé du comité de l'intérieur, en date du 26 novembre 1828 ; 2° par un arrêt de la Cour de Paris en date du 8 juillet 1833 ; 3° par un jugement du tribunal de la Seine du 28 janvier 1835, rapportés dans le *Répertoire de jurisprudence* de Dalloz, années précitées.

Nous tirerons de cette discussion la conclusion suivante :

Un pharmacien n'a pas le droit d'avoir plusieurs officines.

Les nouveaux projets de loi sur la pharmacie ont eu le soin de dire: aucun pharmacien ne peut tenir plus d'une officine ouverte.

2° *Question.* — Un individu non pharmacien peut-il être propriétaire d'une pharmacie dans laquelle il placerait un pharmacien légalement reçu ?

Cette question, que l'on désigne sous le nom de question des *prête-noms*, est une question qui a été pendant très longtemps controversée et qui a donné lieu à des jugements souvent contradictoires. Dans le langage de la pharmacie, on appelle prête-nom celui qui, pourvu d'un diplôme, consent à diriger une officine pour un salaire quelconque.

Les prête-noms sont, en général, des jeunes gens, nouvellement reçus pharmaciens, mais n'ayant eux-mêmes ni les moyens pécuniaires, ni le crédit suffisant pour établir une pharmacie pour leur compte particulier ; ce sont encore des pharmaciens, autrefois établis, ayant abandonné leur profession, et parmi lesquels il peut s'en trouver qui n'offrent point cette garantie de principes et de délicatesse, sans laquelle il ne peut y avoir de rigoureuse exactitude dans la préparation des médicaments et dans les nombreux détails de la bonne tenue d'une officine.

Les individus qui ont recours à des prête-noms pour faire gérer la pharmacie qui leur appartient, sont des hommes ou entièrement étrangers à la pharmacie, ou exerçant une profession, une industrie qui a quelques points de contact avec la science du pharmacien, tels que droguistes, épiciers, herboristes, médecins, pharmaciens non reçus : mais, dans la plupart des cas, ce sont des hommes intéressés, cupides qui, dans un but de lucre, ont recours à d'autres titres et à d'autres droits que ceux qui découlent de leur instruction, de leur expérience et de leur position sociale.

Les arrangements, que les pharmaciens prête-noms contractent avec les propriétaires des officines sont toujours plus ou moins fictifs et reposent sur deux espèces d'écrits :

1° L'un secret, qui contient les véritables conditions du contrat ;

2° L'autre ostensible qui a pour but d'éluder les lois et la surveillance de l'autorité, et que le pharmacien prête-nom et le propriétaire de l'officine produisent selon les circonstances.

Le plus souvent, les pharmaciens prête-noms s'engagent, moyennant un salaire quelquefois dérisoire, soit à rester à la tête de l'officine, mais sous les ordres et la dépendance du propriétaire, soit à être plus ou moins étrangers à la pharmacie en n'y résidant pas.

Les abus, qui résultent de l'existence d'officines appartenant à des individus non pharmaciens et dirigées par des pharmaciens prête-noms, sont nombreux.

Le pharmacien prête-nom, réduit au simple rôle d'employé, n'a qu'une autorité nominale et qu'une liberté d'action illusoire. Placé sous la dépendance du propriétaire, qui n'a établi l'officine que dans des vues d'intérêt pécuniaire, il n'est plus maître d'apporter dans le choix et la préparation des médicaments les soins que sa conscience lui commande. De plus, si comme cela arrive souvent, il ne réside pas dans la pharmacie, l'officine se trouve gérée par un homme étranger à la profession ou par des élèves seulement.

Les inconvénients graves, qui peuvent résulter de ces abus, ont éveillé l'attention de l'administration et elle a cherché à les faire cesser.

La jurisprudence a varié souvent sur la question des prête-noms.

Pendant longtemps, elle a paru reconnaître le droit, pour un individu non pharmacien, d'être propriétaire d'une pharmacie à la tête de laquelle il placerait un pharmacien légalement reçu ; mais, aujourd'hui elle a décidé par de nombreux arrêts rapportés dans le *Répertoire de jurisprudence* de Dalloz (article *Prête-noms*) qu'une pharmacie ne peut être gérée que par son propriétaire et que le diplôme et la propriété de l'officine doivent reposer sur la même tête.

3° *Question*. — Le pharmacien est-il commerçant ?

Cette question, que nous avons soulevée, il y a déjà longtemps, dans un rapport que nous avons adressé à l'Association générale des pharmaciens de France, intéresse au plus haut degré les pharmaciens, car elle entraîne, suivant qu'elle est résolue dans un sens ou dans un autre, des conséquences extrêmement graves.

Si le pharmacien est commerçant, il est soumis à toutes les obligations et a droit à toutes les prérogatives attachées à ce titre par le législateur ; sinon, il doit être étranger aux charges et aux bénéfices qu'entraîne cette qualité.

Quelles sont les obligations et les prérogatives des commerçants ?

Plusieurs obligations principales sont imposées aux commerçants : 1° se munir d'une patente ; 2° tenir des livres de commerce ; 3° faire publier leur contrat de mariage ainsi que les jugements de séparation de corps et de biens intervenus entre eux et leurs femmes ; 4° ils sont justiciables des tribunaux de commerce ; 5° ils peuvent tomber en faillite.

Ces obligations, en apparence bénignes, sont au contraire rigoureuses, ainsi que le démontrent les articles suivants :

1° La patente du commerçant est toujours plus élevée que celle des personnes exerçant des professions libérales, car elle se compose de deux droits (droit fixe et droit proportionnel), tandis que celle des personnes exerçant une profession libérale ne se compose que d'un droit proportionnel ;

2° Le commerçant, qui ne tient pas ou qui tient mal les livres de commerce exigés par le Code de commerce « livre-journal, livre d'inventaire, livre copie de lettres », s'expose :

A. En cas de faillite, à être déclaré banqueroutier simple et à passer en police correctionnelle ;

B. En cas de contestation, à perdre son procès, car on n'admet en justice que les livres exigés par la loi et régulièrement tenus ;

3° Le commerçant, qui oublie de faire publier son contrat de mariage, peut être déclaré banqueroutier simple, dans le cas où il tomberait en faillite ;

4° Les personnes exerçant une profession libérale ne sont point justiciables des tribunaux de commerce et si elles font de mauvaises affaires, elles ne tombent qu'en déconfiture, ce qui ne présente qu'une gravité relative ; tandis que les commerçants sont justiciables des tribunaux de commerce et en cas de mauvaises affaires, ils tombent en faillite, situation très dangereuse et déshonorante.

Il est juste d'ajouter, qu'en compensation des obligations qui leur sont imposées, les commerçants jouissent de certaines prérogatives :

1° Ils élisent les membres des tribunaux de commerce ;

2° Ils peuvent faire partie des tribunaux de commerce et des chambres de commerce.

On voit combien est importante la question que nous nous proposons d'étudier :

Que doit-on entendre par commerçant ?

L'article premier du Code de commerce dit : « Le commerçant est celui qui exerce des actes de commerce et qui en fait sa profession habituelle. »

Donc pour constituer la qualité de commerçant, il faut deux conditions : 1° exercer des actes de commerce ; 2° faire de l'exercice de ces actes sa profession habituelle.

Examinons séparément ces deux conditions.

L'article 632 du Code de commerce répute acte de commerce : « tout achat de denrées et de marchandises, pour les revendre soit en nature, soit après les avoir travaillées et mises en œuvre. »

En achetant des substances premières, qu'il a seul le droit de vendre au poids médicinal, en vertu de son diplôme, qu'il est obligé d'analyser, qu'il ne revend presque jamais en nature, et auxquelles il fait subir des préparations spéciales, conformément aux ordonnances des médecins, le pharmacien fait-il un acte de commerce, dans toute l'acception propre et rigoureuse de l'article 632 ?

Nous ne le pensons pas, et nous sommes heureux de constater que notre opinion est partagée par des jurisconsultes éminents.

Nous lisons, en effet, dans le *Répertoire de jurisprudence* de Dalloz (*Actes de commerce*, section 2, article 1, § 3, n° 106) ce qui suit : « Les pharmaciens ne font pas acte de commerce, en achetant les matières premières qu'ils revendent sous forme de produits nouveaux : ils ne sont pas commerçants. En effet, ce qui fait le prix des préparations pharmaceutiques, ce n'est pas la valeur vénale (valeur à peu près nulle) des subtances qui les composent, mais la science du pharmacien, science dont l'exercice est une profession non moins libérale que la médecine. »

M. Nouguier (*Traité de jurisprudence*, t. I, p. 380) et Orillard (*Traité de jurisprudence*, n° 278) sont également du même avis.

Nous lisons encore dans le *Répertoire de législation* de Dalloz, (titre *Commerçant*, article 2, § 1, n° 31) : ce qui suit : « le pharmacien est-il commerçant ? Cette question est très controversée.

« A l'appui de l'opinion qui les déclare commerçants, on invoque cette considération, qu'ils ne se bornent pas à vendre des remèdes magistraux (car s'il en était ainsi, on reconnaît qu'ils ne seraient pas commerçants) mais qu'ils vendent aussi des substances médicamenteuses simples et des remèdes préparés à l'avance ou remèdes officinaux.

« On ajoute que l'article 32 de la loi du 21 germinal an XI, résout la question, en défendant aux pharmaciens de faire dans les mêmes lieux ou officines un autre commerce que celui des drogues et des préparations médicinales.

« Au soutien de l'opinion contraire, vers laquelle nous inclinons, dit Dalloz, on fait observer que les pharmaciens exercent une profession essentiellement libérale ; qu'ils sont soumis à des conditions de capacité ; que ce qui constitue principalement l'exercice de leur art, c'est la préparation des remèdes composés prescrits par les médecins ; que ces remèdes tirent presque toute leur valeur de la science qui préside à leur confection ; que si les pharmaciens vendent quelques substances, sans leur avoir fait subir de manipulation, ce n'est là, de leur part, qu'un fait accidentel, un acte purement accessoire à l'exercice de leur profession, et qu'enfin il ne faut pas prendre à la lettre le mot commerce, employé par l'article 32 de la loi du 21 germinal an XI ; *cet article n'ayant eu d'autre objet que d'interdire aux pharmaciens de vendre dans leur officine autre chose que des drogues et des préparations médicinales.*

Sous le numéro 32, même titre de commerçant, Dalloz, ajoute : « la jurisprudence n'est point encore fixée sur la question qui nous occupe. D'une part, la Cour de Montpellier a dénié aux pharmaciens la qualité de commerçant, par un arrêt du 19 février 1836 ; mais d'autres Cours la leur ont au contraire reconnue (Metz, 1813, — Caen, 1840. — Rouen, 30 mai 1840) ». Il est intéressant de citer les motifs de l'arrêt de la Cour de Montpellier, qui semblent absolument décisifs dans la question :

« La Cour, *attendu que si l'article 1 du Code de commerce déclare* commerçants ceux qui exercent des actes de commerce et en font leur profession habituelle, *et si l'article 632 du même Code répute acte de commerce* tout achat de denrées et de marchandises pour les revendre, soit en nature, soit après les avoir travaillées et mises en œuvre, *cela ne doit s'entendre que d'un travail qui a pour objet le perfection-*

nement de la marchandise sans en dénaturer la substance, et par lequel la marchandise ne cesse pas d'être l'objet dont la mise en œuvre n'est que l'accessoire ; — *que si, dans certains cas, les pharmaciens revendent des objets qu'ils ont achetés*, sans même les avoir manipulés, *ces actes, purement accidentels, ne sont pas constitutifs de l'exercice de leur profession ; — que les pharmaciens sont soumis par la loi à des conditions de capacité ; — qu'ils subissent des épreuves et examens scientifiques, et qu'ils ont été institués dans un intérêt public pour préparer et vendre les compositions chimiques et médicaments, sous la garantie de leur savoir et de leur expérience ; — qu'ainsi on* ne peut pas dire qu'ils revendent des matières premières, mais des produits nouveaux qu'ils ont fabriqués, que, *dès lors, ils ne doivent pas être classés parmi les commerçants.* — Par ces motifs, etc., etc., »

A toutes ces raisons de jurisprudence, nous ajouterons ce motif tiré du droit lui-même : « L'achat d'une marchandise cesse d'être commercial, si la chose achetée ne demeure pas principale, lors de la revente » (art. 2, n° 2, article *Commerçant*, Dalloz).

Or, lorsqu'un pharmacien achète des drogues, qu'il revend sous forme de potions, collyres, pilules, etc., etc., la drogue demeure-t-elle principale dans la préparation vendue ? Evidemment non.

Il n'en est pas ainsi pour les commerçants ordinaires ; lorsqu'un négociant achète de l'eau-de-vie, du vin, du lard, du drap, etc., dans ce cas la chose achetée demeure principale *lors de la revente*, par conséquent l'achat est commercial.

Si nous admettons que le pharmacien n'exerce pas des actes de commerce, nous devons en conclure qu'il ne fait pas de l'exercice de ces actes sa profession habituelle. Il n'est donc pas commerçant puisqu'il ne remplit pas les deux conditions qui constituent cette qualité, d'après l'article 1 du Code de commerce.

En déclarant que le pharmacien exerce une profession libérale et non un commerce, nous serons de l'avis de Dalloz, qui dit au *Répertoire de jurisprudence*, titre *Médecine*, chapitre II, article 6, n° 190 : « Nous avons pensé que l'exercice de la pharmacie étant fondé sur la science de celui qui s'y livre, constitue une profession libérale et non un commerce. »

C'est ainsi, du reste, que s'exprimait la déclaration du roi de 1777 qui portait : « La pharmacie est une des branches de la médecine, elle exige des études et des connaissances approfondies, il est utile d'encourager une classe de nos sujets à s'en occuper uniquement, pour porter cette science au degré de perfection dont elle est susceptible, dans les différentes parties qu'elle embrasse et qu'elle réunit. »

Enfin, nous trouvons dans le rapport de Caret (du Rhône) sur le projet de loi, concernant l'organisation et la police de la pharmacie, présenté dans la séance du 17 germinal an XI, les paroles suivantes que nous reproduisons textuellement :

« Par un abus qui remonte jusqu'à l'établissement de la pharmacie en France, les apothicaires étaient confondus avec les marchands épiciers, en sorte que la préparation des médicaments était souvent confiée à des ignorants avides et qui en faisaient un objet de lucre. On comprit enfin que la pharmacie était moins un métier qu'une profession savante, et l'on mit, en 1777, entre les apothicaires et les épiciers une ligne de démarcation fondée sur la nature même des choses. Les premiers ne purent plus vendre au poids du commerce, ni les seconds au poids médicinal. La législation fit un pas de plus pour donner à la science pharmaceutique le degré d'importance qu'elle mérite ; on érigea le corps des pharmaciens de Paris, en un Collège de pharmacie qui devint dans sa partie l'émule de la Faculté de médecine. »

Pour tous ces motifs nous soutenons que le pharmacien ne doit pas être considéré comme un commerçant.

Mais supposons qu'adoptant la jurisprudence de certains tribunaux on déclare que le pharmacien est commerçant ; nous nous demanderons alors, et c'est là une question très importante, si c'est un commerçant ordinaire, et s'il doit être soumis à toutes les obligations rigoureuses imposées par le législateur à cette catégorie de citoyens.

Quelles sont les conditions exigées pour être commerçant ?

1° En général, tout individu, capable de contracter, peut faire des actes de commerce et devenir commerçant. Les personnes incapables de contracter (mineur, femme mariée) peuvent même, étant relevées de leur incapacité dans des conditions prescrites par la loi, acquérir la qualité de commerçant ;

2° Le commerçant s'établit librement, sans conditions d'âge ni de capacité ;

3° Il a la faculté d'exercer simultanément plusieurs commerces et d'avoir des établissements dans différents pays, ou différents endroits.

4° Il peut, à sa guise, s'associer avec une ou plusieurs personnes, et former avec elles une société en nom collectif, soit une société en commandite simple, soit une société en commandite par actions ;

5° S'il découvre ou perfectionne un produit, il peut le faire breveter et en tirer tout le parti convenable ;

6° Il n'est soumis, dans l'exercice de sa profession, à aucune condition de responsabilité ou de discrétion ;

7° Enfin, il peut profiter des dispositions testamentaires entre vifs, faites en sa faveur par une personne quelconque de sa clientèle.

En est-il ainsi du pharmacien ? Non.

C'est au pharmacien qu'il appartient de reconnaître, choisir, préparer, associer ou combiner les produits si nombreux et souvent si dangereux, que les trois règnes de la nature et les progrès de la science mettent à la disposition de l'homme pour le traitement de ses maladies ; l'ignorance ou la négligence du pharmacien peuvent compromettre les existences les plus précieuses ; il les tient en quelque sorte entre ses mains ; aucune profession n'est plus grave que la sienne ; aucune ne suppose des titres plus réels à la confiance, *car souvent les actes du pharmacien ne relèvent que de sa conscience* ; aussi le législateur de l'an XI a soumis le droit d'exercer la pharmacie, et son exercice lui-même, à des conditions multipliées et sévères et telles que nulle autre profession n'en subit de plus onéreuses.

1° Pour obtenir le diplôme de pharmacien, la loi exige trois années de stage dans une officine, trois années d'études exactement constatées par des examens sévères et nombreux ;

2° Arrivé à l'âge de 25 ans muni de ce diplôme, si laborieusement et si chèrement acquis, le pharmacien peut ouvrir une officine au risque d'attendre longtemps une clientèle, ou acheter à un haut prix une officine plus ou moins achalandée ; et là, placé sous le coup d'une responsabilité effrayante, qui lui impose un rigoureux esclavage, assujetti à des mesures réglementaires minutieuses, il n'a d'autre privilège, que celui de vendre, et seulement sur les ordonnances des médecins, les seuls médicaments inscrits au Codex, ou achetés par le gouvernement, ou approuvés par l'Académie de médecine, ou formulés, pour chaque cas particulier, par les docteurs en médecine ou officiers de santé (tous autres médicaments ou remèdes, étant qualifiés par la loi de remèdes secrets, il est interdit aux pharmaciens de les préparer ou de les vendre) ; il ne peut d'ailleurs exercer simultanément aucune autre profession que la sienne ;

3° Il a le droit de s'associer avec un autre pharmacien ; mais il lui est interdit de former avec une autre personne aucune espèce de société, même une société en commandite simple, car la loi veut qu'une pharmacie ne puisse être gérée que par son propriétaire, et elle exige que la propriété de l'officine et le diplôme reposent sur la même tête ;

4° Il n'est pas permis au pharmacien de faire breveter les compositions pharmaceutiques ou les remèdes qu'il découvre, ainsi que cela résulte de l'article 3 de la loi du 5 juillet 1844 sur les brevets, ainsi conçu : « Ne sont pas susceptibles d'être brevetées les compositions pharmaceutiques ou remèdes de toute espèce : lesdits objets demeurant soumis aux lois et règlements spéciaux sur la matière. »

Observons, en passant, que pour enlever le privilège du brevet aux médicaments, le rapporteur de la commission fit valoir que la pharmacie était, avant tout, une science et non un commerce. — Cela est écrit dans le rapport de la loi du 5 juillet 1844, et on peut le lire ;

5° Le pharmacien est soumis à toutes les règles imposées aux médecins, concernant le secret, la responsabilité, la capacité de recevoir les dons et les legs, règles que nous allons rapidement passer en revue.

Le malade doit donner à son médecin et à son pharmacien une confiance entière et sans réserve ; il faut qu'il puisse sans crainte et sans hésitation leur confier des secrets d'où peuvent dépendre son repos et son honneur ; les médecins et les pharmaciens doivent donc, de leur côté, s'imposer sur ces confidences le secret le plus inviolable. L'article 378 du Code pénal leur en fait, en outre, une obligation formelle. Article 378 du Code pénal : « Les médecins, pharmaciens et toutes autres personnes dépositaires, par état ou profession, des secrets qu'on leur confie, qui, hors le cas où la loi les oblige à se porter dénonciateurs, auront révélé des secrets, seront punis d'un emprisonnement d'un mois à six mois et d'une amende de 100 francs à 500 francs. »

Aux termes des articles 319 et 320 du Code pénal, les pharmaciens sont responsables des accidents graves qui peuvent résulter, dans leurs officines, de leur négligence, de leur inattention ou de l'inobservation des règlements.

Nos annales judiciaires sont pleines des nombreuses condamnations prononcées contre les pharmaciens dans les officines desquels des accidents s'étaient produits ; nous n'insistons pas.

6° Enfin, aux termes de l'article 909 du Code civil, « les docteurs en médecine et les *pharmaciens* qui auront traité une personne pendant la maladie dont elle meurt, ne pourront profiter des dispositions entre vifs ou testamentaires qu'elle aura faites en leur faveur, pendant le cours de cette maladie ».

Toutes ces raisons établissent que : si on déclare le pharmacien commerçant, on doit admettre que c'est un commerçant spécial, qui n'ayant pas les droits de tous les autres commerçants, ne doit pas être soumis à toutes les obligations qui leur sont imposées, et qu'il serait juste de créer pour lui une législation particulière, moins rigoureuse et plus équitable que celle qui le régit actuellement.

La question est très importante pour la profession de pharmacien ; aussi serait-il souhaitable que l'on introduisît dans le nouveau projet de loi sur l'exercice de la pharmacie, l'article suivant : *le pharmacien n'est pas commerçant.*

Espérons, cependant, que les pouvoirs publics finiront par comprendre que les conditions scientifiques, exigées des aspirants au diplôme de pharmacien, placent cette profession au rang des professions libérales et savantes, et qu'il importe de fortifier en elle ce caractère élevé avec toutes ces attributions. C'est le désir exprimé en ces termes, dès 1863, par la Société de pharmacie de Paris :

« Si la pharmacie doit être à bon droit considérée comme une profession libérale, si le développement des sciences dont elle est une des applications, si le nombre croissant des produits naturels ou artificiels employés en médecine, si surtout l'énergie effrayante des agents toxiques divers qu'il appartient aux pharmaciens de préparer pour l'usage médical, si enfin les applications progressives des sciences à l'hygiène publique et à l'industrie, dont les pharmaciens sont les conseillers populaires, exigent qu'ils offrent des garanties de savoir, de prudence, de loyauté et de désintéressement, n'est-ce pas à favoriser leurs aspirations libérales, à les élever dans la hiérarchie professionnelle et à leur assurer une juste considération que doivent tendre les efforts du législateur ? »

Nous ne savons si les législateurs voudront bien adopter un jour les considérations qui viennent d'être exposées. Peut-être les comprendraient-ils mieux, si le corps pharmaceutique qui compte aujourd'hui tant de jeunes pharmaciens instruits et distingués, cherchait à dépouiller par tous les moyens la pharmacie du caractère mercantile qu'elle semble encore posséder.

Un des meilleurs moyens serait, à notre avis, de transformer d'une manière complète l'installation des pharmacies. Peut-être trouvera-t-on que c'est une utopie ; mais qui ne sait que les utopies d'aujourd'hui peuvent devenir les réalités de demain.

A cette opulence massive de dorures et de glaces, à ces attributs et emblèmes fantastiques, à ces flacons polychrômes, à ces groupes de figurines et d'oiseaux, qui font ressembler certaines pharmacies à la boutique d'un brocanteur ou à un cabinet de tireur d'horoscopes, ne pourrait-on pas substituer avec avantage des établissements ayant un aspect imposant et sévère ?

L'idéal serait évidemment de supprimer la boutique sur la rue et d'ouvrir au public un véritable cabinet pharmaceutique ; c'est ce que dit avec très juste raison, M. Georges Dethan, dans une note professionnelle :

« Lorsque la loi prescrit au pharmacien, de *préparer* et *délivrer* le médicament, elle entend par là non seulement de le préparer selon les règles scientifiques, mais encore d'accompagner sa délivrance de tous les conseils utiles pour lui faire donner toute son efficacité.

« Si donc le pharmacien doit surveiller au laboratoire la préparation des médicaments, il doit, dans son cabinet, en faire lui-même la délivrance ; car, après le médecin, qui prescrit le médicament et indique *où et quand* il doit être pris, le pharmacien doit indiquer *comment* il doit être pris.

. . . .

« Et le pharmacien fermera ainsi le cycle de la consultation ouvert par le médecin.

« Mais cette consultation, ce n'est pas au milieu de la danse des pilons qu'elle doit être donnée : c'est dans le silence discret du cabinet ; car dans ce cadre, le malade (ou ses proches), comprendra que le pharmacien n'est pas seulement le videur et l'emplisseur de fioles qu'il paraît actuellement ; il comprendra que l'activité d'un traitement dépend non seulement des médicaments, mais encore de la manière dont ils sont préparés et appliqués ; il ne nous enverra plus ses domestiques comme il les envoie au marché ; il tiendra à profiter jusqu'au bout des avantages que la loi lui confère, il aura son pharmacien comme il a son médecin, il comprendra que cette dualité seule est cause de sa sécurité. »

Si la transformation désirable indiquée par M. G. Dethan n'est pas immédiatement réalisable, ne serait-il pas possible d'adopter pour l'installation des pharmacies, un plan analogue à celui qui a été proposé et suivi par de nombreux pharmaciens ?

Il consiste à diviser le local affecté à l'officine en deux parties : la première, formant pièce d'attente et séparée de la seconde ou pharmacie proprement dite par une balustrade à hauteur d'appui. C'est ce qui est réalisé dans de nombreuses administrations : Banque de France, Comptoir d'escompte, Postes, etc.

Cette barrière, placée entre le public et le pharmacien, vient utilement tempérer la hardiesse de certains clients fort disposés à contrôler les faits et gestes du préparateur ou qui, par leurs commentaires ou leurs fatigantes causeries, peuvent l'entraîner à de fatales distractions.

Ces deux parties de l'officine devant s'harmoniser avec la rigidité de tenue qui convient à un homme qui exerce une profession aussi grave que la pharmacie, seront installées avec une grande sobriété de luxe.

A la place de ces gigantesques enseignes qui portent les noms, les titres du pharmacien, l'énumération des produits chimiques, pharmaceutiques, orthopédiques, etc. etc., on substituerait une simple plaque indiquant seulement le nom du pharmacien.

A la place de ces étalages ornant ou, plus exactement, ridiculisant les devantures, on substituerait des stores ou des verres dépolis qui arrêteraient fort à propos les regards des badauds ou des désœuvrés ; car, il ne faut pas l'oublier, on ne vient dans une pharmacie que pour des êtres souffrants et la décence exige qu'on ne les transforme pas en un objet de curiosité ou de distraction pour les passants.

La question, qui vient d'être effleurée, quelque indifférente qu'elle paraisse au premier abord, mérite cependant de fixer l'attention de tous les pharmaciens vraiment soucieux de leur art. N'est-ce pas, en effet, le cas d'invoquer à ce propos le proverbe : qui veut la fin, veut les moyens. Pour dépouiller la profession de pharmacien du caractère mercantile qu'elle semble posséder aux yeux de beaucoup de personnes, n'est-il pas de la plus haute importance de chercher à donner aux établissements pharmaceutiques un caractère imposant et sévère qui les distinguera des boutiques des industriels et des marchands ? Ce serait un moyen de rehausser la profession aux yeux du *servum pecus* d'Horace, car, dans la vie, les plus petites causes produisent souvent les plus grands effets.

Le pharmacien, avons-nous dit, ne devrait pas être considéré comme un commerçant, mais, malgré la justesse de cette thèse qui, il faut l'espérer, finira par triompher, il est généralement admis aujourd'hui que le pharmacien est commerçant. Il est donc soumis, en cette qualité, aux obligations et aux charges imposées aux commerçants ; par suite :

1º Il doit se munir d'une patente ;

2º Tenir des livres de commerce ;

3º Faire publier son contrat de mariage ;

4º Il peut faire faillite ;

5º Il est justiciable des tribunaux de commerce.

Il importe d'examiner avec soin ces charges et ces obligations, car l'étude des questions qui s'y rattachent présente un intérêt pratique considérable.

1re Obligation. — *Le pharmacien doit se munir d'une patente.*

Qu'est-ce que la patente ? De quoi se compose-t-elle ? Comment peut-elle être calculée ? La patente est une contribution à laquelle est assujetti tout individu, français ou étranger, qui exerce en France un commerce, une industrie ou une profession, non compris dans les exceptions prévues par la loi du 25 avril-7 mai 1844.

Comme celle de tous les commerçants, la patente du pharmacien se compose de deux éléments :

1° D'un droit fixe, appelé aujourd'hui droit professionnel, qui est établi d'après l'importance relative de chaque profession ;

2° D'un droit professionnel qui varie suivant l'importance des locaux occupés par chaque patenté.

Le droit fixe ou droit professionnel, que le pharmacien doit payer, se calcule , comme pour toutes les professions contenues dans un tableau, appelé tableau A, eu égard à la population, et d'après un tarif général.

D'après la loi du 29 mars 1872, les pharmaciens sont divisés, comme les autres commerçants, en 3 classes distinctes :

Première classe. — Pharmaciens vendant en gros. A cette classe appartiennent : les droguistes, spécialistes ou pharmaciens qui vendent principalement à d'autres marchands ;

2e Classe. — Pharmaciens vendant en demi-gros ; dans cette catégorie se trouvent les droguistes, spécialistes ou pharmaciens qui vendent habituellement aux consommateurs et à d'autres marchands ;

3° Classe. — Pharmaciens vendant au détail. A cette catégorie appartiennent ceux qui vendent directement aux consommateurs. C'est dans cette classe que se trouvent la plupart des pharmaciens.

Le droit fixe ou professionnel à payer, pour chaque classe de pharmaciens varie, suivant le chiffre de la population des villes ou communes habitées par le pharmacien, et se détermine d'après le tableau suivant :

CLASSES	A PARIS	**Dans les communes**							
		au-dessus de 100.000 âmes	de 50.001 à 100.000 âmes	de 30.001 à 50.000 âmes	de 20.001 à 30.000 âmes	de 10.001 à 20.000 âmes	de 5.001 à 10.000 âmes	de 2.001 à 5.000 âmes	de 2.000 âmes et au-dessous
Première......	400	300	240	180	120	80	60	45	35
Deuxième......	200	150	120	90	60	45	40	30	25
Troisième.....	140	100	80	60	40	30	25	22	18

Le droit proportionnel, qui constitue le deuxième élément de l'impôt des patentes des commerçants, avait été fixé, par la loi du 29 mars 1872, au 1/10 de la valeur locative des immeubles occupés par le patentable, pour les patentables compris dans la première classe du tableau A ; et au 1/15 de la valeur locative pour les patentes compris dans la deuxième et la troisième classes du tableau A.

Une nouvelle loi des finances a fixé au 1/20 de la valeur locative le droit proportionnel pour les patentables compris dans les trois classes du tableau A.

Ces notions générales permettent de calculer le montant de la patente, élément important que chacun a besoin de connaître, lorsque l'on veut apprécier sérieusement les frais généraux que supporte ou supportera la pharmacie qu'on possède.

Un pharmacien s'établit dans une ville, dont la population est de 10.000 à 20.000 âmes. Le loyer de la maison où est établie la pharmacie est par hypothèse de 2.000 francs.

Quel sera le montant de la patente ?

Le droit fixe ou professionnel d'après le tableau A pour les pharmaciens de la troisième catégorie, c'est-à-dire, ceux qui vendent directement au public, est pour une ville de 10.000 à 20.000 âmes de . . . . 30 fr.

Le droit proportionnel ou 1/20 de la valeur locative sur 2.000 fr. est. 100

Total. 130

La patente d'un commerçant se constate habituellement à l'aide de la formule de la patente, qui contient les nom, prénoms, profession du patentable, tels qu'ils sont désignés au rôle.

Chaque commerçant, et par conséquent chaque pharmacien, en sa qualité de commerçant, doit se munir de la formule de sa patente, parce que, c'est à l'aide de ce certificat, qu'il établit la déclaration qu'il a faite entre les mains d'un agent du fisc, de la qualité de commerçant qu'il désire acquérir.

Cette formule lui est également nécessaire pour pouvoir se conformer aux articles 27, 28 et 29 de la loi du 25 avril — 7 mai 1844, sur les patentes.

2ᵉ Obligation.—*Le pharmacien doit tenir des livres de commerce.* En leur qualité de commerçants, les pharmaciens sont tenus d'avoir des livres de commerce qui retracent les opérations de leur commerce et qui permettent de voir constamment leur véritable situation.

Ils peuvent multiplier ces livres, selon l'étendue et la nature de leurs affaires, mais, il en est trois, qu'ils ne peuvent se dispenser de tenir.

Ces livres sont : *Le livre journal ; le livre copie de lettres ; le livre d'inventaires.*

Ces livres doivent être tenus conformément aux articles 8, 9, 10, 11, 12, 13, 14, 15, 16 et 17 du Code de commerce, dont toutes les dispositions peuvent se résumer de la manière suivante :

A. — Le livre journal est un livre, qui présente, jour par jour, les dettes et les créances des commerçants, les opérations de son commerce et généralement tout ce qu'il reçoit et paie à un titre quelconue, et qui énonce, mois par mois, les sommes employées à la dépense de la maison du commerçant.

B. — Le livre d'inventaire est un livre sur lequel le commerçant copie, année par année, un inventaire signé de lui, de ses effets mobiliers et immobiliers, de ses dettes actives et passives.

C. — Le registre copie de lettres est un livre sur lequel le commerçant copie toutes les lettres qu'il envoie.

Quant aux lettres missives qu'il reçoit, il est simplement obligé de les mettre en liasse.

Ces livres doivent :

1º Etre cotés et paraphés, dans la forme ordinaire et sans frais, soit par un juge du tribunal de commerce de l'arrondissement dans lequel réside le commerçant, soit par le maire de la commune où l'un de ses adjoints ;

2º Le livre journal et le livre d'inventaires doivent, en outre, être visés et paraphés une fois par année ;

3º Ils doivent être conservés pendant dix ans.

L'absence ou la mauvaise tenue des livres, exigés par la loi, entraînent les conséquences suivantes :

1º En cas de faillite, le commerçant peut être déclaré banqueroutier simple et puni correctionnellement ;

2º En cas de faux sur les livres de commerce, le commerçant est passible des peines édictées contre le faux en écritures publiques (Cour d'assises) ;

3º En cas de contestation le commerçant dont les livres n'existent pas ou sont mal tenus, s'expose à perdre son procès, car en justice on n'admet que les livres exigés par la loi et régulièrement tenus.

3ᵉ **Obligation.** — Comme tous les commerçants, le pharmacien doit *faire publier* :

1º Le régime stipulé dans son contrat de mariage ;

2º Les jugements de séparations de corps et de biens qui pourraient être prononcés entre eux et leurs femmes.

Cette publication, qui a pour but de faire connaître aux tiers quelles sont les garanties que leur présentent les époux, consiste dans l'affichage d'un extrait du contrat de mariage dans le mois de sa date, au prétoire du tribunal de commerce du domicile du commerçant.

L'extrait du contrat de mariage doit :

1° Contenir les noms, prénoms professions et demeures des époux ;

2° Annoncer si les époux sont mariés en communauté, s'ils sont séparés de biens, ou s'ils ont contracté sous le régime dotal (art. 67, C. com.). *Mais il n'est pas nécessaire qu'il indique le montant de l'apport des époux.*

Par qui doit être faite cette publication du contrat de mariage ?

Il faut distinguer deux cas :

1° *Si l'époux était commerçant au moment de son mariage* (c'est-à-dire dans le cas qui nous occupe, si le pharmacien était établi au moment de son mariage), la publication doit être faite par le notaire qui a reçu le contrat, sous peine d'amende, de destitution et de responsabilité envers les créanciers, s'il est prouvé que l'omission a été faite à la suite d'une collusion (art. 68, C. com.) ;

2° *Si l'époux n'est devenu commerçant qu'après son mariage* (c'est-à-dire pour le cas qui nous occupe, si le pharmacien ne s'établit qu'après son mariage), la publication du contrat de mariage doit être faite par le commerçant lui-même *sous peine d'être déclaré banqueroutier dans le cas où il tomberait en faillite* (art. 69, C. com.), et dans ce cas il serait puni des peines correctionnelles.

4° **Obligation.** — Le pharmacien, en sa qualité de commerçant *peut tomber en faillite.* Qu'est-ce que la faillite ?

La faillite est l'état d'un commerçant qui a cessé ses paiements. Il faut donc, d'après cette définition, pour tomber ou être déclaré en faillite, le concours de deux conditions : 1° être commerçant ; 2° cesser ses paiements.

On voit toute l'importance que présente la question de savoir si le pharmacien est commerçant.

Si le pharmacien n'était pas déclaré commerçant, il ne pourrait pas tomber en faillite, et s'il devenait insolvable pour des raisons qui peuvent être quelquefois en dehors de ses prévisions et le surprendre, il tomberait seulement en déconfiture, ce qui est beaucoup moins dangereux.

En effet, la situation du commerçant failli, et qui *n'a pas rempli les obligations imposées par le Code de commerce,* peut devenir extrêmement grave, ainsi que cela résulte des articles 585, 586 et 591 du Code de commerce ainsi conçus :

Art. 585. — Sera déclaré banqueroutier simple (et par conséquent puni de peines correctionnelles) tout commerçant failli qui se trouvera dans un des cas suivants :

1° Si ses dépenses personnelles ou les dépenses de sa maison sont jugées excessives ;

2° S'il a consommé de fortes sommes soit à des opérations de pur hasard, soit à des opérations fictives de Bourse ou de marchandises ;

3° Si dans l'intention de retarder sa faillite, il a fait des achats pour revendre au-dessous des cours ; si, dans la même intention, il s'est livré à des emprunts, circulations d'effets, ou autres moyens ruineux de se procurer des fonds ;

4° Si, après une cessation de paiements, il a payé un créancier au préjudice de la masse.

Art. 586. — Pourra être déclaré banqueroutier simple, le commerçant qui se trouvera dans un des cas suivants :

1° S'il a contracté pour le compte d'autrui et sans recevoir des valeurs en échange, des engagements trop considérables eu égard à sa situation lorsqu'il les a contractés ;

2° S'il est de nouveau déclaré en faillite, sans avoir satisfait aux obligations d'un précédent concordat.

3° Si s'étant marié sous le régime dotal, ou séparé de biens, il ne s'est pas conformé aux articles 69 et 70 du Code de commerce.

4° Si, dans les trois jours de la cessation de ses paiements, il n'a pas fait au greffe, la déclaration exigée par les articles 438 et 439 du Code de commerce, ou si cette déclaration ne contient pas les noms de tous les associés solidaires ;

5° Si, sans empêchement légitime, il ne s'est pas présenté en personne aux syndics dans les cas et dans les délais fixés, ou si, après avoir obtenu un sauf-conduit, il ne s'est pas représenté à la justice ;

6° *S'il n'a pas tenu de livres et fait exactement inventaire ; si ses livres ou inventaires sont incomplets ou irrégulièrement tenus, ou s'ils n'offrent pas sa véritable situation active et passive* sans néanmoins qu'il y ait fraude.

Art. 591. — Sera déclaré banqueroutier frauduleux (et par conséquent puni des peines criminelles, Cour d'asises) tout commerçant failli qui aura soustrait ses livres, détourné ou dissimulé une partie de son actif, ou qui soit dans ses écritures, soit par des actes publics ou des engagements sous signatures privées, soit par son bilan, se sera frauduleusement déclaré débiteur de sommes qu'il ne devait pas.

5° Obligation. — Le pharmacien, en sa qualité de commerçant, est justiciable des *tribunaux de commerce*, car ces tribunaux sont compétents : 1° pour les actes de commerce ; — 2° pour les contestations entre commerçants ; — 3° pour les faillites et pour les engagements entre associés. Il s'ensuit que le pharmacien étant commerçant, les contestations qu'il peut avoir sont de la compétence des tribunaux consulaires.

Examinons encore un certain nombre de questions qui présentent un grand intérêt pratique.

Devant quels tribunaux doit-on porter les contestations :

A. — En matière de vente de pharmacie ?

B. — Entre pharmaciens et droguistes ou fournisseurs ?

C. — Entre pharmaciens et élèves ?

D. — Entre pharmaciens et clients ?

Ce sont autant de questions d'une grande importance, qui se présentent journellement et que l'on ne sait comment résoudre, si on ne possède pas certaines notions de droit indispensables.

Devant quels tribunaux doit-on porter les contestations en matière de vente de pharmacies ? — Ces contestations peuvent se produire dans différents cas. Exemples :

1° Un pharmacien achète une officine ; mais après avoir fait cette acquisition, il s'aperçoit qu'il a été trompé par son vendeur et désire rompre le contrat qui le lie ; de là une contestation ;

2° Un pharmacien est déjà établi, il trouve que ses affaires sont insuffisantes, il cherche alors à vendre sa pharmacie pour acheter ailleurs un établissement plus important. Mais s'il rencontre un acheteur insolvable ou un nouveau vendeur dont la probité soit douteuse, il cherche naturellement à rompre les engagements contractés ; autre contestation.

La jurisprudence a reconnu que dans ces deux cas, il y avait une distinction à faire, et voici ce qu'elle a décidé :

1° Si l'acquéreur du fonds de pharmacie n'est pas lui-même pharmacien en exercice, au moment de l'acquisition, la contestation sera portée devant le tribunal civil.

En effet, n'étant pas commerçant au moment du contrat, car la qualité de pharmacien reçu n'a pu lui transmettre la qualité de commerçant, qualité qui ne s'acquiert que lorsque le pharmacien sera en exercice, et la qualité du contractant au moment du contrat, pouvant seule fixer la compétence du tribunal, c'est devant la juridiction civile que doit être portée la demande (*cas d'un élève qui n'a pas encore exercé*) ;

2° Si l'acquéreur du fonds de pharmacie est lui-même pharmacien en exercice au moment de l'acquisition, la contestation sera portée devant le tribunal de commerce.

En effet, l'acquéreur étant pharmacien en exercice au moment de l'acquisition, se trouve être commerçant au moment de la vente ; il sera donc réputé avoir fait acte de commerce, en achetant, lui commerçant, un objet de commerce d'un autre commerçant, et dès lors la solution du litige appartiendra au tribunal de commerce (*cas d'un pharmacien en exercice voulant acheter une autre pharmacie*).

Devant quels tribunaux doit-on porter les contestations entre pharmaciens et droguistes, ou autres fournisseurs ?— Ces cas sont assez fréquents : un fournisseur ne livre pas la marchandise achetée ou veut obliger le pharmacien à prendre des marchandises qui ne remplissent pas les conditions établies entre les parties ; les chemins de fer ou voituriers mettent un retard considérable pour le tranport de ces marchandises, ou demandent un prix trop élevé pour le transport.

Toutes ces contestations doivent être portées devant les tribunaux de commerce qui sont compétents pour les engagements pris par les commerçants à raison de leur commerce.

Devant quels tribunaux doit-on porter les contestations entre pharmaciens et élèves ? — Ces contestations peuvent se produire dans différents cas : 1° quelquefois c'est un élève qui, étant entré pour faire son stage dans une pharmacie, à certaines conditions, refuse, à un moment donné, de remplir ses engagements ; 2° d'autres fois, c'est un élève qui, après avoir été congédié par son patron, pour des motifs plus ou moins graves, ne se contente pas de la somme qui lui est offerte.

Les tribunaux de commerce étant compétents pour les actions entre les commerçants et leurs commis, il semble que c'est devant les tribunaux de commerce que doivent être portées les contestations entre les pharmaciens et leurs élèves.

Mais la jurisprudence en a décidé autrement ; il résulte en effet de nombreux jugements :

1° Qu'un élève en pharmacie ne peut pas être regardé comme un apprenti ou ouvrier dans le sens de l'article 3 de la loi du 26 mai 1838 ;

2° Qu'une pharmacie ne peut pas être considérée comme un atelier, une manufacture, ni comme un établissement industriel ordinaire ;

3° Que ceux qui se livrent à cette profession ne peuvent le faire qu'après avoir subi des examens, et que leur profession est un art et non un métier ;

4° Qu'un élève en pharmacie n'est pas l'ouvrier ou l'apprenti, auquel la loi de 1838 fait allusion, qu'il travaille chez son patron pour y acquérir les connaissances nécessaires, afin de subir, après un stage déterminé, l'examen professionnel, etc., etc.

Pour tous ces motifs, la jurisprudence a décidé :

1° Que les contestations entre pharmaciens et élèves ne sont jamais de la compétence des tribunaux de commerce ;

2° Qu'elles sont du ressort des juges de paix si les demandes n'excèdent pas 200 francs ; et du ressort des tribunaux civils, lorsque les demandes excèdent 200 francs.

Devant quels tribunaux doivent être portées les contestations entre pharmaciens ou médecins et clients ? — Celles-ci se produisent généralement à propos des mémoires réclamés par les pharmaciens à leurs clients. On trouve souvent des clients récalcitrants, qui refusent de payer ce qu'ils doivent et qui ne se décident à le faire que lorsqu'ils ont été contraints par la justice.

L'article 1er de la loi du 25 mai 1838, dit : « Les juges de paix connaissent de toutes les actions purement personnelles ou mobilières en dernier ressort, jusqu'à la valeur de 100 francs, et à la charge d'appel jusqu'à la valeur de 200 francs. »

Il résulte de cet article, que les contestations entre pharmaciens ou médecins et clients, à propos du paiement de leurs mémoires, sont du ressort et doivent être portées devant les juges de paix, si la demande ou le mémoire réclamé n'excède pas 200 francs ; devant les tribunaux civils, si la demande ou le mémoire réclamé excède 200 francs.

Lorsqu'un pharmacien ou médecin vient devant les tribunaux, pour faire une demande en paiement de ces mémoires, il peut se présenter deux cas intéressants, que nous signalerons sommairement.

1er *Cas.* — Le client oppose la prescription ;

2° *Cas.* — Le client étant mort ou étant tombé en mauvaises affaires, il s'ouvre ce qu'on appelle un ordre pour la distribution du prix provenant de la vente de ses biens entre les créanciers, ayant des causes légitimes de préférence.

1er *Cas.* — *Le client oppose la prescription.* — La prescription est un moyen d'acquérir ou de se libérer par l'inaction du créancier (art. 2219, C. civ.).

Une personne doit une somme ; si le créancier reste un certain temps sans la lui réclamer, elle peut, si le temps pendant lequel le créancier est resté dans l'inaction est assez long, dire : je ne vous dois rien, je vous oppose la prescription.

Cette faveur accordée par la loi aux débiteurs et que dans le langage du droit, on appelle *prescription libératoire*, est fondée sur une présomption de paiement. La loi admet que le créancier, qui est demeuré trop longtemps sans exiger sa créance, en a été payé ou en a fait remise au débiteur.

D'après la nouvelle loi sur la médecine, promulguée le 30 novembre 1892, et exécutoire, d'après l'article 34, à partir du 1er décembre 1894, l'article 2272 du Code civil est modifié ainsi qu'il suit (art. 11) (1) :

« L'action des médecins, chirurgiens, chirurgiens-dentistes, sages-femmes et pharmaciens pour leurs visites, opérations et médicaments se prescrit par deux ans. »

L'article 2274 du Code civil, ajoute : « La prescription dans le cas ci-dessus a lieu, quoiqu'il y ait eu continuation de fournitures, livraisons ou travaux ; elle ne cesse de courir, que lorsqu'il y a eu compte arrêté, cédule, obligation en citation en justice non périmée. »

De cette discussion, il faut tirer la conclusion suivante : Il importe de réclamer, au bout de deux ans le montant des mémoires aux clients, si on peut éviter la prescription annale, qui peut être opposée par des débiteurs de mauvaise foi ; si on ne veut pas réclamer le montant du mémoire au bout de deux ans, il faut, pour interrompre la prescription, régler avec le client le compte tous les deux ans. Cependant dans le cas où la prescription aurait été opposée, le créancier conserve la faculté d'user du droit que donne l'article 2275 du Code civil ainsi conçu :

« ARTICLE 2275. — Néanmoins ceux auxquels ces prescriptions sont opposées peuvent déférer le serment à ceux qui les opposent sur la question de savoir si la chose a été réellement payée. Le serment pourra être déféré aux veuves et héritiers ou aux tuteurs de ces derniers s'ils sont mineurs, pour qu'ils aient à déclarer s'ils ne savent pas que la chose soit due. »

2° *Cas.* — Le client étant mort, ou étant tombé en mauvaises affaires, il s'ouvre un ordre, pour la distribution du prix provenant de la vente de ses biens entre les créanciers ayant des causes légitimes de préférence.

---

(1) Le texte de l'article 2272 du Code civil est : « L'action des médecins, chirurgiens et pharmaciens pour les visites, opérations ou médicaments se prescrit par un an. »

Les pharmaciens ou médecins ont-ils un droit quelconque de préférence sur les biens de leurs débiteurs ? Sont-ils, en un mot, ce que la loi appelle des créanciers privilégiés ?

Qu'appelle-t-on privilèges ? Qu'est-ce qu'un créancier privilégié ?

Le privilège est un droit, que la qualité de la créance donne à un créancier d'être préféré aux autres créanciers, même hypothécaires. Le créancier privilégié peut, lorsque l'objet affecté à son privilège est vendu, se faire payer intégralement sa créance, avant les autres créanciers. Il existe trois sortes de privilèges :

1° Les privilèges généraux, qui frappent sur tous les meubles et subsidiairement sur tous les meubles du débiteur ;

2° Les privilèges spéciaux qui ne frappent que sur certains meubles du débiteur ;

3° Les privilèges spéciaux, qui ne frappent que sur certains immeubles du débiteur.

Aux termes des articles 2101, 2104 et 2105 du Code civil, les pharmaciens ont un privilège sur les meubles et les immeubles de leur débiteur ; ce sont donc des créanciers privilégiés, qui peuvent invoquer, pour le paiement des médicaments fournis à leurs clients pendant leur dernière maladie, les droits accordés par la loi aux créanciers privilégiés (1).

Abordons l'examen de quelques autres questions non moins intéressantes :

1re *Question.* — Les pharmaciens sont-ils assujettis aux dispositions des lois sur les poids et mesures ? La question a été soulevée à plusieurs reprises, mais elle est aujourd'hui complètement résolue, ainsi que cela résulte d'une circulaire du Ministre du commerce adressée le 28 juillet 1878 à M. Berquier, président de la Société des pharmaciens de Seine-et-Marne.

Provins, le 23 juillet 1878.

Monsieur,

Vous avez adressé à M. le Ministre de l'agriculture et du commerce une réclamation contre l'obligation qui vous serait imposée par le vérificateur des poids et mesures de Provins, de présenter à la vérifica-

---

(1) L'article 2101 du Code civil, relatif aux privilèges généraux sur les meubles est modifié, ainsi qu'il suit, dans son paragraphe 3 par l'article 12 de la loi sur la médecine, promulguée le 30 novembre 1892 :

« Les frais quelconques de la dernière maladie, quelle qu'en ait été sa terminaison, concurremment entre ceux à qui ils sont dus. »

tion les instruments de pesage et de mesurage employés dans votre laboratoire.

M. le Ministre vient de faire connaître à M. le Préfet que le vérificateur de Provins en agissant comme il l'a fait, s'est conformé aux prescriptions des lois et règlements.

En effet, aux termes de l'article 4 de l'ordonnance du 4 juillet 1837, nul ne peut avoir dans ses magasins, boutiques, ateliers ou maisons de commerce, des poids et mesures autres que ceux reconnus par la loi.

Il s'ensuit que tous les poids, mesures et balances que vous possédez dans votre laboratoire, doivent être soumis au contrôle du vérificateur qui les reconnaît et constate leur conformité avec les types légaux, attendu que ces instruments peuvent servir à des usages commerciaux et sont certainement des moyens d'exécution pour des transactions commerciales. Mais les balances destinées exclusivement aux analyses chimiques et les poids qui les accompagnent, sont dispensés de la vérification, ces balances et ces poids ne devant pas servir aux transactions commerciales et étant considérés alors, non plus comme des instruments de pesage proprement dits, mais comme des instruments ou des outils à usages privés.

Recevez, Monsieur, etc.

Il résulte, des termes de cette circulaire, que les pharmaciens sont passibles des peines prononcées par les lois du 4 juillet 1837, du 27 mars 1851 et par l'article 479, n° 5, du Code pénal, si l'on trouve dans leurs officines ou laboratoires d'autres poids que les poids légaux, et s'ils ont fait usage de faux poids ou de fausses balances.

2e Question. — Le pharmacien ou médecin peut-il profiter des dispositions testamentaires ou entre vifs qui lui auraient été faites par un de ses malades ?

Des termes de l'article 909 du Code civil, il résulte « que les docteurs en médecine ou en chirurgie, les officiers de santé, ou les pharmaciens qui ont traité une personne pendant la maladie dont elle meurt, ne pourront profiter des dispositions testamentaires ou entre vifs qu'elle aura faites pendant le cours de cette maladie ».

La raison de cette incapacité a été donnée en ces termes par Pothier : « Les médecins, pharmaciens, qui ont entrepris une cure, sont incapables de recevoir aucune libéralité de leurs malades parce que ceux-ci, pour avoir leur guérison, n'osent rien refuser à ceux qui les traitent. »

Mais, pour que les donations ou legs, faits aux pharmaciens dans l'hypothèse de l'article 909, soient déclarés nuls, il faut les conditions suivantes :

1° Que ces donations ou ces legs aient été faits pendant le cours de la maladie ; de sorte que les libéralités, faites avant ou après la maladie, sont parfaitement valables ;

2° Que le disposant soit mort de la maladie dont il était atteint au moment où il a fait la disposition entre vifs ou testamentaire ;

3° Que les pharmaciens aient traité le malade ; c'est-à-dire qu'ils aient entrepris sa guérison.

Les pharmaciens, qui auraient simplement fourni les médicaments prescrits par le médecin dirigeant seul le traitement médical du malade, ne seraient pas frappés de l'incapacité établie par l'article 909 du Code civil (1).

Reprenons l'étude des dispositions législatives relatives à l'exercice et à la police de la pharmacie.

Art. 26. — « Tout individu, qui aurait une officine de pharmacie actuellement ouverte, sans pouvoir faire preuve du titre légal qui lui en donne le droit, sera tenu de se présenter, sous trois mois, à compter de l'établissement des Ecoles de pharmacie ou des Jurys, à l'une de ces Ecoles ou à l'un de ces Jurys, pour y subir ses examens et y être reçu. »

Nous pensons, avec Laterrade (*Code expliqué des pharmaciens*, p. 150), que l'on peut appliquer à l'article 26 les observations que nous avions présentées à propos des articles 21 et 22 de la loi de germinal. Comme les articles 21 et 22, l'article 26 renferme des dispositions purement transitoires, et qui ne sauraient recevoir aujourd'hui aucune application.

Nous devons donc en conclure qu'un individu, qui posséderait aujourd'hui une officine de pharmacie, sans titre légal, ne jouirait pas d'un délai de trois mois pour subir ses examens et se pourvoir d'un diplôme et qu'il pourrait être poursuivi et condamné pour exercice illégal de la pharmacie.

Art. 27. — « Les officiers de santé, établis dans les bourgs, villages ou communes, où il n'y aurait pas de pharmaciens ayant officine ouverte, pourront fournir des médicaments simples ou composés aux personnes près desquelles ils seront appelés, mais sans avoir le droit de tenir une officine ouverte. »

---

(1) V. sur ce sujet : Dalloz, *Jurisprudence générale*, Dispositions entre vifs et testamentaires ; Troplong, *Donations et testaments*, t. 2, n° 645 ; Demolombe, *Donations et testaments*, t. 1, n° 506.

Cet article, manquant de précision, a souvent donné lieu à des contestations entre les médecins des communes rurales et les pharmaciens de leur voisinage.

Il n'indique pas, en effet, si les dispositions qu'il renferme sont applicables aux docteurs en médecine, allopathes ou homéopathes ; il ne mentionne pas la distance qui doit exister entre le domicile du malade et les pharmacies ouvertes ; il ne précise pas les conditions exactes dans lesquelles la délivrance du médicament peut être faite.

Il a donc fallu une série de jugements de tribunaux et d'arrêts des Cours d'appel et de la Cour de cassation pour établir la jurisprudence à adopter dans les divers cas qui peuvent se présenter.

On s'est demandé, par exemple, si le médecin, établi dans une commune où il n'y a pas de pharmacien, avait le droit de faire de la pharmacie dans les communes très voisines d'une pharmacie ; on s'est demandé aussi si un médecin, établi dans une commune où il n'y a pas de pharmacien avait le droit de porter des remèdes à des malades habitant une commune où existait un pharmacien.

Sur tous ces points la jurisprudence est demeurée très incertaine pendant longtemps. Il semble cependant résulter de nombreux arrêts de diverses Cours et de la Cour de cassation que l'article 27 de la loi du 21 germinal doit être interprété de la manière suivante :

Un médecin (officier de santé ou docteur en médecine, allopathe, homéopathe, ou dosimétrique), habitant une commune où n'existe pas de pharmacie, peut fournir des médicaments aux malades près desquels il est appelé, ou qui viennent en consultation chez lui, mais sans avoir le droit de tenir officine ouverte. Ce même médecin ne peut pas fournir de médicaments aux malades près desquels il est appelé, si ces malades habitent une commune où il existe une pharmacie ouverte.

En admettant comme définitive l'interprétation que nous venons de donner, l'article 27 de la loi de germinal présente encore des inconvénients sur lesquels il convient d'insister.

Il existe des communes dont les chefs-lieux ne sont séparés que par une rivière, par un fleuve, par un pont. Ainsi voilà une commune A en tête d'un pont d'un côté, et une autre commune B en tête du même pont de l'autre côté. S'il y a dans la commune A un médecin et pas de pharmacien, ce médecin pourra faire de la pharmacie dans cette commune A située à quelques mètres d'une commune où existe une pharmacie.

Le manque de précision de l'article 27 d'une part, et les situations particulières que nous venons d'indiquer d'autre part, ont donné naissance à beaucoup d'abus, car les médecins semblent oublier trop souvent que la loi, en leur permettant de fournir exceptionnellement des médicaments s'est surtout préoccupée de l'intérêt des malades et non de leur propre intérêt.

Afin de remédier à cet abus, et pour le faire cesser, il a paru nécessaire de déterminer avec exactitude les conditions dans lesquelles le médecin pourrait être autorisé à fournir exceptionnellement des médicaments aux malades.

A cet effet le Congrès médical de 1845 avait proposé d'adopter la disposition suivante :

« Les médecins, établis dans une commune où il n'y aura pas de pharmacie ouverte, sont autorisés à porter à leurs malades, à une distance de 8 kilomètres d'une pharmacie ouverte, les médicaments les plus indispensables, mais sans pouvoir ni les préparer, ni les vendre. »

Cette proposition du Congrès médical de 1845 n'a jamais été appliquée ; mais les nouveaux projets de loi, en ce moment soumis aux pouvoirs publics, ont essayé de remédier aux abus de l'article 27 de la loi de germinal.

ART. 28. — Les préfets feront imprimer et afficher chaque année, la liste des pharmaciens établis dans les différentes localités de leurs départements. Ces listes contiendront les noms, prénoms, des pharmaciens, les dates de leur réception et les lieux de leur résidence.

L'obligation, dont parle l'article 28, est imposée personnellement aux préfets. C'est à eux qu'il appartient de pourvoir à l'exécution de la loi, soit en faisant recueillir par leurs agents les renseignements nécessaires à cet effet, soit en vertu de cet article 28, en publiant un arrêté, qui invite les pharmaciens, à venir à une époque déterminée, déposer eux-mêmes à la préfecture ou entre les mains de leurs commissaires de police, les éléments nécessaires à l'autorité pour la rédaction et la publication annuelle de ces listes.

En exigeant cette mesure de l'autorité locale, la loi a eu pour but :

1° De fournir aux tiers, qui se croiraient dans le cas d'exercer quelque action en dommages-intérêts, à raison des imprudences ou méprises qui auraient pu être commises à leur égard, le moyen de connaître nominalement le pharmacien responsable attaché à chaque pharmacie ;

2° De faciliter à ses préposés les visites prescrites par l'article 29 de la loi de germinal.

Les articles 29, 30 et 31 de la loi de germinal, relatifs aux visites à faire pour rechercher les médicaments falsifiés ou les médicaments vendus sans autorisation légale, ont eu pour but d'organiser l'inspection des pharmacies.

Nous croyons devoir étudier avec soin cette question de l'inspection qui passionne, à juste titre, le corps pharmaceutique.

Législation relative à l'inspection des pharmacies.

L'inspection des pharmacies a été établie et organisée pour la première fois, et d'une manière régulière, par l'ordonnance du roi Jean rendue au mois d'août 1352.

« Désormais, dit cette ordonnance, tous les ans, deux fois, à Pâques et à la Toussaint, il sera fait chez tous les apothicaires de la Ville de Paris et des faubourgs, par un maître du métier d'apothicaire, assisté de deux maîtres en médecine, nommés par le doyen de la Faculté, et par deux apothicaires élus par le prévôt de Paris, une visite.

« Dans ces visites, les gardes du métier assistés des médecins, doivent se faire représenter les drogues, les examiner eux-mêmes et détruire celles qui sont trop vieilles ou mal composées. »

Cette inspection a été successivement prescrite :

1° Par l'ordonnance de Charles VIII (1484) qui résuma les règlements antérieurs sur la pharmacie, émanés du pouvoir ou établis par l'usage et qui forme pour ainsi dire, le premier Code des pharmaciens ;

2° Par l'ordonnance de Louis XII (1514) qui, combinée avec l'ordonnance de 1484, constitue comme le *corpus juris* des pharmaciens du seizième siècle ;

3° Par l'ordonnance de Louis XIII (1638) que l'on peut considérer comme la base des règlements actuels sur la pharmacie ;

4° Par la déclaration du roi du 25 avril 1777 qui créa le Collège de pharmacie et qui mit fin aux longs débats entre les pharmaciens, les apothicaires royaux et les épiciers ;

5° Par le règlement du 12 frimaire an V (3 décembre 1796) ;

6° Enfin, par la loi organique sur la pharmacie du 21 germinal an XI (11 avril 1803) qui régularisa et ordonna sur tout le territoire de la République, l'inspection des pharmacies qui, jusqu'à cette époque, ne se pratiquait qu'à Paris et dans quelques grandes villes.

L'inspection des pharmacies, prescrite par l'article 29 de la loi de germinal, était confiée autrefois aux jurys médicaux ; mais, depuis le décret du 23 mars 1859, elle est placée dans les attributions des membres des conseils d'hygiène.

Elle est faite, dans les départements où siège une École supérieure de pharmacie, par les professeurs de l'École ; et dans chaque arrondissement des autres départements, par une commission composée d'un docteur en médecine et de deux pharmaciens de première classe, choisis parmi les membres du conseil d'hygiène de l'arrondissement.

Lés attributions de la commission d'inspection, dont les membres portent le titre d'inspecteurs de la pharmacie, sont réglées :

Par les articles 29, 30, 31 de la loi de germinal an XI ; par l'article 42 de l'arrêté du 25 thermidor an XI ; et par un grand nombre d'ordonnances et circulaires concernant la police médicale et pharmaceutique.

Elles consistent particulièrement :

1º A s'assurer de l'exécution des lois, décrets, ordonnances, statuts concernant l'exercice de la pharmacie ;

2º A vérifier la pureté des médicaments vendus par les pharmaciens, droguistes, médecins, vétérinaires, ainsi que la qualité des substances alimentaires tenues par les épiciers ou autres marchands ;

3º A rechercher les établissements qui se livrent, sans autorisation légale, à la vente ou à la préparation des médicaments ou compositions pharmaceutiques (1).

L'exercice de la pharmacie, confié à des mains inexpérimentées, inhabiles ou imprudentes, pratiqué tous les jours et de la manière la plus audacieuse par les nombreux charlatans qui se disputent à l'envi la faveur et l'argent du public ; l'altération ou la falsification des médicaments et des substances alimentaires, peuvent donner lieu aux accidents les plus graves et compromettre la santé publique ; de là, la nécessité d'une surveillance active et rigoureuse.

L'inspection des pharmacies, dont l'utilité a été contestée par quelques personnes, est aujourd'hui admise par tout le monde, parce que cette institution peut servir de frein salutaire à la négligence et à la mauvaise foi et qu'elle donne à la santé publique les garanties les plus sérieuses. Mais l'inspection, telle qu'elle est pratiquée actuellement peut-elle produire tous les résultats qu'on serait en droit de

(1) Voir, au sujet de ces attributions, le *Manuel de l'inspecteur des pharmacies* de Dupuy et Ricard.

lui demander ? Non, parce qu'elle est faite généralement dans des conditions défectueuses.

Examinons, en effet, comment se pratiquent actuellement ces inspections dans les départements qui ne sont pas le siège d'une École de pharmacie, c'est-à-dire dans 83 départements.

Nommés par les préfets au mois d'avril en général, et devant adresser leurs rapports vers le mois de septembre, les inspecteurs procèdent à leurs visites annuelles, dans le courant du mois de mai, dans presque tous les départements.

Accompagnés d'un commissaire de police, ils se présentent chez les différents pharmaciens, droguistes ou épiciers qu'ils rencontrent dans l'itinéraire qu'ils ont tracé eux-mêmes pour leur plus grande commodité, et laissent de côté le plus souvent les épiciers ou droguistes qui se trouvent en dehors de ce parcours.

Après les compliments d'usage, adressés aux inspectés qu'ils connaissent, et avec lesquels ils ont souvent des relations amicales, les inspecteurs jettent un coup d'œil rapide et plus ou moins attentif sur les médicaments et les substances alimentaires qu'on leur présente, et ils en apprécient la qualité et la pureté dans un examen, qui dure cinq minutes au maximum, et qui se fait sans aucun réactif la plupart du temps. Ils se retirent ensuite, après avoir congratulé leurs confrères et amis, sur la bonne tenue de leurs établissements, spécialement préparés à recevoir dignement une visite attendue, et faite tous les ans à une date presque invariable.

Ce tableau, que nous présentons à dessein sous une forme légère ne fait-il pas toucher du doigt les défauts inhérents à ces inspections ?

En effet, les membres des commissions d'inspection ne sont pas toujours aptes à remplir ces délicates fonctions. Les médecins inspecteurs sont mal préparés par la nature de leurs études pharmaceutiques, et les pharmaciens eux-mêmes, absorbés par les soins multiples, de leurs officines, n'ont guère le temps d'approfondir les lois administratives et la recherche des falsifications.

L'intervention du commissaire de police, exigée par l'article 29 de la loi du 21 germinal an XI et par l'article 42 de l'arrêté du 25 thermidor an XI, est gênante pour l'inspecteur et blessante pour l'inspecté. En effet, ce fonctionnaire public, étranger à la profession de pharmacien, et n'en comprenant pas les exigences, peut ne pas saisir le véritable sens des explications échangées entre les membres de la commission et les pharmaciens, en dénaturer la portée, et se livrer hors de l'officine, à des appréciations téméraires ou imméritées.

La périodicité des visites est vicieuse, car elle permet aux inspectés de dissimuler à propos les objets altérés ou falsifiés et de se mettre temporairement en règle.

Les inspecteurs peuvent-ils, dans un examen aussi rapide, juger de la bonne tenue des pharmacies, de la pureté des drogues et de la qualité des substances alimentaires trouvées chez les épiciers ?

Est-il possible, en ne visitant que les magasins où se pratiquent habituellement les ventes, d'être renseigné d'une manière complète ? Non. C'est ce que disait l'honorable M. Guibourt au Congrès de 1867 : « J'ai, disait-il, une longue pratique de l'inspection et je puis vous assurer que ce n'est pas dans les pharmacies ou les épiceries que l'on peut juger du mal. C'est dans les magasins, les laboratoires, les caves que s'accumulent les preuves de l'incurie, de l'imprudence ou de la fraude. C'est là que dans certaines circonstances il est indispensable de pénétrer. »

Les visites actuelles ne sont pas faites avec toute l'impartialité et la liberté nécessaires, parce que les inspecteurs, choisis dans l'arrondissement, et connaissant tous ceux qu'ils visitent, peuvent exercer contre certains confrères, leurs rivaux peut-être, soit des rancunes, soit des vengeances, et réprimer avec faiblesse ou pardonner trop complaisamment les illégalités et les fraudes commises par leurs voisins ou leurs amis.

Mais ce ne sont pas les seuls reproches mérités par le système actuel des inspections.

Les visites, complètes dans certains départements, sont au contraires très incomplètes dans d'autres ; il en résulte par conséquent que tous les établissements soumis à la visite annuelle, ne sont pas réellement visités, ce qui présente de graves inconvénients.

En effet : aux termes de l'arrêté du 25 thermidor an XI, chaque visite donne lieu à une taxe de 6 francs par pharmacie et de 4 francs par magasin d'épicerie ou de droguerie ; or les taxes n'étant réclamées qu'aux propriétaires des établissements visités, il s'en suit, qu'en cas d'inspection incomplète, dans un même département, dans une même commune, un établissement acquitte une contribution dont se trouve exonéré un établissement similaire.

D'un autre côté le fisc éprouve une perte considérable, il encaisse annuellement comme produit des sommes perçues pour toute la France, une somme de 300.000 francs environ ; si tous les pharmaciens, épiciers ou droguistes étaient visités, la recette annuelle s'élèverait certainement à plus de 600.000 francs.

Enfin, nous ajouterons que les nombreux épiciers ou droguistes qui ne sont jamais visités, se sentant à l'abri de la surveillance, se livrent impunément à l'exercice de la pharmacie et mettent en vente avec l'audace la plus libre, les produits les plus variés : *thé Chambard, thé des Alpes, sinapismes,* etc., etc.

Après avoir parlé des défauts des visites légales, il importe de signaler l'organisation vicieuse des visites exceptionnelles, ayant pour but de constater l'exercice illégal de la pharmacie.

Lorsqu'il s'agit de visiter un établissement soupçonné d'exercice illégal, les inspecteurs ne peuvent procéder à cette visite, qu'avec l'autorisation spéciale du préfet, du sous-préfet ou du maire, conformément à l'article 30 de la loi du 21 germinal an XI. N'est-il pas évident que les commissions sont paralysées dans leurs efforts par les lenteurs des autorisations administratives, et qu'il leur est impossible d'agir avec toute la rapidité et les précautions nécessaires dans de pareilles circonstances ?

Les considérations précédentes ayant démontré l'insuffisance et les défauts des inspections actuelles, on a cherché à organiser ce service, sur des bases capables de lui faire produire d'utiles résultats.

De nombreux projets de réorganisation ont été proposés, soit par les sociétés ou associations pharmaceutiques, soit par les pouvoirs publics, soit par les assemblées parlementaires (1).

Pour terminer, examinons une dernière question, qui se rapporte directement à l'inspection et qui a fait, il y a quelques années, l'objet de très vives discussions : l'administration municipale a-t-elle le droit de faire procéder à l'examen de la qualité des médicaments contenus dans les pharmacies, par d'autres personnes que les inspecteurs de la pharmacie ; par des agents de l'administration, par exemple des *inspecteurs des laboratoires municipaux* ou par des *membres des conseils d'hygiène* délégués à cet effet ?

Beaucoup de pharmaciens ont soutenu, en donnant à l'appui de leur opinion des raisons très sérieuses, que les visites opérées dans les pharmacies par d'autres personnes que les inspecteurs des pharmacies, étaient complètement illégales, et que les pharmaciens avaient le droit de s'opposer à ces visites spéciales. Nous croyons qu'ils se sont

---

(1) On trouvera l'étude détaillée de ces différents projets dans les deux brochure que nous avons publiées sous les titres : *Étude historique et légale sur les inspections des pharmacies* ; *La nouvelle législation pharmaceutique.*

mépris, et que ces visites, bien que très vexatoires, sont au contraire, et nous le regrettons profondément, parfaitement légales.

En effet, lorsqu'on examine avec attention les lois qui régissent la pharmacie et les lois de police relatives à la salubrité publique, on voit que les pharmaciens sont soumis à trois sortes de visites :

1° En tant qu'exerçant une profession savante et dangereuse, ils sont soumis par la loi du 21 germinal an XI, par l'arrêté du 25 thermidor an XI, par le décret du 23 mars 1859, à des visites, au moins annuelles, faites, avec l'assistance d'un commissaire de police, par les professeurs des Écoles de pharmacie ou par les inspecteurs des pharmacies ;

2° En tant que vendant des substances vénéneuses, ils sont assujettis par les lois spéciales sur la matière (Loi du 19 juillet 1845 ; — ordonnance du 29 octobre 1846, art. 14 ; — décret du 9 juillet 1850, art. 2 ; — décret du 28 septembre 1882) à l'inspection des maires ou des commissaires de police, assistés, s'il y a lieu, des gens de l'art.

Voici, en effet, comment s'exprime l'article 14 de l'ordonnance du roi du 29 octobre 1846 sur les substances vénéneuses :

« En dehors des visites qui doivent être faites en vertu de la loi du 21 germinal an XI, les maires ou commissaires de police, assistés, s'il y a lieu, d'un docteur en médecine, désigné par le préfet, s'assureront de l'exécution des dispositions de la présente ordonnance. Ils visiteront, à cet effet, les officines des pharmaciens, etc., etc. »

L'article 2 du décret du 8 juillet 1850, sur la vente des substances vénéneuses dit :

« Dans les visites spéciales prescrites par l'article 14 de l'ordonnance du 29 octobre 1846, les maires, ou commissaires de police seront assistés, s'il y a lieu, soit d'un docteur en médecine, soit de deux professeurs de l'École de pharmacie, soit d'un des membres du jury médical et d'un des pharmaciens adjoints à ce jury, désignés par le préfet. »

Ces deux visites, que l'on pourrait appeler *universitaires* ou *professionnelles* ont un but spécial et limité. Les savants et les magistrats, qui les effectuent, ont pour mission de vérifier d'une part, si les médicaments contenus dans les officines sont de bonne qualité, s'ils sont bien préparés conformément aux prescriptions du Codex, etc., etc., et d'autre part, si les substances vénéneuses sont bien gardées dans un endroit sûr et fermé à clef, si les registres sur lesquels doivent être transcrites les substances vénéneuses sont bien tenus conformément à la loi, etc.

Toutes les infractions aux règles de l'art, constatées par les visites précitées, sont punies par les peines spéciales déterminées par l'article 29 de la loi du 21 germinal an XI et par l'article 1 de la loi du 19 juillet 1845 sur la vente des substances vénéneuses.

3° Les pharmaciens en tant que commerçants vendant des drogues sont encore soumis à une troisième visite qui peut être ordonnée par le préfet de police, les maires et les officiers de police judiciaire, en vertu des lois de police générale du 16-24 août 1790, du 19-22 juillet 1791, en vertu de la loi du 28 pluviôse an VIII, de l'arrêté du gouvernement du 12 messidor an VIII, en vertu de la loi du 18 juillet 1837, en vertu de la loi du 27 mars 1851.

Conformément aux dispositions contenues dans ces lois de police générale, l'administration peut faire procéder à l'examen de la qualité des médicaments contenus dans les pharmacies, en dehors des inspections ordinaires, soit par des agents, soit par des membres des conseils d'hygiène délégués à cet effet.

C'est là l'opinion soutenue par MM. Briand et Chaudé, par Millon dans son *Traité des falsifications*, par Pellault dans son *Commentaire sur les lois qui régissent la pharmacie*. C'est aussi l'opinion admise par la jurisprudence des tribunaux. Voici en effet, comment s'exprime un arrêt de la Cour de Bordeaux, en date du 6 juin 1850 :

« Attendu que l'article 23 de l'arrêté des Consuls du 12 messidor an VIII, rendu pour l'exécution de l'article 16 de la loi du 28 pluviôse précédent, autorise le préfet de police, pour assurer la salubrité publique, à faire saisir et détruire chez les épiciers, droguistes et pharmaciens les médicaments gâtés, corrompus et nuisibles ; que cette attribution dérive de celle qui avait été donnée dans le même but par les articles 9 et 13 de la loi du 19-22 juillet 1791, qu'elle n'a pas été abrogée par la loi du 21 germinal an XI; qu'en effet, on ne saurait admettre par cela seul que cette loi a soumis le commerce de la pharmacie et des drogues médicamenteuses à la surveillance spéciale des Écoles de médecine et de pharmacie, elle a entendu dépouiller l'autorité chargée de la police et de la recherche des délits de toute nature, d'une partie essentielle de ses attributions ; qu'une disposition expresse eût été nécessaire pour cela ; qu'elle ne se trouve pas dans ladite loi, etc., etc. »

Voici le texte d'un arrêt de la Cour de cassation encore plus explicite :

« La loi du 21 germinal an XI, qui a soumis le commerce de la pharmacie à la surveillance des Écoles de médecine et de pharmacie, et plus tard, par décret impérial, à celle des inspecteurs des pharmacies, n'enlève point au préfet de police le droit qui lui est attribué par l'arrêté du 12 messidor an VIII, de faire saisir et détruire chez les épiciers, droguistes et pharmaciens, les médicaments corrompus, gâtés ou nuisibles. »

En conséquence, la visite faite chez un pharmacien en vertu d'un ordre du préfet de police, par des agents assistés des gens de l'art nommés par le préfet, est régulière et obligatoire (1).

Nous reconnaissons que ce droit de visite est profondément regrettable, puisque c'est encore un nouvel obstacle apporté au libre exercice de la profession ; mais si la législation, qui régit la pharmacie sur ce point, n'est pas modifiée, il faut s'y soumettre.

Il conviendrait donc, et c'est là encore un point à soumettre à l'attention de nos législateurs, de demander l'abrogation, en ce qui concerne les pharmaciens, de l'article 14 de l'ordonnance du 29 octobre 1846, de l'article 2 du décret du 8 juillet 1850, des lois de police générale du 16-24 août 1790, du 19-22 juillet 1791, de la loi du 28 pluviôse an VIII, de l'arrêté du gouvernement du 12 messidor an VIII, de la loi du 18 juillet 1837, de la loi du 27 mars 1851.

Nous avons terminé l'étude de l'inspection des pharmaciens, réglée ainsi qu'on vient de le voir, par les articles 26, 30 et 31 de la loi de germinal.

Les articles 32, 34, 35 et 36 de la loi de germinal sont relatifs aux devoirs que le pharmacien doit remplir dans l'exercice de sa profession, que nous appellerons *devoirs légaux*. Nous examinerons ces devoirs un peu plus loin, et par conséquent nous étudierons à ce moment les articles 32, 34, 35 et 36 de la loi de germinal ; actuellement nous allons voir les dispositions de l'article 33 de la loi de germinal.

Art. 33. « Les épiciers ou droguistes ne pourront vendre aucune composition ou préparation pharmaceutique sous peine de 500 francs d'amende. Ils pourront continuer de faire le commerce en gros des drogues simples, sans pouvoir néanmoins en débiter aucune au poids médicinal. »

1° Ainsi, défense absolue est faite aux épiciers et droguistes de vendre, soit en gros, soit en détail aucun médicament, composition ou préparation pharmaceutique ;

(1) Voir Dalloz, *Jurisprudence générale*, année 1850, V° *Art de guérir*.

2° Défense aussi de vendre au poids médicinal, les drogues simples, que l'art convertit en médicaments.

Il se commet de nombreuses infractions à ces articles de la loi ; malheureusement, elles ne peuvent pas être toujours poursuivies avec succès, à cause de l'incertitude de la jurisprudence des tribunaux dans ces délicates questions.

Qu'appelle-t-on compositions ou préparations pharmaceutiques ?

Cette détermination (dit une instruction sur l'exécution des dispositions législatives qui régissent l'exercice de la pharmacie et la vente des médicaments) est à peu près impossible à établir d'une manière rigoureuse. Un certain nombre de préparations sont usitées en même temps, dans la pharmacie, dans les arts, dans l'économie domestique ; mais ces usages varient suivant le temps et les lieux ; et à côté de ces préparations médicamenteuses, qui seront partout et toujours considérées comme appartenant exclusivement à la pharmacie, il y a une sorte de domaine mixte, où se confondent les professions de pharmacien, d'épicier et de confiseur.

L'administration n'a jamais pensé, qu'il y eut lieu d'appliquer la prohibition portée par la loi à la vente de préparations que chacun pourrait faire chez soi ou qui sont employées comme boissons d'agrément ou comme boissons simplement hygiéniques, telles que sirops de gomme, d'orgeat, de groseilles, etc., etc.

Mais cette faculté, laissée à la liberté du commerce et aux convenances du public, a fait naître des abus dont les pharmaciens se sont plaints avec raison.

Le deuxième paragraphe de l'article 33 de la loi du 21 germinal permet aux épiciers et droguistes le commerce en gros des drogues simples, en leur défendant d'en débiter aucune au poids médicinal.

Les mots *vente au poids médicinal*, mis en opposition par le législateur avec les mots *vente en gros*, ne sont plus compris de nos jours ; mais ils avaient autrefois une signification précise, attendu que les poids employés par les pharmaciens n'étaient par les poids ordinaires du commerce ; en effet, le poids médicinal était d'un sixième environ plus faible.

Les tribunaux se sont efforcés de définir la vente au poids médicinal, de manière que la prohibition de la loi ne restât pas lettre morte ; mais ici encore, nous sommes obligés de constater les variations de la jurisprudence.

Nous n'insisterons pas sur les définitions ou interprétations diverses données par les tribunaux, au mot *poids médicinal* ; nous dirons

simplement : ce que l'article 33 de la loi du 21 germinal défend formellement aux droguistes ou épiciers c'est de vendre des drogues
médicinales au détail (c'est-à-dire vente faite directement aux consommateurs en vue d'un emploi curatif nettement déterminé par les circonstances).

Avant de terminer l'étude des dispositions législatives relatives à
l'exercice et à la police de la pharmacie, il nous reste à signaler
deux questions importantes.

1re *Question*. — Qu'elle est la situation des veuves des pharmaciens
au décès de leur mari ? Ont-elles le droit d'exploiter la pharmacie
dont elles peuvent souvent par suite de conventions matrimoniales,
rester propriétaires au décès de leur mari.

Les anciens règlements sur la pharmacie autorisaient la veuve à
continuer l'exploitation pour son compte, à charge de la faire gérer
par un pharmacien diplômé. La loi du 21 germinal an XI n'a point
reproduit cette exception en faveur des veuves, en se fondant sur les
raisons suivantes :

« Les anciennes lois permettaient aux veuves de continuer l'exercice
de la pharmacie. Le silence, que le nouveau projet garde à cet égard
a paru frapper quelques esprits, mais vous observerez que la pharmacie, étant moins un métier qu'une profession savante, doit être
par conséquent interdite aux femmes. »

Néanmoins et malgré cette intention bien formulée, un arrêté du
23 thermidor an XI, rendu précisément pour la réglementation de
la loi du 21 germinal an XI, déclare dans son article 11 ce qui suit :

« Au décès d'un pharmacien, la veuve pourra continuer à tenir
son officine ouverte *pendant un an*, à la condition de présenter un
élève âgé au moins de 22 ans, à l'Ecole, dans les villes où il en est
établi, au jury de son département, s'il est rassemblé, ou aux quatre
pharmaciens agrégés au jury par le préfet, si c'est dans l'intervalle
des sessions.

« L'Ecole, le jury ou les quatre pharmaciens agrégés s'assureront
de la capacité et de la moralité du sujet et désigneront un pharmacien
pour diriger et surveiller toutes les opérations de l'officine.

« L'année révolue, il ne sera plus permis à la veuve de tenir la
pharmacie ouverte. »

Cette disposition d'un simple arrêté administratif, n'ayant point
force de loi, contredisant même l'esprit formellement exprimé par
la loi de germinal, a cependant été respectée par l'administration et

les tribunaux. On admet aujourd'hui que, par tolérance, la veuve d'un pharmacien peut exploiter, pendant une année, mais pendant une année seulement, et dans les conditions fixées par l'article 41 de l'arrêté du 25 thermidor an XI, l'officine laissée par son mari et dont elle deviendrait propriétaire au décès de ce dernier, bien que la loi du 21 germinal an XI lui ait volontairement refusé tout droit à cet égard.

Quelle est l'autorité qui a mission d'agréer la personne présentée pour la tenue de l'officine ?

Les jurys médicaux, chargés de faire passer les examens, ayant été supprimés par le décret du 22 août 1854, c'est devant l'Ecole de la circonscription où se trouve la pharmacie que l'élève doit être présenté, et c'est elle seule qui a mission de s'assurer de la moralité et de la capacité du sujet et de désigner le pharmacien pour diriger et surveiller toutes les opérations de l'officine.

En conséquence, lorsqu'une veuve veut, au décès de son mari exploiter l'officine de ce dernier, elle doit :

1° S'adresser à l'Ecole dans la circonscription de laquelle se trouve située la pharmacie ;

2° Présenter un élève âgé de 22 ans ; l'Ecole s'assurera de sa moralité et de sa capacité et désignera un pharmacien pour surveiller toutes les opérations de l'officine.

La tolérance, accordée aux veuves des pharmaciens par l'arrêté du 25 thermidor an XI, paraît devoir être transformée en un droit par les nouveaux projets de loi sur la pharmacie en préparation, ainsi conçus :

« Après le décès d'un pharmacien, sa veuve ou ses héritiers peuvent pendant un temps qui ne doit pas excéder une année, à partir du jour du décès, maintenir son officine ouverte en la faisant gérer, soit par un pharmacien, soit par un élève en pharmacie agréé par la Faculté ou Ecole siégeant dans le ressort de l'Académie où se trouve la pharmacie. Ce délai sera porté à deux ans lorsque le pharmacien décédé laissera un fils étudiant en pharmacie pourvu au moins de 8 inscriptions de scolarité. »

2° *Question.* — Quelle est la nature des infractions commises contre les lois sur la pharmacie ? Constituent-elles de simples contraventions ? Constituent-elles au contraire des délits ?

Cette question, très controversée, semble aujourd'hui complètement résolue par la jurisprudence des tribunaux.

On les considère comme des délits-contraventions.

Ce sont des délits, étant donnée la compétence de l'autorité chargée de les réprimer, à savoir le tribunal correctionnel ; ce sont des contraventions, étant donné le caractère purement matériel qu'affecte l'infraction qui subsiste, malgré la bonne foi de l'individu poursuivi.

Devoirs légaux que les pharmaciens doivent remplir dans l'exercice de leur profession.

Les articles 32, 34, 35 et 36 de la loi du 21 germinal renferment une partie des devoirs légaux que les pharmaciens doivent remplir dans l'exercice de leur profession.

Ces devoirs, indiqués en outre dans un grand nombre de circulaires, d'arrêtés ou de décrets, dans quelques articles des Codes civil et pénal, peuvent être résumés en un certain nombre de propositions.

1er *Devoir*. — Les pharmaciens ne pourront livrer et débiter des préparations médicinales ou drogues composées, que d'après la prescription qui en sera faite par un docteur en médecine ou en chirurgie et par les officiers de santé et sur leur signature (*Art. 32 de la loi de germinal*).

Une question intéressante se pose à ce propos : Les pharmaciens engagent-ils leur responsabilité lorsqu'ils délivrent des prescriptions contenant ou non des substances vénéneuses et qui au lieu de porter la signature du médecin portent seulement la griffe de ce médecin ?

Quelques médecins, par paresse, légèreté ou pour tout autre motif, ont pris depuis quelque temps l'habitude de ne pas signer leurs formules et d'apposer simplement une griffe au bas de leur prescription.

Cette pratique illégale et dangereuse, place les pharmaciens dans une situation très pénible et peut engager leur responsabilité en cas d'accident.

Aussi formulerons-nous les conclusions suivantes :

1° Un médecin est obligé de signer de sa main toutes les formules et il ne peut pas remplacer sa signature par une griffe ;

2° Toute formule qui ne porterait que la griffe d'un médecin doit être considérée comme une formule non signée et ne doit pas être exécutée par les pharmaciens soucieux de leurs devoirs professionnels ;

3° Pour éviter toutes les surprises et toutes les responsabilités qui peuvent résulter de l'usage abusif ou criminel de leur griffe, pour ne pas s'exposer à voir refuser l'exécution de leurs formules dans les pharmacies, les médecins prudents doivent signer de leur main toutes les formules et ne faire dans aucun cas usage d'une griffe pour remplacer leur signature.

2e Devoir. — Ils se conformeront, pour la composition des médicaments qu'ils doivent exécuter et tenir dans leurs officines aux formules insérées dans le Codex (*art. 32 de la loi de germinal*) ; à cet effet, ils doivent posséder le Codex dont la dernière édition de 1884 est obligatoire depuis le 15 mars 1884, et son Supplément.

Tous les pharmaciens en exercice, et même ceux attachés à un établissement public (hôpital, hospice) sont tenus d'avoir chez eux un exemplaire du Codex et de s'y conformer. Cet exemplaire doit être revêtu d'estampilles qui empêchent la contrefaçon dont la répression est confiée à la vigilance du ministère public (ordonnance du 8 août 1816, art. 2 et 3).

Ces deux prescriptions, inscrites dans l'article 32 de la loi du 21 germinal, étaient déjà formulées dans l'arrêt du parlement de Paris du 23 juillet 1748, sous peine de 500 livres d'amende. Mais l'article 32 de la loi de germinal ne prononçant aucune peine, on s'est demandé si en cas de contravention, il fallait appliquer la disposition pénale de l'arrêt de 1748, ou considérer cet arrêt comme abrogé et n'appliquer aucune pénalité.

La jurisprudence a paru d'abord reconnaître qu'il y avait abrogation ; mais aujourd'hui, elle semble abandonner cette opinion, et elle décide par de nombreux jugements ou arrêts, qu'il y a lieu d'appliquer l'amende de 500 francs édictée par l'arrêt du parlement : 1° contre tous ceux qui délivrent des préparations médicinales ou drogues composées sans ordonnance de médecins ; 2° contre ceux qui détiendraient ou vendraient des médicaments non préparés conformément au Codex.

3° Devoir. — Ils ne peuvent faire dans les mêmes lieux ou officines aucun autre commerce ou débit que celui des drogues médicinales (*art. 32 de la loi de germinal*). Cette prohibition était déjà formulée dans l'article 4 de la déclaration du roi du 25 avril 1777.

On a soutenu et il a été jugé par la Cour de cassation, que cet article 4 était abrogé et qu'aucune peine ne pouvait être prononcée contre ceux qui font dans le même lieu ou officine un autre commerce ou débit que celui de drogues médicinales. Mais la jurisprudence nouelle tend à considérer l'ancienne législation com me n'étant pas abrogée ; elle n'admet pas cependant que l'on puisse encore, comme le prescrivait l'article 4 de la déclaration du roi du 25 avril 1777, confisquer toutes les marchandises servant au commerce étranger à la pharmacie. La peine à appliquer, dans ce cas, serait une amende de simple police (amende de 1 à 5 francs). Toutefois, rien n'empêche les pharmaciens d'avoir deux magasins, l'un pour la pharmacie, l'autre pour tout autre commerce : mais ces magasins doivent être distincts et séparés.

4e *Devoir*. — Ils ne peuvent avoir de dépôts de médicaments hors de leur pharmacie.

Les pharmaciens étant tenus de surveiller personnellement la vente et la préparation des médicaments, il ne leur est pas permis d'établir de dépôts hors de leur officine et d'en confier la vente à des étrangers ; ceux-ci se rendraient coupables d'exercice illégal de la pharmacie et les pharmaciens pourraient être considérés comme leurs complices. Cela résulte d'un arrêt de la Cour de cassation du 11 août 1838.

5e *Devoir*. — Ils doivent faire inscrire les élèves de leur pharmacie, conformément au décret du 13 février 1860, relatif au stage des élèves en pharmacie.

Ce décret dit que, dans les localités où il n'existe pas d'Écoles de pharmacie, c'est au greffe de la justice de paix du canton qu'aura lieu l'inscription dont le coût est de 1 franc.

Les pharmaciens doivent-ils délivrer sur papier libre ou sur papier timbré, les certificats qu'ils donnent à leurs élèves pour constater qu'ils font leur stage dans leur pharmacie, et que ceux-ci sont tenus de présenter aux secrétaires des Écoles ou aux greffiers des justices de paix pour obtenir leur inscription de stage sur les registre à ce destinés ?

Bien qu'il n'existe aucun article de loi, visant spécialement ces certificats, on les considère comme soumis au timbre, en vertu de l'article 12, titre II de la loi du 13 brumaire an VII, loi fondamentale sur le timbre, et, conformément à ces dispositions, il a été souvent prononcé des amendes contre des pharmaciens qui avaient délivré des certificats sur papier libre.

Cette doctrine a été contestée, et voici à ce sujet une lettre adressée par la Direction de l'enregistrement, des domaines et du timbre, du département de l'Aisne, aux pharmaciens de Laon :

Monsieur,

« J'ai l'honneur de vous informer qu'il ne sera donné aucune suite à la réclamation qui vous a été faite à vous et à vos collègues de Laon, relativement à des droits de timbre et amendes relevés par M. l'inspecteur à raison de certificats de stage délivrés aux élèves pharmaciens.

« Par sa dépêche du 24 septembre 1883, M. le Directeur a décidé que ces certificats n'étaient que des documents d'ordre inférieur affranchis du droit de timbre par l'article 16 de la loi du 13 brumaire an VII. »

Le Directeur de l'Enregistrement,
DEMONTIER.

Quoi qu'il en soit, et pour éviter toutes difficultés, il est prudent de délivrer sur papier timbré les certificats de stage donnés aux élèves.

6e *Devoir.* — Les pharmaciens doivent établir leurs pharmacies dans un local convenable, les munir des appareils et ustensiles nécessaires pour la bonne préparation des médicaments et les pourvoir des médicaments et drogues inscrits au Codex.

7e *Devoir.* — Ils doivent vérifier la qualité et pureté des médicaments contenus dans leurs pharmacies, magasins ou laboratoires.

Les pharmaciens doivent mettre tous leurs soins à faire cet examen, car le législateur a établi, par la loi des 10-19-27 mars 1851, une pénalité très sévère contre les détenteurs ou vendeurs de médicaments impurs ou falsifiés.

La peine prononcée par la loi de 1851, article 1, et par l'article 423 du Code pénal pour la falsification des substances alimentaires ou médicamenteuses, la vente ou la mise en vente de substances falsifiées ou corrompues, est celle de trois mois à un an de prison, une amende et enfin la confiscation. Si les substances sont dangereuses pour la santé, ces différentes pénalités seront aggravées par l'article 2.

Les pharmaciens examineront aussi avec attention tous les produits qu'ils retirent du commerce, parce qu'il résulte de nombreux arrêts que le vendeur qui, par méprise, leur envoie une substance pour une autre, si cette substance occasionne un empoisonnement suivi de mort, n'est passible d'aucune peine, mais qu'ils sont seuls responsables ; qu'en outre, ayant titre de capacité, ils ne peuvent invoquer leur ignorance des qualités que doivent présenter les substances et produits qu'ils achètent.

8° *Devoir.* — Ils ne doivent détenir, mettre en vente ou annoncer aucun remède secret.

L'ancienne législation avait cherché à réglementer la vente des remèdes secrets ; mais ces anciennes dispositions ont été remplacées par la loi du 21 germinal an XI, qui, par son article 32, défend « *aux pharmaciens de vendre aucun remède secret, prohibe toute annonce ou affiche imprimée qui indiquerait des remèdes secrets sous quelque dénomination qu'ils soient présentés* ».

Que doit-on entendre par remèdes secrets ?

La législation et la jurisprudence concernant l'exercice de la pharmacie, en ce qui touche l'annonce et la vente des remèdes secrets, sont, depuis longtemps, une cause d'embarras pour l'administration, d'hésitation et de doute pour les inspecteurs de pharmacies, de décisions opposées et contradictoires pour les tribunaux.

Cependant, il résulte de nombreux arrêts des Cours de Paris, de Metz. et surtout de plusieurs arrêts de la Cour de cassation, qu'on doit considérer comme remèdes secrets, ceux qui ne peuvent pas être compris dans aucune des quatre catégories suivantes :

1° Les remèdes dont la formule est inscrite au Codex et que les pharmaciens préparent pour les conserver dans leurs officines ou remèdes officinaux ;

2° Ceux composées sur prescriptions spéciales d'un médecin ou remèdes magistraux ;

3° Ceux achetés et rendus publics par le gouvernement, conformément au décret du 18 août et du 26 décembre 1810 ;

4° Ceux dont la formule a été, après l'assentiment des possesseurs ou inventeurs publiés dans le *Bulletin de l'Académie de médecine*, sur l'avis de cette compagnie et après approbation du ministre de l'agriculture et du commerce, en exécution du décret du 3 mai 1850.

Les remèdes secrets, dont la vente a été autorisée soit en vertu du décret de 1810, soit en exécution du décret du 3 mai 1850, ont été publiés dans des circulaires ministérielles de 1831, du 2 novembre 1850, du 15 avril 1852, du 22 décembre 1853, du 10 mars et du 4 décembre 1854, du 10 mai et du 4 juillet 1857.

Il est très regrettable que la nomenclature exacte et complète des remèdes secrets, dont la vente est autorisée, ne soit pas dressée tous les ans et envoyée aux inspecteurs, qui pourraient alors, en connaissance de cause, redoubler de surveillance et de sévérité pour réprimer les abus qui sont journellement signalés à cet égard.

Malgré les prescriptions ayant pour objet la répression des annonces mensongères, l'une des pratiques ordinaires et l'un des appâts les plus sûrs du charlatanisme, nous voyons, chaque jour, annoncer dans les journaux, et même dans les recueils spéciaux, une foule de remèdes secrets et nouveaux, dont la formule ne se trouve ni dans le Codex, ni approuvée par l'Académie de médecine.

Si des poursuites étaient exercées, devraient-elles nécessairement amener des condamnations? Oui, évidemment, car l'article 36 de la loi de germinal an XI « interdit toute annonce ou affiche imprimée qui indiquerait de pareils remèdes sous quelques dénominations qu'ils soient présentés ». La loi interprétative du 29 pluviôse an XIII porte que ceux qui contreviendraient aux dispositions de cet article 36 seront poursuivis par mesure de police correctionnelle et punis d'une amende de 25 francs à 600 francs, et en outre, en cas de récidive, d'une détention de trois jours au moins et de dix jours au plus. Cela résulte de nombreux arrêts rendus en cette matière.

Ici, se présentent deux questions :

1re *Question*. — Un pharmacien qui vend des remèdes secrets est-il punissable ?

Oui, car l'article 32 de la loi du 21 germinal an XI dit formellement : « *La vente des remèdes secrets est interdite aux pharmaciens* ». Bien que l'article 32 de la loi de germinal ne contienne aucune peine formelle contre le pharmacien qui vend des remèdes secrets, il résulte de nombreux arrêts des Cours de Paris, de Rouen, et de la Cour de cassation que la vente est punie comme l'annonce. La jurisprudence décide également que la mise en vente, la détention par un pharmacien dans son officine ou dans les lieux qui en dépendent, d'un remède secret, sont frappées des peines édictées par la loi interprétative du 29 pluviôse an XIII (*Voir à ce sujet Briand et Chaudé, pages 1040-1041*).

2e *Question*. — Un pharmacien qui vend un remède secret sur la formule d'un médecin, peut-il être poursuivi ?

Il a été jugé que les ordonnances du médecin, qui ne contiennent aucune formule, et renferment seulement la prescription d'un remède non formulé au Codex ou non légalement publié, ne donnent pas à ce remède le caractère d'un médicament magistral (*Cour de cassation*, 16 *novembre* 1837, 19 *novembre* 1840; *Cour de Paris*, 1er *décembre* 1842).

Par conséquent, le pharmacien, qui vend un remède secret sur la formule d'un médecin, pourrait être poursuivi et même condamné.

Cela est-il véritablement sérieux ? Les pharmaciens se trouvent constamment en défaut, et si une législation nouvelle ne vient pas modifier promptement cet état de chose, ils sont, tous les jours, sous le coup de condamnations qu'il leur est presque impossible d'éviter.

Les nouveaux projets de loi se sont préoccupés de réglementer la délivrance des médicaments et d'indiquer dans quelle mesure et à quelles conditions, les pharmaciens pourront délivrer, sur la demande expresse de l'acheteur, et sans commettre le délit d'exercice illégal de la médecine, certains médicaments ; ceux qui ne pourront être délivrés que sur prescriptions des médecins, etc.

Cette délivrance des médicaments est réglée par des articles des nouveaux projets de loi. Sans entrer dans l'examen de ces articles, qui peuvent être et qui ont été très fortement critiqués, il est juste de dire qu'ils constituent cependant une amélioration notable et désirable dans la législation pharmaceutique.

9ᵉ *Devoir*. — Les pharmaciens ne doivent jamais révéler les secrets qui leur ont été confiés dans l'exercice de leur profession ; « *ce que je verrai ou entendrai dans l'exercice de mon art même hors de mon ministère qui ne devra pas être divulgué, je le regarderai comme quelque chose de secret, et je me tairai* ». Telle était la formule du serment d'Hippocrate, sur laquelle était copiée la formule du serment des pharmaciens.

L'article 378 du Code pénal prescrit formellement le secret professionnel aux pharmaciens, dans les termes suivants :

Art. 378 du Code pénal. — Les médecins, officiers de santé, pharmaciens et toutes autres personnes, dépositaires par état ou profession du secret qu'on leur confie qui, hors les cas où la loi les oblige à se porter dénonciateurs, auront révélé ces secrets, seront punis d'un emprisonnement d'un mois à six mois et d'une amende de 100 francs à 500 francs.

« La loi, disait le rapporteur de la loi du 28 avril 1832 dans l'exposé des motifs, a dû infliger des peines à ceux qui, indiscrètement ou méchamment, divulguent des faits dont leur profession les a rendus dépositaires, à ceux par exemple, qui sacrifiant leurs devoirs à la causticité, se jouent des sujets les plus graves, alimentent la malignité par des révélations indiscrètes et déversent ainsi la honte sur les individus et la désolation dans les familles. »

Comme on le voit, hors le cas où la loi les oblige à se porter dénonciateurs, les pharmaciens dénommés à l'article 378 du Code pénal ne doivent pas divulguer les secrets qui leur sont confiés dans l'exercice de leur profession.

Quels étaient ces cas? Sous l'empire du Code pénal de 1810, les articles 103 et suivants de ce Code érigeaient la délation en obligation légale quand il s'agissait de complots formés ou de crimes projetés contre la sûreté de l'Etat, contre les jours du souverain ou les membres de sa famille. Mais, ces articles ont été abrogés par la loi du 28 avril 1832 ; par conséquent, il n'existe plus de cas où la loi oblige le pharmacien à se porter dénonciateur.

La prohibition, consacrée par l'article 378, reste donc entière, et elle est tellement rigoureuse que les personnes spécifiées dans cet article appelées comme témoins, devraient si on les interrogeait sur les faits dont elles n'ont eu connaissance que dans l'exercice de leur ministère, se borner à déclarer leur qualité et refuser catégoriquement de répondre, si le magistrat avait l'indiscrétion d'insister. C'est ce qui a été décidé par de nombreux arrêts de diverses Cours et de la Cour de cassation rapportés dans les receuils de jurisprudence.

Nous ne croyons pas devoir insister sur les divers cas qui peuvent se présenter relativement au secret professionnel et sur la conduite à tenir dans ces occasions ; on pourra consulter à ce sujet le savant livre de M. le professeur Brouardel portant le titre : *Du secret médical.*

10° *Devoir.* — Ils doivent se rappeler qu'ils sont responsables des accidents qui peuvent résulter, dans leurs officines, de la négligence, de l'inattention, de l'inobservation des règlements, commises par eux ou par leurs élèves, ainsi que cela résulte des articles 1382, 1383 et 1384 du Code civil et des articles 319 et 320 du Code pénal dont voici le texte :

ART. 1382, Code civil. — Tout fait quelconque de l'homme, qui cause à autrui un dommage, oblige celui par la faute duquel il est arrivé à le réparer.

ART. 1383, Code civil. — Chacun est responsable du dommage qu'il a causé non seulement par son fait, mais encore par sa négligence ou par son imprudence.

ART. 1384, Code civil. — On est responsable non seulement du dommage que l'on cause par son propre fait, mais encore de celui causé par le fait des personnes dont on doit répondre, ou des choses que l'on a sous sa garde ; les maîtres et les commettants sont responsables du dommage causé par leurs domestiques ou préposés dans les fonctions auxquelles ils les ont employés, etc., etc... La responsabilité ci-dessus a lieu, à moins que les maîtres ne prouvent qu'ils n'ont pu empêcher le fait qui donne lieu à cette responsabilité.

Art. 319, Code pénal. — Quiconque, par maladresse, imprudence, inattention, négligence ou inobservation des règlements, aura commis involontairement un homicide ou en aura été involontairement la cause sera puni d'un emprisonnement de trois mois à deux ans, et d'une amende de 50 à 600 francs.

Art. 320, Code pénal. — S'il n'est résulté du défaut d'adresse ou de précaution que des blessures ou coups, le coupable sera puni de six jours à deux mois d'emprisonnement et d'une amende de 16 à 100 fr. ou de l'une de ces deux peines seulement.

En résumé, dans le cas d'accident, résultant de la négligence, de l'inattention ou de l'inobservation des règlements, commis soit par eux, soit par leurs élèves, les pharmaciens sont soumis à deux sortes de responsabilité :

1° Responsabilité pénale, qui aux termes des articles 319 et 320 du Code pénal, peut être punie de prison ;

2° Responsabilité civile, qui aux termes des articles 1382, 1383 et 1384 du Code civil, peut obliger le pharmacien à payer à la victime de l'accident, à ses héritiers ou ayants cause des dommages-intérêts considérables.

11° *Devoir*. — Les pharmaciens doivent se mettre en garde contre les propositions criminelles qui peuvent leur être faites dans le but de procurer l'avortement des femmes enceintes.

On a souvent occasion, dans la pratique, de subir des demandes de cette nature. Beaucoup de personnes, soit par intérêt, soit par ignorance, trouvent très naturel de chercher à provoquer un avortement et viennent demander aux pharmaciens le moyen de les aider dans cette opération. Les pharmaciens doivent repousser avec énergie des propositions semblables, qui les rendraient complices d'un crime, et les exposeraient aux peines édictées par l'article 317 du Code pénal, ainsi conçu :

Art. 317, Code pénal. — Quiconque, par aliments, breuvages, médicaments, violence ou tout autre moyen, aura procuré l'avortement d'une femme enceinte, soit qu'il y ait consenti ou non, sera puni de la réclusion.

La même peine sera prononcée contre la femme qui se sera procurée à elle-même ou qui aura consenti à faire usage des moyens à elle indiqués ou administrés à cet effet, si l'avortement s'en est suivi.

Les médecins, chirurgiens, et autres officiers de santé, ainsi que les pharmaciens qui auront indiqué ou administré ces moyens seront punis des travaux forcés à temps, dans le cas où l'avortement aurait lieu.

12° *Devoir.*— Les pharmaciens doivent se conformer, pour la vente des substances vénéneuses à la législation concernant ces substances.

Cette législation étant très importante, nous croyons devoir l'étudier avec tous les développements qu'elle mérite.

La vente et l'emploi des substances vénéneuses, constituant un danger réel, ont été soumis à une réglementation sévère dont l'origine remonte à la déclaration royale du mois de juillet 1682, rendue par Louis XIV, à la suite d'une étrange affaire, qui avait longtemps et violemment agité Paris et la Cour, et que l'on désignait sous le nom de *l'affaire de poisons.*

Le procès de la fameuse marquise de Brinvilliers, brûlée en 1676, pour avoir empoisonné son père, ses deux frères et sa sœur, avait laissé une vive impression dans les esprits. Des incidents mystérieux firent penser que les crimes de la Brinvilliers et de son amant Sainte-Croix n'étaient pas des crimes isolés ; qu'il existait à Paris une sorte d'école d'empoisonnement fondée par un italien appelé Exili. On disait que des révélations sinistres arrivaient aux magistrats par l'intermédiaire des confesseurs ; que la *poudre de succession* était dans les mains de beaucoup d'héritiers impatients ; la terreur était générale.

En 1680, le Conseil du roi jugea nécessaire d'établir une Commission extraordinaire, que le peuple qualifia de *chambre ardente,* parce que les crimes qu'elle avait à poursuivre étaient passibles du feu. Plusieurs femmes, la Voisin, la Vigouroux, un prêtre nommé Lesage, etc., furent mis en jugement pour avoir fait commerce de poisons. Une foule de grands personnages, la duchesse de Bouillon, la comtesse de Soissons, nièces de Mazarin, le duc de Vendôme, le maréchal de Luxembourg, se trouvèrent compromis comme ayant eu des relations avec ces misérables.

Quelques années plus tard, on songea à réglementer la vente des substances vénéneuses qui, jusqu'alors, n'avait été soumise à aucune formalité, et au mois de juillet 1682, Louis XIV publia une déclaration royale relative aux poisons dont nous avons déjà rapporté le texte et que nous croyons devoir reproduire.

Extrait de la déclaration royale de 1682 relative aux poisons.

... ART. 6. — Seront réputés au nombre des poisons, non seulement ceux qui peuvent causer une mort prompte et violente, mais aussi ceux qui, en altérant peu à peu la santé, causent des maladies ; soit que lesdits poisons soient simples, naturels ou composés et faits de main d'artiste ; et en conséquence défendons à toutes sortes de personnes, à peine de la vie, même aux médecins, apothicaires et chirurgiens, à peine de punitions corporelles, d'avoir et garder de tels poisons simples ou préparés, qui, retenant toujours leur qualité de venin, et n'entrant en aucune composition ordinaire, ne peuvent servir qu'à nuire, et sont de leur nature pernicieux et mortels.

Art. 7. — À l'égard de l'arsenic, du réalgar, de l'orpiment et du sublimé, quoiqu'ils soient poisons dangereux de toute leur substance, comme ils entrent et sont employés dans plusieurs compositions nécessaires, nous voulons, afin d'empêcher à l'avenir la trop grande facilité qu'il y a eu jusqu'ici d'en abuser, qu'il ne soit permis qu'aux marchands qui demeurent dans les villes d'en vendre et d'en livrer eux-mêmes seulement aux médecins, apothicaires, chirurgiens, orfèvres, teinturiers, maréchaux et autres personnes publiques, qui, par leur profession, sont obligés d'en employer ; lesquels néanmoins écriront, en les prenant, sur un registre particulier tenu pour cet effet par lesdits marchands, leurs noms, qualités et demeures, ensemble la quantité qu'ils auront prise desdits minéraux ; et si, au nombre desdits artisans qui s'en servent, il s'en trouve qui ne sachent pas écrire, lesdits marchands écriront pour eux. Quant aux personnes inconnues auxdits marchands, comme peuvent être les chirurgiens et maréchaux des bourgs et des villages, ils apporteront des certificats en bonne forme, contenant leurs noms, demeures et professions, signés du juge du lieu, ou d'un notaire et de deux témoins, ou du curé ou de deux principaux habitants, lesquels certificats ou attestations demeureront chez lesdits marchands pour leur décharge. Seront aussi les épiciers, merciers et autres marchands demeurant en lesdits bourgs et villages, tenus de remettre incessamment ce qu'ils auront desdits minéraux entre les mains des syndics, gardes ou anciens marchands, épiciers ou apothicaires des villes les plus prochaines des lieux où ils demeureront, lesquels leur en rendront le prix : le tout à peine de trois mille livres d'amende, en cas de contravention, même de punition corporelle, s'il y échet.

Art. 8. — Enjoignons à tous ceux qui ont droit par leurs professions et métiers de vendre ou d'acheter des susdits minéraux, de les tenir en des lieux sûrs, dont ils garderont eux-mêmes la clef. Comme aussi leur enjoignons d'écrire, sur un registre particulier, la qualité des remèdes où ils auront employé lesdits minéraux, et la quantité qu'ils y auront employée, et d'arrêter à la fin de chaque année, sur lesdits registres, ce qui leur en restera ; le tout à peine de mille livres d'amende pour la première fois, et de plus grande, s'il y échet.

Défendons aux médecins, chirurgiens, apothicaires, épiciers, droguistes, orfèvres, teinturiers, maréchaux et tous autres, de distribuer desdits minéraux en substance à quelque personne que ce puisse être, et sous quelque prétexte que ce soit, sous peine d'être punis corporellement ; et seront tenus de composer eux-mêmes ou de faire composer, en leur présence par leurs garçons les remèdes où il devra entrer nécessairement desdits minéraux, qu'ils donneront après cela à ceux qui leur en demanderont, pour s'en servir aux usages ordinaires. . . . .

. . . .

Art. 10. — Défenses sont aussi faites à toutes personnes autres qu'aux médecins et apothicaires, d'employer aucun insecte venimeux, comme serpents, crapauds, vipères et autres semblables, sous prétexte de s'en servir à des médicaments ou à faire des expériences, et sous quelque autre prétexte que ce puisse être, s'ils n'en ont la permission expresse et par écrit.

Art. 11. — Faisons très expresses défenses à toutes personnes, de quelque condition ou profession qu'elles soient, excepté aux médecins approuvés, et dans le lieu de leur résidence, aux professeurs en chimie et aux maîtres apothicaires, d'avoir aucun laboratoire et d'y travailler à aucune préparation de drogues ou distillations, sous prétexte de remèdes chimiques, expériences, secrets particuliers, recherches de la pierre philosophale, conversion, multiplication ou raffinement des métaux, confection de cristaux ou pierres de couleur, et autres semblables prétextes, sans avoir auparavant obtenu, de nous par lettres du grand sceau, la permission d'avoir lesdits laboratoires, présenté lesdites lettres, et fait déclarations en conséquence à nos juges et officiers de police des lieux.

Défendons pareillement à tous distillateurs, vendeurs d'eau-de-vie, de faire autre distillation que celle de l'eau-de-vie et de l'esprit de vin, sauf à être choisi d'entre eux le nombre qui sera jugé nécessaire pour la confection des eaux fortes dont l'usage est permis ; lesquels ne pourront néanmoins y travailler qu'en vertu de nosdites lettres, et après en avoir fait leur déclaration, à peine de punition exemplaire.

Les dispositions rigoureuses, contenues dans la déclaration de 1682 furent confirmées par les articles 9 et 10 de la déclaration du roi du 25 avril 1777, ainsi conçus :

Art. 9. — Renouvelons, en tant que de besoin, les dispositions de notre édit de 1682 ; en conséquence, défendons très expressément, et sous les peines y portées, aux maîtres en pharmacie, à tous épiciers et tous autres, de distribuer l'arsenic, le réalgar, le sublimé, et autres drogues réputées poisons, si ce n'est à des personnes connues et domiciliées, auxquelles telles drogues seront nécessaires pour leur profession, lesquelles écriront de suite sans aucun blanc, sur un registre à ce destiné et paraphé à cet effet par le lieutenant-général de police, leurs noms, qualités et demeures, l'année, le mois, le jour et la quantité qu'ils auront prise des dites drogues, ainsi que l'objet de leur emploi.

Art. 10. — A l'égard des personnes étrangères ou inconnues, qui ne sauront pas écrire, il ne sera délivré aucune des dites drogues, si elles ne sont accompagnées de personnes connues et domiciliées qui inscriront et signeront sur le registre, comme il est prescrit ci-dessus. Seront, au surplus, tous poisons et drogues dangereuses, tenus et gardés en lieux sûrs et séparés, sous la clef du maître seul, sans que les femmes, enfants, domestiques, garçons ou apprentis en puissent disposer, vendre ou débiter, sous les mêmes peines.

Aux déclarations royales de 1682 et de 1777, a succédé la loi du 21 germinal an XI qui, par ses articles 34 et 35, établit les dispositions suivantes relatives aux substances vénéneuses.

Art. 34. — Les substances vénéneuses, et notamment l'arsenic, le réalgar et le sublimé corrosif, seront tenues, dans les officines des pharmaciens et les boutiques des épiciers, dans des lieux sûrs et séparés, dont les pharmaciens épiciers auront seuls la clef, sans qu'aucun autre individu qu'eux puisse en disposer. Ces substances ne pourront être vendues qu'à des personnes connues et domiciliées, qui pourraient en avoir besoin pour leur profession ou pour cause connue, sous peine de 3,000 francs d'amende de la part des vendeurs contrevenants.

Art. 35. — Les pharmaciens et épiciers tiendront un registre coté et paraphé par le maire ou le commissaire de police, sur lequel registre ceux qui seront dans le cas d'acheter des substances vénéneuses inscriront de suite et sans aucun blanc, leurs noms, qualités et demeures, la nature et la quantité des drogues qui leur ont été délivrées, l'emploi qu'ils se proposent d'en faire, et la date exacte du jour de leur achat ; le tout à peine de 3,000 francs d'amende contre les contrevenants. Les pharmaciens et épiciers seront tenus de faire eux-mêmes l'inscription lorsqu'ils vendront ces substances à des individus qui ne sauront point écrire et qu'ils connaîtront comme ayant besoin de ces mêmes substances.

Ainsi qu'on le voit, l'article 34 comprend toutes les substances vénéneuses, mais ne donne aucune définition ; il ne contient aucune nomenclature des matières auxquelles il s'applique et se borne à indiquer, comme exemple, l'arsenic, le réalgar et le sublimé corrosif.

Le silence de la loi sur ces points délicats produisit un vague et une confusion qu'il importait de faire cesser ; aussi le 9 nivôse an XII le préfet de police publia une ordonnance concernant la vente des substances vénéneuses, avec un état des substances minérales réputées vénéneuses et dont voici le texte :

Ordonnance concernant la vente des substances vénéneuses.

Paris, le 9 nivôse an XII de la République (31 décembre 1803).

« Le conseiller d'État, préfet de police,

« Vu les articles 34 et 35 de la loi du 21 germinal an XI, contenant organisation des Écoles de pharmacie ;

« Ordonne ce qui suit :

Art. 1er. — Toutes personnes qui fabriquent et vendent, et toutes personnes autorisées à débiter les substances *minérales vénéneuses* dénommées dans l'état à la suite de la présente ordonnance, sont tenues de se conformer aux articles 34 et 35 de la loi précitée, et qui se trouvent ci-dessus relatés.

Art. 2. — Il sera pris envers les contrevenants telles mesures de police administratives qu'il appartiendra, sans préjudice des poursuites à exercer contre eux par devant les tribunaux, conformément aux lois et aux règlements qui leur sont applicables, et notamment à la loi du 21 germinal an XI, qui prononce *une amende de 3,000 francs.*

Art. 3. — La présente ordonnance sera imprimée, publiée et affichée.

« Elle sera notifiée aux directeurs et professeurs des Écoles de médecine et de pharmacie.

« Les sous-préfets des arrondissements de Saint-Denis et de Sceaux, les maires et adjoints des communes rurales du ressort de la préfecture de police, les commissaires de police à Paris, les officiers de paix, et les préposés de la préfecture, sont chargés chacun en ce qui le concerne, de tenir la main à son exécution.

« Le général commandant la première division militaire, le général commandant d'armes de la place de Paris, les chefs de légion de la gendarmerie d'élite, et de la première légion de la gendarmerie nationale sont requis de leur faire prêter main-forte au besoin.

Le conseiller d'État, préfet, *signé,* DUBOIS.

« Par le conseiller d'État, préfet :
« Le secrétaire-général, *signé,* Pus. »

État des substances minérales réputées vénéneuses.

ANCIENNES DÉNOMINATIONS	NOUVELLES DÉNOMINATIONS
Eau forte.	
Eau seconde	Acide nitrique ou azotique.
Acide nitreux.	
Esprit de nitre	
Esprit de vitriol	Acide sulfurique.
Huile de vitriol.	

Acide marin . . . . Esprit de sel.	Acide muriatique, hydrochlorique ou chlorhydrique.
Arsenic blanc . . . . Oxyde d'arsenic . . . . . Arsenic.	Acide arsénieux.
Arsenic noir. . . . . . . Régule d'arsenic . . . . . Poudre de cobalt. . . . . Poudre aux mouches . . .	Arsenic métallique.
Orpin. . . . . Orpiment. . . . . Réalgar.	Sulfures d'arsenic jaune et rouge.
Magistère de bismuth (*im-prop.*)	Oxyde blanc de bismuth, sous-nitrate de bismuth.
Emétique ou tartre stibié .	Tartrate de potasse et d'antimoine.
Verre d'antimoine	Oxyde d'antimoine vitreux.
Foie d'antimoine. . . . . Crocus metallorum	Oxyde d'antimoine sulfuré demi-vitreux.
Précipité rouge	Oxyde rouge de mercure.
Sublimé corrosif . . . . . Muriate suroxygéné de mercure	Deutochlorure ou perchlorure de mercure.
Couperose blanche . . . . Vitriol blanc	Sulfate de zinc.
Céruse . . . . Blanc de plomb	Sous-carbonate de plomb.
Minium.	Deutoxyde ou oxyde rouge de plomb.
Massicot jaune de Naples .	Protoxyde ou oxyde jaune de plomb.
Litharge	Oxyde de plomb demi-vitreux.
Vert de gris ou verdet. . .	Oxyde de cuivre.
Verdet cristallisé . . . . . Cristaux de Vénus	Acétate de cuivre.
Vitriol bleu ou couperose bleue.	Sulfate de cuivre.
Pierre infernale	Nitrate ou azotate d'argent.
Pierre à cautère ou potasse caustique.	Hydrate d'oxyde de potassium.

« Fait et arrêté à la préfecture de police, le 9 nivôse an XII de la République.

« Le Conseiller d'Etat, préfet,

« DUBOIS. »

L'ordonnance du 9 nivôse an XII, acte d'autorité administrative, valable pour le département de la Seine, mais n'ayant aucune force dans les autres départements, ne s'occupait que des *substances minérales*, réputées vénéneuses, et ne parlait pas des substances vénéneuses *végétales* ou *animales* ; cette lacune donna lieu à de nombreuses difficultés.

Malgré les circulaires répétées de l'autorité administrative (circulaires du ministre de l'intérieur du 16 juin 1817 — du 23 novembre 1823 — du 8 octobre 1824) ayant pour but de faire exécuter avec sévérité les prescriptions de la loi du 21 germinal an XI, on ne tarda pas à s'apercevoir que toutes les dispositions concernant ces substances vénéneuses, empruntées en partie à l'édit de 1682, avaient été frappées, dès les premiers moments, d'une déplorable impuissance.

De graves imperfections existaient, en effet, dans la loi de germinal et de graves lacunes se faisaient remarquer dans les parties mêmes qu'elle avait voulu régler.

L'absence d'une nomenclature légale et complète des substances vénéneuses, la faculté laissée à presque tous de vendre librement ces substances (car il est à remarquer que l'article 34 de la loi de germinal n'était applicable qu'aux pharmaciens et aux épiciers et qu'il ne faisait aucune mention des autres détenteurs de matières vénéneuses, tels que les commerçants en gros et les industriels qui emploient ces matières et en ont des quantités considérables à leur disposition), l'omission d'une pénalité applicable à ceux qui ne tenaient pas ces substances renfermées dans un lieu sûr et séparé dont ils auraient seuls la clef, l'élévation excessive de l'amende fixe de 3,000 francs, dont il n'était jamais permis aux tribunaux de modifier le chiffre, quelque atténuantes, que fussent les circonstances des contraventions, furent autant de causes du relâchement qui, peu à peu, s'introduisit dans le régime applicable à la vente des poisons.

Il convenait de combler les lacunes que nous venons de signaler, et de faire cesser un état de choses si funeste à la sécurité publique : c'est dans ce but que fut publiée la loi du 19 juillet 1845, ainsi conçue :

Loi du 19 juillet sur la vente des substances vénéneuses.

Art. 1er. — Les contraventions aux ordonnances royales portant règlement d'administration publique sur la vente, l'achat et l'emploi des substances vénéneuses, seront punies d'une amende de 100 à 3000 francs et d'un emprisonnement de six jours à deux mois, sauf application, s'il y a lieu, de l'article 463 du Code pénal. Dans tous les cas, les tribunaux pourront prononcer la confiscation des substances saisies en contravention.

ART. 2. — Les articles 34 et 35 de la loi du 21 germinal an XI seront abrogés à partir de la promulgation de l'ordonnance qui aura statué sur la vente des substances vénéneuses.

Comme on le voit, cette loi contient plusieurs points importants :

1º Elle abroge les dispositions législatives de la loi du 21 germinal an XI qui mettaient obstacle à l'action du gouvernement dans une matière qui, par sa nature, appartient essentiellement à son domaine ;

2º Elle laisse à des règlements d'administration publique le soin de régler tout ce qui concerne la vente, l'achat ou l'emploi des substances vénéneuses ;

3º Elle arme d'une sanction pénale plus graduée, et par suite plus efficace, les ordonnances royales qui seront publiées, pour régler le commerce et l'emploi de ces substances.

C'est en exécution de la loi du 19 juille   45 que fut rendue, sur le rapport de M. Cunin-Gridaine, ministre secrétaire d'Etat de l'agriculture et du commerce, l'ordonnance royale du 29 octobre 1846, qui régit aujourd'hui la matière.

Nous donnons plus bas le texte :

1º Du rapport et ordonnance royale sur la nature et l'emploi des substances vénéneuses du 29 octobre 1846 ;

2º Du tableau des substances vénéneuses annexé à l'ordonnance du 29 octobre 1846 ;

3º De la circulaire ministérielle du 10 novembre 1846 concernant la vente des substances vénéneuses et destinée à fournir aux préfets quelques explications sur l'exécution de l'ordonnance du 29 octobre 1846.

Rapport et ordonnance sur la nature et l'emploi des substances vénéneuses (29 octobre 1846).

Sire, la législation actuelle sur la nature et l'emploi des substances vénéneuses se réduisait avant la loi du 19 juillet 1845 aux articles 34 et 35 de la loi du 21 germinal an XI. L'article 34 statue que les substances vénéneuses seront tenues sous clef dans les officines des pharmaciens et dans les boutiques des épiciers, qu'elles ne pourront être vendues qu'à des personnes connues et domiciliées qui pourront en avoir besoin pour leur profession ou pour cause connue, à peine de 3.000 francs d'amende. L'article 35 prescrit, en outre, aux pharmaciens et épiciers la tenue d'un registre coté et parafé, pour l'inscription des ventes de substances vénéneuses.

Ces dispositions, empruntées en partie à l'édit de juillet 1680, ont été dès les premiers moments, frappées d'une déplorable impuissance : l'absence de toute nomenclature légale des substances vénéneuses, la faculté accordée à tout le monde de vendre librement ces substances, leur emploi journalier pour le chaulage des grains, pour la destruction des insectes et des animaux nuisibles, pour le traitement des animaux domestiques, etc., enfin l'élévation de la peine unique prononcée par la loi de germinal an XI, ont été autant de causes du relâchement qui s'est introduit dans le régime applicable à la vente des poisons. De là peut-être une partie des crimes qui, dans ces dernières années surtout, ont affligé la société.

La loi du 10 juillet 1845 a été rendue pour faire cesser un état de choses si funeste à la sécurité publique. Elle abroge les dispositions législatives de l'an XI, qui mettaient obstacle à l'action du gouvernement dans une matière qui, par sa nature appartient essentiellement à son domaine, et elle arme d'une sanction pénale plus efficace les ordonnances royales qui seront publiées pour régler le commerce et l'emploi des substances vénéneuses.

Le premier usage à faire de cette loi était difficile ; un certain nombre de substances réputées vénéneuses sont nécessaires pour l'exploitation de plusieurs industries, et elles ne peuvent y être remplacées par des substances différentes ; d'autres sont d'une production si facile ou si peu coûteuse, que l'usage s'en est répandu même dans 'économie domestique. Était-il convenable, était-il possible de proscrire d'une manière absolue la vente de ces substances ?

J'ai chargé une commission spéciale, composée des hommes les plus compétents, d'examiner cette question importante. Frappée, comme le gouvernement, des motifs de haute moralité qui pouvaient faire désirer la prohibition absolue de certaines matières, elle s'est livrée à une enquête attentive ; elle s'est entourée des lumières de tous les hommes spéciaux ; elle a réclamé et obtenu les avis de la Faculté de médecine, de l'École de pharmacie et de l'École vétérinaire d'Alfort. De ce travail il est résulté pour elle et pour moi-même la conviction qu'une prohibition absolue était impossible, que seulement l'emploi de l'arsenic (acide arsénieux) pouvait être interdit ou restreint dans plusieurs usages, et que des précautions spéciales pouvaient être ordonnées pour l'achat, la vente et l'emploi d'un certain nombre de substances toxiques, dont la nomenclature devait être jointe à l'ordonnance à intervenir.

La loi du 21 germinal an XI, comme l'édit de 1682, ne désignait en effet, nominativement, comme substances vénéneuses, que l'arsenic, le réalgar et le sublimé corrosif ; j'ai chargé successivement le Conseil de salubrité du département de la Seine, l'École de pharmacie et le Comité consultatif des arts et manufactures attaché à mon département, de dresser la liste des substances à soumettre au régime de l'ordonnance. Ce travail long et difficile a été fait avec le plus grand soin, chaque article a dû être l'objet d'une étude spéciale pour en connaître l'emploi médical, pharmaceutique ou industriel. Un grand nombre ont été rangés sans hésitation dans cette nomenclature ; d'autres dont on ne se sert que pour la médecine des hommes ou des animaux, ont été laissés en dehors, pour ne pas créer au travail national des entraves que ne commandait pas une nécessité absolue, l'expérience fera connaître quelles modifications ultérieures il sera nécessaire d'apporter à cette liste, et sa forme même permettra de les réaliser facilement.

Quant aux dispositions du projet d'ordonnance que j'ai l'honneur de soumettre à l'approbation de Votre Majesté, et qui sont destinées à remplacer les articles 34 et 35 de la loi du 21 germinal an XI, elles ont été l'objet d'une discussion approfondie au sein du Conseil d'État, mais je dois rendre particulièrement compte à Votre Majesté des motifs qui ont dicté les prohibitions que renferme cette ordonnance.

Dans quelques départements, on a depuis longtemps l'usage de préparer le blé de semence au moyen de l'acide arsénieux, dans l'espoir de détruire les séminules de quelques végétaux microscopiques, qui, se développant plus tard, produisent la carie, la rouille et le charbon ; ou bien d'empoisonner certains animalcules, tels que le vibrion du blé, qui, se rencontrant dans la semence, peuvent se propager par la tige, et par suite pénétrer dans l'épi et détruire une partie de la récolte.

Tous les renseignements recueillis tant par mon département que par la Commission dont j'ai mentionné plus haut l'excellent travail, s'accordent à établir, d'une part, que l'emploi de l'acide arsénieux pour le chaulage du blé est une des applications de cette substance qui la font le plus fréquemment parvenir en des mains criminelles : d'autre part, que si l'acide arsénieux réussit à détruire les insectes qui attaquent le blé de semence ou les animalcules qu'il recèle, il est à peu près démontré que son emploi pour la destruction des végétaux microscopiques reste sans efficacité ; enfin que des procédés nombreux, parfaitement connus et souvent éprouvés, tels que l'emploi du sulfate de cuivre, celui de la chaux mêlée de sulfate de soude, offrent à la fois l'avantage de mettre entre les mains de l'agriculture des moyens de détruire les végétaux et animaux microscopiques que renferme le blé de semence, et d'en favoriser souvent la germination et la végétation, sans exposer la société à aucun péril.

Ces considérations m'ont déterminé à proposer à Votre Majesté de proscrire d'une manière absolue l'emploi de l'arsenic pour le chaulage des grains.

La destruction des insectes et des animaux nuisibles s'opère généralement aussi au moyen de préparations arsenicales ; j'ai fait rechercher la possibilité d'y substituer d'autres matières, et déjà il a été constaté qu'en Suisse le *quassia amara* a remplacé avec un plein succès le *cobalt*, ou arsenic métallique, pour la destruction des mouches. Malheureusement, nous ne sommes pas encore arrivés au même résultat, pour la destruction des animaux nuisibles, tels que les rats, mulots. etc., dont la multiplication porte souvent la désolation dans les exploitations rurales. Mais, en tolérant provisoirement pour cet usage la continuation de l'emploi de l'arsenic, j'ai pensé, avec la commission, qu'il était possible, sinon de faire disparaître entièrement les dangers de cette tolérance, au moins de les atténuer sensiblement en substituant à l'acide arsénieux, qui est aujourd'hui délivré en nature, une préparation arsenicale composée de manière non seulement à rendre toute méprise impossible, mais encore à prévenir, par sa consistance, son odeur, sa saveur et sa couleur, toute tentative de crime. L'École royale de pharmacie est chargée de composer cette préparation jusqu'à ce qu'il ait été possible de la remplacer par une autre matière ; la formule de cette préparation, qui ne pourra être vendue que par les pharmaciens sera inscrite au Codex.

Ces considérations analogues s'appliquent à l'arsenic pour le traitement des animaux domestiques. Cette matière entre, avec un incontestable succès, dans le traitement des maladies cutanées des chevaux, des moutons, etc. Les études que j'ai ordonnées permettront, je l'espère, de trouver prochainement les moyens de la remplacer avec la même efficacité par une autre substance ; mais jusque-là il était nécessaire d'en tolérer la vente. L'ordonnance soumise à Votre Majesté subordonne cette vente à des précautions semblables à celles qui sont prescrites pour la destruction des animaux nuisibles. Le concours éclairé du conseil des professeurs de l'École d'Alfort me permet de compter que le but sera atteint avec toute garantie pour la sûreté publique.

Les autres dispositions, Sire, s'expliquent et se justifient d'elles-mêmes. J'espère que l'ensemble du projet obtiendra l'assentiment de Votre Majesté : élaboré avec soin, il concilie autant que possible la liberté due aux travaux de la science et de l'industrie, avec les intérêts sacrés de l'humanité et de la morale publique, et j'ai la conviction qu'aidé de l'action ferme et vigilante de la justice, il tendra à donner à la société des gages de sécurité pour l'avenir.

L. CUNIN-GRIDAINE.

Ordonnance du roi.

LOUIS-PHILIPPE, roi des Français, à tous présents et à venir.

Vu la loi du 19 juillet 1845, portant :

« Article 1er. — Les contraventions aux ordonnances royales portant règlement d'administration publique sur la vente, l'achat et l'emploi des substances vénéneuses, seront punies d'une amende de 100 à 3.000 francs et d'un emprisonnement de six jours à deux mois, sauf l'application, s'il y a lieu, de l'article 463 du Code pénal.

« Dans tous les cas, les tribunaux pourront prononcer la confiscation des substances saisies en contravention. »

« Art. 2. — Les articles 34 et 35 de la loi du 21 germinal an XI seront abrogés, à partir de la promulgation de l'ordonnance qui aura statué sur la vente des substances vénéneuses. »

Sur le rapport de notre ministre, secrétaire d'Etat de l'agriculture et du commerce, notre Conseil d'Etat entendu.

Nous avons ordonné et ordonnons ce qui suit :

Titre 1er. — *Du commerce des substances vénéneuses.*

Article 1er. — Quiconque voudra faire le commerce d'une ou de plusieurs des substances comprises dans le tableau annexé à la présente ordonnance sera tenu d'en faire préalablement la déclaration devant le maire de la commune, en indiquant le lieu où est situé son établissement.

Les chimistes, fabricants ou manufacturiers employant une ou plusieurs desdites substances seront également tenus d'en faire la déclaration dans la même forme.

Ladite déclaration sera inscrite sur un registre à ce destiné, et dont un extrait sera remis au déclarant ; elle devra être renouvelée, dans le cas de déplacement de l'établissement.

Art. 2. — Les substances auxquelles s'applique la présente ordonnance ne pourront être vendues ou livrées qu'aux commerçants, chimistes, fabricants ou manufacturiers qui auront fait la déclaration prescrite par l'article précédent ou aux pharmaciens.

Lesdites substances ne devront être livrées que sur la demande écrite et signée de l'acheteur.

Art. 3. — Tous achats ou ventes de substances vénéneuses seront inscrits sur un registre spécial, coté et parafé par le maire ou par le commissaire de police.

Les inscriptions seront faites de suite et sans aucun blanc, au moment même de l'achat ou de la vente ; elles indiqueront l'espèce et la quantité des substances achetées ou vendues, ainsi que les noms, professions et domiciles des vendeurs ou des acheteurs.

Art. 4. — Les fabricants et manufacturiers employant les substances vénéneuses en surveilleront l'emploi dans leur établissement, et constateront cet emploi sur un registre établi conformément au premier paragraphe de l'article 3.

Titre II. — *De la vente des substances vénéneuses par les pharmaciens.*

Art. 5. — La vente des substances vénéneuses ne peut être faite, pour l'usage de la médecine, que par les pharmaciens et sur la prescription d'un médecin, chirurgien, officier de santé ou d'un vétérinaire breveté. Cette prescription doit être signée, datée, et énoncer en toutes lettres la dose desdites substances, ainsi que le mode d'administration du médicament.

Art. 6. — Les pharmaciens transcriront lesdites prescriptions, avec les indications qui précèdent, sur un registre établi dans la forme déterminée par le paragraphe 1er de l'article 3.

Ces transcriptions devront être faites de suite et sans aucun blanc.

Les pharmaciens ne rendront les prescriptions que revêtues de leur cachet et après y avoir indiqué le jour où les substances auront été livrées, ainsi que le numéro d'ordre de la transcription sur le registre.

Ledit registre sera conservé pendant vingt ans au moins, et devra être représenté à toute réquisition de l'autorité.

Art. 7. — Avant de délivrer la préparation médicale, le pharmacien y apposera une étiquette indiquant son nom et son domicile, et rappelant la destination interne ou externe du médicament.

Art. 8. — L'arsenic et ses composés ne pourront être vendus pour d'autres usages que la médecine, que combinés avec d'autres substances.

Les formules de ces préparations seront arrêtées, sous l'approbation de notre ministre secrétaire d'Etat, de l'agriculture et du commerce, savoir :

Pour le traitement des animaux domestiques, par le Conseil des professeurs de l'Ecole royale vétérinaire d'Alfort ;

Pour la destruction des animaux nuisibles et pour la conservation des peaux et objets d'histoire naturelle, par l'Ecole de pharmacie.

Art. 9. — Les préparations mentionnées dans l'article précédent ne pourront être vendues ou délivrées, que par les pharmaciens, et seulement à des personnes connues et domiciliées.

Les quantités livrées ainsi que le nom et le domicile des acheteurs, seront inscrits sur le registre spécial dont la tenue est prescrite par l'article 6.

Art. 10. — La vente et l'emploi de l'arsenic et de ses composés sont interdits pour le chaulage des grains, l'embaumement des corps et la destruction des insectes.

TITRE III. — *Dispositions générales.*

ART. 11. — Les substances vénéneuses doivent toujours être tenues par les commerçants, fabricants, manufacturiers et pharmaciens, dans un endroit sûr et fermé à clef.

ART. 12. — L'expédition, l'emballage, le transport, l'emmagasinage et l'emploi doivent être effectués par les expéditeurs, voituriers, commerçants et manufacturiers, avec les précautions nécessaires pour prévenir tout accident.

Les fûts, récipients ou enveloppes ayant servi directement à contenir les substances vénéneuses ne pourront recevoir aucune autre destination.

ART. 13. — A Paris et dans l'étendue du ressort de la préfecture de police, les déclarations prescrites par l'article 1er seront faites devant le préfet de police.

ART. 14. — Indépendamment des visites qui doivent être faites en vertu de la loi du 21 germinal an XI, les maires ou commissaires de police, assistés, s'il y a lieu, d'un docteur en médecine désigné par le préfet, s'assureront de l'exécution des dispositions de la présente ordonnance.

Ils visiteront, à cet effet, les officines des pharmaciens, les boutiques et magasins des commerçants et manufacturiers vendant ou employant lesdites substances. Ils se feront représenter les registres mentionnés dans les articles 1er, 3, 4 et 6, et constateront les contraventions.

Leurs procès-verbaux seront transmis au procureur du roi, pour l'application des peines prononcées par l'article 1er de la loi du 19 juillet 1845.

LOUIS-PHILIPPE.

Tableau des substances vénéneuses (annexé à l'ordonnance du 29 octobre 1846).

Acétate de mercure.
Acétate de morphine.
Acétate de zinc.
Acide arsénieux ; composés et préparations qui en dérivent.
Acide cyanhydrique.
Aconit et ses composés.
Alcool sulfurique (eau de Rabel).
Anémone pulsatile et ses préparations.
Augusture fausse et ses préparations.

Atropine.
Belladone et ses préparations.
Brucine et ses préparations.
Bryone et ses préparations.
Cantharides et leurs préparations.
Carbonates de cuivre et d'ammoniaque.
Cévadille et ses préparations.
Chlorure d'antimoine.
Chlorure de morphine.
Chlorure ammoniaco-mercuriel.

Chlorure de mercure.
Ciguës et leurs préparations.
Codéine et ses préparations.
Coloquinte et ses préparations.
Colchique et ses préparations.
Conicine et ses préparations.
Coque du Levant et ses préparations.
Cyanure de mercure.
Daturine.
Digitale et ses préparations.
Elaterium et ses préparations.
Ellébores blanc et noir et leurs préparations.
Emétine.
Emétique (tartrate de potasse et d'antimoine).
Epurge et ses préparations.
Euphorbe et ses préparations.
Fève de Saint-Ignace ; préparations qui en dérivent.
Huile de cantharides.
Huile de ciguë.
Huile de croton tiglium.
Huile d'épurge.
Iodure d'ammoniaque.
Iodure d'arsenic.
Iodure de mercure.
Iodure de potassium.
Kermès minéral.

Laudanum : composés et mélanges.
Laurier-cerise et ses préparations.
Liqueur arsenicale de Fowler.
Liqueur arsenicale de Pearson.
Morphine et ses composés.
Narcéine.
Narcisse des prés.
Narcotine.
Nicotianine.
Nicotine.
Nitrate ammoniaco-mercuriel.
Nitrate de mercure.
Opium.
Oxyde de mercure.
Picrotoxine.
Pignons d'Inde.
Rhus radicans.
Sabine.
Seigle ergoté ; préparations qui en dérivent.
Solanine.
Soufre doré d'antimoine.
Staphysaigre.
Strychnine et ses composés.
Sulfate de mercure.
Tartrate de mercure.
Turbith minéral.
Vératrine.

Circulaire ministérielle du 10 novembre 1846, concernant la vente des substances vénéneuses.

Monsieur le préfet, j'ai l'honneur de vous adresser quelques exemplaires d'une ordonnance royale, en date du 29 octobre dernier, destinée à régler les conditions relatives à la vente, l'achat et l'emploi des substances vénéneuses.

Le rapport au roi inséré au *Moniteur* du 31 octobre, et que j'ai fait réimprimer avec l'ordonnance, me dispense d'entrer dans de longs développements sur les motifs des principales dispositions de ce règlement ; j'ai seulement à vous donner quelques explications sur son exécution.

Aux termes de l'article 2 de la loi du 19 juillet 1845, les articles 34 et 35 de la loi du 21 germinal an XI sont abrogés à partir de la promulgation de l'ordonnance elle-même qui, ainsi que l'article 1er de la loi du 19 juillet 1845, lequel détermine la pénalité applicable aux contraventions, doit avoir son effet à compter de la même époque. Il importe donc que les maires de toutes les communes où il existe, soit des droguistes ou fabricants de produits chimiques faisant le commerce d'une ou plusieurs des substances désignées dans le tableau annexé à l'ordonnance, soit des établissements scientifiques ou industriels où l'on fait usage de ces mêmes substances, ouvrent sans aucun retard le registre destiné à recevoir les déclarations exigées par l'article 1er. Vous recommanderez qu'un extrait de ce registre, indiquant les déclarations reçues, vous soit adressé dans la quinzaine, et vous en ferez parvenir une expédition à mon ministère.

Les maires devront également s'assurer, soit par eux-mêmes, soit par les soins du commissaire de police, que tous les commerçants, chimistes, fabricants, manufacturiers ou pharmaciens qui vendent ou emploient des substances vénéneuses, tiennent le registre prescrit par les articles 3, 4 et 6.

L'article 14 indique comment cette constatation doit avoir lieu ; il est évidemment impossible d'attendre, pour y procéder, la visite annuelle qui est confiée au jury médical. Pour vérifier le fait matériel de la tenue du registre, les maires ou commissaires de police n'ont pas même besoin d'être assistés d'un docteur en médecine désigné par l'autorité préfectorale ; ils peuvent et doivent s'occuper seuls de cette vérification et en dresser procès-verbal, sauf à réclamer le concours d'un docteur en médecine désigné par le préfet, conformément à l'article 14, s'il s'élevait quelques questions dont la solution exigeât des connaissances spéciales.

En cotant et parafant le registre où doivent être inscrits les achats et l'emploi des substances vénéneuses, les maires ou commissaires de police auront soin de rappeler les dispositions des articles 11 et 12 de l'ordonnance, ainsi que la pénalité que l'article 1er de la loi du 19 juillet 1845 attache à toute contravention à ces prescriptions.

Vous ne négligerez aucun des moyens de publicité et d'influence qui sont à votre disposition, pour obtenir des médecins ou officiers de santé que toute prescription médicale dans laquelle il entre une ou plusieurs subtances vénéneuses, soit signée, datée, et énonce en toutes lettres les doses desdites substances, ainsi que le mode d'administration des médicaments. Les pharmaciens, seuls responsables, s'ils livraient des médicaments sur des prescriptions qui ne rempliraient pas ces conditions, pourraient en refuser l'exécution, et leur refus entraînerait des retards fâcheux pour les malades : les médecins comprennent trop bien leurs devoirs pour retarder, par une omission si facile à éviter, la délivrance des médicaments.

L'article 8 réserve aux seuls pharmaciens le droit de vendre des pré -

parations arsenicales, soit pour le traitement des animaux domestiques, soit pour la destruction d'animaux nuisibles et pour la conservation des peaux et objets d'histoire naturelle : mais ces préparations ne pourront être livrées que sous une forme qui empêche d'en faire un criminel usage. Je ferai connaître prochainement les formules qui auront été adoptées par l'Ecole de pharmacie de Paris pour satisfaire à cette condition, conformément aux derniers paragraphes de l'article 8.

Vous n'ignorez pas que l'arsenic, qui a trop souvent servi comme moyen d'empoisonnement, avait presque toujours été acheté sous prétexte d'être destiné à la destruction des animaux nuisibles ; aucun usage de l'arsenic ne doit donc être l'objet d'une surveillance plus rigoureuse. On vend, sous le nom de mort-aux-rats, diverses préparations dont la composition n'est pas toujours bien connue de ceux qui les vendent ni de ceux qui les achètent ; il faut absolument interdire ce débit à tout marchand ambulant et non domicilié dans la commune où il a fait son commerce. Toute préparation vendue sous la dénomination de mort-aux-rats ou annoncée comme pouvant servir à la destruction de ces animaux, doit être analysée, afin de vérifier si elle ne contient point d'arsenic ou d'autre substance comprise dans le tableau annexé à l'ordonnance ; si elle en contient, le vendeur sera poursuivi, conformément à la loi. La vente et l'emploi de l'arsenic pour le chaulage des grains sont prohibés par l'article 10. La science a trouvé des procédés plus sûrs et moins dangereux pour préparer les grains destinés à la semence : ces moyens qui sont déjà assez généralement employés dans plusieurs départements et dont une expérience suffisamment prolongée a constaté l'efficacité, seront rappelés ou indiqués par une instruction particulière.

Tout ce que je viens de dire s'applique aux établissements existants ; s'il se formait de nouveaux établissements dans lesquels on ferait usage de substances vénéneuses, les mêmes règles, les mêmes formalités devront être observées. Quand on se sera assuré que les registres exigés sont établis partout où ils doivent l'être, il restera à en surveiller la tenue. Pour les pharmaciens, les visites annuelles du jury médical seront généralement suffisantes, sauf les cas où il y aurait lieu de soupçonner quelque contravention. Si votre département était du nombre de ceux où l'insuffisance des allocations empêche de faire procéder, chaque année, à la visite des pharmacies, vous insisteriez fortement auprès du conseil général, dans sa prochaine session, pour qu'il vous donne les moyens d'assurer un service si essentiel à la sûreté publique. Vous demanderez au moins une allocation qui vous permette de rétribuer convenablement les médecins que vous pourriez désigner, en vertu de l'article 14, pour vérifier, dans chaque canton et dans chaque arrondissement, l'exécution des dispositions de l'ordonnance. Au reste, des mesures ne tarderont pas à être prises pour rendre obligatoires les dépenses dont il s'agit ici.

Je tiens, Monsieur le préfet, à être exactement informé des résultats de ce nouveau règlement sur les poisons. A cet effet, je vous invite à m'adresser, tous les six mois, un état indiquant les contraventions dont il aura été dressé procès-verbal, et la suite qui aura été donnée à ces procès-verbaux.

L. Cunin-Gridaine.

La nomenclature du tableau des substances vénéneuses annexé à l'ordonnance du 29 octobre 1846, et l'article 14 de cette même ordonnance ayant donné lieu à de nombreuses réclamations de la part des pharmaciens et de plusieurs Sociétés de pharmacie, il fut rendu, à la date du 8 juillet 1850, un décret modificatif dont les motifs se trouvent expliqués par la circulaire ministérielle du 20 juillet 1850 accompagnant ce décret.

Voici le texte de ces documents :

Décret du 8 juillet 1850, concernant la vente des substances vénéneuses.

Le Président de la République,

Sur le rapport du Ministre de l'agriculture et du commerce, vu la loi du 19 juillet 1845 ; vu l'ordonnance du 29 octobre 1846 portant règlement sur la vente des substances vénéneuses ; vu l'avis de l'Ecole de pharmacie, du Comité consultatif des arts et manufactures, du Conseil de salubrité du département de la Seine et de l'Académie de médecine ; le Conseil d'Etat entendu, décrète :

Article 1er. — Le tableau des substances vénéneuses annexé à l'ordonnance du 29 octobre 1846 est remplacé par le tableau joint au décret.

Art. 2. — Dans les visites spéciales prescrites par l'article 14 de l'ordonnance du 29 octobre 1846, les maires ou commissaires de police seront assistés, s'il y a lieu, soit d'un docteur en médecine, soit de deux professeurs d'une Ecole de pharmacie, soit d'un membre du Jury médical et d'un des pharmaciens adjoints de ce jury, désigné par le préfet.

Art. 3. — Le ministre de l'agriculture et du commerce est chargé de l'exécution du présent décret.

L. Napoléon Bonaparte.

Circulaire ministérielle du 29 juillet 1850 accompagnant l'envoi du décret précédent.

Monsieur le Préfet,

La nomenclature du tableau des substances vénéneuses, annexé à l'ordonnance du 29 octobre 1846, a donné lieu à de nombreuses réclamations de la part des pharmaciens et de plusieurs Sociétés de pharmacie ; cette nomenclature a été revisée et réduite. Le nouveau tableau qui a été adoptée se trouve à la suite de ce décret.

MM. les pharmaciens avaient vu avec peine que, dans les visites prescrites par l'article 14 de l'ordonnance du 29 octobre 1846, les médecins étaient seuls appelés à assister les officiers de police judiciaire ; l'article 2 du nouveau décret donne satisfaction à leurs plaintes en chargeant de cette attribution soit un docteur en médecine, soit deux professeurs d'une École de pharmacie, soit enfin un médecin, membre du Jury médical et un des pharmaciens adjoint à ce Jury.

Je vous invite, monsieur le préfet, à insérer ces nouvelles dispositions dans le *Recueil des actes administratifs* de votre préfecture, à leur donner toute la publicité possible et en assurer l'exécution.

Dumas.

Au décret du 8 juillet 1850 était annexé le *nouveau tableau des substances vénéneuses* :

Acide cyanhydrique.	Digitale, extrait et teinture.
Alcaloïdes végétaux vénéneux et leurs sels.	Émétique.
	Jusquiame, extrait et teinture.
Arsenic et ses préparations.	Nicotiane.
Belladone, extrait et teinture.	Nitrate de mercure.
Cantharides entières, poudre et extrait.	Opium et son extrait.
Chloroforme.	Phosphore.
Ciguë, extrait et teinture.	Seigle ergoté.
Cyanure de mercure.	Stramonium, extrait et teinture.
Cyanure de potassium.	Sublimé corrosif.

A cette nomenclature il convient de joindre :

1° La pâte phosphorée ajoutée par décision ministérielle du 9 avril 1852 ;

2° La coque du Levant ajoutée par décret du 1er octobre 1864.

Tel est l'ensemble de la législation sur les substances vénéneuses qui, comme on le voit, est actuellement réglée :

1° Par la loi du 19 juillet 1845 ;

2° Par l'ordonnance royale du 29 octobre 1846 ;

3° Par le décret du 8 juillet 1850 ;

4° Par la circulaire ministérielle du 9 avril 1862 ;

5° Par le décret du 1er octobre 1864.

Cette législation, toute simple qu'elle est dans ses principes, n'en offre pas moins beaucoup d'obscurité dans son application, et les questions nombreuses qu'elle soulève méritent de faire l'objet d'un examen approfondi.

1re *Question.* — Quels sont les produits auxquels s'applique la législation sur les substances vénéneuses ?

La législation sur les substances vénéneuses s'applique *exclusivement* aux produits compris dans le tableau annexé au décret du 8 juillet 1850, qui a remplacé le tableau annexé à l'ordonnance du 29 octobre 1846.

Aucune incertitude ne peut s'élever sur la question de savoir si telle ou telle substance est atteinte par la loi : le juge n'a pas à rechercher si elle est ou non vénéneuse, mais seulement si elle figure ou non sur le tableau. Ainsi, par exemple, la noix vomique n'étant pas inscrite sur le tableau des substances vénéneuses, le débit de cette substance, éminemment toxique cependant, fait sans l'accomplissement des conditions prescrites par l'ordonnance du 29 octobre 1846, n'est passible d'aucune peine ; c'est à une ordonnance nouvelle à faire rentrer la noix vomique dans le tableau des substances vénéneuses, si elle le juge nécessaire.

La nomenclature des substances vénéneuses est donc essentiellement *limitative*, et il n'est pas permis aux tribunaux de l'étendre ou de la restreindre.

A la suite d'une enquête relative aux modifications à apporter au tableau des substances vénéneuses et prescrite par une Circulaire ministérielle du 6 avril 1870, le Comité consultatif d'hygiène publique de France s'exprimait, en ces termes, par la plume de son rapporteur, l'honorable M. Bussy : « Les changements qu'a subis, depuis le décret du 8 juillet 1850, la liste des substances vénéneuses annexée à l'ordonnance du 29 octobre 1846 et la revision à laquelle on a jugé utile de la soumettre à nouveau, montrent suffisamment la difficulté de cette nomenclature, difficulté qui résulte de la nécessité de concilier, dans la mesure du possible, les exigences du commerce et de l'industrie avec la sécurité publique.

« Il est bien évident que si l'on se place au point de vue exclusif de la sécurité publique, et si l'on tient à avoir une liste complète des substances vénéneuses dont on pourrait abuser dans un but criminel, il faudrait ajouter à la liste existante tous sels de plomb, de cuivre, l'eau de Javel, la potasse, les acides, etc...., c'est-à-dire tout ce qui constitue le commerce courant des marchands de couleurs, des fabricants de produits chimiques, ainsi qu'un grand nombre de produits de diverses natures employés dans les arts, dans l'industrie ou même dans l'économie domestique ; et l'on serait loin encore d'avoir atteint le but qu'on se propose.

« Si, au contraire, on se place au point de vue de la liberté du commerce et de l'industrie, on est conduit à restreindre le plus possible et à réduire à rien le nombre des substances soumises à des formalités gênantes pour ceux qui emploient, qui vendent ou qui achètent lesdites substances.

« La nomenclature officielle, quelle qu'elle soit, sera donc toujours insuffisante pour les uns, et surabondante pour les autres ; c'est ce qu'a fait parfaitement ressortir l'enquête à laquelle il a été procédé. Aussi nous pensons que les motifs allégués en faveur d'une extension à donner au tableau des substances vénéneuses ne sont fondés sur aucune considération sérieuse d'intérêt public. »

Il nous semble que l'infaillibilité légale des tribunaux ne s'est pas inspirée de ces sages principes dans les jugements rendus récemment à propos de la vente des granules d'alcaloïdes et de l'armoire aux poisons.

2e *Question*. — Quel est le but de la législation sur les substances vénéneuses ?

Cette législation a un double but : 1° prévenir l'emploi criminel qu'on pourrait faire des substances vénéneuses ; 2° prévenir les accidents qui peuvent résulter des erreurs, de l'ignorance, du défaut de soin tant de la part du détenteur des matières toxiques que de ceux qui en font l'emploi dans les ateliers et de ceux qui les débitent.

Il est bien certain que lorsqu'on considère la longue série des toxiques, employés dans l'industrie ou dans l'économie domestique, et qui sont entre les mains de tout le monde, on est disposé à conclure que la législation en vigueur sert uniquement à apporter des entraves aux transactions commerciales, qu'elle n'est d'aucune efficacité pratique vis-à-vis des empoisonneurs, et qu'il vaudrait mieux supprimer ordonnances et décrets, en laissant chacun responsable de ses actes ; les crimes ne seraient assurément pas plus fréquents, parce qu'il serait tout aussi commode de se procurer du poison dans un cas comme dans l'autre.

Mais malgré la justesse de cette opinion et la grande difficulté d'appliquer rigoureusement, dans beaucoup de circonstances, les dispositions de l'ordonnance concernant les substances vénéneuses, en raison surtout de la diffusion inévitable de certaines matières toxiques dans la population, il faut se demander si ce ne serait pas aller beaucoup trop loin que de croire qu'on pourrait, sans inconvénient, supprimer l'ordonnance de 1846, et les mesures d'ordre et de police qu'elle prescrit au sujet des matières toxiques.

« Une chose qu'on oublie trop et qu'il est nécessaire de faire remarquer, dit encore M. Bussy, dans le rapport déjà cité, c'est que la législation sur les substances vénéneuses n'est pas faite seulement en vue de prévenir les empoisonnements prémédités (ce qui est en réalité très difficile, dans l'état actuel de la société) ; elle a pour but surtout de prévenir les accidents qui peuvent résulter des erreurs, de l'ignorance, du défaut de soin, tant de la part du détenteur de matières toxiques que de ceux qui en font l'emploi dans les ateliers et de ceux qui les débitent. »

C'est à quoi tendent les articles 4 et 11 de l'ordonnance du 29 octobre 1846, ainsi conçus :

ART. 4. — Les fabricants et manufacturiers, employant des substances vénéneuses, en surveilleront l'emploi dans leur établissement, et constateront cet emploi sur un registre établi conformément au premier paragraphe de l'article 3.

ART. 11. — Les substances vénéneuses doivent toujours être tenues, par les commerçants, fabricants, manufacturiers et pharmaciens, dans un endroit sûr et fermé à clef.

Si ces sages instructions n'ont pas toujours le pouvoir d'empêcher le détournement, le mauvais emploi des substances toxiques et les accidents auxquels elles peuvent donner lieu, elles imposent, comme on le voit, une grande responsabilité aux personnes qui en ont la disposition : et, le cas échéant d'un crime ou d'un accident, il y aurait toujours à chercher si elles ont rempli, dans la mesure que comporte la pratique, les obligations qui leur sont imposées.

Sans nous prononcer sur les avantages et sur les inconvénients de la liberté ou de la réglementation, il nous semble cependant qu'en raison des garanties de savoir que présente le pharmacien, et alors surtout que la plupart des substances employées en pharmacie peuvent devenir nuisibles, lorsque la dose en est exagérée, on pourrait, lors de la révision de l'ordonnance du 29 octobre demandée par tous les projets de loi sur la police et l'exercice de la pharmacie, agiter la question suivante : le pharmacien, qui ne fait pas le commerce en gros, des substances vénéneuses et qui se borne uniquement à opérer la vente de ces substances pour l'usage de la médecine, doit-il continuer à être soumis à toutes les dispositions de l'ordonnance du 29 ocbre 1846, comprises sous le titre II (art. 5 à 10) et sous le titre III (art. 11 à 14) ?

3ᵉ *Question*. — Quelles sont les dispositions qui concernent le commerce proprement dit des substances vénéneuses ? Sont-elles applicables aux pharmaciens ?

Ces dispositions, contenues dans le titre I (art. 1, 2, 3 et 4) et dans le titre III (art. 11 et 12) de l'ordonnance du 29 octobre 1846, et auxquelles sont assujettis tous ceux qui veulent faire le commerce des substances vénéneuses comprises dans le tableau annexé au décret du 8 juillet 1850, sont applicables au pharmacien s'il fait le commerce proprement dit de ces substances ; elles ne lui sont pas applicables s'il se borne à vendre ces substances pour l'usage de la médecine, c'est-à-dire si, conformément à l'article 5 de l'ordonnance du 29 octobre 1846, il ne vend ces substances que sur la prescription d'un médecin, chirurgien, officier de santé ou vétérinaire breveté : cette prescription étant signée, datée et énonçant en toutes lettres la dose desdites substances ainsi que le mode d'administration du médicament.

De ce qui précède, il faut conclure que si le pharmacien veut faire le commerce des substances vénéneuses, pour un autre usage que celui de la médecine, pour des usages industriels par exemple, il est tenu de se conformer, aux articles 1, 2, 3, 4, 11 et 12 de l'ordonnance du 29 octobre 1846 ; par suite, il doit :

A. — Faire devant le maire de sa commune une déclaration préalable de son intention de se livrer au commerce des substances vénéneuses, en indiquant le lieu où est situé son établissement.

B. — Réclamer au maire un extrait de la déclaration qu'il aura faite, déclaration qui a dû être inscrite par le maire sur un registre à ce destiné.

C. — Renouveler la déclaration, dont il est parlé *ut suprà*, dans le cas où il déplacerait son établissement.

D. — Se rappeler qu'il ne peut vendre ou livrer ces substances qu'aux commerçants, chimistes, fabricants ou manufacturiers qui auront fait, devant le maire de leur commune, la déclaration prescrite par l'article 1 de l'ordonnance du 29 octobre 1846, ou aux pharmaciens.

E. — Ne délivrer ces substances que sur la demande écrite et signée de l'acheteur.

F. — Avoir *un registre spécial*, distinct du registre imposé aux pharmaciens par l'article 6 du titre II de l'ordonnance du 29 octobre 1846, sur lequel il inscrira toutes les ventes et tous les achats de substances vénéneuses. Ce registre doit être coté et paraphé par le maire ou le commissaire de police. Les inscriptions doivent être faites de suite et sans aucun blanc, au moment même de l'achat ou de la vente ; elles indiqueront l'espèce et la quantité des substances achetées ou vendues, ainsi que les noms, professions et domiciles des vendeurs ou des acheteurs.

G. — Tenir ces substances dans un endroit sûr et fermé à clef.

H. — Prendre pour l'expédition, l'emballage, le transport, l'emmagasinage et l'emploi de ces substances toutes les précautions nécessaires pour prévenir tout accident.

Ces conclusions très précises résultent d'une jurisprudence constante, confirmée, dans ces derniers temps, par un jugement du Tribunal correctionnel de la Seine, en date du 7 février 1887, et par un jugement du Tribunal correctionnel de Marmande du 4 janvier 1887.

A ce propos, il convient de rechercher si les commerçants ou les pharmaciens, faisant le commerce proprement dit des substances vénéneuses, peuvent délivrer ces substances à des individus quelconques munis d'un certificat ou d'une autorisation d'un maire. Cette question se présente fréquemment dans la pratique, par exemple, à propos de la vente du phosphore employé pour la fabrication des allumettes ou à propos de la strychnine destinée à la destruction des bêtes fauves, etc., etc.

La vente de l'une quelconque des substances vénéneuses énumérées dans le tableau annexé au décret du 8 juillet 1850 ne peut être faite qu'aux commerçants, chimistes, fabricants ou manufacturiers employant ces substances et ayant fait, devant le maire de leur commune, la déclaration prescrite par l'article 1er de l'ordonnance de 1846.

Les termes de cette prescription sont formels ; d'où la conséquence qu'il n'est pas permis aux commerçants ou aux pharmaciens, faisant le commerce des substances vénéneuses, de délivrer à des individus quelconques, n'ayant pas fait la déclaration dont il est parlé plus haut, une des substances portées au tableau, quand bien même ces individus seraient porteurs d'un certificat ou d'une autorisation du maire.

C'est ce que dit expressément une circulaire du ministre du commerce et de l'industrie, adressée aux préfets, le 4 mai 1887, et dans laquelle on lit :

« Dans certaines localités, les droguistes ont produit, pour justifier leurs ventes de phosphore, des certificats de maires conçus dans des termes identiques, bien qu'ils fussent délivrés par des maires de communes dépendant de départements différents. Quant aux maires, n'ayant pas sous les yeux, la plupart du temps, le texte de l'ordonnance de 1846, ils n'hésitent pas à délivrer ces autorisations, qui, en fait, sont absolument illégales. C'est pour dissiper tout malentendu à cet égard qu'il me paraît indispensable de rappeler aux maires : 1° qu'ils doivent s'abstenir de délivrer des certificats ou autorisations qui n'ont aucune valeur légale ; 2° que, aux termes de l'ordonnance du 29 octobre 1846 (art. 2), ils doivent se borner à enregistrer les déclarations des commerçants, chimistes, manufacturiers qui veulent faire commerce du phosphore ou employer cette substance, et à leur donner un extrait ; 3° que cette déclaration doit mentionner l'endroit où est situé l'établissement du déclarant (art. 1 de l'ordonnance du 29 octobre 1846).

Je vous prie de vouloir bien faire insérer dans le *Recueil des actes administratifs* de la préfecture, la présente circulaire ainsi que l'extrait des lois et règlements applicables à la vente des substances vénéneuses et particulièrement au phosphore. *Signé* : Edouard Lockroy. »

4e Question. — Comment faut-il interpréter l'article 11 de l'ordonnance du 29 octobre 1846 ainsi conçu : « Les substances vénéneuses doivent toujours être tenues par les commerçants, fabricants, manufacturiers et pharmaciens dans un endroit sûr et fermé à clef ? »

Cet article, qui a pour but de régler la tenue de l'armoire aux poisons, a donné lieu à des controverses nombreuses.

Avant la promulgation de l'ordonnance du 29 octobre 1846, les vendeurs de substances vénéneuses devaient, pour la tenue de l'armoire aux poisons, se conformer aux règles formulées dans les déclarations royales de 1682 et de 1777 et dans la loi du 21 germinal an XI, ainsi conçues :

Article 8 de la déclaration royale de juillet 1682. — Enjoignons à tous ceux qui ont droit par leurs professions et métiers de vendre ou d'acheter les poisons de les tenir dans des lieux sûrs dont ils auront eux-mêmes la clef.

Article 10 de la déclaration royale du 26 juillet 1777. — Seront au surplus tous poisons et drogues dangereuses tenus en des lieux sûrs et séparés, sous la clef du maître seul, sans que les femmes, enfants, domestiques, garçons, apprentis en puissent disposer, vendre ou débiter.

Article 34 de la loi du 21 germinal an XI. — Les substances vénéneuses, et notamment l'arsenic, le réalgar, le sublimé corrosif, seront tenues, dans les officines des pharmaciens et les boutiques des épiciers, dans des lieux sûrs et séparés, dont les pharmaciens et épiciers auront seuls la clef, sans qu'aucun autre individu qu'eux puisse en disposer.

Des termes de ces articles, il résulte que les pharmaciens ou commerçants, détenteurs de substances vénéneuses, avaient deux obligations principales à remplir :

1° Tenir ces substances dans un endroit sûr et séparé ;

2° Garder eux-mêmes la clef de l'armoire ou du lieu renfermant ces substances, sans pouvoir, sous aucun prétexte, confier cette clef à une personne quelconque.

Ces obligations rigoureuses et souvent impraticables ont donné lieu à des plaintes justifiées dont on retrouve l'écho dans les comptes rendus des Sociétés de pharmacie : « En créant l'armoire aux poisons, dit M. Ferrand (au Congrès des pharmaciens de France et de l'étranger, tenu à Paris en 1867), le législateur a voulu que l'administration de ces substances appartînt exclusivement au pharmacien, et ne pût être faite par un élève que sous sa surveillance. La clef de ce sanctuaire doit toujours être entre ses mains, et il ne peut l'abandonner qu'en suivant des yeux l'usage qui en sera fait. Admettons qu'il puisse en être ainsi, et que le pharmacien, vrai paria relégué pour toute sa vie derrière le comptoir de son officine, soit homme à se condamner à une prison perpétuelle pour remplir fidèlement sa mission. Mais la loi commune viendra chaque jour à la traverse de ses bonnes intentions. Il sera, malgré ses vaines réclamations, requis pour le service de l'armée, désigné par le sort pour faire partie du jury. A côté de ces devoirs imposés et de force majeure, il en est d'autres auxquels il se doit ou que sa conscience lui dictera : devra-t-il renoncer à aller, au jour dit, déposer son vote dans l'urne électorale ? Devra-t-il se soustraire au mandat municipal que les électeurs lui auront confié ? Lui sera-t-il interdit, s'il a des convictions religieuses profondes, de pratiquer son culte ? etc., etc. »

Pour atténuer, dans la mesure du possible, la rigueur de ces dispositions, la loi du 19 juillet 1844 abroge l'article 34 de la loi du 21 germinal an XI, l'article 11 de l'ordonnance du 29 octobre 1846 et impose aux commerçants, chimistes, manufacturiers et pharmaciens une seule obligation : *celle de tenir les substances vénéneuses dans un endroit sûr et fermé à clef.*

Aux termes de l'article 11 de l'ordonnance du 29 octobre 1846, les commerçants ou pharmaciens ne sont plus obligés d'être les seuls détenteurs de la clef de l'armoire aux poisons : d'où il suit qu'ils peuvent la remettre sous leur responsabilité, aux personnes qui ont leur confiance et qui pourront en user pour satisfaire aux besoins du commerce ou au service de la pharmacie.

On s'est demandé ce qu'il fallait entendre par lieu sûr et fermé à clef, et à ce sujet, on trouve dans la jurisprudence des tribunaux des décisions contradictoires et fort instructives.

Il y a quelques années, un pharmacien de Marseille était poursuivi parce qu'au cours d'une visite faite par les inspecteurs de pharmacie, le commissaire de police ayant demandé la clef de l'armoire aux poisons, un élève la prit, pour la lui remettre, dans le tiroir ouvert du comptoir. Le pharmacien fut acquitté par un jugement du Tribunal de Marseille, ainsi conçu : « Attendu que la clef avait été momentanément déposée dans le tiroir où se trouvait l'argent ; qu'on ne pouvait pas dire que cette clef n'était pas dans un lieu sûr ; que c'est là tout ce qu'exige aujourd'hui l'ordonnance du 29 octobre 1846, à la différence de la loi du 21 germinal an XI, qui se trouve, quant à ce, formellement abrogée par la loi de 19 juillet 1845. »

La Cour d'Aix réforma ce jugement en disant que les pharmaciens doivent garder la clef eux-mêmes ; que cette obligation, inscrite dans la loi de germinal, bien que non reproduite textuellement dans la nouvelle législation, n'en résulte pas moins de ses dispositions, etc., etc.

Cet arrêt ne me paraît pas juridique. L'article 34 de la loi du 21 germinal an XI a été formellement abrogé par l'article 2 de la loi du 19 juillet 1845 sur la vente des substances vénéneuses, et les dispositions de cet article ont été remplacées par l'article 11 de l'ordonnance du 29 octobre 1846, ainsi conçu : « Les substances vénéneuses doivent toujours être tenues par les commerçants, fabricants, manufacturiers et pharmaciens dans un endroit sûr et fermé à clef. »

Or, on ne peut pas ajouter à la loi. En se servant simplement des mots « *en lieu sûr* » la loi a, avec juste raison, laissé aux tribunaux une latitude d'appréciation. Si les tribunaux estiment que les substances vénéneuses sont placées dans un lieu sûr et fermé à clef, qu'elles ne sont pas à la disposition du premier venu, j'incline à penser qu'il n'y a pas de contravention et qu'il est inutile de rechercher si la clef est ou n'est pas dans la poche du commerçant ou du pharmacien.

5ᵉ *Question.* — Quelles sont les substances qui doivent ou peuvent être placées dans l'armoire aux poisons ?

Les substances, comprises dans le tableau annexé au décret du

8 juillet 1850, doivent nécessairement et obligatoirement être placées dans l'armoire aux poisons ; quant à celles qui ne figurent pas dans le tableau, on s'est demandé si elles pouvaient être renfermées dans cette armoire. C'est là une question controversée sur laquelle il est difficile de se prononcer, en présence du silence des textes sur la matière. Pour éviter toute difficulté résultant des appréciations diverses qui pourraient se produire à cet égard, le mieux est de s'arrêter au tableau officiel et de reléguer, dans l'armoire aux poisons, les produits seuls portés sur cette liste.

6ᵉ *Question*. — Quelles sont les formalités relatives à la vente des substances vénéneuses par les pharmaciens ?

Ces formalités, contenues dans le titre II de l'ordonnance du 29 octobre 1846 (art. 4, 5, 6, 7, 8, 9, 10) et dans le titre III de la même ordonnance (art. 11 et 12), dans les circulaires ministérielles du 25 juin 1856 et du 26 février 1875, peuvent être ainsi résumées :

A. — La vente des substances vénéneuses ne peut être faite, pour l'usage de la médecine, que par les pharmaciens, et sur la prescription d'un médecin, chirurgien, officier de santé ou vétérinaire breveté. Cette prescription doit être signée, datée et énoncer, en toutes lettres, la dose desdites substances ainsi que le mode d'administration du médicament (*art. 5 de l'ordonnance de 1846*).

Les pharmaciens engagent-ils leur responsabilité lorsqu'ils exécutent des prescriptions renfermant des substances vénéneuses et qui n'indiquent pas le mode d'administration du médicament ?

Oui, et c'est là encore une situation très grave dont la responsabilité devrait reposer entièrement sur le médecin, le seul coupable dans cette circonstance. (Voir à ce sujet Dupuy, *Formule Médicale*.)

B. — Les pharmaciens transcriront lesdites prescriptions, avec les indications précédentes, sur un registre spécial, dit registre des poisons, établi dans la forme déterminée par l'article 3 de l'ordonnance du 29 octobre 1846, c'est-à-dire coté et paraphé par le maire ou le commissaire de police. Ces transcriptions seront faites de suite et sans aucun blanc.

Les pharmaciens ne rendront les prescriptions que revêtues de leur cachet, et après y avoir indiqué le jour où les substances auront été livrées, ainsi que le numéro d'ordre de la transcription sur le registre. Ledit registre sera conservé pendant vingt ans au moins et devra être présenté à toute réquisition de l'autorité (*art. 6 de l'ordonnance de 1846*).

C. — Avant de délivrer la préparation médicale, le pharmacien y apposera une étiquette indiquant son nom et son domicile et rappelant la destination interne ou externe du médicament (*art.* 7 *de l'ordonnance de* 1846).

D. — Les pharmaciens doivent tenir dans un endroit sûr et fermé à clef les substances vénéneuses énumérées dans le décret du 8 juillet 1850, complété par le décret du 1er octobre 1864 (*art.* 11 *de l'ordonnance de* 1846) ; prendre pour l'expédition, l'emballage, le transport, l'emmagasinage de ces substances toutes les précautions nécessaires pour prévenir tout accident ; ne faire servir à aucun usage les fûts, récipients ou enveloppes ayant contenu ces matières (*art.* 12 *de l'ordonnance de* 1846).

E. — Les pharmaciens doivent se conformer à la circulaire du 25 juillet 1856, relative aux étiquettes spéciales pour les médicaments toxiques destinés à l'usage externe. Aux termes de cette circulaire, ils sont tenus d'apposer sur les médicaments toxiques, destinés à l'usage externe, une étiquette d'une couleur rouge orangé qui doit porter uniquement ces mots : *Médicament pour l'usage externe.*

F. — Les pharmaciens ne doivent délivrer l'arsenic, destiné au traitement des animaux domestiques, qu'en se conformant strictement aux prescriptions indiquées par les articles 8 et 9 de l'ordonnance du 29 octobre 1846. En conséquence, ils ne le vendront que combiné avec d'autres substances destinées à prévenir par leur consistance, leur saveur, leur odeur, ou leur couleur toute tentative criminelle. La formule adoptée aujourd'hui, donnée par l'École d'Alfort, a été publiée dans une circulaire ministérielle du 26 février 1875, ainsi conçue : « L'acide arsénieux destiné à l'usage interne pour le traitement des animaux domestiques, ne pourra être vendu que dénaturé suivant la formule ainsi composée : acide arsénieux 100 gr., colcothar (sesquioxyde de fer) 1 gr., aloès 0,50. » Les préparations arsenicales dont il vient d'être parlé ne pourront être vendues que par les pharmaciens et seulement à des personnes connues et domiciliées. Les quantités livrées ainsi que le nom et le domicile des acheteurs, seront inscrits sur le registre spécial des poisons (*art.* 9 *de l'ordonnance de* 1846).

G. — La vente et l'emploi de l'arsenic et de ses composés sont interdits pour le chaulage des grains, l'embaumement des corps et la destruction des insectes (*art.* 10 *de l'ordonnance de* 1846).

H. — Les pharmaciens doivent se conformer au décret du 9 juillet 1890, relatif à la vente du sublimé corrosif aux sages-femmes ; décret ainsi conçu :

Les pharmaciens sont autorisés à délivrer, pour l'usage de la médecine, du sublimé corrosif sur la prescription d'une sage-femme pourvue d'un diplôme.

Cette vente aura lieu, exclusivement, suivant les formules ci-après :

Formule A

Sublimé corrosif . . . .   25 centigrammes.
Acide tartrique . . . .   1 gramme
Solution alcoolique de carmin d'indigo à 5 p. 100. . . . .   1 goutte.

Formule B

Vaseline au sublimé à 1 p. 100. . . .   30 grammes.

Chaque paquet contenant la poudre *formule A*, chaque flacon ou pot renfermant la *formule B*, portera *l'étiquette rouge orangé réservée aux médicaments toxiques pour l'usage externe*, avec la mention suivante écrite ou imprimée :

Formule A.	*Formule B.*
SUBLIMÉ CORROSIF	VASELINE
25 centigrammes	AU SUBLIMÉ CORROSIF
pour un litre d'eau.	à 1 p. 100
POISON	**POISON**

La vente des substances vénéneuses par les pharmaciens pour l'usage de la médecine a donné lieu dans la pratique à un certain nombre de questions.

A. — Les pharmaciens sont-ils obligés d'inscrire sur leurs registres le nom des malades auxquels ils auraient délivré des substances vénéneuses sur ordonnances de médecins ?

Cette question, très controversée, est aujourd'hui résolue par un arrêt de la Chambre criminelle de la Cour de cassation, rendu à la date du 21 février 1856.

Des termes de cet arrêt, il résulte que les pharmaciens ne sont pas tenus d'inscrire sur leurs registres les noms des malades auxquels ils auraient délivré des médicaments toxiques, sur ordonnances de médecins. Cette exception, faite en faveur des pharmaciens, semble avoir eu pour but d'empêcher certaines indiscrétions qui pourraient se commettre, de la part des élèves de la pharmacie ou d'autres personnes, et qui, quelquefois, amèneraient des conséquences fâcheuses.

« Les dispositions qui concernent la transcription, sur le registre des pharmaciens, des prescriptions médicales indiquant l'administration des substances vénéneuses, ont ceci de remarquable, qu'elles n'exigent pas qu'il soit fait mention du nom des personnes auxquelles ces substances sont délivrées (1). » Ce point est expliqué par un arrêt de la Cour de cassation, en date du 21 février 1856 (2), dont voici les principaux considérants :

« Attendu que l'article 6 de l'ordonnance réglementaire placé sous le titre II : *De la vente des substances vénéneuses par les pharmaciens*, à la différence de l'article 3 placé sous le titre I : *Du commerce des substances vénéneuses*, n'impose pas aux pharmaciens l'obligation d'ajouter à la transcription des ordonnances des médecins les noms, professions et domiciles de l'acheteur ; que cette omission intentionnelle s'explique par un intérêt de discrétion, en ce qui touche les substances prescrites pour l'usage de la médecine ; que le nom de la personne ou de la famille à laquelle les substances prescrites seraient destinées, étant confié au médecin et au pharmacien, et ne l'étant pas même dans tous les cas, ne doit pas être recherché par l'autorité à l'occasion d'une simple contravention à l'article 6 de l'ordonnance réglementaire ; que ces graves considérations ont déterminé le législateur à supprimer dans ce cas, les moyens, pour l'autorité compétente, de procéder efficacement à cette recherche et par conséquent la nécessité de la constatation de l'achat réalisé, etc., etc. »

B. — Les pharmaciens peuvent-ils exécuter plusieurs fois une même prescription médicale dans la composition de laquelle il entrerait des substances vénéneuses ? Seront-ils en règle si, en se couvrant derrière une prescription périmée, ils délivrent un remède qui, à la date où il était ordonné et où il a été délivré une première fois, devait apporter le soulagement ou le salut, mais qui, à la date où il est redemandé, peut, le malade n'étant plus dans les mêmes conditions physiques, amener des désordres graves et peut-être la mort ?

Dans l'état actuel de notre législation, qui ne permet pas la délivrance, sans ordonnance de médecin, d'un remède anodin, il ne paraît pas possible d'admettre qu'un pharmacien puisse délivrer indéfiniment une préparation dans la composition de laquelle il entrerait des substances vénéneuses, sous le prétexte, qu'à un moment quelconque, cette préparation pouvait amener la guérison. Ajoutons, toujours en restant sur le terrain du droit, que la loi, en exigeant que la prescription du médecin fût datée, a suffisamment indiqué par là

(1) Dalloz, *Répertoire de Jurisprudence*, V° *Substances vénéneuses*, n° 20.
(2) Dalloz, *Recueil périodique de Jurisprudence*, 1856, I, p. 350.

qu'elle n'entendait pas permettre au pharmacien de débiter le remède à une époque quelconque, mais seulement à une époque contemporaine de celle à laquelle le médecin viendrait de l'ordonner, parce que c'est à ce moment seulement qu'il y a garantie suffisante que c'est bien comme remède que la substance sera employée.

Cette thèse juridique a été proclamée par un jugement du Tribunal de la Seine du 2 mai 1883 et confirmée par un arrêt de la Cour d'appel de Paris, rendu à la date du 12 juillet 1883.

Des termes de ces décisions il résulte : que les pharmaciens doivent exiger de leurs malades une nouvelle ordonnance, toutes les fois que ceux-ci désirent se procurer une préparation dans la composition de laquelle il entrerait une des substances vénéneuses comprises dans le tableau annexé au décret du 8 juillet 1850 ; d'où la conséquence que les pharmaciens ne peuvent pas exécuter, plusieurs fois, une même prescription médicale dans la composition de laquelle il entrerait des substances vénéneuses.

Mais, cette thèse, rigoureuse en droit, est-elle absolument rationnelle ? Je ne le crois pas, et j'estime qu'il n'y aurait pas grand inconvénient à laisser à cet égard au pharmacien une latitude que sa circonspection et le sentiment de sa responsabilité rendraient sans péril.

La Société de médecine légale de Paris s'est occupée de la question et après avoir recherché comment les choses se passaient dans la pratique, elle a pensé qu'il serait exorbitant d'obliger un malade à retourner chez un médecin pour lui demander une nouvelle ordonnance, attendu qu'il est possible que la position de fortune de ce malade ne lui permette pas de faire les frais d'une nouvelle consultation, chaque fois qu'il a besoin de renouveler le médicament.

Sur la proposition de M. Mayet, elle a adopté des conclusions qui ne contredisent point la thèse juridique que nous avons indiquée plus haut, mais qui peuvent être utilement consultées et suivies par tous les pharmaciens soucieux de leur responsabilité.

Voici ces conclusions. La Société de médecine légale émet le vœu :

1° En ce qui concerne le médecin, que lorsque l'un d'eux prescrira une médication susceptible d'occasionner des accidents toxiques, soit par suite d'erreurs dans l'emploi du médicament, soit par suite de l'abus qui pourrait en être fait volontairement, l'ordonnance porte, en toutes lettres, selon le texte de la loi, la quantité prescrite de la substance toxique, le mode d'administration du médicament et, lorsque cela lui sera possible, le nombre de fois au maximum que l'ordonnance pourra être exécutée, sans un nouveau *visa* ;

2° Toutes les fois qu'un pharmacien exécutera une prescription, alors même qu'elle sera inscrite sur son registre, il devra apposer de nouveau son cachet, un nouveau numéro et un timbre indiquant la date de l'exécution ;

3° Les solutions pour injections hypodermiques ne devront, en aucun cas, être renouvelées sans autorisation spéciale du médecin qui les a prescrites.

Des considérations générales qui précèdent, découlent les conséquences pratiques suivantes :

1° Un pharmacien qui renouvelle une ordonnance, sans que le médecin prescrive le *reiteratur*, est responsable des conséquences de ce renouvellement, et il s'expose à une condamnation, s'il entre dans la composition du médicament délivré une des substances vénéneuses comprises dans le tableau annexé au décret du 8 juillet 1850.

2° Comme il est difficile, dans la pratique, de refuser le renouvellement d'une formule sollicitée par un client, le pharmacien devra pour ne pas engager témérairement sa responsabilité :

a) S'assurer que la formule porte, en toutes lettres, conformément à l'article 5 de l'ordonnance du 29 octobre 1846, la quantité prescrite de la substance toxique, ainsi que le mode d'administration du médicament ; qu'elle est datée et signée ;

b) Inscrire à nouveau, et à chaque renouvellement, sur son livre des poisons, la prescription médicale ; apposer sur cette formule son cachet, un nouveau numéro et un timbre indiquant la date de l'exécution ;

3° En ce qui concerne le renouvellement des solutions pour injections hypodermiques (solution de morphine, etc.), le pharmacien devra exiger que le médecin inscrive sur la formule la durée du temps pendant lequel le médicament peut être renouvelé et l'intervalle qui doit séparer chaque renouvellement. Le médecin inscrira, par exemple : *A renouveler tous les deux jours pendant quinze jours*, Si le médecin se bornait à inscrire la mention : *A renouveler*, le pharmacien aurait le devoir de se renseigner de temps à autre, afin de s'assurer si l'état du malade nécessite toujours l'usage de la solution hypodermique et, en cas de doute, il devrait recourir à l'avis du médecin lui-même. Ajoutons que le pharmacien devra se conformer rigoureusement, dans ce cas, aux précautions indiquées sous le numéro 2, c'est-à-dire s'assurer que la formule est établie dans les formes exigées par la loi ; inscription nouvelle de cette formule sur le registre des poisons à chaque renouvellement ; apposition du cachet, d'un nouveau numéro et d'un timbre indiquant la date de l'exécution.

C. — Les pharmaciens engagent-ils leur responsabilité lorsqu'ils exécutent des prescriptions, renfermant des substances vénéneuses, dont les doses auraient été formulées en chiffres par les médecins ?

L'article 5 de l'ordonnance du 29 octobre 1846 dit que la prescription du médecin doit être signée, datée et *énoncer en toutes lettres la dose desdites substances*, ainsi que le mode d'administration du médicament. L'article 6 ajoute que le pharmacien doit inscrire, sur le registre des poisons, les prescriptions avec les indications qui précèdent.

Dès lors, si la prescription est incomplète ou irrégulière dans la forme, ce qui arriverait si, par exemple, le médecin avait formulé en chiffres la dose des substances vénéneuses entrant dans la composition de cette prescription, le pharmacien devrait, pour ne pas engager sa responsabilité, se refuser à l'exécuter.

C'est ce que rappelle, en tant que de besoin, une circulaire ministérielle du 13 mars 1881, dont voici le texte :

« Monsieur le Préfet,

« Aux termes de l'ordonnance royale du 29 octobre 1846, article 5, l'ordonnance d'un médecin prescrivant l'emploi de substances vénéneuses doit être signée, datée et énoncer en toutes lettres la dose desdites substances ainsi que le mode d'administration du médicament.

« Cette disposition paraît avoir été perdue de vue, et la plupart des médecins se contenteraient aujourd'hui d'indiquer seulement en chiffres la quantité des substances vénéneuses qu'ils prescrivent.

« Les pharmaciens, de leur côté, exécuteraient ces ordonnances irrégulières, au risque de compromettre également leur responsabilité.

« L'ordonnance de 1846, en imposant aux médecins l'obligation d'indiquer en toutes lettres la dose des substances vénéneuses entrant dans un médicament, a voulu prévenir les erreurs qui peuvent résulter du déplacement, par inadvertance, de la virgule dans l'indication en chiffres de fractions du gramme.

« Il importe beaucoup à la sécurité publique que cette sage prescription ne tombe pas en désuétude et que le médecin se conforme strictement aux obligations qui lui sont imposées.

« Je vous prie en conséquence, de vouloir bien rappeler aux médecins qui exercent dans votre département que toute ordonnance prescrivant l'emploi des substances vénéneuses doit en indiquer la dose en toutes lettres. Vous aurez également à rappeler aux pharmaciens qu'ils ne doivent jamais exécuter une prescription médicale formulée en chiffres, quand elle exige l'emploi de substances vénéneuses.

« Vous voudrez bien, en outre, avertir les praticiens de l'un et l'autre ordre que, s'ils ne tenaient pas compte de ce rappel aux règlements, ils s'exposeraient aux pénalités édictées par la loi du 29 juillet 1853.

« Recevez, etc.

Le Ministre de l'agriculture et du commerce,

« TIRARD. »

A ce propos, il convient de faire une remarque : les médecins qui prennent la précaution indiquée par l'ordonnance de 1846 sont extrêmement rares ; la plupart d'entre eux écrivent en chiffres les quantités des substances vénéneuses qu'ils prescrivent, et les pharmaciens sont moralement forcés d'exécuter leurs prescriptions, malgré cette irrégularité, afin d'éviter les réclamations des malades qui ne comprendraient pas toujours pourquoi on retarde la délivrance de leurs médicaments jusqu'au moment où leur ordonnance serait régularisée par le médecin. Quelques-uns même pourraient soupçonner qu'une erreur grave a été commise par le médecin dans la rédaction de sa formule, si le pharmacien auquel ils s'adressent leur disait qu'il ne peut pas délivrer le médicament demandé avant d'avoir fait régulariser la prescription.

Par sa circulaire du 12 mars 1881, M. le Ministre du commerce et de l'agriculture paraît croire que l'ordonnance du 29 octobre 1846 et la loi du 29 juillet 1845 permettent de poursuivre le médecin coupable de n'avoir pas énoncé, en toutes lettres, la dose des substances vénéneuses prescrites par lui.

C'est là une opinion erronée et, pour s'en convaincre, il suffit de remarquer que la loi du 29 juillet 1845 ne vise que l'achat, la vente et l'emploi des substances vénéneuses, mais nullement la prescription.

Donc, dans l'état actuel de notre législation, la responsabilité du médecin, qui formulerait en chiffres la dose de substances vénéneuses entrant dans ses prescriptions, est complètement nulle.

Cette interprétation très judicieuse des textes, donnée, il y a quelques années, par M. Crinon, dans le *Répertoire de pharmacie*, est d'ailleurs conforme à la jurisprudence des tribunaux. En effet, en 1876, un pharmacien de Valence (Drôme) recevait une formule prescrivant, en chiffres, une certaine quantité de morphine. Bien que la dose indiquée eût été prudemment réduite de trois quarts par le pharmacien, qui se trouvait dans l'impossibilité de demander l'avis du médecin, le malade succomba après avoir pris la préparation. Le pharmacien poursuivi fut condamné à 100 francs d'amende, pour non-exécution de l'ordonnance de 1846, qui lui interdisait de délivrer une substance vénéneuse, alors que la dose de cette substance n'était pas inscrite en toutes lettres sur cette formule. Quant au médecin, il ne fut nullement inquiété.

Il serait nécessaire de faire cesser un pareil état de choses, et pour cela il conviendrait, lorsque la législation sur les poisons sera revisée, de faire insérer une disposition obligeant formellement le médecin, le premier coupable dans cette circonstance, et engageant sa responsabilité dans une mesure sinon supérieure, au moins égale à celle du pharmacien.

D. — Quels sont les moyens dont le pharmacien peut disposer pour s'assurer de la légitimité de la signature du médecin apposée au bas d'une formule dans la composition de laquelle il entre des substances vénéneuses ?

Dans l'état actuel de notre législation, les pharmaciens ne disposent d'aucun moyen pour atteindre ce but. Ceux des grandes villes, en particulier, sont très embarrassés pour contrôler les titres du signataire. Est-ce un docteur réel ou simulé ? Est-ce un vétérinaire breveté ou non ? La loi, sans doute, en punissant le faux, a prévu ces usurpations de titres ; mais il est bien évident, qu'en présence d'une formule signée et dont il est presque impossible de vérifier l'authenticité, il est bien facile, pour celui qui le désire, de se procurer, chez un pharmacien, les médicaments les plus énergiques, au moyen d'une fausse ordonnance. Ce cas s'est présenté souvent et, pour n'en citer qu'un, je rappellerai l'histoire de la dame au chloroforme qui, à l'aide de formules portant la signature imitée des médecins les plus renommés, était parvenue à se procurer du chloroforme chez un grand nombre de pharmaciens de Paris.

Il importe de signaler cette difficulté qui devrait être étudiée et résolue dans les nouveaux règlements sur les substances vénéneuses.

7e *Question*. — Les médecins, placés dans les conditions indiquées par l'article 27 de la loi du 21 germinal an XI, ont-ils le droit de vendre des médicaments contenant des substances vénéneuses ?

D'après l'article 5 de l'ordonnance du 29 octobre 1846, la vente des substances vénéneuses ne peut être faite, *pour l'usage de la médecine*, que par les pharmaciens, et sur la prescription d'un médecin, chirurgien, officier de santé ou vétérinaire breveté.

Des termes de cet article, qui consacre le monopole du pharmacien et lui réserve la manipulation exclusive des substances vénéneuses pour l'usage de la médecine, il semble résulter que le médecin et l'officier de santé ne peuvent pas user, pour la délivrance des substances vénéneuses, de la faculté qui leur est accordée, pour les autres médicaments, par l'article 27 de la loi du 21 germinal an XI, ainsi conçu : « Les officiers de santé, établis dans les bourgs, villages ou communes où il n'y aurait pas de pharmaciens ayant officine ouverte, pourront fournir des médicaments simples ou composés aux personnes près desquelles ils seraient appelés, mais sans avoir le droit de tenir officine ouverte. »

Cette opinion, soutenue par M. Denis Weil, dans son *Traité sur l'exercice illégal de la pharmacie*, et qui paraît juridique, n'est point adoptée en pratique, parce qu'elle rendrait impossible l'exercice de la médecine et de la pharmacie permis dans les conditions indiquées par l'article 27 de la loi du 21 germinal XI.

Il paraîtrait donc utile d'insérer, dans les nouveaux règlements sur les substances vénéneuses, une disposition spéciale ayant pour objet de transformer en un droit la tolérance admise aujourd'hui.

Les officiers de santé et docteurs en médecine, qui délivrent des médicaments renfermant des substances vénéneuses, sont soumis à toutes les obligations imposées aux pharmaciens. Ils doivent notamment : 1° tenir un registre des poisons dans les formes légales ; 2° renfermer les substances vénéneuses dans un lieu sûr et fermé à clef ; 3° apposer des étiquettes spéciales (rouge orangé) sur les médicaments toxiques destinés à l'usage externe ; cette prescription leur est imposée par la circulaire ministérielle du 25 juin 1855 qui dit : « L'étiquette spéciale (rouge orangé) doit être imposée aux médecins des communes rurales qui, à défaut de pharmaciens, tiennent des dépôts de médicaments. »

8° *Question.* — Les vétérinaires brevetés ont-ils le droit de préparer eux-mêmes ou de vendre des médicaments dans la composition desquels il entrerait des substances vénéneuses ?

Cette question paraît résolue négativement par l'article 5 de l'ordonnance du 29 octobre 1846 qui dit : « La vente des substances vénéneuses ne peut être faite, pour l'usage de la médecine, que par les pharmaciens, et sur la prescription d'un médecin, chirurgien, officier de santé ou vétérinaire breveté. »

Cette dernière expression fait bien voir que par *usage de la médecine*, l'article entend non seulement la médecine humaine, mais même la médecine vétérinaire ; d'où il suit que les remèdes dans la composition desquels il entre des substances vénéneuses, même lorsqu'ils sont destinés à des animaux, ne peuvent être préparés et vendus que par le pharmacien. C'est là la doctrine adoptée par la Cour de Caen le 28 août 1865 et par la Cour de cassation qui, par un arrêt en date du 17 juillet 1867, décide : « Que les vétérinaires ont le droit de délivrer des compositions pharmaceutiques pour les animaux, lorsque ces compositions ne contiennent aucune des substances portées au tableau annexé au décret de 1850. »

Nous devons dire cependant que, par une interprétation toute contraire à la doctrine et à la jurisprudence, une circulaire ministérielle du 23 mai 1853, signée Heurtier, et contenant des instructions sur l'application de l'ordonnance du 29 octobre 1846 à l'exercice de l'art vétérinaire, autorise les vétérinaires brevetés à s'approvisionner des substances vénéneuses chez ceux qui en font le commerce et dont l'industrie est réglementée par l'article 5 de l'ordonnance du 19 octobre 1846 ; qu'elle leur permet de vendre les médicaments préparés avec ces substances, etc., etc.

Voici le texte de cette circulaire, qui peut être utilement consulté :

Circulaire ministérielle du 23 mai 1853, contenant des instructions sur l'application de l'ordonnance du 29 octobre 1846 à l'exercice de l'art vétérinaire.

« Monsieur le Préfet,

« Les Jurys médicaux appelés à faire la visite annuelle des pharmacies, des magasins de droguerie et d'épicerie, conformément aux prescriptions de la loi du 21 germinal an XI, et de veiller à l'exécution des règlements sur la vente et l'emploi des substances vénéneuses, ont plusieurs fois appelé l'attention de l'administration sur l'exercice de la médecine vétérinaire et demandé si les dispositions de l'ordonnance du 29 octobre 1846, rendue pour l'exécution de la loi du 19 juillet 1845, sont applicables à ceux qui se livrent à l'exercice de cette profession.

« Après avoir pris l'avis du comité consultatif d'hygiène publique, je vais examiner ici cette question et préciser en ce qui la concerne, les applications à faire de l'ordonnance précitée.

« Je rappellerai d'abord, Monsieur le préfet, qu'aux termes du décret du 15 janvier 1813, les Écoles vétérinaires délivrent des brevets qui confèrent le titre de médecin vétérinaire ou de maréchal vétérinaire, avec certains privilèges, à ceux qui en sont investis. Il y a, en outre, des maréchaux-experts munis d'un certificat de capacité délivré soit par un médecin, soit par un maréchal-vétérinaire, conformément aux articles 15, 16 et 17 dudit décret. Il y a enfin des empiriques qui, sans aucun titre, se livrent au traitement des animaux domestiques, aucune disposition législative ne s'opposant jusqu'à présent à l'exercice de cette espèce d'industrie.

« Cela posé, je rappellerai que l'article 5 de l'ordonnance du 29 octobre 1846 est ainsi conçu : « La vente des substances vénéneuses ne peut être faite, pour l'usage de la médecine, que par les pharmaciens, et sur la prescription d'un médecin, chirurgien, officier de santé, ou d'un vétérinaire breveté. » D'où il suit qu'à l'exception des médecins et maréchaux vétérinaires, les individus, quels qu'ils soient, sans en excepter les maréchaux-experts, qui emploient des substances vénéneuses pour le traitement des animaux domestiques, ne doivent acheter ces substances que chez les pharmaciens et sur les prescriptions d'un vétérinaire breveté, c'est-à-dire d'un médecin ou d'un maréchal-vétérinaire.

« Maintenant, les maréchaux-experts ou les empiriques pourront-ils conserver, sans aucune précaution, les substances vénéneuses qu'ils se seront ainsi procurées dans les pharmacies ? Ne seront-ils assujettis à aucune des règles prescrites par l'ordonnance du 29 octobre 1846 pour la vente et l'emploi des substances vénéneuses ? Ces questions trouvent, par analogie, leur solution dans l'article 1er de cette ordonnance, ainsi conçu :

« Quiconque voudra faire le commerce d'une ou plusieurs des substances comprises dans le tableau annexé à la présente ordonnance, sera tenu d'en faire préalablement la déclaration devant le maire de la commune, en indiquant le lieu où est situé son établissement.

« Les chimistes, fabricants ou manufacturiers employant une ou plusieurs desdites substances seront également tenus d'en faire la déclaration dans la même forme.

« Les maréchaux-experts ou les empiriques dont il s'agit ici, ne sont, à la vérité, ni chimistes, ni fabricants, ni manufacturiers ; mais ils doivent être considérés comme faisant réellement le commerce des substances vénéneuses, soit qu'ils administrent eux-mêmes les médicaments en en comptant ou sans en compter le prix séparément de leur salaire, soit qu'ils se bornent à les délivrer, sur consultation, aux propriétaires des animaux malades En effet, dans l'un et l'autre cas, les médicaments sont vendus ou administrés par un intermédiaire qui fait en cela le commerce de substances vénéneuses, dans le sens de l'article 1er de l'ordonnance du 29 octobre 1846.

« En résumé, Monsieur le préfet, tous ceux qui font profession de se livrer au traitement des animaux domestiques, sans être munis d'un brevet de médecin ou de maréchal-vétérinaire, doivent être soumis aux dispositions de l'ordonnance précitée, s'ils veulent se servir de substances vénéneuses. Conséquemment, ils sont tenus de faire la déclaration exigée par l'article 1er ci-dessus transcrit, sans être d'ailleurs dispensés de se soumettre aux articles 3, 4, 5, 11, 12, 13 et 14 de la même ordonnance. Il doit être, du reste, entendu que les médecins vétérinaires brevetés sont eux-mêmes soumis, comme les pharmaciens, aux dispositions des articles 11 et 14, qui prescrivent de tenir les substances vénéneuses dans un lieu sûr et fermé à clef, et qui soumettent les approvisionnement de ces substances à des visites spéciales.

« Veuillez, Monsieur le préfet, prendre les mesures convenables pour faire donner à la présente circulaire une publicité suffisante dans votre département, et pour la notifier notamment à l'Ecole de pharmacie ou au Jury médical, ainsi qu'aux autorités municipales et à MM. les pharmaciens en exercice.

« HEURTIER. »

Nous espérons que la loi nouvelle sur les substances vénéneuses fera cesser l'incertitude qui règne sur cette question et qu'elle définira nettement les droits des vétérinaires ; mais en attendant la promulgation d'une loi plus précise, nous pensons qu'on doit laisser aux vétérinaires brevetés la faculté de faire librement le commerce des drogues vénéneuses et les obliger à se conformer à toutes les dispositions imposées aux pharmaciens par l'ordonnance du 29 octobre 1846. ·

9ᵉ *Question*. — Les pharmaciens ont-ils le droit de vendre des médicaments renfermant des substances vénéneuses sur la présentation d'une formule signée par un empirique ?

L'affirmative a été soutenue par MM. Briand et Chaudé et la négative par M. Dalloz. J'incline à penser que les termes de l'article 5 de l'ordonnance du 29 octobre 1846 ne peuvent laisser aucun doute : on remarquera, en effet, que cet article parlant du vétérinaire dit : « *Un vétérinaire breveté* ». L'ordonnance de l'empirique serait donc sans valeur, et le pharmacien devrait se refuser à l'exécuter.

10ᵉ *Question*. — Les dispositions de l'ordonnance du 29 octobre 1846 sont-elles applicables aux produits de la parfumerie

Les produits de toilette, vendus par les parfumeurs et par les coiffeurs, peuvent être divisés en deux classes :

1° Produits de parfumerie inoffensifs, dans la composition desquels il n'entre aucune substance toxique ;

2° Produits de parfumerie dangereux, dans la composition desquels il entre des substances toxiques ; ce sont les seuls dont nous aurons à nous occuper dans cette étude.

Lorsqu'on examine la composition d'un grand nombre de produits de parfumerie, on voit que beaucoup d'entre eux, vendus comme inoffensifs, sous des titres pompeux et avec des étiquettes fallacieuses, sont au contraire très dangereux à cause des substances toxiques qui entrent dans leur composition.

Les teintures pour les cheveux, par exemple, que les parfumeurs annoncent et vendent généralement comme des préparations végétales, comme les produits innocents de plantes exotiques, présentent le plus souvent la composition suivante :

Les teintures, dites progressives, agissant peu à peu, en dix ou quinze jours, suivant l'intensité de teinte qu'on veut obtenir, sont des solutions de nitrate d'argent, dont le moindre danger est de provoquer des ophtalmies. Les teintures instantanées sont des solutions de litharge dans l'eau de chaux.

Pour combattre la calvitie, quand les pommades du lion, les graisses d'ours, les huiles de Macassar et d'autres lieux ont échoué, le parfumeur prescrit et vend des pommades à la cantharide et à l'huile de croton.

Pour faire tomber les poils des bras et des épaules, on emploie des poudres épilatoires dont une des plus célèbres, la poudre de Laforest, se compose de mercure, de sulfure d'arsenic, de litharge et d'amidon.

Les cosmétiques du visage, le lait antéphélique, par exemple, qui promet de faire disparaître les taches de rousseur, les masques de grossesse, le hâle, les rougeurs, renferme du sublimé corrosif, de l'oxyde de plomb hydraté, de l'eau, des traces d'acide sulfurique et du camphre.

Les poudres dont les femmes se couvrent le visage, les épaules et les bras renferment jusqu'à 300, 400, 500 et même jusqu'à 900 grammes de céruse par 1000 grammes de poudre ; la céruse ayant sur les poudres d'amidon, de talc, de bismuth, l'avantage apprécié de tenir, de couvrir et de résister à la chaleur et à la transpiration.

Les dangers que l'emploi de semblables produits pouvaient faire courir à la santé publique ont depuis longtemps éveillé l'attention des Conseils d'hygiène et des pouvoirs publics.

En 1879, à la suite d'une demande présentée par les inspecteurs de pharmacie de l'arrondissement de Bayonne, en vue de faire respecter la loi du 21 germinal an XI, laquelle n'autorise la vente des substances vénéneuses destinées aux soins du corps, que par les pharmaciens et sur la prescription d'un médecin, M. Dubrisay présentait au Comité consultatif d'hygiène de France, dans sa séance du 3 décembre 1879, un rapport remarquable auquel nous empruntons les lignes suivantes :

« Les articles 34 et 35 de la loi du 21 germinal an XI, qui sont visés dans le rapport des inspecteurs des pharmacies de l'arrondissement de Bayonne, ont été abrogés par une ordonnance du roi du 29 octobre 1846. Mais cette abrogation n'avait pour but que d'apporter des restrictions plus sévères encore à la vente des substances vénéneuses.

Après avoir maintenu l'amende de 100 à 3.000 francs et l'emprisonnement de six jours à deux mois pour toute contravention, le législateur ajoute :

« TITRE I. *Art. 1.* — Quiconque voudra faire le commerce d'une ou plusieurs substances vénéneuses, comprises dans le tableau annexé à la présente ordonnance, sera tenu d'en faire préalablement la déclaration devant le maire de la commune, en indiquant le lieu où est situé son établissement. Et, ajoutent les commentateurs, il n'y a aucune distinction à faire entre les épiciers, droguistes, marchands de produits chimiques et tous autres individus.

« TITRE II. *Art. 5.* — La vente des substances vénéneuses ne peut être faite, pour l'usage de la médecine, que par les pharmaciens, et sur la prescription d'un médecin, officier de santé ou vétérinaire breveté.

« Par ces deux articles, deux catégories bien tranchées sont établies : dans la première sont compris les marchands en gros qui sont soumis à une simple déclaration : la seconde se compose de pharmaciens qui ne délivrent leurs préparations que sur la signature d'un médecin.

« L'ordonnance du 29 octobre 1846 est appliquée rigoureusement aux droguistes, épiciers, marchands de couleurs et surtout aux pharmaciens ; si des infractions se produisent, elles sont sévèrement réprimées, et les condamnations en cette matière sont fréquentes. Une seule branche d'industrie, et cependant l'une des plus importantes comme chiffres d'affaires, a le singulier privilège d'une complète immunité : cette industrie est la parfumerie.

« Dans quelle catégorie les parfumeurs peuvent-ils être placés ? Faut-il les assimiler aux pharmaciens qui ne délivrent leurs produits qu'à doses très minimes et sur prescription médicale ? Faut-il les ranger parmi les marchands de produits chimiques, les marchands de couleurs, les droguistes, qui vendent en gros, sur simple déclaration, et auxquels s'adressent les photographes et autres industriels ? La réponse, dit encore M. Dubrisay, n'est pas douteuse.

« Les produits de parfumerie sont, ou tout au moins ont la prétention d'être de véritables remèdes, *des remèdes externes*, s'appliquant à des maladies ou à des infirmités extérieures, et comme, en fait, les parfumeurs se sont constitués les auxiliaires des médecins, les règlements sur la pharmacie doivent au moins leur être appliqués. »

Se fondant sur les considérations générales qui viennent d'être rapportées, M. Dubrisay terminait son rapport par les conclusions suivantes, qui furent adoptées par le Comité consultatif d'hygiène publique de France :

« Considérant que, sous les noms de laits, de teintures, pommades, poudres, etc., etc., les fabricants et débitants d'objets de parfumerie livrent au public des produits dans la composition desquels il entre des substances toxiques ; que d'autre part, à un certain nombre de ces produits sont attribuées, par les mêmes fabricants et débitants, des propriétés médicamenteuses : le Comité consultatif d'hygiène publique propose à M. le Ministre de soumettre aux mêmes règles d'inspection et de surveillance que les pharmaciens, droguistes, épiciers, marchands de couleur et de produits chimiques, les officines et laboratoires dans lesquels les produits de parfumerie sont préparés, tout aussi bien que les magasins, boutiques et lieux quelconques dans lesquels ils sont affichés ou vendus. »

Quelques années après le rapport de M. Dubrisay, M. le Procureur de la République du parquet de Paris saisissait le Conseil d'hygiène et de salubrité de la Seine de la question de la vente libre par les parfumeurs et les coiffeurs des produits de toilette dans la composition desquels entrent des produits toxiques, et, à ce sujet, il écrivait la lettre suivante au président de ce Conseil :

« Monsieur le Président,

« Mon attention a été appelée sur les dangers que pourrait présenter pour la santé publique, la vente par les parfumeurs, coiffeurs et autres marchands, de produits de toilette renfermant, à une dose souvent considérable, des matières toxiques. La présence de ces matières toxiques dans ces divers produits m'a paru d'autant plus dangereuse qu'elle est, non seulement ignorée de la plupart des acheteurs, mais que généralement les étiquettes, prospectus, etc., en représentent l'emploi comme absolument inoffensif.

« Dans ces circonstances, et avant de commencer des poursuites, dont je ne me dissimule pas la gravité, puisqu'elles porteraient atteinte au libre exercice de la parfumerie, j'ai pensé devoir appeler sur ces faits la haute sollicitude du Conseil d'hygiène et le prier de vouloir bien me faire savoir si ces divers produits ou autres analogues ne lui paraissent pas devoir être considérés, à raison de l'action qu'ils peuvent exercer sur l'organisme, comme de véritables médicaments, débités au poids médicinal, et dont la vente ne peut être effectuée que par les pharmaciens, en se conformant aux prescriptions, lois et règlements régissant l'exercice de cette profession et la vente de ces substances. »

Par l'organe de son rapporteur, M. Chatin, le Conseil d'hygiène, dans sa séance du 25 novembre 1881, exprimait, sur la question qui lui avait été posée, l'avis suivant :

« Un coup d'œil, jeté sur l'ensemble des panacées des parfumeurs, montre que le plus grand nombre d'entre elles, composées spécialement d'huiles, de sulfures ou d'hyposulfites, peuvent être considérées comme inoffensives ; mais il n'est pas de même des autres, dans lesquelles entre souvent même une forte proportion de produits métalliques justement réputés dangereux ; le libre commerce de celles-ci doit être, de toute évidence, réglementé.

« Ici se présente la question de savoir : si la vente de produits de toilette doit être laissée aux parfumeurs, coiffeurs, en les soumettant à l'inspection des Commissions qui visitent les officines, les magasins des droguistes, etc. : ou bien si ces produits doivent rentrer dans le domaine du pharmacien, qui serait chargé de leur préparation et ne pourrait même les délivrer que comme les médicaments proprement dits de composition analogue.

« Sur le premier point, vente libre par les parfumeurs, sous le contrôle des inspecteurs, il est de toute évidence que ce contrôle serait sans aucune utilité pour la santé publique. Reste l'assimilation aux médicaments, la préparation et la vente étant réservées aux pharmaciens. A l'appui de cette solution, il convient de faire remarquer que les produits ici visés sont, ou tout au moins ont la prétention d'être, de véritables remèdes s'appliquant à des maladies ou à des infirmités extérieures, et dont l'usage entraîne de véritables dangers.

« En résumé, considérant que sous le nom d'eaux, de laits, de teintures, poudres, pommades, les fabricants et débitants quelconques d'objets de parfumerie, livrent au public des produits dans la composition desquels entrent des substances toxiques : considérant, en outre, qu'à un certain nombre de ces produits, les fabricants et débitants attribuent des propriétés médicamenteuses, ce qui suffirait à les classer parmi les remèdes, nous concluons :

« 1° Il y a lieu d'assimiler aux produits pharmaceutiques tous les produits de parfumerie contenant une notable proportion de substances toxiques (cyanure de potassium, composés à base d'argent, de plomb, de cuivre, de mercure, d'huile de croton, de cantharides) destinés à être appliqués sur le cuir chevelu ou à agir comme dépilatoires. Ces substances ne pourront, conformément à la législation, être livrées par que les pharmaciens et sur prescriptions médicales ;

« 2° Toute préparation de parfumerie, annoncée ou vendue comme ayant une composition mensongère, constituera une tromperie sur la nature de la chose vendue.

« La fabrication et la vente des cosmétiques, dans la composition desquels entrent des substances toxiques (cyanure de potassium, composés de mercure, de cuivre, de plomb, d'argent, de cantharides, etc., etc.) sont absolument interdits. »

Pour des raisons que nous ignorons, l'administration n'a pas encore pris les mesures nécessaires pour faire observer les règles si sages énoncées dans les rapports de MM. Dubrisay et Chatin, et tous les jours on laisse vendre, avec l'audace la plus libre, des produits de parfumerie extrêmement dangereux.

C'est là une grave question d'hygiène sur laquelle on ne saurait trop appeler l'attention des pouvoirs publics ; aussi serait-il très désirable, lorsqu'on revisera la législation sur les substances vénéneuses, de voir insérer, dans les règlements qui seront édictés, des dispositions relatives aux produits de parfumerie et qui seraient conformes aux conclusions adoptées par le Comité consultatif d'hygiène publique de France et par le Conseil d'hygiène de la Seine.

Pour assurer l'exécution des règlements sur les substances vénéneuses, il a paru nécessaire d'organiser une surveillance active et pour ainsi dire continue, et, à cet effet, il a été prescrit des visites spéciales qui doivent être faites conformément aux dispositions suivantes, contenues dans l'article 14 de l'ordonnance du 29 octobre 1846 et dans l'article 2 du décret du 8 juillet 1850.

Article 14 de l'ordonnance du 29 octobre 1846. — Indépendamment des visites qui doivent être faites en vertu de la loi du 21 germinal an XI, les maires ou commissaires de police, assistés, s'il y a lieu, d'un docteur en médecine désigné par le préfet, s'assureront de l'exécution des dispositions qui précèdent. Ils visiteront, à cet effet, les officines des pharmaciens, les boutiques et magasins des commerçants et manufacturiers vendant ou employant lesdites substances. Ils se feront représenter les registres mentionnés dans les articles 1, 3, 4 et 6, et constateront les contraventions. Leurs procès-verbaux seront transmis au procureur du roi, pour l'application des peines prononcées par l'article 1 de la loi du 19 juillet 1845.

Article 2 du décret du 8 juillet 1850. — Dans les visites spéciales prescrites par l'article 14 de l'ordonnance du 29 octobre 1846, les maires ou commissaires de police seront assistés, s'il y a lieu, soit d'un docteur en médecine, soit de deux professeurs d'une École de pharmacie, soit d'un membre du Jury médical et d'un des pharmaciens adjoints à ce Jury désigné par le préfet.

Ce droit de visite ne doit pas être confondu avec celui conféré aux inspecteurs des pharmacies, en vertu de la loi du 21 germinal an XI et du décret du 23 mars 1859 ; il est tout à fait distinct. Les Écoles et les inspecteurs des pharmacies sont chargés de s'assurer de la bonne tenue des officines, de constater toutes les infractions aux lois sans exception ; dans les visites spéciales, faites pour assurer l'exécution de l'ordonnance sur les poisons, les agents de l'autorité et ceux qui les accompagnent, n'ont d'autre mission que de rechercher les contraventions à cette ordonnance ; ils ne peuvent, sous aucun prétexte, étendre leurs pouvoirs et s'immiscer dans les choses pharmaceutiques. Rien de plus simple que cette distinction qui a cependant soulevé de nombreuses protestations ; les pharmaciens, soumis à la visite des Écoles et des inspecteurs des pharmacies, admettent difficilement que la police ordinaire ait également le droit d'opérer des descentes dans les officines et d'y pratiquer des recherches.

En vertu de ce droit de police, établi d'une manière incontestable par l'article 14 de l'ordonnance du 29 octobre 1846, les maires ou commissaires de police peuvent donc, à leur volonté, se présenter dans les officines des pharmaciens, dans les boutiques ou magasins des commerçants et manufacturiers, requérir la représentation des registres des poisons, vérifier la tenue de l'armoire des substances vénéneuses ; tout refus de satisfaire à cette réquisition constituerait le délit de rébellion contre les ordres de l'autorité.

On s'est demandé si le maire ou le commissaire de police pouvaient, sans l'assistance d'une des personnes désignées par l'article 2 du décret du 8 juillet 1850, procéder aux visites dont il vient d'être parlé.

Un jugement du Tribunal de Toulon, se fondant sur ce que les mots : *s'il y a lieu*, employés dans l'ordonnance du 29 octobre 1846 et dans le décret du 8 juillet 1850, laissent l'administration maîtresse absolue d'agir par ses agents seuls ou assistés d'un homme de l'art, a décidé : qu'un commissaire de police pouvait visiter une pharmacie sans l'assistance d'une personne de l'art, et constater, par exemple, que les poisons ne sont pas tenus dans un endroit sûr et fermé à clef.

Avec M. Pellault (1), nous inclinons à penser que cette théorie est

(1) Voir *Code des pharmaciens*.

beaucoup trop absolue, et que l'assistance d'une personne de l'art est indispensable, toutes les fois qu'il s'agit de constater une contravention qui a rapport à la nature et à la disposition de ces substances. Il importe, avant tout, que le vérificateur soit apte à reconnaître ces substances ; or, on peut contester à un commissaire de police ou à un maire les connaissances chimiques indispensables pour distinguer, dans une officine, les produits qui doivent être rangés dans un endroit sûr et fermé à clef de toutes les substances qui sont distribuées en si grand nombre sur les rayons d'une pharmacie.

Arrivé au terme de cette étude, que nous avons essayé de rendre aussi complète que possible, nous croyons devoir formuler une conclusion dont la nécessité nous semble démontrée par les considérations présentées dans le cours de ce travail : *il importe de soumettre à une revision sérieuse la législation concernant les substances vénéneuses, parce que cette législation présente des lacunes, des obscurités ou des incertitudes qui en rendent l'application souvent difficile ou même impraticable.*

Nous avons terminé la revue rapide de la législation qui régit actuellement la pharmacie française.

Cette législation est sur le point de subir des modifications très importantes, mais ces modifications ne peuvent s'opérer qu'après le vote de la loi soumise en ce moment aux pouvoirs publics.

Nous n'avons pas cru devoir examiner ici les nombreuses tentatives de réforme de la législation du 21 germinal an XI proposées à différentes époques. Les lecteurs qui voudraient se renseigner sur la question pourront consulter les ouvrages suivants :

Dupuy : *La nouvelle législation pharmaceutique* ;

André Pontier : *Histoire de la pharmacie.*

APPENDICE A LA LÉGISLATION PHARMACEUTIQUE.

Cet appendice, ajouté à cette 2ᵉ édition, renferme des renseignements sur des questions, en général peu connues, et qui présentent le plus grand intérêt pour les étudiants et les pharmaciens :

1° Règles auxquelles sont assujettis par la loi du 19 avril 1898 les étudiants et pharmaciens étrangers pour être autorisés à postuler un grade de pharmacien français ;

2° Conditions des concours pour l'internat en pharmacie dans les hôpitaux de Paris ;

3° Conditions des concours de l'internat en pharmacie dans les asiles d'aliénés du département de la Seine ;

4° Conditions des concours pour les pharmaciens des hôpitaux et hospices civils de Paris ;

5° Conditions pour le service militaire ;

6° Conditions des concours pour les pharmaciens du service de santé militaire ;

7° Conditions des concours pour les pharmaciens du service de santé de la marine et des colonies.

Les documents, relatifs à ces différentes questions, contenus dans des lois, règlements et circulaires nombreux, ont été recueillis et présentés d'une manière très remarquable par M. Madoulé, secrétaire de l'École supérieure de pharmacie de Paris, dans son excellent *Guide scolaire et administratif de l'étudiant en pharmacie*, livre que tous les étudiants et pharmaciens devraient posséder et que nous leur recommandons d'une manière toute particulière.

CHAPITRE I

RÈGLES AUXQUELLES SONT ASSUJETTIS PAR LA LOI DU 19 AVRIL 1898 LES ÉTUDIANTS ET PHARMACIENS ÉTRANGERS POUR ÊTRE AUTORISÉS A POSTULER UN GRADE DE PHARMACIEN FRANÇAIS.

Étudiants étrangers. — Les étudiants étrangers qui postulent le diplôme de pharmacien en France sont soumis aux mêmes règles de stage, de scolarité et d'examens que les étudiants français.

La loi du 19 avril 1898 dispose (art. 3) qu'un diplôme spécial pourra leur être délivré sans leur conférer le droit d'exercer la pharmacie sur aucune partie du territoire français.

Les étudiants aspirant à ce diplôme seront soumis aux mêmes règlements et examens que les étudiants français.

Toutefois, il pourra leur être accordé, en vue de l'inscription réglementaire, soit la dispense des grades français requis pour l'inscription, soit l'équivalence des grades obtenus par eux à l'étranger ainsi que des dispenses partielles de scolarité correspondant à la durée des études faites par eux à l'étranger.

Pharmaciens étrangers. — Les pharmaciens reçus à l'étranger, quelle que soit leur nationalité, ne pourront plus exercer la pharmacie en France qu'à la condition d'avoir obtenu le diplôme de pharmacien délivré par le Gouvernement français à là suite d'examens subis devant un établissement d'enseignement supérieur de pharmacie de l'Etat.

Tout étranger, quoique muni du diplôme de pharmacien français, ne pourra exercer la pharmacie en France que si, par réciprocité, un Français pourvu du diplôme de pharmacien délivré par le pays auquel appartient cet étranger peut exercer la pharmacie dans ce pays (Loi du 19 avril 1898, art. 2).

En conséquence des prescriptions édictées ci-dessus, les étudiants et pharmaciens étrangers, pour être admis à s'inscrire à l'Ecole supérieure de Pharmacie de Paris, seront tenus de produire au secrétariat les grades et titres authentiques, accompagnés des copies en français certifiées conformes par un traducteur juré, dont ils auront été pourvus à l'étranger.

CHAPITRE II

INTERNAT EN PHARMACIE DANS LES HOPITAUX DE PARIS (1).

Concours d'admission.

Date du concours. — Un concours est ouvert tous les ans, au mois de mars, au siège de l'administration générale de l'Assistance publique, à Paris, quai de la Tournelle, 47, pour la nomination aux

(1) Des conditions analogues sont établies dans les villes sièges des Facultés ou Ecoles, notamment à la Faculté de médecine et de pharmacie de Toulouse.

places d'élèves internes en pharmacie qui sont vacantes au 1er juillet de l'année courante dans les hôpitaux et hospices civils de Paris.

Les élèves qui désirent prendre part à ce concours sont admis à se faire inscrire au secrétariat général de la dite administration aux dates et heures qu'indiquent les affiches spéciales, mais ordinairement dans la première quinzaine de février.

Conditions d'admission. — Les dispositions réglementaires qui déterminent les conditions d'admission au concours de l'Internat et les formalités à suivre sont arrêtées comme il suit :

Tout aspirant qui veut se présenter au concours ouvert pour les places d'élèves en pharmacie dans les hôpitaux doit être âgé de vingt ans au moins ou de vingt-sept ans au plus.

Il doit produire :

1° Son acte de naissance ;

2° Un certificat de revaccination de date récente ;

3° Un certificat de bonnes vie et mœurs délivré par le maire de sa commune ;

4° Un certificat constatant qu'il a subi avec succès l'examen de validation de stage, ou la feuille d'inscription à l'École de Pharmacie.

Toute demande d'inscription faite après l'époque fixée par les affiches pour la clôture des listes ne sera point accueillie.

Programme des épreuves.

Les épreuves du concours aux places d'élèves en pharmacie sont à deux degrés, savoir :

Épreuves d'admissibilité. — 1° Une épreuve pour la reconnaissance de vingt plantes et substances appartenant à l'histoire naturelle et à la chimie pharmaceutique ;

2° Une épreuve consistant dans la reconnaissance de dix préparations pharmaceutiques proprement dites et dans la description du mode par lequel on doit obtenir une ou plusieurs de ces préparations qui seront désignées par le jury.

Épreuves définitives. — 1° Une épreuve verbale portant sur la pharmacie proprement dite et la chimie ;

2° Une épreuve écrite embrassant la pharmacie, la chimie et l'histoire naturelle.

Pour la reconnaissance des plantes et substances, il est accordé à chaque candidat cinq minutes ;

Pour la reconnaissance des médicaments et la dissertation pharmaceutique, dix minutes ;

Pour l'épreuve verbale, dix minutes, avec un temps égal de réflexion ;

Pour l'épreuve écrite, il est accordé trois heures.

Les plantes, substances et préparations pharmaceutiques à recon-naître seront communes à tous les candidats passant dans la même séance ; elles seront choisies par le jury avant d'entrer en séance.

Pour les épreuves orales, les questions, au nombre de trois, sont rédigées par le jury, chaque jour d'épreuve, avant d'entrer en séance. La question tirée au sort est la même pour tous les candidats qui sont appelés dans la séance.

Le sujet de la composition écrite est le même pour tous les candi-dats ; il est tiré au sort entre trois questions qui seront rédigées et arrêtées par le jury avant l'ouverture de la séance.

Le maximum des points à attribuer aux candidats pour chacune des épreuves du concours est fixé ainsi qu'il suit :

Epreuves d'admissibilité. — Pour la reconnaissance des plantes, 20 points ; pour la reconnaissance des médicaments et la description pharmaceutique, 20 points.

Epreuves définitives. — Pour l'épreuve verbale, 20 points ; pour l'épreuve écrite, 45 points.

A l'ouverture du concours, le président du jury tire immédiate-ment au sort le nom des élèves qui devront subir dans cette séance l'épreuve de la reconnaissance des plantes.

Il est remis à chaque élève inscrit une carte spéciale sur la pré-sentation de laquelle il sera reçu à l'amphithéâtre pour suivre les séances du concours.

Nota. — Les actes de l'état civil venant des départements et les certificats délivrés par les médecins, les pharmaciens ou les fonction-naires étrangers à l'administration de l'Assistance publique devront être légalisés.

Concours des prix de l'Internat.

Un concours pour les prix à décerner aux élèves internes en phar-macie des hôpitaux et hospices civils de Paris est ouvert annuelle-ment, au mois de mai ou de juin, dans l'amphithéâtre de l'admi-nistration de l'Assistance publique, avenue Victoria, n° 3.

En exécution du règlement sur le service de santé, tous les inter-nes en pharmacie sont tenus de prendre part au concours des prix, sous peine d'être considérés comme démissionnaires et, comme tels, privés du droit de continuer leur service dans les hôpitaux.

Les conditions en sont arrêtées comme il suit :

Les concurrents sont partagés en deux divisions :

La première, composée de ceux qui terminent leur troisième ou quatrième année ; la seconde, de ceux qui terminent leur première ou deuxième année.

Un sujet de composition différent est donné aux élèves de chacune de ces divisions ; il doit, pour chacune, être tiré au sort entre trois questions préparées à l'avance.

Les compositions sont lues publiquement par leurs auteurs, en présence du jury réuni, et classées, à la fin de chaque séance, à l'aide de points dont le maximum sera fixé ainsi qu'il est dit plus loin.

Les lectures des compositions achevées, il sera dressé, pour chaque division, un tableau sur lequel tous les élèves seront classés d'après le nombre de points qu'ils ont obtenus.

Le jury indique, en regard du nom de chaque élève, s'il lui paraît avoir profité des enseignements qu'il a reçus et s'il est d'avis qu'il mérite d'être continué dans son service,

Pour le *Concours des prix des internes en pharmacie*, la liste des élèves admis à subir les épreuves définitives ne pourra comprendre plus de douze candidats.

Le jury se compose de cinq membres dont quatre pharmaciens des hôpitaux et un pharmacien de la Ville.

Épreuves d'admissibilité. — Les épreuves d'admissibilité du concours des prix de l'internat en pharmacie consistent :

1º Dans une composition écrite portant sur la pharmacie, la chimie et l'histoire naturelle et pour laquelle il sera accordé trois heures ;

2º Dans une épreuve pratique ayant pour objet la reconnaissance de dix préparations pharmaceutiques proprement dites, et dans une dissertation sur les moyens d'obtenir une ou plusieurs d'entre elles désignées par le jury ; il sera accordé dix minutes à chaque candidat pour cette épreuve.

Épreuves définitives. — Les épreuves définitives sont :

1º Une épreuve orale portant sur la pharmacie et la chimie, pour laquelle il sera accordé dix minutes, après dix minutes de réflexion ;

2º Une épreuve consacrée à la reconnaissance de vingt plantes et substances appartenant à l'histoire naturelle et à la chimie pharmaceutique, choisies à l'avance par le jury, et pour laquelle cinq minutes seront accordées à chaque candidat.

Le maximum des points à attribuer aux candidats des deux divisions pour ces épreuves est fixé ainsi qu'il suit :

Pour la composition écrite, 45 points ; pour l'épreuve pratique, 20 points ; pour chacune des deux épreuves définitives, 20 points.

Nature et valeur des prix. — A la suite du concours, il peut être accordé, dans chaque division, un prix, un accessit et deux mentions.

Le prix consiste, pour la *première division*, en une médaille d'or et une bourse de voyage ; pour la *deuxième division*, en une médaille d'argent. L'accessit de la première division comporte une médaille d'argent, et celui de la deuxième division, des livres.

Aucune de ces récompenses ne peut être accordée *ex æquo*.

L'interne en pharmacie qui a obtenu la médaille d'or jouit, en outre, de la faculté de prolonger pendant une année supplémentaire ses fonctions dans les hôpitaux ; il peut choisir sa place au commencement de cette année supplémentaire.

Il aura, d'autre part, la faculté de bénéficier de sa bourse de voyage, à son choix, soit avant, soit après son année supplémentaire.

La distribution des prix a lieu en séance solennelle.

Durée et avantages de l'Internat.

Les internes en pharmacie entrent en fonctions au 1er juillet ; ils sont nommés pour deux ans. Toutefois, l'administration de l'Assistance publique peut appeler au bénéfice du maintien en fonction, pendant une 3e et une 4e année les élèves qui sont jugés dignes de cette faveur par le jury de concours des prix et qui ont satisfait complètement, sous le rapport de l'assiduité et de la subordination, à toutes les obligations de leur charge. L'interne en pharmacie qui a obtenu au concours la médaille d'or peut être maintenu en service pendant une 5e année. Il est, en outre, pourvu d'une bourse de voyage de 3,000 francs.

Les internes sont logés dans les établissements hospitaliers auxquels ils sont attachés. Ils jouissent d'un traitement annuel dont la quotité est ainsi déterminée : 1re année, 600 fr. ; 2e année, 700 fr. ; 3e année, 800 fr. ; 4e année, 1,000 fr. ; 5e année (médaille d'or), 1,200 fr.

Les internes qui ne peuvent être logés, faute de locaux suffisants dans certains établissements, reçoivent une indemnité annuelle de 600 francs.

CHAPITRE III

INTERNAT EN PHARMACIE DANS LES ASILES D'ALIÉNÉS
DU DÉPARTEMENT DE LA SEINE.

Concours.

Les internes en pharmacie dans les asiles publics d'aliénés du département de la Seine qui sont au nombre de quatre, savoir : *Asile clinique*, *Asile de Vaucluse*, *Asile de Ville-Evrard*, *Asile de Villejuif*, se recrutent par la voie du concours.

Date du concours. — A cet effet, un concours est ouvert annuellement (au mois de novembre), au siège de l'Asile clinique, rue Cabanis, n° 1, à Paris, pour la nomination aux places d'interne titulaire vacantes au 1er janvier de l'année suivante dans lesdits établissements.

Les candidats qui désirent y prendre part doivent se faire inscrire à la Préfecture de la Seine, service des aliénés, annexe de l'Hôtel-de-Ville, 2, rue Lobau, tous les jours, dimanches et fêtes exceptés, de midi à cinq heures. Le registre est ouvert au mois d'octobre pour une période déterminée par arrêté préfectoral.

Programme du concours.

Les épreuves du concours sont réglées comme suit :

Épreuves d'admissibilité. — 1° Une épreuve de cinq minutes pour la reconnaissance de vingt plantes et substances appartenant à l'histoire naturelle et à la chimie pharmaceutique ;

2° Une épreuve de dix minutes consistant dans la reconnaissance de dix préparations pharmaceutiques proprement dites, et dans la description du mode par lequel on doit obtenir une ou plusieurs de ces préparations qui seront désignées par le jury.

Épreuves définitives. — 1° Une épreuve verbale de dix minutes portant sur la pharmacie proprement dite et la chimie ;

2° Une épreuve écrite de trois heures embrassant la pharmacie, la chimie et l'histoire naturelle.

Le maximum des points à attribuer pour chacune de ces épreuves est fixé ainsi qu'il suit :

Épreuves d'admissibilité :

Reconnaissance des plantes et des substances. . . . 20 points.
    —   des préparations pharmaceutiques. . . 20 —

Épreuves définitives :

Épreuve verbale . . . . 20 points. .
— écrite. . . . . , ... 30 —

Les plantes et substances à reconnaître seront communes à tous les candidats qui subiront les épreuves dans la même séance ; elles seront choisies par le Jury avant d'entrer en séance.

Pour les épreuves orales, les questions seront rédigées par le Jury, chaque jour d'épreuve, au nombre de trois, avant d'entrer en séance. La question tirée au sort est la même pour tous les candidats qui sont appelés dans la séance.

Le sujet de la composition écrite est le même pour tous les candidats ; il est tiré au sort entre trois questions qui seront rédigées et arrêtées par le Jury avant l'ouverture de la séance.

A l'ouverture du concours, à la date fixée par l'arrêté du préfet, à une heure, le président du Jury tire immédiatement au sort les noms des élèves qui devront subir, dans cette première séance, l'épreuve de la reconnaissance des plantes, si le nombre des candidats ne permet pas de la faire subir à tous dans la même séance.

Conditions d'admission au concours. — Tout aspirant à l'emploi d'interne en pharmacie dans les asiles d'aliénés doit être âgé de vingt ans au moins et de vingt-sept ans au plus.

Il est tenu de produire :

1° Une expédition d'acte de naissance ;

2° Un extrait du casier judiciaire ;

3° Un certificat de revaccination :

4° Un certificat de bonnes vie et mœurs, délivré par le maire de sa commune ou le commissaire de police de son quartier ;

5° Des certificats constatant trois années d'exercice dans les pharmacies, dont une année dans la même maison.

Ces certificats devront, sous peine de nullité, indiquer quelle a été la conduite de l'élève pendant son séjour dans les pharmacies. Ils devront aussi, sous peine de nullité, être visés, à Paris, par les maires des arrondissements ou les commissaires de police des quartiers où sont situées les pharmacies. Ceux qui s'appliqueront à un stage fait dans les pharmacies hors de Paris, devront également, sous peine de nullité, être visés par les maires des communes où elles sont situées. Les candidats de Paris justifieront, en outre, de leur inscription à l'École supérieure de Pharmacie.

Toute demande d'inscription faite après l'époque fixée par les affiches pour la clôture des listes, ou qui ne serait pas accompagnée de toutes les pièces ci-dessus désignées, ne sera point accueillie.

Durée et avantages de l'Internat.

La durée des fonctions d'interne titulaire des asiles d'aliénés de la Seine est de trois ans.

La répartition des internes dans les divers services d'aliénés se fait dans l'ordre de classement établi par le jury d'examen, *le 1ᵉʳ février seulement* de chaque année. Ce mode de répartition assure à presque tous les internes au moins une année sur trois dans un des services de l'Asile clinique, situé dans l'enceinte de Paris.

Un interne ne pourra rester plus de deux ans dans le même service.

Les internes titulaires en pharmacie des Asiles publics d'aliénés du département de la Seine reçoivent, outre le logement, le chauffage, l'éclairage et la nourriture, dans les proportions déterminées par les règlements, un traitement annuel fixe de 800 francs à l'Asile clinique, de 1.100 francs aux Asiles de Vaucluse, de Ville-Évrard et de Villejuif.

Internes provisoires.

A la suite de chaque concours annuel et dans l'ordre de mérite qu'il assigne aux candidats, il est pourvu à la nomination *d'internes provisoires chargés de remplacer les internes titulaires en cas d'absence ou d'empêchement.*

La durée des fonctions d'interne provisoire est limitée à une année, à partir du *1ᵉʳ février.*

L'interne provisoire pourra se présenter au concours pour les places d'interne titulaire.

L'interne provisoire qui obtiendra son diplôme de pharmacien renonce implicitement à se représenter au concours, mais il peut rester en fonctions jusqu'à l'expiration de l'année commencée.

L'interne provisoire reçoit le traitement et les avantages en nature de l'interne titulaire chaque fois qu'il est appelé à le remplacer.

CHAPITRE IV

PHARMACIENS DES HOPITAUX ET HOSPICES CIVILS DE PARIS.

Concours.

Le corps des pharmaciens des hôpitaux et hospices civils de Paris est recruté par la voie du concours.

Les concours ont lieu à des époques indéterminées et seulement lorsqu'il y a lieu de pourvoir aux places de cet ordre vacantes, par suite de décès, de démission ou d'admission à la retraite, dans les services hospitaliers qui ressortissent à l'Administration générale de l'Assistance publique. Ils sont annoncés par voie d'affiche.

Le règlement sur le service de santé arrêté par cette administration a déterminé comme il suit les conditions de participation au concours et les formalités à remplir.

Conditions d'admission. — Sont admis au concours pour les places de pharmaciens les élèves en pharmacie ayant exercé pendant trois ans au moins, en cette qualité, dans les hôpitaux ou hospices de Paris.

Le Directeur de l'administration de l'Assistance publique peut, en outre, et par décisions spéciales, autoriser à prendre part au concours les pharmaciens de 1re classe qui lui présenteraient les garanties convenables.

Les candidats qui désirent concourir doivent se présenter au Secrétariat général de l'Administration pour obtenir leur inscription, en déposant leurs pièces et signer au registre ouvert à cet effet. Les candidats absents de Paris on empêchés devront demander leur inscription par lettre chargée.

Toute demande d'inscription faite après l'époque fixée par les affiches pour la clôture des listes ne peut être accueillie.

Pour les places de pharmaciens, les candidats ayant la qualité de Français sont seuls admis à concourir.

Le Jury du concours est formé dès que la liste des candidats a été close.

Cinq jours après la clôture des listes d'inscription, chaque candidat peut se présenter au Secrétariat général de l'Administration pour connaître la composition du jury.

Si des concurrents ont à proposer des récusations, ils forment immédiatement une demande motivée, par écrit, qu'ils remettent au Directeur de l'Administration. Si, cinq jours après le délai ci-dessus fixé, aucune demande n'a été déposée, le jury est définitivement constitué et il ne peut plus être reçu de réclamations.

Tout degré de parenté ou d'alliance entre un concurrent et l'un des membres du jury, ou entre deux membres du jury, donne lieu à récusation d'office de la part de l'Administration.

Jury du concours. — Le jury du concours pour les places de pharmacien se compose de six pharmaciens et d'un médecin ou d'un chirurgien, qui sera pris parmi les médecins ou chirurgiens chefs de service des hôpitaux, en exercice ou honoraires, et parmi les médecins ou chirurgiens des hôpitaux.

Sur les pharmaciens à désigner, quatre seront pris parmi les pharmaciens en exercice ou honoraires des hôpitaux, et deux parmi les pharmaciens de la Ville.

Programme du concours.

Les épreuves du concours sont réglées comme il suit :

Épreuves d'admissibilité. — 1° Une épreuve *pratique* consistant dans la reconnaissance de dix préparations pharmaceutiques proprement dites et dans une dissertation sur le mode par lequel on doit obtenir un ou plusieurs de ces médicaments désignés par le jury.

Il sera accordé vingt minutes pour cette épreuve.

2° Une épreuve *écrite* qui portera obligatoirement sur la pharmacie, la chimie et l'histoire naturelle.

Il sera accordé aux candidats, pour cette épreuve, quatre heures au moins et cinq heures au plus.

Le maximum des points à attribuer est fixé à 20 pour l'épreuve pratique, à 45 pour l'épreuve écrite.

Épreuves définitives. — 1° Une épreuve verbale sur la pharmacie et la chimie, dont la durée sera de vingt minutes, après un temps égal de réflexion ;

2° Une seconde épreuve pratique, consistant dans une analyse qualitative d'un mélange de substances pharmaceutiques, et dans une relation écrite des résultats fournis par cette analyse, ainsi que des procédés employés pour les obtenir.

Trois heures au moins et cinq heures au plus seront accordées pour l'ensemble de cette épreuve ;

3° Une épreuve pratique consistant dans la reconnaissance de trente plantes ou substances appartenant à l'histoire naturelle et à la chimie pharmaceutique, et dans une dissertation sur une ou plusieurs de ces substances ou plantes qui seront désignées par le jury ; quinze minutes seront accordées pour l'ensemble de cette épreuve.

Le maximum des points à attribuer aux candidats est fixé à 20 points pour l'épreuve verbale, à 30 points pour l'analyse chimique, à 20 points pour l'épreuve pratique.

Dans tous les cas où un concours est prescrit par les dispositions du règlement du service de santé pour la nomination à des emplois vacants de pharmaciens des hôpitaux, les épreuves auxquelles les concurrents sont soumis se divisent en deux séries toutes les fois que le nombre des candidats dépasse cinq pour une place, huit pour deux places, et dix pour trois places.

Les épreuves de la première série sont communes à tous les candidats.

Les épreuves de la seconde série sont subies seulement par les candidats qui ont été déclarés admissibles.

Pour déterminer les candidats admis à prendre part aux épreuves de la deuxième série, le jury, deux jours après que les concurrents ont subi les épreuves de la première série, dresse, d'après le nombre des points obtenus, une liste de candidats composée de cinq, huit ou dix noms, selon que le concours a pour objet une, deux ou trois places.

Le jugement définitif porte sur l'ensemble des épreuves de la première et de la deuxième série.

Situation et avantages des pharmaciens des hôpitaux.

Les places de pharmaciens des hôpitaux de Paris sont au nombre de 22, réparties en quatre classes, dans la proportion suivante : 1re classe, 5 places ; 2e classe, 5 places ; 3e classe, 6 places ; 4e classe, 6 places. En dehors de ce cadre, il y a lieu de mentionner un Directeur de la Pharmacie centrale des hôpitaux, désigné parmi les pharmaciens de cet ordre.

L'échelle des traitements annuels correspondant à chaque classe est ainsi fixée par les règlements : 1re classe, 7.000 fr. ; 2e classe, 6.000 fr. ; 3e classe, 5.000 fr ; 4e classe, 4.000 fr.

Les pharmaciens des hôpitaux sont, en outre, pourvus d'un logement dans l'intérieur de l'établissement ; ils bénéficient aussi des prestations accessoires du chauffage et de l'éclairage.

Quant aux conditions et au mode d'avancement, ils sont régis par la procédure suivante : lorsqu'une place de pharmacien devient vacante dans un hôpital de Paris, la Société des pharmaciens des hôpitaux se réunit à l'effet de dresser une liste de présentation qui est établie d'après les convenances personnelles de ses membres, en ce qui touche la permutation et l'ordre d'ancienneté de nomination.

La durée minimum des services exigés pour avoir droit à une pension de retraite, qui équivaut à la moitié du traitement acquis, est fixée à 30 ans, sous réserve de justifier de 60 ans d'âge, 65 au plus.

Les pharmaciens des hôpitaux ne peuvent cumuler leur fonction avec un autre emploi, sauf ceux que comporte l'enseignement officiel rétribué par l'État ou la Ville de Paris.

CHAPITRE V

SERVICE MILITAIRE.

Congés et dispenses.

EXTRAIT DE LA LOI DU 15 JUILLET 1889 SUR LE RECRUTEMENT DE L'ARMÉE.

. . . .

Art. 23. — En temps de paix, *après un an de présence sous les drapeaux*, sont envoyés en congé dans leurs foyers, sur leur demande, jusqu'à la date de leur passage dans la réserve :

Les jeunes gens qui ont obtenu ou qui poursuivent leurs études en vue d'obtenir soit le *diplôme de pharmacien de 1ʳᵉ classe* ou le titre *d'interne des hôpitaux* nommé au concours.....

En cas de mobilisation, les étudiants en pharmacie sont versés dans le service de santé. Ils seront rappelés pendant quatre semaines dans le cours de l'année qui précédera leur passage dans la réserve de l'armée active. Ils suivront ensuite le sort de la classe à laquelle ils appartiennent.

Art. 24. — Les jeunes gens qui n'auraient pas obtenu avant l'âge de *vingt-six ans* (1) le diplôme spécifié (*de pharmacien de* 1ʳᵉ *classe* ou le titre d'*interne des hôpitaux*)...

Ceux qui ne poursuivraient pas régulièrement leurs études en vue desquelles la dispense leur a été accordée.....

Ceux qui n'auraient pas satisfait, dans le cours de leur année de service, aux conditions de conduite et d'instruction militaire déterminées par le Ministre de la guerre, seront tenus d'accomplir les deux années de service militaire dont ils avaient été dispensés.

Art. 25. — Quand les causes des dispenses prévues à l'article 23 viennent à cesser, les jeunes gens qui avaient obtenu ces dispenses sont soumis à toutes les obligations de la classe à laquelle ils appartiennent.

Art. 26. —..... En cas de guerre, les jeunes gens dispensés en

---

(1) Une loi du 13 juillet 1895, portant modification de l'article 24 de la loi du 15 juillet 1889, a reporté à 27 ans, en faveur des pharmaciens de 1ʳᵉ classe et des internes des hôpitaux nommés au concours, la limite d'âge, antérieurement fixée à 26 ans, pour la justification du diplôme ou du titre conférant aux jeunes gens de cette catégorie la dispense des deux années de service complémentaire.

Cette loi a un effet rétroactif remontant au 1ᵉʳ janvier 1895.

vertu de l'article 23 sont appelés et marchent avec les hommes de leur classe.

. . . .

Justifications à produire en vue des dispenses militaires.

Le décret du 23 novembre 1889, portant règlement d'administration publique pour l'exécution des articles 23 et 24 de la loi précitée, a précisé la nature des justifications à produire par les pharmaciens ou aspirants au titre de pharmacien de 1re classe, soit au moment de leur demande, soit chaque année pendant le cours de leurs études.

Il y a lieu de distinguer deux cas : ou bien ces jeunes gens ont obtenu le diplôme de pharmacien de 1re classe *avant d'être appelés sous les drapeaux* ou ils poursuivent leurs études *en vue de l'obtenir*.

1° *Pharmaciens de 1re classe pourvus du diplôme*. — Dans le premier cas — extrêmement rare, sinon impossible — ils produisent le diplôme même, ou, à défaut de ce titre, s'il n'a pas encore été délivré à l'impétrant, le certificat de réception provisoire.

Ces pièces sont présentées au conseil de revision si les postulants ont obtenu le grade de pharmacien de 1re classe avant leur comparution devant le conseil, ou au commandant du bureau de recrutement de la subdivision à laquelle appartient le canton où ils ont concouru au tirage, et ce, avant leur incorporation et *dans le délai d'un mois* après l'obtention du diplôme, s'ils l'ont obtenu seulement entre leur comparution devant le conseil de revision et leur incorporation.

Internes en pharmacie. — Les *internes en pharmacie* des hôpitaux (étudiants de 1re et de 2e *classes*), également admis au bénéfice de la dispense, sont astreints aux mêmes formalités, dans les mêmes délais sauf qu'ils produisent : à PARIS, un certificat du Directeur de l'Assistance publique, visé par le préfet de la Seine ; à Bordeaux, Lille, Lyon, Montpellier, Nancy et Toulouse, un certificat du maire, président de la Commission administrative des hospices, visé par le préfet du département.

En aucun cas, les bureaux de recrutement ne sont fondés à réclamer à l'aspirant interne, à titre de justification supplémentaire, un certificat du Directeur attestant qu'il est inscrit dans une École de pharmacie comme élève suivant les cours. Ce n'est pas en effet à l'École que les candidats préparent l'internat mais bien dans les hôpitaux, où ils suivent les conférences données à cet effet. L'administration hospitalière a donc, seule, qualité pour établir légalement la situation de l'intéressé au titre de l'internat. Il importe de prévenir toute confusion à cet égard, comme il est arrivé plusieurs fois.

Une disposition spéciale du règlement du 23 novembre 1889 stipule que les internes en pharmacie ne sont pas tenus d'avoir obtenu avant l'âge de 27 ans le diplôme universitaire afférent à leurs études ; il suffit qu'ils justifient, avant cet âge, de l'obtention du titre d'interne pour que leur dispense devienne définitive.

2º Élèves en pharmacie de 1re classe en cours de stage ou de scolarité. — Dans le second cas — le plus fréquent — c'est-à-dire lorsque les aspirants poursuivent leur stage officinal ou leur scolarité en vue d'obtenir le diplôme de pharmacien de 1re classe, ceux-ci doivent, à l'appui de leur demande, présenter un certificat du Directeur de l'Ecole de pharmacie à laquelle ils appartiennent, constatant qu'ils sont régulièrement inscrits sur les registres de l'Ecole et que leurs inscriptions ne sont pas périmées. Ce certificat, dont le libellé est déterminé par le modèle G (1), doit être visé par le Recteur de l'Académie du ressort.

Les élèves stagiaires de 1re classe qui prennent leur inscription de stage non à une Ecole de pharmacie, mais au greffe de la justice de paix du canton où ils résident, devront réclamer le certificat relatif à la dispense au Directeur de l'Ecole de pharmacie dans la circonscription de laquelle se trouve le département où ils accomplissent leur

---

(1) MODÈLE G.

Nous, Directeur de l'Ecole de Pharmacie de Paris,

Certifions que le Sr (*nom et prénoms*)

né le   18   , à   , canton d

département d   fils de (*nom et prénoms du*

père)   et de (*nom et prénoms de la mère*)

domiciliés à   , canton d

département d   , appelé par la loi du 15 juillet 1889

sur le recrutement de l'armée à concourir au tirage au sort de la classe de

dans le canton de   département d

est actuellement élève   près l'Ecole supérieure de Pharmacie de Paris, à l'effet d'obtenir le *diplôme de Pharmacien de 1re classe*, qu'il

a pris   .   inscription   , la première en

la dernière en   que ce   inscription   n

pas périmée   et qu'il a droit à la dispense déterminée par l'article 23 de la loi du 15 juillet 1889.

                          Fait à Paris, le   19   .

                                        LE DIRECTEUR,

          Vu :
Le Vice-Recteur de l'Académie de Paris,

stage (Voir p. 99, la nomenclature des circonscriptions pharmaceutiques). Le relevé des inscriptions de stage est, en effet, envoyé régulièrement par les greffiers, à la fin de chaque trimestre, par l'intermédiaire du Procureur de la République, au Directeur de l'Ecole dans le ressort de laquelle se trouve la justice de paix.

Le certificat est remis par les intéressés, avec une demande conforme au modèle A (1), soit au conseil de revision, soit au commandant du bureau de recrutement :

Au conseil de revision, lorsque l'inscription sur les registres de l'Ecole est antérieure à la comparution devant le conseil de revision :

Au commandant du bureau de recrutement, mais avant l'incorporation, lorsque l'inscription est postérieure à la revision.

Il résulte de ces dispositions qu'un étudiant stagiaire ou en cours d'études qui, *au moment du tirage au sort ou de la revision*, n'aurait pu, pour une cause ou pour une autre, prendre inscription sur les registres de l'Ecole en vue du grade de pharmacien de 1re classe, mais qui l'aurait prise dans l'intervalle qui sépare la tenue des conseils de revision de l'incorporation de la classe à laquelle il appartient, est en droit de la faire valoir en vue de la dispense, à la condition de remettre sa demande, avec les pièces à l'appui, à l'autorité militaire avant son incorporation.

Renouvellement annuel des certificats modèle G. — L'article unique de la loi du 13 juillet 1895 dispose que les jeunes gens qui n'auraient pas obtenu *avant l'âge de* 27 *ans* le diplôme de pharmacien de 1re classe, et ceux qui ne poursuivraient pas régulièrement leurs études, seront tenus d'accomplir les deux années de service militaire dont ils avaient été dispensés.

(1) MODÈLE A.

Je soussigné (*nom et prénoms*)
né le   18   à   canton d
département d   , domicilié à   , résidant
à   fils de (*nom et prénoms du père*)
et de (*nom et prénoms de la mère*),   domiciliés
à   , canton d   , département d   , demande à bénéficier de la dispense prévue par l'article 23 de ladite loi, et dépose à l'appui de cette demande la pièce ci-jointe (*indiquer la nature de la pièce produite : diplôme, certificat du (Directeur de l'Ecole ou du Directeur de l'Assistance publique*)

                    Fait à   , le   19   .
                    (*Signature lisible*).

Les étudiants de 1re classe devront, en conséquence, pour obtenir le maintien de la dispense jusqu'à l'âge de 27 ans accomplis, produire *chaque année, du 15 septembre au 15 octobre*, au commandant du bureau de recrutement de la subdivision à laquelle appartient le canton où ils ont concouru au tirage au sort, un certificat du Directeur de l'Ecole, dont il a déjà été fait mention, constatant qu'ils continuent d'être en cours régulier d'études et que leurs inscriptions ne sont pas périmées.

Il importe de remarquer que *c'est aux élèves intéressés, et non à l'administration de l'Ecole*, qu'incombe, *dans tous les cas*, l'obligation de produire leur certificat à l'autorité militaire.

En conséquence, les étudiants de 1re classe devront réclamer la délivrance de ce certificat, au moment opportun, par lettre adressée au Directeur de l'École.

En vue de la rédaction de ce document, ils auront bien soin de fournir ou de rappeler, dans leur demande, les renseignements suivants :

1° Nom et prénoms ;

2° Date et lieu de naissance, avec indication du canton et du département ;

3° Noms et prénoms du père et de la mère ; indication de leur domicile, canton et département ;

4° Désignation de la classe à laquelle appartient l'intéressé, du canton et du département où il a été appelé à tirer au sort.

Changement de résidence. — Il importe de rappeler également aux dispensés les prescriptions de l'article 55 de la loi du recrutement touchant les changements de domicile et de résidence. Toute négligence de ce chef exposerait les intéressés à des peines disciplinaires de la part de l'administration de la guerre.

Remise du diplôme à l'autorité [militaire. — Les études terminées et le grade de pharmacien de 1re classe obtenu (jusqu'à l'âge de 27 ans), le titulaire est tenu d'adresser au commandant du bureau de recrutement le certificat spécial qui lui est délivré, sur sa demande, par le Directeur de l'École, constatant sa réception au grade (modèle H). *Voir page* 219.

Par décision du Ministre de la guerre (septembre 1893), il suffisait aux jeunes gens qui ont obtenu le bénéfice de l'article 23 de la loi de 1889 de produire leur certificat de réception *avant le 1er novembre* qui suit la date à laquelle ils atteignent l'âge de 27 ans.

Par une décision du 12 décembre 1899, le Ministre de la guerre a prorogé d'un mois, c'est-à-dire *jusqu'au 1er décembre*, le délai accordé aux étudiants dispensés en vertu de l'article 29 de la loi de 1889 pour la production de leur titre de pharmacien de 1re classe, en raison de la session d'examens tenue au mois de novembre.

Aux termes des instructions ministérielles, « les jeunes gens dont il s'agit seront, le cas échéant, maintenus provisoirement dans leurs foyers par les commandants des bureaux de recrutement, au moment du départ du contingent annuel, sur la production d'un certificat délivré par le Directeur de leur École constatant qu'ils doivent passer leur dernier examen dans le courant de novembre. Tous ceux qui justifieront avoir obtenu leur diplôme avant le 1er décembre seront définitivement inscrits sur les contrôles de la réserve ; les autres seront mis en route le 15 décembre ».

Engagements volontaires.

La loi du 11 juillet 1892 a étendu aux jeunes gens qui remplissent l'une des conditions fixées par l'article 23 de la loi du 15 juillet 1889, par conséquent aux étudiants en pharmacie de 1re classe et aux internes des hôpitaux, la faculté de contracter un *engagement volontaire, à partir de 18 ans accomplis*, et de réclamer l'envoi en congé dans leurs foyers après un an de service sous les drapeaux, sous la condition d'en spécifier la demande par écrit au moment où ils s'engageront et de produire, à l'appui de cette demande, les pièces justificatives qu'ils auraient à produire au conseil de revision, après avoir tiré au sort, pour obtenir la dispense.

Suspension de la scolarité durant le service militaire.

L'article 37 du règlement du 23 novembre 1889 sur les dispenses militaires est libellé comme il suit :

« L'année de service imposée aux jeunes gens dispensés en vertu
« des articles 21, 22 et 23 de la loi du 15 juillet 1889 doit être uni-
« quement consacrée à l'accomplissement de leurs obligations mili-
« taires. *Sous aucun prétexte*, ils ne peuvent être détournés de ces
« obligations ni recevoir des exemptions de service à l'effet de
« poursuivre leurs études. »

Ces dispositions, que le Ministre de l'Instruction publique est tenu d'observer rigoureusement, impliquent pour tous les jeunes gens dispensés en vertu des articles précités, interdiction *absolue* de continuer leurs études pendant le temps passé sous les drapeaux.

A l'effet d'assurer la stricte observation de ces prescriptions impératives, le Ministre, par une circulaire en date du 8 avril 1897, a enjoint aux administrations des Facultés et Écoles supérieures de pharmacie d'exiger des candidats à tout examen la production de leur livret militaire.

Dans le cas où il serait constaté que les inscriptions correspondant aux épreuves que l'étudiant doit subir ont été prises contrairement à l'esprit et à la lettre du règlement susvisé, l'annulation pure et simple des dites inscriptions devrait être prononcée par mesure administrative.

MODÈLE H.

Nous, Directeur de l'École supérieure de pharmacie de l'Université de Paris
Certifions que le S^r (*nom et prénoms*)
né le   18   , à   , canton d
département d   fils de (*nom et prénoms du
père*)   et de (*nom et prénoms de la mère*)
domiciliés à   , canton d
département d   , appelé par la loi du 15 juillet 1889
sur le recrutement de l'armée à concourir au tirage au sort de la classe de
dans le canton d   département d
a été déclaré digne du *diplôme de pharmacien de 1re classe*, le
          190.

Le présent certificat a été délivré au S^r
en vue de la dispense définitive du service militaire.

Fait à Paris, le   190

Le Directeur,

Vu :
Le Vice-Recteur de l'Académie de Paris,

NOTA. — Ce certificat doit être adressé par le titulaire au commandant du bureau de recrutement de la subdivision dans laquelle il a concouru au tirage au sort.

CHAPITRE VI

PHARMACIENS DU SERVICE DE SANTÉ MILITAIRE.

Élèves en Pharmacie.

Concours annuel d'admission. — Un décret du 14 novembre 1891, fixant le mode de recrutement du corps des pharmaciens militaires, a institué un concours annuel qui s'ouvre à des époques fixées par décision du Ministre de la guerre, pour l'admission aux emplois d'élèves en pharmacie du service de santé militaire. Le concours a lieu généralement au mois de novembre, à l'École d'application de médecine et de pharmacie militaires (Val-de-Grâce).

Le programme est arrêté par le Ministre, qui détermine en outre le nombre des élèves de cette catégorie à recevoir annuellement.

Conditions d'admission. — Sont admis à concourir :

Les étudiants ayant accompli leur année de service militaire et étant, au moment du concours, en possession d'un stage officinal régulier de deux ans au minimum ou de quatre ou huit inscriptions de scolarité valables pour le grade de pharmacien de 1re classe, et ayant satisfait aux examens de fin d'année.

Les autres conditions sont les suivantes :

1° Être né ou naturalisé Français ;

2° Avoir eu au 1er janvier de l'année au cours de laquelle a lieu le concours :

Moins de 23 ans pour les élèves ayant deux années de stage ;

Moins de 24 ans pour les élèves ayant quatre inscriptions ;

Moins de 25 ans pour les élèves ayant huit inscriptions ;

3° Avoir fait constater qu'ils sont toujours aptes à servir activement dans l'armée ; cette aptitude sera justifiée par un certificat d'un médecin militaire du grade de major au moins.

Les demandes d'admission au concours doivent parvenir, avec les pièces à l'appui, au Ministère de la guerre (*Direction du service de santé ; 1er Bureau*) avant le 1er octobre.

Les pièces à produire sont :

1° Acte de naissance établi dans les formes prescrites par la loi ;

2° Certificat d'aptitude au service militaire établi l'année du concours ;

3° Certificat délivré par le commandant du bureau de recrutement constatant que le candidat a accompli son année de service militaire ;

4° Certificat du directeur de l'Ecole de pharmacie, établi l'année du concours, constatant les inscriptions de stage officinal ou de scolarité valables pour le diplôme de pharmacien de 1re classe et mentionnant, s'il y a lieu, les notes obtenues aux examens ;

5° L'adresse du candidat et l'indication de la ville où il désire poursuivre ses études.

Toutes les conditions qui précèdent sont de rigueur et aucune dérogation ne pourra être autorisée pour quelque motif que ce soit.

Suivant une circulaire du 22 mars 1880 de M. le Ministre de l'Instruction publique, les élèves admis avec deux années de stage officinal sont dispensés de la troisième année, l'année de stage à l'École d'application du service de santé militaire devant en tenir lieu. De plus, les épreuves du concours dispensent les élèves admis de l'examen de validation de stage.

Programme du concours.

Candidats sans inscriptions ayant accompli deux années de stage.

1° Composition écrite sur une question de physique et de chimie élémentaires (nouveau programme de l'enseignement secondaire classique) ;

2° Préparation d'un ou plusieurs médicaments inscrits au Codex et interrogations sur ces préparations ;

3° Détermination de quinze plantes ou parties de plantes appartenant à la matière médicale et de dix médicaments chimiques ou galéniques ; interrogations sur ces substances.

Candidats à quatre inscriptions ayant subi avec succès l'examen de fin d'année.

1° Composition écrite sur une question de physique ou de chimie minérale ;

2° Interrogations sur la physique, la minéralogie, la chimie minérale et les éléments de chimie organique ;

3° Interrogations sur les éléments d'histoire naturelle : géologie, zoologie et botanique (organographie).

Candidats à huit inscriptions ayant subi avec succès l'examen de fin d'année.

1° Composition écrite sur une question de chimie (minérale ou organique) ;

2° Interrogations sur la physique, la chimie organique et la toxicologie minérale ;

3° Interrogations sur la pharmacie galénique, la botanique (familles naturelles phanérogames) et l'histoire naturelle des médicaments.

Il sera accordé trois heures pour la composition écrite. Chaque épreuve d'interrogation durera vingt minutes. Les candidats de la première catégorie auront deux heures pour les préparations.

Les candidats qui auront satisfait à la composition écrite seront seuls admis aux interrogations orales.

L'appréciation pour chaque épreuve est exprimée par un chiffre compris entre 0 et 20.

Après la dernière épreuve, le jury procède en séance particulière au classement des candidats par ordre de mérite.

Situation des élèves en pharmacie du service de santé militaire.— Les élèves en pharmacie du service de santé militaire contractent, dès leur admission, l'engagement spécial, prévu par le décret du 5 juin 1899, de servir dans l'armée active pendant six ans au moins à dater de leur nomination au grade de pharmacien aide-major de 2ᵉ classe. Ils reçoivent au moment de leur nomination un brevet les liant au service dans les conditions du § 1ᵉʳ de l'article 30 de la loi du 15 juillet 1889.

Il est accordé aux élèves-pharmaciens, dès leur nomination, une indemnité annuelle de 1.000 francs. Cette indemnité sera allouée, au maximum, pendant trois ans aux élèves admis sans inscription, pendant deux ans aux élèves ayant quatre inscriptions, pendant un an aux élèves ayant déjà huit inscriptions.

A dater de l'admission à l'emploi d'élève du service de santé militaire, les frais universitaires, réglés conformément aux tarifs en vigueur, sont versés par l'administration de la guerre à la caisse de l'enseignement supérieur. Les élèves qui n'obtiendraient pas le grade d'aide-major ou ceux qui ne réaliseraient pas l'engagement sexennal sont tenus de rembourser le montant des frais de scolarité et d'indemnité.

Les élèves sont répartis à leur choix et suivant leur convenance, entre les sept villes suivantes : *Bordeaux, Lille, Lyon, Montpellier, Nancy, Paris* et *Toulouse,* qui possèdent une École supérieure de pharmacie ou une Faculté mixte. Ils sont attachés à l'hôpital militaire ou à l'hospice mixte, sous les ordres et la surveillance des médecins-chefs, et concourent à l'exécution du service pharmaceutique, autant que le permettent les cours et travaux pratiques qu'ils sont tenus de suivre.

Tout élève reçu pharmacien de 1ʳᵉ classe passe de plein droit à l'École d'application du service de santé militaire en qualité de pharmacien stagiaire.

Pharmaciens stagiaires de l'armée.

Concours d'admission aux emplois. — Conformément à l'article 4 de la loi du 14 décembre 1888, un concours est ouvert chaque année, au mois de décembre, à l'École d'application de médecine et de pharmacie militaires, à Paris, pour l'admission de pharmaciens diplômés de 1re classe civils aux emplois de pharmaciens stagiaires de l'armée.

Les candidats doivent remplir les conditions ci-après indiquées :

1° Être nés ou naturalisés Français ;

2° Avoir eu moins de 26 ans au 1er janvier de l'année où s'ouvre le concours ;

3° Avoir été reconnus aptes à servir activement dans l'armée : cette aptitude sera constatée par un certificat d'un médecin militaire du grade de médecin-major de 2e classe au moins ;

4° Souscrire l'engagement de servir, au moins pendant six ans, dans le corps de santé de l'armée active, à partir de leur promotion au grade d'aide-major de 2e classe.

Épreuves du concours. — Les épreuves à subir sont les suivantes :

1° Composition [écrite sur une question d'histoire naturelle des médicaments et de matière médicale ;

2° Interrogations sur la physique, la chimie, l'histoire naturelle et la pharmacie ;

3° Préparation d'un ou plusieurs médicaments inscrits au Codex, et détermination de substances diverses (minéraux usuels, drogues simples, plantes sèches ou fraîches, médicaments composés).

Pièces à produire pour l'admission. — Les demandes d'admission au concours doivent être adressées, avec les pièces à l'appui, au Ministre de la guerre (Direction du Service de Santé ; Bureau des Hôpitaux) avant le 1er décembre de chaque année.

Ces pièces sont :

Avant l'entrée des candidats à l'École : 1° Acte de naissance revêtu des formalités prescrites par la loi ;

2° Diplôme ou, à défaut, certificat de réception au grade de pharmacien de 1re classe (cette pièce pourra n'être produite que le jour de l'ouverture des épreuves) ;

3° Certificat d'aptitude au service militaire établi l'année du concours ;

4° Certificat délivré par le commandant du bureau de recrutement indiquant la situation du candidat au point de vue du service militaire ;

5° Indication du domicile où lui sera adressée, en cas d'admission, sa commission de stagiaire.

Toutes les conditions qui précèdent sont de rigueur. Aucune dérogation ne peut être autorisée pour quelque motif que ce soit.

Aussitôt après leur admission à l'École : l'engagement de servir pendant six ans dans le corps de santé militaire, contracté devant le maire de leur résidence dans la forme des engagements militaires.

Situation des pharmaciens stagiaires. — Les pharmaciens stagiaires sont rétribués, pendant leur séjour à l'Ecole d'application de médecine et de pharmacie militaires, sur le pied de 3.096 francs par an ; ils portent l'uniforme et il leur est accordé une première mise d'équipement.

Les stagiaires qui ont satisfait aux examens de sortie sont nommés aides-majors de 2e classe.

Ceux qui n'auront pas satisfait seront licenciés et tenus au remboursement de l'indemnité de première mise d'équipement.

Pharmaciens de réserve ou de l'armée territoriale.

Programme de l'examen d'aptitude. — Le programme de l'examen d'aptitude exigé des pharmaciens de 1re classe qui désirent obtenir le grade de pharmacien aide-major de 2e classe de réserve ou de l'armée territoriale (art. 2 du décret du 10 janvier 1884), comporte les épreuves suivantes :

1º Notions sur l'organisation générale de l'armée, la discipline et la hiérarchie militaires ;

2º Notions sur l'organisation du service de santé à l'intérieur (règlement du 25 novembre 1889) :

3º Notions sur l'organisation du service de santé en campagne (règlement du 31 octobre 1892) ;

4º Composition en médicaments et en objets de pharmacie des approvisionnements d'infirmeries régimentaires, d'ambulances, d'hôpitaux de campagne, d'hôpitaux temporaires. — Convention de Genève.

A Paris, les examens ont lieu d'habitude au mois d'août, à l'hôpital militaire Saint-Martin. Afin de faciliter aux candidats la connaissance des matières qui font l'objet de l'examen d'aptitude, es conférences sont faites, à partir du 15 juillet, dans l'hôpital susmentionné, de 2 heures à 3 heures de l'après-midi.

Conditions d'admission à l'examen. — Les candidats résidant dans le gouvernement militaire de Paris, qui désirent prendre part à l'examen, doivent adresser avant le 1er juillet au directeur du service de santé du gouvernement militaire :

1º Une lettre faisant connaître d'une manière très précise leurs nom, prénoms, lieu et date de naissance, domicile et l'adresse à laquelle la convocation doit leur être adressée ;

2° Une copie dûment légalisée de leur titre universitaire (diplôme de pharmacien de 1re classe) ou un certificat de scolarité provisoire.

Les intéressés reçoivent en temps utile une lettre de convocation leur faisant connaître l'époque à laquelle ils auront à subir l'examen d'aptitude et une autorisation pour assister aux conférences préparatoires.

CHAPITRE VII

PHARMACIENS DU SERVICE DE SANTÉ DE LA MARINE ET DES COLONIES.

Organisation de l'enseignement. — La loi du 10 avril 1890 et le décret du 22 juillet de la même année ont institué à Bordeaux, près de la Faculté mixte de médecine et de pharmacie de l'État, une Ecole principale du service de santé de la marine ayant pour annexes trois succursales situées dans les ports militaires de Brest, Rochefort et Toulon et destinées à assurer le recrutement des médecins et pharmaciens de la marine et des colonies.

Les candidats à la carrière pharmaceutique dans la marine et les colonies, les seuls qui doivent nous occuper ici, accomplissent les trois années de stage règlementaire dans l'une des écoles-annexes et l'intégralité de la scolarité proprement dite à l'Ecole principale de Bordeaux

Le mode et les conditions d'admission successive dans ces deux ordres d'école sont déterminés par des règlements spéciaux dont nous allons extraire les dipositions essentielles.

Écoles annexes.

Les trois écoles-annexes de Brest, Rochefort et Toulon ont pour objet, en ce qui concerne les candidats en pharmacie, de leur faire accomplir les trois années de stage réglementaire.

Ces candidats doivent se faire inscrire pour l'une de ces Ecoles, qu'ils désignent, du 15 septembre au 1er octobre, à la préfecture du département où est établi le domicile de leur famille ou de celui dans lequel ils poursuivent leurs études. Les dossiers sont transmis au Ministre de la marine par les préfets, avant le 15 octobre, délai de rigueur.

Conditions d'admission et de séjour des élèves en pharmacie. — Tout candidat, lors de son inscription, doit justifier :

1° Qu'il est Français ou naturalisé Français ;

2° Qu'il est âgé de dix-sept ans au moins au 1er janvier qui suit la date de l'admission, ou qu'il n'est pas susceptible d'être appelé sous les drapeaux au mois de novembre de l'année d'admission ;

3° Qu'il a été vacciné avec succès ou qu'il a eu la petite vérole ;

4° Qu'il est robuste, bien constitué, et qu'il n'est atteint d'aucune maladie ou infirmité susceptible de le rendre impropre au service militaire ;

5° Qu'il est pourvu des diplômes suivants : soit le diplôme de bachelier de l'enseignement secondaire classique avec mention *lettres-philosophie* ou avec mention *lettres-mathématiques* ou le diplôme de bachelier de l'enseignement secondaire moderne avec l'une ou l'autre des trois mentions ; soit, transitoirement, le diplôme de bachelier ès lettres ou le diplôme de bachelier ès sciences complet, ou le diplôme de bachelier de l'enseignement secondaire spécial.

Le candidat doit, en outre, produire un certificat de bonnes vie et mœurs, un extrait, pour néant, du casier judiciaire et le consentement des parents ou tuteurs.

Les admissions ont lieu du 1er au 30 novembre de chaque année, par décision ministérielle.

Lorsque l'admission a été prononcée, l'élève est inscrit sur une matricule spéciale, tenue au Conseil de santé.

Les candidats admissibles aux Écoles-annexes subissent un premier examen de santé à leur entrée, un deuxième à la fin de la première année d'études et avant le concours d'admission à l'École de Bordeaux. Ils sont ensuite contrevisités à leur arrivée à l'École principale.

Les élèves en pharmacie admis dans l'une des Écoles-annexes y accomplissent les trois années de stage réglementaire, ou tout au moins une année, s'ils comptent déjà deux ans de stage officinal.

Si pendant la durée de ces trois années, ils se trouvent dans le cas d'être appelés sous les drapeaux pour effectuer leur année de service militaire actif, ils devront interrompre leur stage pendant cette période.

Après avoir subi, avec succès, avant le 31 juillet, l'*examen de validation de stage*, ils prennent part au concours d'entrée à l'École principale du service de santé de la marine, à Bordeaux.

Les élèves des Écoles-annexes s'entretiennent à leurs frais ; ils logent et prennent leurs repas en ville et ne portent pas d'uniforme. Ils ne contractent aucun engagement.

Ces élèves acquittent les droits des quatre premières inscriptions.

Ils sont exonérés de tous frais universitaires à partir de leur entrée à l'École principale.

Aucun élève ne peut être autorisé à redoubler une année d'études, à moins que des circonstances graves ne lui aient occasionné une suspension forcée de travail pendant plus de deux mois, et dans le cas où, ayant échoué au concours d'admission à Bordeaux, il serait proposé par son directeur pour le redoublement de l'année d'études.

L'autorisation de redoubler une année d'études dans les Écoles-annexes ne peut, sous aucun prétexte, être accordée qu'une seule fois.

École principale de Bordeaux.

L'École principale du service de santé de la marine, instituée près la Faculté de médecine et de pharmacie de Bordeaux, a pour objet d'assurer le recrutement des pharmaciens de la marine et des colonies, de seconder les études universitaires des élèves en pharmacie du service de santé, enfin de leur donner l'éducation maritime jusqu'à leur nomination au grade de pharmacien auxiliaire de 2e classe.

Les élèves se recrutent parmi les étudiants en pharmacie provenant des Écoles-annexes de Brest, Rochefort et Toulon.

Mode et conditions d'admission. — Nul n'est admis à l'École principale que par voie de concours. Le concours a lieu tous les ans dans les ports qui sont le siège des Écoles-annexes.

Le Ministre de la marine en détermine les conditions ; chaque année, il en arrête le programme et en fixe l'époque. L'arrêté du Ministre est rendu public.

Nul ne peut être admis au concours :

1° S'il n'est Français ou naturalisé Français ;

2° S'il est âgé de plus de vingt-quatre ans ou de moins de dix-huit ans au 1er janvier qui suit la date du concours. La limite d'âge pourra être reculée d'un an pour les candidats ayant accompli une année de service militaire ;

3° S'il n'a été vacciné avec succès ou s'il n'a eu la petite vérole ;

4° S'il n'est robuste, bien constitué, et s'il n'est atteint d'aucune maladie ou infirmité susceptible de le rendre impropre au service militaire ;

5° S'il n'a accompli une année d'études dans une des Écoles-annexes.

Les jeunes gens qui se destinent à la carrière pharmaceutique doivent, pour être admis à concourir, justifier :

1° De l'un des diplômes de bachelier exigés pour l'admission dans les Écoles-annexes (Voir page 226).

2° Du stage officinal de trois années accompli dans une des dites Écoles.

Les deux premières années peuvent, à la rigueur, être accomplies en dehors de ces Écoles dans une pharmacie civile.

Les candidats doivent produire un certificat de bonnes vie et mœurs, un extrait « pour néant », du casier judiciaire, et, s'il y a lieu l'autorisation des parents ou des tuteurs. Ils ont, de plus, à indiquer le port militaire dans lequel ils désirent passer le concours d'admission.

Chaque demande doit être en outre accompagnée :

1° D'une déclaration sur papier timbré par laquelle les parents, père, mère ou tuteur, s'engagent à payer au Trésor public, par trimestre et d'avance, une pension annuelle de 700 francs ;

2° D'un second acte sur papier timbré portant engagement de payer le trousseau, les livres et les objets nécessaires aux études.

Ces deux engagements deviennent nuls, en tout ou en partie, en cas de concession d'une bourse ou d'une demi-bourse, d'un trousseau ou d'un demi-trousseau.

Toutes ces conditions sont de rigueur et aucune dérogation ne peut être autorisée.

Programme du concours d'admission. — Chaque année à l'époque déterminée par la décision ministérielle fixant le programme des épreuves, les candidats auront à demander leur inscription au Ministre de la marine, en fournissant les pièces ci-dessus mentionnées.

La liste d'inscription est close le 15 juillet.

Les épreuves *écrites* ont lieu du 25 juillet au 1er août, à une date fixée par le Ministre, dans les ports de Brest, Rochefort et Toulon. Elles sont corrigées à Paris, à partir du 1er août, par le Jury du concours, qui dresse les listes d'admissibilité aux épreuves *orales*. Ces dernières ont lieu devant le même Jury qui se transporte successivement dans les mêmes ports, du 15 août au 15 septembre.

Les épreuves écrites pour les étudiants en pharmacie ayant subi avec succès l'examen de validation du stage officinal comprennent :

1° Une composition sur un sujet d'histoire naturelle (4 heures sont accordées) ; 2° une composition de langue étrangère, thème allemand ou anglais d'une page environ (2 heures sont accordées). Les épreuves écrites se font sans le secours de livres ni notes ; elles sont éliminatoires.

La liste des candidats admissibles à la suite des épreuves écrites est immédiatement publiée au *Journal officiel*.

Les épreuves orales comportent trois séries savoir : 1° interrogations pendant une demi-heure sur la chimie et la physique médicales ; 2° préparation d'un ou de plusieurs médicaments du Codex ; 3° détermination de vingt plantes ou parties de plantes et de dix médicaments chimiques (15 minutes sont accordées).

Après la clôture des épreuves, le Jury établit la liste des candidats en les classant par ordre de mérite d'après l'ensemble des points obtenus. Le Ministre nomme ensuite, dans la limite des places disponibles, aux emplois d'élève en pharmacie du service de santé de la marine près l'École principale de Bordeaux.

Situation des élèves à l'École principale. — Les différents droits de scolarité et d'examen sont payés par le Ministre de la marine conformément aux règlements universitaires.

Les élèves en pharmacie du service de santé de la marine contractent, au moment de leur entrée à l'Ecole principale, l'engagement militaire de trois ans, au titre de l'infanterie de marine et s'obligent, par acte administratif, à servir six années dans le corps de santé de la marine ou dans celui des colonies, à compter de leur nomination au grade de pharmacien auxiliaire de 2ᵉ classe.

Les élèves démissionnaires ou exclus de l'Ecole sont tenus au remboursement des frais de scolarité et, s'ils ont été boursiers, au paiement du montant des frais de pension et de trousseau avancés par l'administration de la marine. En outre, ils sont dirigés sur un régiment d'infanterie de marine pour y accomplir les trois années de service militaire réglementaire.

Lorsque les élèves sont pourvus du titre de pharmacien universitaire de 1ʳᵉ classe, ils sont nommés, sur la proposition du directeur de l'Ecole, à l'emploi de pharmacien auxiliaire de 2ᵉ classe. Le jour de leur nomination, il leur est attribué quatre années de services à titre d'études.

Pharmaciens auxiliaires des colonies.

Aux termes d'un décret en date du 25 mai 1897, lorsque les besoins du service l'exigent, il peut être employé, en outre des pharmaciens titulaires du corps de santé des colonies, des pharmaciens *auxiliaires* :

1° Dans les hôpitaux, établissements, postes locaux ou pénitentiaires ;

2° Dans les hôpitaux et établissements coloniaux.

Nul n'est admis à l'emploi de pharmacien auxiliaire des colonies s'il ne satisfait aux conditions suivantes :

1° Etre Français, ou naturalisé Français ;

2° Etre âgé de moins de 32 ans au moment de son admission, à moins qu'il ne compte assez de services à l'Etat pour avoir droit à une pension de retraite à l'âge de 53 ans ;

3° Etre pourvu du diplôme de pharmacien universitaire de première classe ;

4° Etre reconnu apte à servir aux colonies et pays de protectorat ;

5° Produire un état *pour néant* de son casier judiciaire, un certificat de bonnes vie et mœurs et un certificat constatant qu'il a satisfait aux exigences de la loi sur le recrutement.

Les pharmaciens auxiliaires des colonies peuvent, après 3 ans de services dans cet emploi, être nommés pharmaciens titulaires sur proposition motivée et pour services signalés. Le temps exigé pour cette promotion est réduit de moitié quand ces pharmaciens auxiliaires comptent 18 mois de services antérieurs à titre de pharmacien des corps de santé des colonies, de la marine ou de l'armée.

Les pharmaciens auxiliaires exercent les fonctions, portent les insignes et reçoivent la solde de pharmaciens de deuxième classe des colonies, soit, d'après une circulaire du Ministre des colonies du 15 mai 1899, 5.153 francs aux colonies et 2.786 francs en cours de traversée, ou en France entre deux périodes de séjour colonial.

Ils ont droit à la même pension de retraite.

Les pharmaciens auxiliaires sont commissionnés par le ministre.

Ils contractent, en entrant au service, un engagement de trois ans.

D'après les dispositions de l'article 7 du décret précité, les pharmaciens auxiliaires peuvent être licenciés aussitôt que les circonstances qui nécessitent leur admission auront cessé d'exister.

Toutefois, il ressort des commentaires développés par le ministre dans la circulaire susvisée que, « eu égard à la situation du service des colonies, il n'est pas douteux que seuls seront l'objet d'une mesure de licenciement ceux *dont la manière de servir aurait laissé à désirer* ».

Pharmaciens civils des colonies.

Des Jurys locaux, désignés par les gouverneurs, sont institués dans les diverses colonies françaises pour procéder, d'après un programme déterminé pour chacune d'elles, à la réception des pharmaciens qui désirent exercer cette profession dans ces colonies. Toutefois, le droit à l'exercice est strictement limité pour ces derniers au seul territoire de la colonie dans laquelle ils ont été reçus.

Cette catégorie de pharmaciens ne jouit pas, en effet, de prérogatives égales à celles concédées aux praticiens pourvus du diplôme de pharmacien de 1re ou de 2e classe obtenu en France à la suite d'une scolarité régulièrement accomplie et d'examens probatoires subis devant les Ecoles de pharmacie de l'Etat. Notamment, ils ne sont pas investis du droit d'exercer dans la métropole la profession pharmaceutique.

Néanmoins, le Comité consultatif de l'enseignement public (section de médecine et de pharmacie) a adopté une jurisprudence d'après laquelle les pharmaciens civils coloniaux qui désirent s'établir en France peuvent être admis à postuler le diplôme de pharmacien de 2e classe en adressant au Ministre de l'instruction publique une demande conforme, accompagnée de leur titre colonial et des références dont ils sont pourvus.

En cas d'autorisation, ils sont dispensés, à titre onéreux, du certificat d'études institué par le décret du 25 juillet 1893, des trois années de stage officinal, de l'examen de validation correspondant, des trois années de la scolarité et des examens de fin d'année. Ils sont astreints à subir les trois examens probatoires.

Avant d'entrer dans l'étude des matières qui composent le cours de pharmacie, nous croyons devoir examiner une question de déontologie pharmaceutique que nous intitulerons :

Quels sont les devoirs que le pharmacien doit remplir dans l'exercice de sa profession ?

C'est là une grave question, dont les éléments, épars dans les ouvrages de MM. Virey, Dorvault, Chauvel, Deschambre, etc., n'ont pas encore été rassemblés.

Nous avons essayé de combler cette lacune, et d'établir une sorte de *Code professionnel* que nous recommandons à la bienveillante attention du lecteur.

La pharmacie est une profession d'une nature mixte, car elle emprunte tour à tour à la science, à l'art et au commerce ses principes fondamentaux ; il en résulte que les devoirs multiples imposés au pharmacien, doivent résumer, dans leur accomplissement, tous les actes de sa vie publique et privée.

Ces devoirs sont de trois sortes :

1° Devoirs légaux ;

2° Devoirs moraux et professionnels ;

3° Devoirs sociaux.

Les devoirs légaux sont ceux qui sont imposés aux pharmaciens par la loi : ils sont indiqués dans les articles 32, 34, 35 et 36 de la loi du 21 germinal an XI et dans un grand nombre d'arrêtés, de circulaires et de décrets, que nous avons précédemment étudiés.

Devoirs moraux et professionnels.

A côté de ses devoirs légaux, le pharmacien doit remplir certains devoirs moraux et professionnels.

On ne peut, disent les anciens, qui ont écrit sur ce sujet, être un parfait pharmacien, *si l'on n'est honnête homme et homme de bien.* L'intégrité est donc le premier devoir du pharmacien.

Les intérêts sacrés qui lui sont confiés, la santé publique, la vie de ses semblables dont à chaque heure il dispose, lui font un devoir d'agir, en toutes circonstances, avec conscience et droiture ; la loi même, avant de lui permettre d'user des droits attachés au diplôme qu'il a si laborieusement acquis, lui demande de prêter le serment d'exercer l'art de la pharmacie avec probité et fidélité.

Cet engagement tout moral du serment professionnel impose au pharmacien des obligations rigoureuses, dont il ne saurait se départir et qui ont été résumées, en ces termes, par le savant M. Virey :

« Le vrai pharmacien, dit-il, honore son art et il en est honoré ; il en connaît les principes et les suit. Intelligence, exactitude et ordre, telles doivent être les maximes fondamentales de toute sa conduite.

« Sous le nom d'intelligence, nous comprenons non seulement tout ce que le pharmacien doit nécessairement savoir, la chimie, la physique, les sciences naturelles, etc. mais encore l'art de mêler, de composer industrieusement ces médicaments ou plutôt la science de leurs principes constitutifs et les moyens de les administrer convenablement.

« Nous entendons par exactitude, cette probité scrupuleuse qui ne se permet aucun changement de quantité, aucune substitution de matières, ce soin religieux dans la préparation, qui donne des produits toujours réguliers et uniformes. Cette maxime est comme l'âme de la confiance et de la bonne foi, non moins nécessaires dans le commerce que dans la pratique médicale.

« C'est par l'ordre que se conservent toutes choses ; sans l'ordre tous les genres d'erreurs sont possibles, toutes les drogues mêlées et confondues n'offrent que des résultats infidèles ou dangereux ; tout se corrompt ou se dégrade et ne présage que malheur et que ruine. »

Le pharmacien doit se pénétrer de ces grands principes et ne pas oublier que c'est à lui qu'il appartient de reconnaître, choisir, préparer ou combiner les produits si nombreux et souvent si dangereux que les trois règnes de la nature et les progrès de la science mettent à la disposition de l'homme pour le traitement de ses maladies ; que son ignorance ou sa négligence peuvent compromettre les existences les plus précieuses, qu'il les tient en quelque sorte entre ses mains ; qu'aucune mission n'est plus grave que la sienne, qu'aucune ne suppose des titres plus réels à la confiance publique.

Il devra donc se montrer par son savoir, sa prudence, sa loyauté et son désintéressement, digne d'exercer cette profession, amoindrie par ceux qui ne la connaissent pas, mais respectée par tous ceux qui savent que pour la pratiquer avec honneur et dignité, il faut allier à la passion de la science l'amour pieux et sacré de l'humanité.

Quels sont les devoirs professionnels des pharmaciens ?

En dehors de son laboratoire, où il doit analyser tous les produits qu'il tire du commerce, et où il prépare, suivant la formule du Codex, tous les médicaments officinaux qui doivent se trouver dans toutes les pharmacies bien tenues, le pharmacien se livre dans son officine, centre habituel de ses transactions commerciales, à la confection des médicaments magistraux.

La confection des médicaments magistraux, leur distribution journalière, exigent, de la part de celui qui s'y livre, c'est-à-dire du pharmacien exerçant, des conditions toutes spéciales, qu'il est important de rappeler, en raison des intérêts nombreux qui se rattachent à ce sujet.

Ces conditions sont :

1° Une assiduité constante et de tous les instants, à qui rien n'échappe, qui contrôle et révise les opérations les plus simples comme les plus compliquées, les formules les plus innocentes comme les plus actives ;

2° Une ponctualité stricte et absolue, une précision presque mathématique dans la mesure du temps à donner à chaque préparation ; un discernement éprouvé dans le choix du *modus faciendi*, de l'excipient et des vases destinés à la délivrance des remèdes recommandés.

3° Une connaissance toute particulière de la posologie moderne et de sa concordance avec les anciens poids ; une étude complète des nomenclatures, termes techniques, noms synonymes, signes abréviatifs ou conventionnels, si variés dans les sciences médicales et pharmaceutiques ;

4° Une ardeur de volonté, qui stimule le zèle, et une fermeté sans raideur comme sans faiblesse, qui commande le respect et l'obéissance de tous les élèves attachés au service de l'officine ;

5° Une économie sévère et bien entendue, exempte de prodigalités, mais exempte surtout de ces réserves parcimonieuses, qui empêchent de savoir supporter une perte ou de faire un sacrifice nécessaire à la bonne confection d'un médicament ou au succès d'une opération ;

6° Une grande circonspection dans les avis donnés, de manière à toujours sauvegarder les droits du médecin et la dignité professionnelle, tout en satisfaisant au désir des malades qui insistent souvent pour connaître la valeur des moyens curatifs qu'on leur conseille ;

7° Une discrétion rigoureuse en toutes circonstances ;

8° Enfin, une exactitude scrupuleuse dans l'exécution des formules des médecins.

A propos de ce dernier précepte de l'exercice, véritable critérium du talent et de l'intégrité du pharmacien, il importe de rappeler les principes généraux qu'il faut suivre pour l'exécution des formules magistrales, principes qui serviront à résoudre certaines questions délicates, qui se présentent souvent dans la pratique. Une formule étant reçue dans une officine, le pharmacien doit la relire à deux reprises différentes, avec la plus grande attention ; s'il remarque qu'elle n'est pas conforme à l'art ou renferme quelque erreur, il doit dans l'intérêt du malade et du médecin, éviter soigneusement que la personne qui la lui remet s'aperçoive de son embarras, réclamer assez de temps pour la préparer, et dans cet intervalle, consulter l'auteur, lui soumettre les doutes qu'elle a fait naître dans son esprit, et lui demander les renseignements nécessaires.

Ici se présente une question délicate. Le pharmacien qui s'aperçoit ou qui a quelque raison de croire qu'il y a eu erreur dans une formule prescrite par un médecin, doit-il la rectifier, passer outre et la délivrer ? Doit-il, au contraire, la préparer telle qu'on la lui présente, et s'il arrive un accident est-il responsable ?

Dans aucun cas, un pharmacien ne doit se permettre de rectifier, changer ou modifier une formule magistrale : cette défense est absolue, et aucune espèce de considérations ne doit la faire éluder. Mais, lorsqu'il remarque que cette prescription contient une erreur, il doit en référer immédiatement au médecin. En agissant autrement, il encourt une responsabilité fâcheuse, qui peut avoir pour lui des conséquences funestes. En effet, l'obligation où sont les pharmaciens de remplir rigoureusement les ordonnances des médecins n'est pas tellement passive qu'ils doivent s'y conformer nécessairement ; et s'ils ne doivent pas se permettre de modifier une formule renfermant une erreur que leurs connaissances scientifiques leur ont fait découvrir, ils seraient coupables de l'exécuter servilement, sans en avoir référé au médecin, et responsables dans le cas où un accident viendrait à se produire.

Lorsqu'il aura éclairci tous les points douteux, le pharmacien exécutera la formule, ou s'il la confie à un élève, il devra en surveiller attentivement l'exécution.

Le médicament prêt, avant de le coiffer et de l'étiqueter, il relira l'ordonnance et la transcrira mot à mot sur le livre copie d'ordonnances, en se servant des mêmes noms, écrivant les poids exactement de la même manière afin, le cas échéant, d'avoir la représentation fidèle de l'original et de pouvoir la produire au besoin, afin surtout s'il venait à s'apercevoir en la copiant que quelque chose lui ait échappé, d'avoir la possibilité de réparer son oubli, sans que le client s'en aperçoive, car, ce qu'il faut éviter, après les erreurs graves, c'est d'inspirer de la défiance au malade ou aux personnes qui l'entourent.

Quand le médecin a laissé quelques points à l'*ad libitum* du pharmacien, comme un excipient en nature ou en quantités indéterminées, le pharmacien mettra à la fin de la copie entre deux parenthèses le nom de la substance qu'il aura choisie, la dose qu'il en aura mise. De cette manière lorsqu'une prescription sera demandée une seconde fois, il pourra l'exécuter exactement comme la première fois.

La formule étant copiée, il faut y apposer le cachet de la pharmacie, inscrire sur elle et reporter sur l'étiquette de la préparation le numéro d'ordre du livre copie d'ordonnances sous lequel elle a été enregistrée, et délivrer le médicament après avoir observé les précautions suivantes :

Ecrire lisiblement sur l'étiquette le mode d'administration que le médecin indique, et si le remède est actif, inscrire aussi le nom du malade ; mettre, dans des flacons en verre bleu, tous les médicaments destinés à l'usage externe et rappeler par une étiquette réglementaire placée au-dessous de la première, l'usage externe de ces médicaments ; si le médicament est volatil, s'il doit être agité, etc., etc., mettre des étiquettes portant ces mots : Tenir le vase bien bouché, agiter le vase avant de s'en servir ; conserver aveuglément à la préparation le nom donné par le médecin, dans la crainte que le moindre changement, la plus légère modification, quoique bien innocente, ne vienne tourmenter le malade au point de ne plus vouloir prendre le médicament, dans l'appréhension d'une erreur commise par le préparateur ; coiffer, cacheter avec soin tous les vases, bouteilles, boîtes, sacs, etc., etc, sortant de la pharmacie, afin de garantir à leur arrivée chez le malade l'authenticité des préparations qu'ils renferment.

Quelques personnes, à intelligence bornée ou à vue étroite, ne manquent pas de faire des réflexions lorsqu'elles voient un pharmacien ou ses élèves, étiqueter, coiffer et cacheter les médicaments qu'elles attendent ; elles se figurent naïvement, que tous ces détails sont fastidieux et superflus et qu'ils ont uniquement pour but d'enjoliver les bouteilles et les paquets. Si elles prenaient la peine de réfléchir elles comprendraient :

Que l'étiquette, qui porte le nom et l'adresse du pharmacien, et qui est apposée sur les préparations, est une signature qui engage sa responsabilité et qui fournirait le moyen au public, s'il avait le malheur de commettre une erreur, de le faire condamner pénalement et civilement ; que ces coiffes et ces cachets, qui scellent les médicaments, sont destinés à empêcher les substitutions et les additions frauduleuses ou criminelles qui pourraient se produire dans le transport du médicament de la pharmacie chez le malade, et par suite à sauvegarder et la sécurité des pharmaciens et souvent la vie de leurs clients.

Tous ces soins terminés, toutes ces précautions prises, il reste enfin un dernier devoir à accomplir, c'est la fixation du prix des remèdes préparés.

Jusqu'à présent, ce point important d'exercice pharmaceutique étant laissé à l'appréciation de chacun, il est facile de prévoir, avec les tendances de notre époque, les irrégularités choquantes, les désaccords fâcheux auxquels il donne journellement lieu dans les officines. Cependant, comme il n'existe pas de sage liberté sans limite, c'est un devoir pour le pharmacien d'agir dans ce cas, suivant l'impulsion de sa conscience et les maximes de l'équité la plus austère et non par caprice et par fantaisie. Ses prix seront donc établis dans une juste mesure, toujours invariables et conformes aux conventions arrêtées entre confrères ; ils ne devront être ni trop exagérés, ni tellement modiques qu'ils puissent faire naître dans le public un sentiment de méfiance blessant pour les uns comme pour les autres.

A cet égard, qu'il nous soit permis d'exprimer un désir qui, s'il était compris et réalisé, rendrait, nous le pensons, les plus grands services à la profession. Pourquoi, en l'absence d'un tarif légal, les pharmaciens de chaque département ne s'entendraient-ils pas pour établir dans leur région, *un tarif officieux*, qui ferait cesser ces irrégularités de prix, cette complète anarchie, qui existent aujourd'hui dans beaucoup de pharmacies et qui produisent sur le public une impression fâcheuse et souvent trop durable.

Quoi de plus pénible, pour la délicatesse du pharmacien, que ces altercations journalières, ces scènes désagréables, suscitées par certains clients qui, l'assimilant au premier marchand venu, viennent débattre la valeur de ses produits, comme ils le feraient d'articles de ménage ou de fantaisie ? Et cependant, les médicaments ne sont point des denrées dont le choix et la qualité puissent être appréciés à première vue, même par un acheteur expérimenté.

Il faut que le malade ait autant de confiance dans son pharmacien que dans son médecin et n'est-ce pas s'exposer aux risques d'être trompé que de suspecter sa bonne foi, en lui imposant des conditions de prix qui le placent dans la triste alternative : ou de ne point délivrer le remède prescrit, ou d'en altérer la substance ; en un mot pour nous servir d'une expression vulgaire, de donner de la marchandise pour l'argent, ce qui, dans l'espèce, serait non plus un vol, mais un crime. Et cependant chaque jour le pharmacien se voit exposé à cette rude épreuve, qui disparaîtrait certainement, par l'adoption d'un tarif officieux établi entre confrères d'une même région.

Le public ne soupçonne pas combien sont nombreuses, en pharmacie, les fraudes de tous genres ; il ignore que, trop souvent, le pharmacien probe et consciencieux tire à peine un gain honorable de son débit annuel, quoique ses prix soient élevés, tandis que son confrère plus perfidement habile, attire à lui la clientèle et sait, par des expédients que l'honneur réprouve, se récupérer avec la plus grande facilité, des prétendus sacrifices qu'il a semblé faire. De là naissent bientôt entre les pharmaciens d'une même localité, d'une même ville ou d'un même département, cette mésintelligence, ces conflits, cette jalousie ombrageuse, cette concurrence sans trève ni merci, qui ont pour effet d'amoindrir et de déconsidérer la profession.

Si, se pénétrant de l'importance des considérations précédentes, les pharmaciens se décidaient à adopter un tarif officieux, ils pourraient pour l'établir, s'inspirer des principes suivants : Toute espèce de valeur commerciale doit se composer de deux éléments : d'abord, le prix de revient de la chose vendue ; en second lieu le bénéfice légitime du vendeur.

Pour le pharmacien, il y a quelque chose de plus : avant d'arriver à l'exercice de sa profession, il a fait de longues études, subi des épreuves difficiles ; la nature des substances qu'il délivre, des circonstances où il les donne, lui impose une dangereuse responsabilité morale et matérielle ; ce n'est donc plus un bénéfice mercantile ordinaire qu'il a à réclamer, mais bien des honoraires, qui, comme tous ceux accordés aux professions savantes, peuvent varier à l'infini, suivant les cas où on les accorde, et même suivant la position ou la réputation de celui qui les obtient. Ce fait est généralement accepté, et il explique et justifie la différence considérable qui existe entre la valeur vénale et la valeur intrinsèque de certains médicaments.

Et si dans le commerce, en général, sous le prétexte ou sous la réalité de la différence de qualité d'une marchandise donnée, les prix peuvent et doivent varier, pour les médicaments, et c'est là un fait qui distingue la pharmacie des autres professions, la variation des prix d'une officine à une autre, pour de pareils motifs, ne peut être admise, parce que le médicament du même nom ne doit et ne peut varier de qualité. Il est un, et si accidentellement, il n'en était pas ainsi, la thérapeutique exige qu'il soit ramené à cette unité par les moyens que la science et l'art pharmaceutique enseignent.

Devoirs sociaux.

En dehors des devoirs légaux, moraux et professionnels le pharmacien a encore à remplir certains devoirs sociaux, qui naissent et découlent de la situation qu'il occupe dans le monde, ainsi que de ses rapports habituels avec sa clientèle, les médecins et ses confrères.

Désireux de voir prospérer l'établissement qu'il dirige, de conserver et d'accroître sa clientèle, le pharmacien doit s'étudier à surmonter toutes les difficultés qui se présentent à chaque pas, dans l'exercice de sa profession. Certes, le public est généralement exigeant avec ceux dont il réclame les services à prix d'argent : aussi faut-il être souvent doué d'un caractère souple et facile, d'une patience éprouvée, pour répondre avec calme à des questions oiseuses ou indiscrètes, à des observations puériles ou ridicules, et pour supporter, sans murmures, des reproches souvent injustes ou blessants.

Mais, avec l'expérience et le tact qui s'acquièrent dans le commerce de la vie, on arrive aisément à discerner les boutades passagères de malades susceptibles ou capricieux, des airs d'impertinence et du manque d'égards de certains personnages grossiers et mal appris ; on excuse les uns et l'on méprise les autres. Aussi, il faut, dans les rapports avec la clientèle, être toujours poli sans affectation, ferme sans rudesse, complaisant sans servilité, affable envers tous. et savoir concilier, à propos, les règles de la bienséance et de l'honnêteté, les habitudes du savoir-vivre, avec le respect de soi-même et la gravité des devoirs de son état.

Le pharmacien trouvera d'ailleurs dans les témoignages de sa conscience, et surtout dans le sentiment de sa mission sociale et humanitaire, une compensation à ces épreuves passagères et l'oubli des ennuis inséparables de l'exercice de sa profession. A ce sujet, s'il nous était permis de soulever les voiles qui les couvrent, nous citerions non plus les découvertes brillantes et les travaux immortels dus aux nombreux savants qui ont illustré la pharmacie aux différentes périodes de son histoire ; mais, pénétrant dans la vie intime du pharmacien, nous publierions ces œuvres ignorées de tous, les soins, les secours, les consolations qu'il prodigue généreusement aux pauvres et aux malheureux qui s'adressent à lui... Nous nous arrêtons, et en terminant, nous dirons avec **M. Cap** : « C'est ainsi que le pharmacien compatissant et charitable, désintéressé même toutes les fois que le prix de ses soins imposerait au malheureux un sacrifice au-dessus de ses forces, repoussera le reproche d'égoïsme et d'avidité et qu'il relèvera, aux yeux de tous, la dignité d'un art qui confond avec ses devoirs de pareils sentiments. »

Que doivent être les rapports du pharmacien avec les médecins ? Quelques médecins, *rari nantes* cependant, nous nous hâtons de le dire, ont encore la prétention de vouloir amoindrir la pharmacie, de traiter le pharmacien comme un subalterne, ou d'affecter, à son égard, ces airs de maître, cette morgue hautaine, cette sorte de patriciat qui ne sied à personne et qui est la marque d'un petit esprit. Heureusement ces procédés d'un autre âge tendent à disparaître tous les jours ; et comment n'en serait-il pas ainsi ?

La médecine et la pharmacie ont la même origine, et c'est à bon droit, que l'on peut regarder ces deux professions comme sœurs et contemporaines. Longtemps, en effet, elles furent exercées par la même personne, et les plus grands médecins de l'antiquité, Hippocrate, Galien, pratiquaient en même temps les diverses branches de l'art de guérir. Mais, bientôt, la marche et les conquêtes de la civilisation, la découverte du Nouveau Monde, les pérégrinations lointaines des naturalistes, le développement des arts chimiques et des sciences naturelles, le domaine agrandi de l'anatomie, de la physiologie, de la thérapeutique, durent en spécialiser l'exercice, sans pour cela les séparer et les rendre étrangères l'une à l'autre.

Et de nos jours encore, l'impulsion donnée aux différentes branches des sciences, l'ensemble admirable des travaux et des recherches médico-pharmaceutiques, entrepris et publiés par les savants éminents de notre époque, tendent à établir, entre tous les membres de ces deux grandes familles, une communion de pensées, d'actions et de vue devant concourir au même but, qui est la gloire de l'art et le soulagement de l'humanité.

Les rapports des pharmaciens avec les médecins seront donc des rapports empreints d'une déférence mutuelle, mais qui ne doivent jamais dégénérer en servile condescendance, en obséquieuse soumission et engendrer surtout ces ententes immorales et scandaleuses, ce trafic de droits de partage et de remises, stipulés au détriment du malade, et qui sont la plaie honteuse des deux professions.

A ce propos, qu'il nous soit permis de citer l'opinion du regretté

Fonssagrives, professeur de la Faculté de médecine de Montpellier :
« Associés dans une même œuvre, celle du salut des malades, le
médecin et le pharmacien, rapprochés d'ailleurs par le voisinage de
leurs études et le partage inégal mais réel d'une responsabilité commune, doivent avoir entre eux les liens d'un commerce confiant et de
relations incessantes. Un pharmacien instruit et consciencieux est, pour
le médecin, une condition de sécurité professionnelle et scientifique ;
il peut, au milieu des préoccupations qui l'absorbent, se laisser aller,
en rédigeant ses prescriptions, à des erreurs qui, s'il n'en était averti, auraient des conséquences parfois très graves et qu'il redresse,
dès qu'un doute intelligent lui est suggéré ; et d'ailleurs, que devient
sa médecine, comme profit pour ses malades et comme école d'expérience pour lui-même, s'il ne peut compter ni sur la qualité, ni sur
le dosage des médicaments qu'il prescrit ? Une bonne pharmacie est
donc la condition nécessaire de toute médecine fructueuse. Aussi, un
pharmacien qui aime son art et qui lui donne son instruction, sa
vigilance, son assiduité, est-il un homme public, dont les services
sont dignes de toute estime et qu'une assimilation injurieuse pourrait
seule confondre avec les industriels dont le lucre est le seul but. »

« Les médecins, dit encore Fonssagrives dans les prolégomènes de
son formulaire thérapeutique, doivent soigneusement distinguer les
pharmaciens qui remplissent bien leur mission utile et qui s'y renferment et les signaler à la considération et à la confiance du public ;
ils jouent souvent dans la détermination qui porte les familles vers
tel pharmacien plutôt que vers tel autre, un rôle décisif et ils doivent
en user avec beaucoup de discrétion et de prudence. S'assurer pour
sa pratique un auxiliaire instruit, consciencieux, vigilant, qui lui ga-
rantisse des médicaments bien préparés, bien dosés, bien conservés,
n'est pas seulement son droit, c'est aussi son devoir, puisque en
conseillant ses clients sur ce point, il prend encore plus leurs intérêts
que les siens ; mais là où ces garanties heureuses se trouvent au
même degré, il doit, dans un intérêt de justice, s'abstenir complètement et laisser ses malades suivre la pente de leur choix et de leurs
habitudes. Le soin de sa considération l'oblige d'ailleurs à éviter,
ne fut-ce que l'apparence d'une réciprocité de bons offices, payant
un service par un service analogue. »

L'éminent professeur ajoute :

« Les officines des pharmaciens étaient jadis pour les médecins ce
que les boutiques des libraires étaient pour les gens de lettres : un
centre de réunion où l'on s'entretenait des choses de l'art, des nou-

veautés scientifiques, où les intérêts professionnels se rencontraient sans se heurter. Les mœurs nouvelles ont emporté cette ancienne tradition qui n'était pas sans profit et qui resserrait d'ailleurs utilement les liens de deux professions dont les points de contact sont incessants. A côté de cet avantage professionnel, il y en avait un autre absolument technique. On voyait les médicaments, on les touchait, on vivait avec eux dans un commerce familier qui donnait, sans travail, la notion de leurs qualités physiques, de leur couleur, de leur goût, de leur odeur, du rapport de leur poids à leur volume, et l'on évitait ainsi ces mécomptes, qui n'épargnent pas des médecins, fort instruits d'ailleurs, quand ils prescrivent des médicaments qu'ils n'ont quelquefois jamais vus. Enfin, l'entente s'établissait bien plus facilement, par des rapports directs sur des questions de préparations ou d'associations médicamenteuses, que quand quelques lignes, tracées à la hâte en bas d'une formule, en apportent seules les éléments. »

Que doivent être les rapports des pharmaciens avec leurs confrères ?

Ils peuvent se résumer en quelques mots. Membres d'une même famille, les pharmaciens doivent se témoigner mutuellement une affection quasi-fraternelle ; c'est dans ces témoignages de sympathie que réside la cause la plus grande de la considération que mérite leur profession ; c'est pourquoi, dans les rapports que cette communauté de profession amène fréquemment entre des hommes instruits et bien élevés, il doit toujours régner des sentiments de confraternité, d'union, de respect et de concorde qui feront prospérer cet esprit d'association, principe fécond et vivifiant, qu'un de nos maîtres définissait en ces termes :

« L'association, puissance civilisatrice des temps modernes, anneau magique qui va renouer la chaîne brisée entre les membres épars d'un même corps, que l'isolement ou l'indifférence avaient tenus séparés ; vaste foyer d'émulation intellectuelle et morale où germent et s'inspirent les nobles pensées, les sublimes dévouements, les résolutions courageuses et d'où jaillissent ces vives lumières qui guident, dans la voie du progrès, les sciences, les arts et l'industrie ; port de refuge ouvert par la bienveillance et la mutualité, à des services éminents, à des maladies imprévues, à des infortunes profondes et cachées. »

DEUXIÈME PARTIE

PRÉLIMINAIRES.

Sommaire. — Définition de la pharmacie, du médicament. — Définition et division des médicaments ; considérations générales à ce sujet. — Division rationnelle de l'enseignement pharmaceutique. — Programme de cet enseignement affecté à la chaire de pharmacie.

La pharmacie est l'art, fondé sur la science, de reconnaître, choisir, préparer, conserver, contrôler, décrire les médicaments simples et composés, d'apprécier leur action et de déterminer les formes et les doses sous lesquelles ils doivent être administrés.

On appelle médicament toute substance simple ou composée qu'on administre à l'intérieur ou à l'extérieur du corps, en qualité de remède et destinée à concourir à la guérison des maladies.

Division des médicaments. — Les médicaments administrés à l'intérieur, s'appellent : *Médicaments internes.* Les médicaments administrés à l'extérieur s'appellent : *Médicaments externes.*

Suivant le point de vue auquel on se place, on divise les médicaments internes ou externes, soit en :

1º Médicaments simples.

2º Médicaments composés comprenant :
{ les préparations appartenant à la pharmacie galénique.
{ les préparations appartenant à la pharmacie chimique.

soit en :

1º Médicaments officinaux.
2º Médicaments magistraux,

Médicaments simples ou drogues simples. — On donne ce nom aux substances tirées des animaux, des végétaux ou des minéraux, et qui sont employées telles que la nature nous les présente, ou du moins sans avoir éprouvé aucune préparation qui puisse les altérer.

Ainsi, par exemple, les feuilles de digitale, de coca, la gentiane, le quinquina en poudre, la rhubarbe en poudre, etc., sont des médicaments simples ou des drogues simples.

Médicaments composés. — On appelle médicaments composés des médicaments résultant de mélanges ou de combinaisons. On les divise en deux ordres ;

A. *Médicaments composés appartenant à la pharmacie galénique.* A cet ordre appartiennent tous les médicaments qui résultent du mélange de corps qui ne sont point en proportions définies, et dont on ne peut pas apprécier complètement et rigoureusement les manières d'agir les uns sur les autres ; exemples : les vins médicinaux, les teintures alcooliques, les huiles médicinales, les électuaires, les potions, etc.

B. *Médicaments composés appartenant à la pharmacie chimique.* A cet ordre appartiennent toutes les préparations résultant de combinaisons faites en proportions définies et déterminées et dont la nature chimique est parfaitement connue : exemple : les acides minéraux et végétaux, les oxydes, les sulfures, les sels minéraux et végétaux, etc., etc.

La division de la pharmacie en galénique (du nom du médecin Galien de Pergame qui vivait au IIe siècle du temps de Trajan) et en chimique n'est pas absolument rigoureuse, car la pharmacie est inséparable de la chimie. Cependant, elle est généralement adoptée par tous les pharmacologistes, et les Codex de 1866 et 1884, l'ont religieusement conservée dans l'ordre qu'ils ont suivi.

Médicaments officinaux. — On appelle médicaments officinaux, ou mieux préparations officinales, ceux qui préparés à l'avance, à l'époque de l'année la plus convenable, et d'après les formules des pharmacopées officielles (Codex) peuvent se conserver longtemps sans altération et se trouvent tout prêts dans les officines des pharmaciens. Tels sont, par exemple, la plupart des médicaments composés galéniques et chimiques : alcoolats, teintures, sucs, alcoolatures, électuaires, chlorures, iodures, etc., etc.

Médicaments magistraux. — On appelle médicaments magistraux ou mieux préparations magistrales, ceux que le pharmacien prépare extemporanément sur la formule d'un médecin. Leur composition est variable ; ils ne se conservent pas longtemps en général, aussi sont-ils destinés à être employés de suite. C'est dans cette classe que sont rangés les loochs, les tisanes, les juleps.

Ces définitions et divisions des médicaments, adoptées par tous les auteurs, sont-elles rigoureusement exactes ? Les auteurs n'ont-ils pas confondu la drogue avec le médicament ? ont-ils donné un sens précis à la pharmacie galénique, au médicament officinal ou magistral ? Telles sont les questions que nous allons examiner.

L'art de guérir emprunte aux différents règnes de la nature et aux nombreux produits de la chimie certaines substances, auxquelles il croit reconnaître des propriétés curatives. Ces substances sont ce que l'on convient d'appeler des *drogues* ou *substances médicamenteuses.*

Dans la plupart des cas, ces drogues ne sont point susceptibles d'une application directe à la thérapeutique, d'une administration directe au malade ; elles doivent être soumises à certaines manipulations, subir certaines transformations, revêtir une forme donnée pour pouvoir être administrées directement. Ces substances médicamenteuses ainsi transformées sont devenues des *médicaments.*

Quelques exemples feront mieux comprendre cette différence :

Les plantes du genre *Cinchona* contiennent, localisées dans leur écorce, certains principes dont l'action physiologique est parfaitement définie. Ces écorces, séparées du reste des tissus, convenablement préparées et séchées dans le but d'une conservation suffisante, constitueront la drogue ou substance médicamenteuse.

Mais il est difficile, sinon pratiquement impossible, de faire ingérer une telle substance au malade, en un mot de l'utiliser dans une application thérapeutique ; il faut lui donner une forme qui la rende propre à l'administration.

Nous pourrons la pulvériser, par exemple, et par cette opération elle sera devenue plus maniable et à la rigueur administrable ; cependant cette forme ne nous satisfait pas complètement et pour en rendre l'administration plus facile, nous l'introduirons entre deux feuilles de pain azyme et nous aurons ainsi fait des *cachets de poudre de quinquina*, directement utilisables. Nous aurons fait de la drogue un médicament.

Dans cette poudre, le principe actif se trouve associé à une grande quantité de matière inerte, la cellulose ; de telle sorte que pour administrer une quantité donnée de ce principe, nous nous trouvons dans la nécessité d'employer un volume relativement considérable de la substance qui le contient. Or, par une opération appropriée, nous pourrons laisser complètement de côté cette cellulose qui nous encombre en conservant intégralement le principe dont nous recherchons l'action. Cette opération sera basée sur la solubilité différente des diverses parties de la substance. Si nous traitons l'écorce par l'eau ou l'alcool, nous entraînerons en dissolution, le principe actif, tandis que nous nous débarrasserons de la cellulose ; si nous chassons ensuite cette eau ou cet alcool, nous obtiendrons une substance contenant une proportion beaucoup plus forte de principe actif que la drogue dont nous sommes partis. Cette substance sera un *extrait*.

Mais comme la poudre, cet extrait n'est pas encore facilement administrable et ne constituera pas encore un médicament dans le sens propre que nous lui attribuons. Nous devrons le rouler en pilules, le dissoudre dans l'eau sucrée, dans du vin, et ces pilules, cette potion, ce vin d'extrait de quinquina seront des médicaments proprement dits.

Mais au lieu de préparer ainsi cette substane intermédiaire, qu'est l'extrait, entre la drogue et le médicament, en chassant le dissolvant employé, nous pourrons conserver ce dernier et laisser ainsi en complète dissolution ces principes que nous avons séparés de la cellulose. Nous traiterons l'écorce par l'eau froide et nous obtiendrons une macération ; par de l'eau bouillante ce sera une infusion ou une décoction ; nous pouvons aussi le traiter par du vin. Cette macération, cette infusion, cette décoction, ce vin de quinquina pourront être directement ingérés ; ils constitueront des médicaments de quinquina.

Nous venons de voir que la transformation de cette drogue en médicament était singulièrement facilitée par l'obtention préalable d'une substance intermédiaire, qui n'est ni drogue ni médicament tels que nous l'entendons : l'extrait. Nous pourrons de la même façon préparer d'autres substances intermédiaires : par exemple, traiter une quantité connue d'écorce par une quantité également connue d'alcool fort, qui s'emparera des principes actifs. Cette préparation sera la teinture de quinquina. Elle correspondra à une quantité connue et fixe d'écorce et sera d'une conservation aussi parfaite que celle-ci. Mais par la nature même de son dissolvant, l'administration de cette dissolution en serait des plus désagréables. Elle ne constitue donc pas un médicament ; elle remplacera simplement l'écorce dont elle représente une proportion bien déterminée et les manipulations nécessaires pour la transformer en médicament seront d'un caractère beaucoup moins compliqué que lorsqu'on devra partir de la drogue elle-même, de l'écorce.

Un des principes actifs du quinquina que nous avons entraîné dans ces diverses manipulations est en réalité une substance chimiquement définie, isolable, cristallisée, la quinine. Cette substance qui présentera l'action thérapeutique demandée dans certains cas au quinquina lui-même, pourra évidemment dans ces cas remplacer celui-ci avec avantage. Comme la poudre de quinquina, elle pourra être administrée directement et constituer à la rigueur un médicament proprement dit ; mais, presque toujours, nous l'envelopperons dans des cachets, nous l'agglomérerons en pilules, nous la mettrons en dissolution, etc. Aussi, plus exactement, devrons-nous appeler la quinine une drogue ou substance médicamenteuse ; les cachets, les pilules, la potion ou la solution de quinine seront des médicaments.

Donnons d'autres exemples :

La digitaline cristallisée est un corps extrêmement actif. C'est une drogue que nous devrons transformer en médicament pour en rendre l'administration possible. Nous en ferons des granules, des potions. Mais, en raison même de son extrême activité, son maniement est difficile et sa transformation en médicament constituera une opération bien délicate ; cette opération sera rendue plus facile, si, au lieu de nous adresser à la digitaline elle-même, nous nous adressons à une préparation intermédiaire entre la drogue et le médicament, par exemple à un mélange titré de digitaline et de sucre de lait, ou à une solution titrée de digitaline.

Par certaines transformations chimiques que l'on fait subir à la stibine, on peut obtenir une poudre rouge, ténue, à laquelle on a donné le nom de kermès minéral, et qui est douée de certaines propriétés physiologiques. Cette poudre ne peut être facilement absorbée ; il faut lui donner une forme pharmaceutique. Nous la mélangerons à du sucre que nous agglomérerons en petits fragments de poids égaux, nous la mettrons en suspension dans de l'eau sucrée et gommée. Nous aurons ainsi fait, de la substance médicamenteuse qu'est le kermès, des médicaments, en le transformant en tablettes de kermès, en potion au kermès.

Ces différents exemples, tout en montrant la différence que nous établissons entre la drogue et le médicament, ont aussi mis en évidence l'existence de trois catégories de substances utilisées en médecine :

1° *Les drogues*, c'est-à-dire, les substances tirées des animaux, des végétaux ou des minéraux, sensiblement telles que la nature nous les présente, ou telles que la chimie nous les fournit ;

2° *Les médicaments* : substances ou assemblages de substances destinées à être directement administrées dans un but thérapeutique ;

3° Une troisième catégorie comprenant des substances (ou mélanges de substances) tenant le milieu entre les drogues et les médicaments et destinées à rendre plus facile la préparation de ces derniers, parce qu'elles sont, soit d'une conservation meilleure, soit d'un maniement plus facile que la drogue qu'elles *remplacent*.

Cette troisième catégorie devrait se désigner par un nom autre que drogue ou médicament. Mais, comme nous l'avons déjà dit, dans le langage courant et dans la plupart des ouvrages, les deux dernières catégories sont confondues et les substances qu'elles comprennent appelées du seul nom de médicament : un extrait ou une teinture sont appelés médicament aussi bien qu'une potion.

Aussi, pour ne pas trop nous éloigner de l'usage, nous désignerons également les substances de la troisième catégorie par le mot médicament. Mais, appliquant ainsi cette dénomination à deux catégories différentes, nous la ferons suivre d'un qualificatif, afin de maintenir leur distinction, et nous dirons : *médicament magistral*, lorsqu'il sera question des substances de la deuxième catégorie, c'est le vrai médicament ; *médicament officinal* pour celles de la troisième.

Dans les exemples que nous avons cités, nous établirons donc le classement suivant :

Drogues : écorce de quinquina, quinine, digitaline, kermès minéral.

Médicaments officinaux : poudre, extrait, teinture de quinquina ; solution titrée de digitaline, poudre de digitaline au 100ᵉ.

Médicaments magistraux : cachets de poudre de quinquina ; pilules, potion, vin d'extrait de quinquina ; macération, infusion, décoction de quinquina ; pilules, potion de quinine ; granules de digitaline ; tablettes, potions de kermès.

La drogue est la matière première, sur laquelle doit s'exercer l'art pharmaceutique dans le but d'arriver au médicament magistral. Le médicament officinal n'est point ce but final, il demande encore un complément de manipulations, car il représente les étapes que le pharmacien doit parcourir dans son chemin de la drogue au médicament magistral, étapes auxquelles il s'est arrêté momentanément et desquelles il repartira plus tard pour arriver au but.

Nous donnons ainsi une signification précise, mais nouvelle à ces deux dénominations de magistral et officinal, qui sont employées depuis longtemps par les auteurs, avec un sens variable et souvent indécis (1).

(1) Nous avons conservé ces deux dénominations, malgré leur application dif-

En résumé nous dirons :

Un médicament magistral est une préparation susceptible d'une administration directe au malade. La formule en est habituellement donnée par le médecin, mais le Codex mentionne également la formule d'un très grand nombre d'entre eux.

Les médicaments officinaux sont des préparations destinées à remplacer la drogue dans la confection d'un médicament magistral. Ils sont en général susceptibles de conservation. Leur formule est donnée par le Codex.

Les médicaments magistraux ou officinaux peuvent, lorsqu'ils sont envisagés au point de vue de leur composition, être divisés en deux classes :

1° Médicaments *simples* lorsqu'ils ont pour origine une seule drogue ;

2° Médicaments *composés* lorsque cette origine est multiple.

Les médicaments magistraux, simples ou composés, peuvent, à leur tour, être divisés en deux classes, suivant leur destination :

férente, parce que notre division et celles des auteurs ne sont pas en somme très différentes. Un médicament que nous appelons officinal, est aussi officinal suivant l'ancienne classification. Par contre certains médicaments, appelés officinaux anciennement, deviennent magistraux pour nous : tablettes, granules, etc.

Voici quelques définitions de ces deux mots :

DORVAULT. — « Les premiers (officinaux) sont tous ceux qui peuvent se conserver longtemps, aussi les trouve-t-on d'habitude tout préparés dans les pharmacies...

« Les derniers (magistraux), nommés aussi préparations extemporanées, sont ceux que le médecin prescrit, compose chaque jour selon l'indication...

« Il formule ceux-ci et ordonne ceux-là. »

SOUBEIRAN et REGNAULD. — « Les médicaments sont dits officinaux, lorsque préparés à l'époque de l'année la plus convenable et d'après certaines formules réglées par la pharmacopée légale (Codex), ils se trouvent tout préparés dans les officines, où ils peuvent généralement se conserver sans altération pendant un temps plus ou moins prolongé.

« Par opposition, on nomme médicaments magistraux, et quelquefois extemporanés, ceux qui ne sont confectionnés qu'au moment de leur administration.

« Pour être rigoureux, il conviendrait de réserver le nom de médicament magistral aux innombrables préparations exécutées conformément à la formule particulière inscrite sur l'ordonnance d'un médecin. »

ANDOUARD, HUGUET. — « On les dit officinaux ou magistraux suivant qu'on les prépare à l'avance ou seulement à l'instant du besoin. »

Codex (1884). — « La troisième partie, pharmacie galénique, comprend les médicaments officinaux que le pharmacien doit toujours préparer d'après le Codex. »

Comme on le voit la nature des médicaments est, en général, d'après ces définitions, liée au contenu d'une pharmacopée légale.

1º Médicaments *internes*, ou destinés à être administrés à l'intérieur ;

2º Médicaments *externes*, ou destinés à être administrés à l'extérieur.

Division de l'enseignement pharmaceutique.

En établissant, comme nous l'avons fait, une distinction entre la drogue et le médicament, nous avons, par ce fait, distingué rationnellement deux enseignements. Le premier serait relatif à la drogue elle-même, le point de départ ; le second, au médicament magistral, le point d'arrivée, ainsi qu'aux étapes intermédiaires entre la drogue et le médicament, c'est-à-dire aux médicaments officinaux.

Le premier, ou *Matière médicale*, ferait l'étude de la drogue, s'occuperait de son origine botanique, zoologique, minéralogique ou chimique, de son origine géographique, des procédés employés pour l'obtenir, de ses caractères tant macroscopiques que microscopiques et chimiques, des moyens propres pour en assurer la conservation, des altérations et falsifications et des moyens de les reconnaître, de sa composition chimique et s'il y a lieu, du dosage des principes actifs qu'elle contient.

Le second ou *Pharmacie* ou *Pharmacotechnie* reprendrait cette drogue au point où l'aurait laissée la Matière médicale et, se basant sur les connaissances que cette dernière lui aurait livrées avec elle, il la suivrait dans ses transformations en médicament. Il supposerait la drogue en bon état, conforme aux prescriptions qu'aurait apprises la Matière médicale, et ne s'occuperait plus que d'en faire un bon médicament. Ce médicament obtenu, il en étudierait les propriétés, les altérations, les falsifications. En un mot, il ferait l'histoire du médicament en partant de la drogue ou des drogues qui le fournissent (1).

Division de cet enseignement dans la pratique.

Cette division logique en deux parties de l'enseignement pharmaceutique général, *Matière médicale* et *Pharmacie* ou *Pharmacotechnie* n'est point suivie rigoureusement dans la pratique, pour bien des raisons dont la principale est assurément la trop grande disproportion entre eux. Le programme de la Matière médicale est scindé en deux parties : d'un côté, l'étude des drogues d'origine végétale et animale ; cette partie

(1) Le terme de *pharmacodynamie* s'appliquerait à un point particulier de l'histoire de la drogue ou du médicament, à l'histoire physiologique.

fait l'objet d'un enseignement particulier, désigné quelquefois sous le nom de *Pharmacographie* (1) ; d'un autre côté, l'étude des drogues d'origine minérale ou organique, mais ayant un caractère chimique défini ; l'enseignement de cette partie est désigné sous le nom de *Pharmacie chimique* et est joint d'habitude à celui de la Pharmacie (ou Pharmacotechnie) tel que nous l'avons défini, et à ce dernier, pour le distinguer de la Pharmacie chimique, on applique la désignation de *Pharmacie galénique*.

Programme.

Laissons de côté la Pharmacographie et examinons maintenant de plus près ce qui fait partie de notre enseignement.

Il se compose comme nous venons de le voir de deux parties distinctes qui ne s'équivalent pas :

1° La *Pharmacie chimique*, constituée par un fragment de la Matière médicale et complétant la Pharmacographie ou étant complétée par elle. Dans cette partie, c'est l'étude de la *drogue* chimique que nous ferons, comme l'a fait de son côté la Pharmacographie pour les drogues végétales ou animales ;

2° La *Pharmacie*, ou *Pharmacotechnie* ou *Pharmacie galénique*. C'est l'étude de la transformation de la drogue en *médicament*, quelque origine qu'ait la drogue, végétale, animale ou chimique.

Cette transformation nécessite la mise en œuvre de certaines opérations et l'étude de ces dernières constituera une première partie de ce dernier enseignement.

Les formes pharmaceutiques, sous lesquelles nous amenons les drogues pour les transformer en médicament, peuvent se grouper autour de certains types, correspondant à des propriétés, des modes de formation communs. L'étude de ces types de formes constituera une autre partie de l'enseignement de la Pharmacotechnie.

Elle consistera à examiner quelles sont les opérations, déjà étudiées, à mettre en œuvre pour arriver à un type de forme pharmaceutique donné, quelles sont les diverses manières de l'obtenir, quelle en est la meilleure ; examiner ensuite quels sont les avantages de cette forme tant au point de vue de la conservation que de son action thérapeutique ; voir aussi les inconvénients et comment on peut y remédier ; voir quelles sont les altérations qu'elle peut éprouver, comment on peut les reconnaître et juger si le produit a cessé d'être

____

(1) La chaire de Pharmacographie est désignée à la Faculté de Toulouse par le nom de Matière médicale.

un médicament ; voir quelles sont les falsifications que l'industrie peut lui faire subir et apprendre à les déceler.

Ces deux parties constituent une étude générale que nous désignerons sous le titre de *Pharmacie* ou *Pharmacotechnie générale* (ou *Pharmacie galénique générale*).

Mais ces notions, quoique très importantes, indispensables même comme toute étude générale, sont néanmoins insuffisantes. En dehors des propriétés et modes de préparations communs à différents médicaments possédant la même forme, il existe, pour chaque médicament, des propriétés et des modes de préparations particuliers, spéciaux à la drogue qui en forme la base. L'étude générale doit se compléter d'une étude particulière.

Ce n'est plus maintenant telle ou telle forme que l'on doit envisager, mais chaque substance médicamenteuse en particulier. Etant donné une drogue, et, d'une part, l'enseignement de la Pharmacographie et de la Pharmacie chimique nous ayant appris sa nature ou sa composition chimique, son action physiologique, etc., d'autre part, possédant les notions qui concernent les formes en général, nous serons prêts à étudier quelles transformations nous devrons faire subir à cette drogue pour en faire un médicament; sous quelles formes nous devrons la présenter au malade pour que son administration soit facile et que son action soit la meilleure et la plus régulière possible ; quels sont les points particuliers de cette mise en forme ; comment les notions générales devront être modifiées dans ce cas ; et une fois un médicament établi, quels sont ses caractères propres, qui permettront de le distinguer des médicaments voisins ; comment nous pourrons établir sa valeur, y doser le principe actif, par exemple ; quelles sont les altérations qu'il pourra éprouver; non plus maintenant les altérations dues à la forme elle-même, altérations que nous connaîtrons déjà par l'étude générale, mais celles qui sont particulières à ce médicament, qui ont pour origine la drogue elle-même ; puis une fois prévenus de la possibilité de ces altérations, voir comment nous pourrons les empêcher ; apprendre à les reconnaître et à en apprécier l'intensité. Enfin apprendre les doses habituelles administrées, et surtout les doses qu'il est dangereux de dépasser, questions de haute importance pratique pour le pharmacien, puisqu'il est, à tort ou à raison, responsable des accidents qui peuvent survenir de ce chef.

Cette partie de la pharmacie serait désignée, par opposition à la précédente, sous le titre de : *Pharmacotechnie spéciale*, ou encore de *Phar-*

macie galénique spéciale. Elle s'adresse, comme nous l'avons dit, aussi bien aux drogues chimiques qu'aux drogues végétales ou animales.

L'étude des drogues chimiques, comprise sous le titre de Pharmacie chimique, faisant partie de notre programme, nous ferons après chacune d'elles, lorsqu'il y aura lieu, cette étude spéciale des médicaments qu'elle fournit.

Quant à l'étude des médicaments fournis par les drogues d'origine végétale ou animale, puisque celles-ci sont attribuées à un enseignement différent du nôtre (Pharmacographie), elle devrait être faite dans un chapitre spécial auquel nous donnerions le titre de *Pharmacie galénique spéciale* ou *Pharmacotechnie spéciale* (*Médicaments d'origine végétale ou animale*).

De telle sorte que la Pharmacotechnie spéciale serait divisée en deux parties, dont l'une serait rattachée à la Pharmacotechnie générale et l'autre à la Matière médicale chimique ;

Cette étude spéciale a été faite sommairement dans la première édition à la suite de l'étude particulière de la plupart des formes. Nous aurions désiré lui donner un développement plus grand dans cette seconde édition surtout en ce qui concerne les médicaments d'origine végétale ou animale, ceux auxquels on attribue plus particulièrement et sans trop de raison, la dénomination de *médicaments galéniques*. Mais cela nous a été impossible parce que nous n'avons pas encore recueilli tous les éléments nécessaires à cette question. Nous espérons pouvoir publier ce travail plus tard, comme suite du Cours de pharmacie, et en faire un ouvrage particulier.

On se demandera peut-être : une pareille étude est-elle bien opportune en présence des tendances de la thérapeutique moderne ? Au lieu de l'amplifier, ne serait-il pas préférable d'en restreindre l'importance et même de la réduire à un chapitre d'histoire ?

Elle s'adresse, en effet, à des médicaments de composition complexe, dont le principe actif est en général chimiquement défini, mais associé, en des proportions quelquefois très variables, à d'autres substances de nature très différente, inertes ou que nous croyons inertes. La plupart de ces principes actifs ont été isolés et expérimentés en physiologie et en thérapeutique et de plus en plus, depuis quelques années, ils tendent à remplacer les médicaments complexes auxquels ils communiquent leur activité.

Le but de cette substitution est précis : il s'agit de remplacer des médicaments de composition et, par suite, d'action variable, par des corps chimiquement définis, d'action constante et dosable ; des médicaments susceptibles de transformations de nature et de grandeur souvent inconnues par des substances d'une inaltérabilité parfaite et par suite d'une précision mathématique dans leur action.

Assurément, le but poursuivi dans la substitution du principe actif à la substance médicamenteuse est digne de l'intérêt qui s'y attache. Mais, il est encore bien loin d'avoir été atteint, et ce n'est probablement, dans bien des cas, que la poursuite d'un mythe.

La plupart du temps, en isolant un alcaloïde ou un glucoside actif, on n'a fait qu'enrichir la thérapeutique d'un médicament nouveau, sans supplanter en aucune façon la substance médicamenteuse qui l'avait fourni. Il suffira, pour s'en convaincre, de se rappeler l'exemple classique du quinquina dont l'action est si différente de celle de ses alcaloïdes qu'il est encore resté, malgré la quinine, un de nos médicaments précieux. Il suffira encore de se rappeler qu'il est bien difficile d'établir un parallélisme entre l'action du café, du thé, de la kola et celle de la caféine.

Les exemples de ce genre ne nous font point défaut. Nous nous contenterons de dire, avec M. le professeur Pouchet, qui défend à juste titre les préparations galéniques :

« L'emploi du principe actif au détriment de la préparation galénique n'est qu'une simplification apparente ; il constitue une atteinte portée à l'action médicamenteuse totale. »

Mais, même en supposant que l'on se trouve en présence des principes possédant l'action demandée aux drogues dont ils dérivent, ces médicaments chimiques ont-ils toujours ce caractère de fidélité et de constance, que l'on croyait pouvoir leur attribuer et qui motivait, dans une certaine mesure, la substitution ? Nous pourrions relater bien des cas où il n'en est rien. Citons en particulier les aconitines, cocaïnes, pilocarpines, digitalines, dont les différences d'action sont dues soit à leur altérabilité, soit à leur provenance différente, soit à leurs modes de préparation, de telle sorte que les inconvénients d'une préparation galénique se retrouvent ici dans toute leur intégrité, avec, en plus, la difficulté dans la manipulation d'une substance très active et par suite dangereuse.

On voit donc que les alcaloïdes et les glucosides ne sont pas encore à la veille de détrôner les médicaments issus des drogues végétales ou animales et qu'un grand intérêt s'attache encore à l'étude de ces dernières ; ajoutons, d'ailleurs, que le principe actif d'un grand nombre de plantes médicinales est encore ou imparfaitement connu ou même tout à fait inconnu.

A ce sujet, nous croyons devoir rapporter la communication faite par M. le Professeur Bourquelot au XIII⁰ Congrès international de médecine tenu à Paris les 2-9 août (*Section de thérapeutique, pharmacologie et matière médicale*) portant le titre :

Sur quelques données nouvelles relatives à la préparation des principes actifs des végétaux.

Au cours de ses travaux sur les matières sucrées des champignons, M. Bourquelot avait observé que le tréhalose, sucre qu'il a retiré de 142 espèces de ces végétaux, disparaît rapidement dans les champignons récoltés, qu'on les conserve frais ou qu'on les fasse dessécher à basse température, et qu'il est remplacé par de la mannite et du dextrose.

Ainsi, dans une de ses recherches, effectuée par une journée très chaude (15 juillet 1889), un lot d'Agarics poivrés jeunes (espèce commune aux environs de Paris) pesant 4 kilogr., ayant été partagé en deux portions au moment de la récolte, l'une des portions fut traitée par l'eau bouillante 1 heure après la récolte et l'autre 5 heures plus tard. La première donna 20 grammes de tréhalose brut et la seconde 19 grammes de mannite, sans trace de tréhalose.

Il s'était donc produit, en un court espace de temps, et cela sans qu'on eût soumis les champignons à une manipulation quelconque, une destruction complète de l'un des principes immédiats les plus importants de ces derniers.

Cette observation laissait supposer que lorsque nous analysons des végétaux desséchés, les principes que nous isolons ne sont pas toujours des principes existant dans les végétaux vivants, mais souvent des corps résultant d'hydratation, de réduction ou d'oxydation de ces mêmes principes. Quand les tissus sont morts, les sucs se mélangent et les ferments hydratants ou oxydants interviennent qui déterminent ces réactions.

Si donc nous voulons connaître les principes immédiats que renferme un végétal vivant, afin de rechercher ensuite le rôle de ces principes dans la vie, il faut avant l'analyse anéantir les ferments. On y arrive, dans la plupart des cas, en jetant les végétaux vivants et frais dans de l'alcool porté et maintenu à l'ébullition.

Ces données ont été appliquées, dans ces dernières années, par M. Bourquelot et ses élèves à l'étude de la composition de plusieurs végétaux dont quelques-uns présentent un réel intérêt en thérapeutique.

Ainsi, la tige du *Sucepin*, plante parasite sur les racines de Pin, exhale une odeur de salicylate de méthyle un peu après qu'on l'a froissée ; cela tient à ce que cette plante renferme à la fois un glucoside du salicylate en question, la *gaulthérine*, et un ferment soluble qui le dédouble, la *gaulthérase*. En froissant les tissus, ont met en contact les deux principes qui sont séparés dans la plante et la réaction se produit. M. Bourquelot, à qui l'on doit la connaissance de ce fait, a pu séparer le glucoside en opérant selon les données ci-dessus exposées, et isoler d'autre part le ferment. Résultats analogues avec la racine fraîche des *Polygalas* indigènes, racine qui, ainsi qu'il l'a signalé le premier, exhale également une odeur d'éther méthylsalicylique quand on la froisse entre les doigts.

Ainsi, MM. Bourquelot et Hérissey ont pu retirer des gousses vertes de grosse fève, un principe, la tyrosine, qui, sous l'influence d'un ferment oxydant, donne un pigment noir auquel la gousse mûre doit sa couleur.

Ainsi encore, soit avec M. Hérissey, soit avec M. Nardin, M. Bourquelot a pu retirer en quantité notable, de la racine fraîche de gentiane, deux principes cristallisés ; l'un amer, la *gentiopicrine* l'autre sucré, le *gentianose*, principes qui n'avaient été pour ainsi dire qu'entrevus par ceux qui les avaient découverts et qu'on n'avait pas obtenus de nouveau depuis leur découverte parce qu'on ignorait qu'ils pouvaient disparaître dans la racine conservée ou desséchée. Et de fait, ces principes n'existent plus dans la gentiane des pharmacies.

On peut aussi appliquer les mêmes données à la préparation de certains médicaments galéniques qui dérivent de végétaux frais, certains extraits, alcoolatures. On obtient alors des produits essentiellement différents de ceux que donnent les procédés ordinaires. Avec des *noix de kola* fraîches, en opérant avec quelques soins, on obtient un extrait blanc, alors que l'extrait ordinaire est brun foncé. L'alcoolature de *Digitale* est verte et reste longtemps telle, alors que l'alcoolature ordinaire, d'abord vert brunâtre, jaunit rapidement. L'alcoolature d'*Anémone pulsatille* est violacée, tandis que l'alcoolature ordinaire est jaune verdâtre.

Les végétaux, dont il vient d'être question, renferment une oxydase, et c'est à elle qu'il faut rapporter ces changements de couleur et probablement d'autres altérations plus intimes, car, comme M. Bourquelot l'a montré, les oxydases continuent à agir en milieu alcoolique.

Reste à connaître l'activité de ces nouvelles préparations. C'est là une question qui ne peut être étudiée que par les physiologistes. Il semble qu'elle mérite d'attirer leur attention.

L'étude que nous venons de rapporter, présente le plus grand intérêt et vient encore confirmer l'importance qui s'attache à l'étude de la Pharmacie galénique spéciale.

Des Drogues végétales ou animales.

SOMMAIRE. — Reconnaissance. — Choix ou élection. — Récolte. — Conservation. — Procédés généraux de conservation. — Dessiccation. — Déchets éprouvés par les plantes pendant cette opération. — Tableaux de Recluz. — Causes d'altération des drogues, moyens employés pour les conserver. — Triage ou mondation.

Comme nous l'avons exposé précédemment, l'étude de la drogue d'origine végétale ou animale ne fait point partie de notre enseignement ; néanmoins, avant d'entrer dans notre sujet spécial, nous jugeons utile de rappeler quelques notions générales à leur sujet, en examinant :

1º La reconnaissance ;
2º Le choix ou l'élection ;
3º La récolte ;   de ces drogues.
4º La conservation ;
5º Le triage ou mondation ;

Reconnaissance. — Elle est fondée sur l'étude de la Pharmacographie ou histoire naturelle pharmaceutique, science qui, comme on le sait, apprend à connaître l'origine et les caractères distinctifs des corps employés par les pharmaciens et qui forment le sujet ou la matière de leurs opérations.

Election ou choix. — Cette opération, point capital de l'art pharmaceutique, exige, pour être bien remplie, un discernement profond et des connaissances acquises par une expérience longue et soutenue.

1º *Choix des drogues simples tirées des animaux.* — Les animaux ou parties d'animaux à l'état frais très employés autrefois, le sont très peu aujourd'hui. Quant aux animaux ou produits animaux encore usités, il faut pour les choisir, se laisser guider par les connaissances acquises en matière médicale et en zoologie, constater leur identité, leur pureté et leur état de conservation.

2º *Choix des drogues simples tirées des végétaux.* — Les drogues simples tirées des végétaux sont très nombreuses et jouent un très grand rôle dans la matière médicale. Elles se divisent en deux classes :

A. *Drogues simples exotiques.* — Elles sont fournies au pharma-
17

cien par la voie du commerce de la droguerie. Leur choix se fait : *de visu*, à l'aide des caractères indiqués par la Pharmacographie et tirés de la forme, de la couleur, de l'odeur, de la saveur, de la pesanteur, de l'étude anatomique, etc., etc. ; pour un assez grand nombre par l'essai chimique (Exemples : Quinquina, Opium).

B. *Drogues simples indigènes.* — Elles peuvent être fournies au pharmacien par le commerce de la droguerie : dans ce cas, leur choix se fait par l'examen des caractères organoleptiques, anatomiques et chimiques ; elles peuvent être récoltées par le pharmacien lui-même qui devra alors prendre pour leur récolte les précautions que nous allons indiquer.

Récolte. — La récolte des végétaux présente une très grande importance, et c'est de la manière dont elle est pratiquée que dépendent souvent les propriétés thérapeutiques d'une plante. Dans cette opération on doit tenir compte :

1° De l'âge de la plante ;
2° De l'époque à laquelle elle est récoltée ;
3° Du terrain sur lequel elle est récoltée ;
4° De la culture de la plante ;
5° Du climat sous lequel elle végète et croît.

Toutes ces circonstances ont, en effet, une influence marquée sur les propriétés des plantes.

Age. — Certaines plantes ou parties de plantes ont une action très différente suivant l'âge auquel on les récolte.

Ainsi, par exemple, les fruits, qui sont très acerbes au début de leur développement, deviennent succulents à leur maturité. La bourrache qui, dans ses premiers développements, est très mucilagineuse, devient nitrée à la floraison. La chicorée, dont les jeunes pousses sont très agréables, devient plus tard très amère. Enfin, quelques plantes, qui sont toxiques, lorsqu'elles ont acquis leur entier développement, servent, dans leur jeunesse, de nourriture à quelques peuples. C'est ainsi, par exemple, que les nègres mangent sans inconvénient les jeunes pousses d'apocyn, les Toscans celles de la clématite-viorne et les Suédois l'aconit dans sa primeur.

Époque. — En général, on ne doit récolter les végétaux ou leurs parties que lorsqu'ils sont arrivés à leur maturité et dans le plus grand état de vigueur ; c'est à ce moment, à cette époque, nommée par Van Helmont, *temps balsamique*, que la récolte doit être opérée.

Cette époque n'est pas la même pour tous les végétaux et elle diffère même souvent pour chaque partie d'un même végétal. Ainsi que nous le verrons dans un instant, il y a des plantes qu'on doit récolter au printemps, d'autres dans l'été, dans l'automne et même dans l'hiver. Nous verrons aussi que l'on récolte à des époques différentes la racine, la feuille, la fleur et le fruit d'un même végétal, parce que ces parties ne se développent que successivement et arrivent plus tôt ou plus tard à leur plus grand état de vigueur.

Terrain. — L'influence du terrain sur les propriétés des végétaux est encore mal connue, cependant il est impossible de la révoquer en doute. Nous voyons des ombellifères être très aromatiques, quand elles croissent dans un sol sec et acquérir des propriétés vénéneuses, quand elles végètent dans un terrain très humide ou dans l'eau. Selon Haller, la valériane, qui pousse dans les terrains bas et humides, est moins efficace que celle qui a été récoltée sur les hauteurs. Les solanées, et les crucifères venues dans un sol aride, n'y végètent pas avec la même vigueur que dans le voisinage des lieux habités ; il semble qu'une nourriture animalisée soit nécessaire à la formation de leurs sucs actifs. Le trèfle préfère les terrains gypseux et l'ortie les terrains nitrés. La conclusion à tirer de ces considérations, c'est qu'on doit, en général, récolter les plantes dans les terrains où elles croissent naturellement et avec vigueur.

Culture. — L'influence de la culture sur les propriétés des plantes est trop connue pour qu'il soit nécessaire de s'y arrêter longtemps ; cependant, pour l'usage médical, on doit distinguer les cas où elle peut augmenter ou diminuer les propriétés des plantes. Ainsi on ne cherchera pas un amer dans la chicorée étiolée de nos jardins ; de même la digitale, que nous cultivons, est moins énergique que celle qui croît sur les montagnes. Mais l'expérience a aussi démontré que, pour certains végétaux, la culture dans les terrains qui leur conviennent, loin de leur nuire, ajoute souvent à leurs propriétés. C'est ainsi que les crucifères, les labiées et les ombellifères de nos climats, ont plus de saveur, plus d'odeur et fournissent plus d'huile volatile lorsqu'elles sont cultivées avec soin dans une exposition choisie pour chacune, que lorsqu'elles viennent naturellement où le hasard a fait tomber leurs semences.

Climat. — L'influence du climat sur les propriétés des végétaux est considérable, aussi on peut dire, qu'en règle générale, les végétaux doivent être récoltés dans leur patrie, dans le pays où ils croissent naturellement. Ces êtres, transportés dans un pays qui n'est pas le leur, ne tardent pas à dégénérer, et n'offrent ni les mêmes principes ni les mêmes propriétés. La rhubarbe indigène ne ressemble en rien à celle qui vient naturellement dans les montagnes de la Tartarie chinoise ; le frêne de nos contrées ne donne pas de manne pas plus que les myroxylons et les copahuviers, qui, au Pérou, fournissent les baumes de Tolu et de Copahu, ne laissent exsuder ces produits dans nos contrées.

La récolte des plantes ou de leurs parties doit, en général, être faite par un temps sec et serein, après le lever du soleil, alors que la rosée du matin est dissipée, aux époques et dans les conditions rapportées dans le tableau ci-après, pages 262 et 263.

Pour faciliter la récolte des plantes, on a dressé dans différents ouvrages ce qu'on appelle un *calendrier pharmaceutique*, qui mentionne mois par mois, les substances végétales indigènes que l'on peut récolter. Mathias Lobel, dans le *Dispensaire* de Valerius Cordus, imprimé à Lyon, en 1651, avait le premier donné un répertoire destiné à indiquer le temps propre à la récolte des plantes ; Schrœder, dans sa *Pharmacopée*, donna un calendrier, rédigé avec beaucoup de soin, qui fut suivi pendant quelque temps par le Collège de pharmacie. Ce tableau a été reproduit, avec quelques modifications, dans les *Pharmacopées* de Baumé, Duncan, Coxe, Henry et Guibourt, Chevalier et dans l'*Officine* de Dorvault.

Observons toutefois que ces calendriers ne peuvent donner que des indications approximatives, car on comprend parfaitement, que les époques auxquelles les plantes se récoltent peuvent varier : suivant la température des lieux, suivant que les saisons sont sèches, humides, froides ou chaudes ; mais tels qu'ils sont ils fournissent encore de précieux renseignements.

Les drogues simples végétales indigènes ayant été collectées ou récoltées, il faut s'occuper de leur *conservation*.

On sait que toutes les matières organisées, azotées ou non azotées, d'origine animale ou végétale, qui ont cessé de vivre, sont sujettes, après un certain temps, à subir des décompositions spéciales, désignées sous le nom de *fermentations*.

Mais, la fermentation de ces matières ne peut s'accomplir qu'à la faveur de quatre conditions indispensables :

1° La présence de l'eau ou de l'humidité ;

2° Un certain degré de chaleur ;

3° L'intervention de l'oxygène de l'air ;

4° La présence des germes atmosphériques qui sont les agents de cette fermentation.

En soustrayant la matière organisée à toutes, ou même à une seule de ces influences, on peut prévenir, retarder ou empêcher totalement sa putréfaction : si on enlève à cette matière l'eau qu'elle contient ; si on la soumet à un refroidissement permanent ; si on la prive de l'action de l'air ; si on détruit ou empêche l'action des ferments qui peuvent agir sur elle, on la soustrait ainsi à une des quatre influences indispensables à sa fermentation et, par suite, on la conservera sans altération.

C'est sur ces principes que sont fondés les procédés généraux de conservation des matières végétales ou animales.

Ces procédés se divisent en quatre classes :

1° *Procédés de conservation par dessiccation*, ayant pour but d'enlever aux matières végétales ou animales l'eau qu'elles contiennent ;

2° *Procédés de conservation par le froid*, ayant pour but de refroidir les matières végétales ou animales et par suite de leur enlever le degré de chaleur nécessaire à la putréfaction :

3° *Procédés de conservation par élimination de l'air*, ayant pour but de priver les matières de l'action de l'air ;

4° *Procédés de conservation par les antiseptiques ou antiputrides*, ayant pour but de tuer les germes atmosphériques ou d'en arrêter le développement.

Le seul employé en pharmacie, pour la conservation des drogues simples, est le procédé de *conservation par dessiccation*.

La dessiccation a pour but d'enlever aux substances médicamenteuses d'origine végétale la plus grande partie de l'eau qu'elles contiennent.

Elle peut s'opérer de plusieurs manières :

1° A l'air libre ;

2° Dans les séchoirs ;

3° Dans des étuves ;

4° Sur le dessus des fours ;

5° Dans des tourailles, semblables à celles qui servent à la dessiccation du malt dans les brasseries, etc., etc.

On consulte, pour le choix des moyens à employer, la couleur, l'odeur et la texture des substances sur lesquelles on veut agir, mais on peut dire que le meilleur moyen est celui qui procure une dessiccation plus prompte : *eo melius quanto citius* et qui conserve le mieux à la substance son odeur et sa saveur.

MM. Réveil et Berjot ont donné, pour la dessiccation des plantes, un moyen parfait, déjà indiqué par Camerarius. Il consiste à enfouir les plantes dans du sable chaud (40° à 50°), additionné d'acide stéa-

Règles à suivre pour la récolte des plantes, ou de leurs parties.

NOMS DES ORGANES DE LA PLANTE	ÉPOQUES
Racines des plantes annuelles.	Doivent être récoltées un peu avant la floraison.
Racines des plantes bis-annuelles.	Idem.
Racines ou Rhizomes des plantes vivaces herbacées.	Idem.
Racines des végétaux et tiges ligneuses.	Doivent être récoltées un peu avant la chute des feuilles, et dans l'âge adulte des individus.
Bulbes.	Doivent être récoltées aprèsque la plante a fleuri et fructifié.
Bourgeons.	Avant leur épanouissement.
Écorces.	Avant le développement des feuilles. *Pour les arbres.* Après la chute des feuilles. . . . *Pour les arbustes.*
Feuilles et sommités fleuries.	Doivent se récolter après leur entier développement, un peu avant l'apparition des fleurs : 1° les feuilles inodores, grandes, faciles à séparer de la tige, recueillies séparément des autres parties de la plante. 2° Les feuilles inodores, qui se recueillent avec les tiges. Doivent se récolter au moment même de l'apparition des fleurs, et souvent même avec les fleurs, les feuilles qui partagent avec les fleurs un principe aromatique qui augmente et se développe à mesure que la plante approche plus de sa floraison.
Fleurs.	Toutes, à l'exception des roses rouges, doivent être récoltées, dès qu'elles sont épanouies, et avant la fécondation, parce que, pour le plus grand nombre, la couleur s'altère et l'odeur diminue après la fécondation.
Fruits.	Doivent être récoltés : *A parfaite maturité* — les fruits charnus que l'on veut utiliser aussitôt leur récolte. *A presque maturité* — les fruits charnus que l'on veut conserver. On récolte les fruits secs quand la graine et le péricarpe ont pris tout leur développement et avant leur dessiccation sur la plante.
Semences.	Doivent être récoltées à leur entière maturité lorsque leur organisation est complète. Le moment de la récolte est indiqué, par la déhiscence des valves dans les fruits capsulaires; par la maturité du péricarpe dans les fruits charnus.

SAISONS	EXEMPLES	RAISONS POUR LESQUELLES ON DOIT LES RÉCOLTER A CE MOMENT
Printemps.	Racines de Persil.	
Automne ou hiver, lorsque leur première année de végétation est terminée	Racines d'Ache. d'Angélique. de Bardane.	
Automne ou hiver, mais après leur deuxième ou troisième année de végétation.	Racines d'Acore. d'Asarum. d'Asperge. de Guimauve. de Gentiane.	Les racines des plantes vivaces herbacées doivent être récoltées après leur deuxième ou troisième année de végétation, à l'âge de 2 ou 3 ans; parce que, plus tard, elles deviennent trop ligneuses, trop volumineuses et sont sujettes à des maladies qui en altèrent les propriétés.
Automne.		
Automne.	Bulbe de Scille.	
Printemps.	Bourgeons de Peuplier.	
Printemps. Automne.		
	Aconit, Belladone. Bouillon blanc, Bourrache, etc.	
	Fumeterre, Mercuriale, Morelle.	
	Absinthe, Armoise, Rue. — Presque toutes les labiées, Hysope, Mélisse, Romarin, etc.	
		NOTE. — La rose rouge est récoltée quand le bouton commence à s'ouvrir et avant que les pétales soient épanouies; on en sépare le calice et on les fait sécher, comme il sera dit plus loin.

rique et de blanc de baleine. Mais ce mode n'est guère applicable que pour les échantillons de plantes destinées aux collections botaniques ou herbiers.

Un *séchoir* est une pièce assez vaste, située au grenier des maisons, exposée au midi et largement ouverte, de manière à ce que l'air et la chaleur puissent facilement y parvenir.

Une *étuve* est un emplacement plus ou moins vaste, chauffé par une source de chaleur extérieure ou intérieure et communiquant au dehors par plusieurs ouvertures destinées à établir un courant d'air.

Comme les diverses parties des végétaux varient dans leur nature et leurs propriétés, que l'eau de végétation s'y trouve inégalement distribuée, il s'ensuit qu'il faut plus de temps pour dessécher tel organe que tel autre ; d'où la nécessité par conséquent de dessécher séparément, les racines, les bulbes et bourgeons, les feuilles et sommités fleuries, les écorces, les fleurs, les fruits et les semences, et de suivre, pour opérer cette dessiccation, les précautions que nous allons résumer :

Racines et tiges souterraines ou rhizomes. — Elles doivent être lavées, égouttées et ressuyées à l'air ; on les prive alors des parties cariées et du collet qui tendrait à les faire germer et nuirait à leurs propriétés ; on coupe par tranches celles qui sont trop volumineuses ; toutes, enfin, sont étendues dans un séchoir bien aéré, ou dans une étuve, dont la température ne doit pas dépasser 50°, surtout si elles sont aromatiques.

Bulbes. — Les bulbes de colchique et de scille sont desséchés à l'étuve. Pour ces derniers (bulbes de scille) on rejette les premières enveloppes qui sont sèches, minces et peu actives, et la partie centrale, qui est très mucilagineuse. On coupe en lanières les squames intermédiaires que l'on fait sécher à l'étuve.

Écorces. — On fait sécher toutes les écorces à l'air libre ou dans une étuve.

Feuilles. — Les feuilles, séparées des tiges qui les portent, sont disposées sur des claies et placées soit dans le séchoir, soit dans l'étuve.

Le degré de température à employer dépend de leur épaisseur et de l'humidité qu'elles renferment : celles qui sont peu épaisses, comme celles de mélisse, de menthe, d'oranger, se dessèchent à une température voisine de 15° à 20° ; celles qui sont succulentes et épaisses, comme celles de bourrache, de bouillon blanc, etc., exigent une chaleur plus forte.

Sommités fleuries. — Les sommités fleuries sont mises en bouquet et enveloppées dans des cornets de papier afin de les soustraire à l'ac-

tion décolorante de la lumière, et portées soit au séchoir, soit à l'étuve.
On prépare de cette manière les sommités fleuries : de petite centaurée,
menthe poivrée, melilot, origan, etc.

Fleurs. — La dessiccation des fleurs est plus difficile, car il s'agit de
conserver leur odeur et leur couleur.

On les monde de toutes les parties étrangères à la fleur ou à la partie
de la fleur que l'on veut conserver, on les étale en couches minces entre
deux feuilles de papier, puis on les porte à l'étuve ou dans un séchoir
échauffé par le soleil dont la lumière ne doit pas les frapper directement.

Fruits. — Les fruits secs, usités en pharmacie, sont exotiques,
comme la badiane, les cardamomes, la cévadille, la coque du levant,etc.
ou peuvent être considérés comme tels, à l'instar des dattes, raisins,
figues, jujubes, qu'on nous envoie du midi de l'Europe ou de l'Afrique.
On prend ces derniers séchés de l'année, ni trop secs et ni trop mous,
non attaqués par les mites.

Semences. — Les semences étant le plus souvent récoltées à parfaite
maturité, se conservent très bien dans un lieu sec, sans qu'il soit nécessaire de leur faire subir aucun traitement.

**Conservation des drogues simples indigènes et exoti-
ques.** — Après que les drogues simples ont été récoltées, desséchées
et privées des corps étrangers qui les souillent, il est important de
les soustraire aux causes qui peuvent les altérer. Ces causes sont
assez nombreuses :

1° La lumière, qui décolore les feuilles, les fleurs et beaucoup
d'autres substances ;

2° L'air qui, par son oxygène, dispose ces matières à la putréfaction ;

3° L'humidité, qui en relâchant les tissus, dispose aussi ces matières à la putréfaction ;

4° La poussière, qui contient des germes, agents actifs de la putréfaction.

Pour conserver les drogues simples, il est donc important de les
renfermer dans des vases inaccessibles à la lumière, à l'air, à l'humidité et à la poussière, et à cet effet, on peut employer soit des flacons en verre coloré, en faïence, en porcelaine ou en grès, toujours
très secs et exactement bouchés. Mais comme ces vases ont une capacité faible, on les remplace, pour conserver de gros objets, par
des boîtes ou des tonneaux peints en dehors et garnis intérieure-
ment de papier collé avec de la colle à laquelle on a ajouté de l'aloès
ou de l'alun pour les garantir des insectes.

Pour la conservation des fleurs, on peut employer avec avantage des estagnons en fer-blanc.

Il est des fleurs dont la conservation est difficile, en raison de l'humidité de l'air qu'elles attirent fortement et qui les fait fermenter (fleurs de bouillon blanc, de guimauve). Ces fleurs doivent être conservées dans des boîtes en bois placées dans un lieu sec. On peut aussi, d'après le Codex, à leur sortie de l'étuve, les renfermer dans des bocaux bouchés et goudronnés que l'on ouvre successivement au moment du besoin.

Quand on veut conserver des masses assez considérables d'une même plante, on se sert d'un procédé qui donne de très bons résultats : il consiste à soumettre la plante desséchée à une forte pression, qui en diminue considérablement le volume, en même temps qu'elle la préserve de toute altération, en empêchant l'air et l'humidité de pénétrer dans l'intérieur de la masse ; on enferme ensuite la masse pressée dans des toiles de manière à en faire un ballot. C'est par ce procédé qu'on conserve en Allemagne, en Angleterre et aussi en France, le houblon destiné à la fabrication de la bière. Dans le commerce de droguerie, on trouve aujourd'hui beaucoup de plantes provenant d'Amérique, conservées par ce procédé, qui semble être d'origine américaine : Ex. : le matico, le lobelia inflata, l'hamamelis, etc., etc.

Quel que soit le procédé employé pour conserver les drogues simples, il importe de les visiter souvent et de rejeter toutes celles qui ont perdu leur couleur, leur odeur ou qui ont été attaquées par les insectes.

Les plantes perdent, par leur dessiccation, une partie de leur poids. Il est quelquefois nécessaire de se rendre compte du déchet éprouvé, soit qu'on veuille connaître cette perte de poids au point de vue commercial, soit qu'obligé d'agir sur des plantes sèches, on désire savoir les quantités que représenteraient ces mêmes plantes à l'état frais.

Recluz, Henry et Guibourt, Dorvault ont dressé à cet égard des tableaux fournissant d'utiles indications ; mais elles sont approximatives, et peuvent varier, pour la même plante, selon l'âge et même l'année dans laquelle elle a été récoltée ; il faut donc considérer les chiffres donnés comme des moyennes. De l'examen de ces tableaux on peut tirer la conclusion suivante : en général, les substances végétales, prises en bloc, éprouvent une perte de poids de 3 parties sur 4, ou plus simplement 4 kilogrammes de substances fraîches donnent un kilogramme de substances sèches (1).

Triage ou mondation. — Avant d'être employées pour le service pharmaceutique, les drogues simples doivent subir l'opération du triage ou mondation. Elle a pour but :

De séparer par le lavage, le frottement ou tout autre moyen toute matière étrangère adhérente ou mêlée à une substance médicinale ; d'élaguer toute partie altérée, inutile ou nuisible.

On lave la gomme arabique, par exemple, afin d'enlever les corps étrangers qui souillent sa surface et une matière extractive amère qui la recouvre extérieurement ; les racines couvertes de terre sont frottées à l'aide d'une brosse ; la réglisse est râtissée à l'aide d'un couteau pour enlever son épiderme brunâtre ; on vanne ou crible certaines substances, afin de les séparer de la poussière, des parties altérées ou rongées par les vers et des pédoncules brisés. Il est souvent indispensable de trier, avant de les livrer à la consommation, certaines plantes exotiques qui nous arrivent très impures. C'est ainsi, par exemple, qu'on trie le séné qui contient des bûchettes, des follicules, des grabeaux, et quelquefois des feuilles étrangères souvent toxiques.

(1) Voir à ce sujet : Dorvault, *Officine*.

PHARMACOTECHNIE (PHARMACIE GALÉNIQUE) GÉNÉRALE

LIVRE PREMIER

OPÉRATIONS OU PROCÉDÉS PHARMACEUTIQUES

But. — Les matières premières, les drogues simples, que la nature fournit à l'art médical, sont rarement susceptibles d'être immédiatement utilisées en thérapeutique ; la plupart ont besoin, pour pouvoir être employées comme médicament, de subir diverses opérations pharmaceutiques, qui ont pour but de leur donner la forme pharmaceutique spéciale nécessitée par leur mode d'administration.

Les *opérations pharmaceutiques* servent donc à donner aux matières premières leurs formes pharmaceutiques.

Classification. — Elles peuvent être divisées en quatre classes :

Première classe. — Opérations servant à diviser les corps et celles employées pour opérer la séparation des parties actives et inactives des corps divisés (*Division et ses modes — Tamisation — Lévigation — Pulpation*).

Deuxième classe. — Opérations servant à dissoudre les corps et celles employées pour séparer les parties dissoutes de celles qui ne le sont pas (*Solution et ses modes — Décantation — Filtration — Clarification — Expression*).

Troisième classe. — Opérations employées pour séparer d'un corps une ou plusieurs parties de celles qui le composent et celles qui exigent l'intervention de la chaleur (*Torréfaction — Calcination et ses modes — Fusion — Solidification — Vaporisation et évaporation — Distillation — Sublimation*).

Quatrième classe. — Opérations employées pour le *pesage*, le *mesurage* et le *dosage* des médicaments, et pour la *détermination* des *densités*.

CHAPITRE I

PREMIÈRE CLASSE DES OPÉRATIONS PHARMACEUTIQUES.

Sommaire. — Première classe des opérations pharmaceutiques. — Division et ses modes (concassation, section, rasion ou limation, pulvérisation et ses divers modes). — Tamisation : tamis divers, cribles, tambours. — Désignation des tamis par numéros. — Lévigation. — Pulpation. — Tableau comparatif entre la pulvérisation et la pulpation.

Cette première classe comprend les opérations employées pour diviser les corps en particules plus ou moins ténues et celles qu'on met en œuvre pour opérer la séparation entre les parties actives et les parties inactives des corps ainsi divisés. A ce groupe appartiennent :

1º La division et ses modes ;

2º La tamisation ;

3º La lévigation ou dilution.

4º La pulpation.

§ 1. — De la division et de ses modes.

La division est une opération qui a pour but de produire une séparation des particules intégrantes des corps.

Elle peut s'opérer par quatre modes différents ;

1º La concassation ;

2º La section ;

3º La rasion ou limation ;

4º La pulvérisation.

La concassation est une opération à l'aide de laquelle on réduit un corps solide et dur en fragments plus ou moins volumineux, en se servant, suivant la nature des corps, du marteau ou d'un mortier.

Cette opération s'applique principalement aux feuilles, racines, écorces sèches ; on l'emploie toutes les fois qu'on veut soumettre une substance solide à l'action dissolvante d'un liquide, car alors les points de contact devenant plus nombreux, la dissolution est plus facile et plus prompte.

Le degré de division à donner par ce moyen doit être en raison de la texture du corps ; c'est-à-dire d'autant plus grand que la texture est plus serrée et plus compacte. Ainsi, par exemple, les feuilles n'ont pas besoin d'être concassées aussi finement que les écorces et les racines.

La section est une opération qui a pour but de réduire une substance en petits fragments ; elle diffère de la concassation parce qu'elle permet de donner aux fragments du corps le volume et la forme qu'on désire ; elle s'opère à l'aide d'instruments tranchants qui varient suivant la nature des corps : *haches, ciseaux, scies, couteaux, coupe-racines, cisailles.*

La rasion ou **limation** est une opération qui a pour but de diviser les corps en parties plus ou moins ténues ; elle s'opère de plusieurs manières : soit en frottant les corps avec la lime (fer, acier), le produit s'appelle *limaille* ; soit en râpant les corps avec une râpe, (corne de cerf, noix vomique), le produit s'appelle *râpure*. La râpure comme la limaille peuvent ensuite, à l'aide du pilon, être réduites en poudres plus fines.

La pulvérisation est une opération qui a pour but de diviser les corps solides en particules plus ou moins ténues.

Avant de procéder à cette opération, il est nécessaire de prendre un certain nombre de précautions préliminaires :

1re *Précaution.* — Dessécher avec le plus grand soin les matières que l'on veut soumettre à la pulvérisation : pour cela, on les expose, soit à l'étuve, soit au soleil.

2º *Précaution.* — Diviser les substances volumineuses en fragments plus ou moins gros, soit par concassation, section ou rasion.

3º *Précaution.* — Priver les substances que l'on veut pulvériser de toutes les matières étrangères qu'elles peuvent contenir.

Il est certaines racines (angélique, aristoloche, arnica, valériane), composées de radicelles rapprochées les unes des autres et qui retiennent de la terre dans les intervalles. Il est important de séparer cette terre qui se mêlerait à la substance pulvérisée. On y parvient en concassant légèrement ces racines et en les secouant sur un crible pour faire tomber la terre. On les sèche ensuite et on les pulvérise.

4e Précaution. — Faire subir à quelques substances quelques préparations particulières. C'est ainsi, par exemple : qu'on monde de leurs enveloppes, les semences des cucurbitacées, les amandes, les pignons d'Inde, les graines de Tilly ; qu'on rejette les semences contenues dans les capsules de pavots, ou celles engagées dans la chair de la coloquinte ; qu'on expose à la vapeur, pour les rendre moins coriaces, certaines semences, telles que la noix vomique ou la fève St-Ignace ; qu'on fait tremper le salep dans l'eau froide ; qu'on fait rougir et qu'on plonge dans l'eau froide les pierres siliceuses ; ce changement brusque de température, en modifiant l'état moléculaire, rend la pulvérisation plus facile.

On compte en pharmacie sept modes principaux de pulvérisation :

1° La contusion ;

2° La trituration ;

3° La mouture ;

4° Le frottement ;

5° La porphyrisation ;

6° La pulvérisation par intermède ;

7° La pulvérisation chimique.

La contusion consiste à mettre le corps dans un mortier et à le frapper fortement et perpendiculairement à coups de pilon. On l'emploie pour tous les corps durs, tenaces, qui ne se ramollissent pas par la chaleur ; tels sont les bois, les racines, les écorces, etc., etc. ; elle s'opère à l'aide de mortiers munis de leurs pilons.

Les mortiers peuvent être en fer, en porcelaine, en verre, en agate ou en marbre. Ils doivent avoir un intérieur lisse et uni qui ne présente ni fissures, ni trous ; avoir un fond large et n'être pas trop creux.

Les pilons doivent être de même nature que les mortiers, sauf pour les mortiers en marbre dont les pilons sont en bois, et avoir une tête qui ne soit pas trop aplatie.

La nature du mortier et du pilon doit varier, suivant la nature des substances à pulvériser. *Mortier de fer et pilon en fer*, pour les substances dures, compactes, qui ne risquent pas d'être colorées par le fer ; *mortier de marbre et pilon en bois*, pour les substances salines non acides ; *mortier et pilon en verre*, ou *mortier et pilon en porcelaine*, pour les substances salines acides ; *mortier et pilon en agate*, pour les substances salines très dures.

La pulvérisation par contusion doit se faire en suivant les règles générales suivantes :

1º Pulvériser dans une atmosphère très sèche les substances capables d'attirer l'humidité ;

2º Ne mettre dans le mortier qu'une petite quantité de substance à la fois ;

3º Tenir le mortier constamment couvert d'un sac de peau, et éviter que le sac, qui a servi à la pulvérisation des substances âcres ou odorantes, ne soit ensuite employé à la pulvérisation de poudres différentes.

Cette précaution est importante ; en effet, lorsqu'on pile une substance, les portions les plus ténues s'élèvent dans l'air et causent une perte plus ou moins considérable ; de plus le pileur peut être incommodé et quelquefois dangereusement affecté par la volatilisation de la poudre. Ces inconvénients seront évités en prenant la précaution de couvrir le mortier et le pilon avec un sac de peau en forme de cône qui est traversé par le pilon dans sa partie supérieure, et qui y est fortement attaché. La base du cône recouvre la bouche du mortier et se trouve liée à ses bords par une corde ou une courroie.

Ajoutons que lorsqu'il s'agit de pulvériser certaines matières, comme l'euphorbe, l'écorce de garou, les cantharides, la coloquinte. l'ipéca, le jalap, les sels de cuivre, de mercure, etc., l'opérateur doit prendre la précaution de se mettre un large bandeau de toile sur la bouche et les narines ou porter un masque sur la figure ;

4º Consulter la nature chimique du corps pour savoir si on doit le pulvériser sans résidu comme le jalap, ou avec résidu comme la digitale ;

5º Comme il est impossible de réduire de suite toute la substance au même degré de ténuité, il faut, de temps en temps, séparer les parties les plus ténues des parties les plus grossières.On exécute cette opération, appelée tamisation, à l'aide d'un tamis. Nous reviendrons sur la tamisation un peu plus loin.

La trituration se fait en broyant circulairement la substance, avec un effort proportionné à la résistance qu'elle oppose, entre l'extrémité du pilon et le fond du mortier. On l'emploie pour toutes les matières friables et pour tous les corps, que la chaleur produite par la contusion ramollirait et réduirait en masse ; c'est par ce mode de pulvérisation que l'on prépare les poudres de résines et de gommes-résines.

La mouture s'exécute à l'aide d'appareils variés : moulin à meule de pierre horizontale tournant sur une autre meule immobile ; moulin à meule mobile verticale ; moulin à noix d'acier ; moulin à cylin-

dres juxtaposés, tournant en sens inverse, tantôt unis, tantôt munis
de dents d'acier qui servent à déchirer ou à écraser les corps.

On pulvérise par mouture la fève St-Ignace, la noix vomique,
après que le tissu a été ramolli par la vapeur d'eau, les graines de
lin, de moutarde, le seigle ergoté.

Le frottement s'emploie pour les substances tendres, qui se pelo-
tonneraient sous le pilon. Elle s'exécute en prenant chaque morceau
de matière séparément et en le frottant sur un tamis placé sur une
feuille de papier. On prépare ainsi les poudres de céruse, de carbonate de magnésie.

La porphyrisation s'opère en faisant mouvoir une molette de
pierre très dure sur une table de même matière sur laquelle on a
déposé le corps déjà grossièrement pulvérisé. Elle a pour but de réduire en poudre très fine des substances très dures.

Elle s'exécute à l'aide *d'une molette*, petite masse de forme à peu
près conique dont la base est légèrement convexe, de matière dure
(*porphyre, marbre* ou *verre*) ; *d'une table* appelée *porphyre* (parce
qu'on fait souvent usage des tables de porphyre), mais cette table
peut, comme la molette, être en porphyre, en marbre ou en verre.

La molette et la table doivent être de la même matière ; elles doivent être plus dures que la substance à pulvériser, sans quoi une
partie de la pierre serait détachée et altérerait la pureté du produit.

Avant de soumettre un corps à la porphyrisation, il faut lui donner
un certain degré de ténuité, à l'aide d'un des modes de pulvérisation
déjà indiqués. Le fer est limé, pilé dans un mortier de fer et tamisé.
On pulvérise aussi au préalable les terres, les pierres et les sels.

La porphyrisation peut se faire avec l'intermède ou sans intermède de l'eau :

1º *Avec l'intermède de l'eau.* — Cette addition facilite l'opération
et la rend plus prompte, parce que la matière ne fuit pas aussi facilement sous la molette. On porphyrise à l'eau tous les corps qui ne
sont pas susceptibles d'être altérés par elle comme le corail rouge,
les yeux d'écrevisse. Souvent, quand une matière a été pulvérisée
à l'eau, on la forme en trochisques dans le but d'en faciliter la dessiccation ;

2º *Sans l'intermède de l'eau.* — Toutes les fois que l'addition de l'eau
peut altérer les substances à porphyriser, il ne faut pas l'employer.
Ainsi on ne peut pas faire cette addition avec le fer qui s'oxyderait,
avec les sels d'antimoine et de bismuth, qui pourraient se décomposer, ou avec les sels solubles.

Pulvérisation par intermède. — Il existe un certain nombre de substances qui, pour des causes différentes, ne peuvent pas être pulvérisées seules et exigent l'emploi d'agents intermédiaires, facilitant leur division, et qu'on appelle *intermèdes.*

Ce mode de pulvérisation comprend deux classes :

1º Pulvérisation au moyen d'un intermède qui reste uni à la poudre. Ainsi, par exemple la vanille se pulvérise avec du sucre qui en absorbe l'humidité. Il en est de même pour quelques substances molles et pour d'autres substances émulsives ;

2º Pulvérisation au moyen d'un intermède qui ne reste pas uni à la poudre. En voici quelques exemples : le phosphore fondu et agité dans de l'eau jusqu'à refroidissement, reste divisé par l'interposition des particules du liquide entre celles de ce métalloïde. Le calomel est réduit en poudre très ténue en faisant arriver sa vapeur dans un espace saturé de vapeur d'eau.

Pulvérisation chimique. — Lorsqu'on fait agir certains agents chimiques les uns sur les autres, on obtient par double décomposition, des précipités pulvérulents. L'opération qui donne lieu à ces précipités a été assimilée à une sorte de pulvérisation. Elle peut s'opérer de trois manières différentes :

1º *Par précipitation.* — Ex. : préparation du carbonate de chaux obtenu en mélangeant deux dissolutions, l'une de carbonate de soude, l'autre de chlorure de calcium ;

2º *Par hydratation.* — Ex. : préparation de la chaux en poudre, au moyen de l'eau ;

3º *Par réduction.* — Ex. : préparation de la poudre d'or en faisant agir une solution de sulfate de protoxyde de fer sur une solution de chlorure d'or.

Tels sont les divers moyens employés pour pulvériser les corps.

L'impossibilité dans laquelle on se trouve de réduire, dans une seule opération, en une poudre suffisamment fine, toute la matière qu'on a mise à la fois dans le mortier, oblige parfois à séparer les parties les plus ténues des parties les plus grossières. On arrive à ce but soit par la *tamisation*, à l'aide d'appareils spéciaux appelés *tamis*, soit par la *lévigation* ou *dilution*.

§ 2. — De la tamisation.

On exécute cette opération, à l'aide d'appareils spéciaux appelés *tamis*.

Le tamis est un instrument composé d'un cylindre creux en bois sur lequel est fortement tendu un tissu de soie, de laiton, de crin, à mailles plus ou moins serrées.

Les toiles de soie et de laiton sont très régulières et donnent des poudres très homogènes. On désigne les tamis, faits avec ces toiles, par des numéros qui indiquent le nombre de mailles, par 0 m. 027 millimètres ou par pouce. — (Un pouce = 0 m. 027).

Le tamis n° 100 veut dire qu'il y a 100 mailles dans 0 m. 027 ou dans un pouce ; le tamis n° 80 qu'il y a 80 mailles dans 0 m. 027 ou dans un pouce.

Les tamis de soie portent encore quelquefois, dans le commerce, les désignations suivantes :

N° 00 (140 mailles) par pouce ou 0 m. 027.

N° 0 (120 mailles).

N° 1 (100 mailles).

N° 2 (90 mailles).

N° 3 (80 mailles).

Les tissus de crin sont moins réguliers et donnent des poudres plus ou moins grossières et peu homogènes. On doit employer de préférence les tissus de crin, dits *tissus de Venise*, que l'on désigne par les numéros 1, 2, 3, etc., selon que le tissu est plus ou moins serré.

Les tamis en toile métallique et à mailles très larges, portent plus spécialement le nom de *cribles* (n° 25 et au-dessous).

On comprend facilement que la poudre obtenue par le tamisage sera d'autant plus fine que le tissu du tamis sera plus fin et ses mailles plus serrées.

Le tamisage doit s'effectuer en remuant circulairement le tamis, et non en lui imprimant des secousses brusques, qui déterminent le passage de particules trop grossières.

Lorsqu'on veut obtenir des poudres très fines ou lorsque la poussière qui s'élève de la masse est dangereuse à respirer, on emploie ce qu'on appelle le *tamis couvert* ou *tamis à tambour*. Il se compose d'un tamis ordinaire sur lequel s'emboîte, à la partie supérieure, un couvercle en peau et à la partie inférieure un tambour en peau destiné à recevoir la poudre. On emploie ces tamis pour la pulvérisation de matières âcres ou vénéneuses, comme l'ipécacuanha, le jalap, l'euphorbe, les cantharides.

Avant de terminer ce qui a rapport à ce sujet, nous devons dire un mot de *la séparation des poudres*.

Lorsque les corps qu'on veut pulvériser sont homogènes, comme les sels, le sucre, etc., on peut les pulvériser jusqu'à complet épuisement ; les produits qu'ils donnent aux divers temps de l'opération, ne diffèrent pas entre eux d'une manière sensible. Mais lorsque les corps à pulvériser sont composés de parties hétérogènes, différemment friables et douées de propriétés médicamenteuses plus ou moins actives, ils ne donnent pas des produits identiques aux différents moments de la pulvérisation ; de là la nécessité de fractionner l'opération et de séparer les portions inertes ou peu actives, afin d'améliorer le médicament.

Si les parties peu actives se pulvérisent tout d'abord, on rejette la première poudre. C'est ainsi, par exemple, qu'on doit rejeter la première poudre quand on pulvérise : la gomme adragante, qui contient des matières étrangères plus friables qu'elle ; le quinquina gris et la cascarille, qui contiennent des cryptogames inactifs.

Si les parties actives se pulvérisent tout d'abord, ce qui est le cas ordinaire, on retire environ les 3/4 en poids des substances à l'état de poudre, ou mieux on arrête l'opération dès que le résidu devient moins odorant ou moins sapide.

Enfin, pour avoir une poudre parfaitement homogène, il est indispensable de mélanger les différentes parties pulvérisées. Le mélange se fait en retournant toutes les poudres ensemble dans le fond d'un tamis ou sur un papier. Pour que le mélange soit exact, il convient même de les forcer à passer à travers un tamis dont le tissu soit plus lâche que celui qu'elles ont traversé en premier lieu.

§ 3. — De la lévigation ou dilution.

La *lévigation* ou *dilution* est un moyen de séparer d'un corps les parties les plus ténues des parties les plus grossières, en utilisant leurs vitesses différentes de précipitation lorsqu'elles sont en suspension dans l'eau.

Dans ce but, on fait une pâte avec la matière qu'on délaye dans l'eau, on laisse tremper quelques instants, puis on agite. Au bout de quelques minutes de repos, les fragments les plus lourds se déposent au fond du vase, tandis que la poudre la plus fine reste suspendue. On sépare cette poudre fine par décantation et on broie le résidu dans un mortier afin de le soumettre au même traitement.

La lévigation ou dilution ne peut s'appliquer qu'à des substances minérales sur lesquelles l'eau n'a pas d'action ; la craie et les terres bolaires (bol d'Arménie) sont les seules substances que l'on pulvérise par dilution dans les pharmacies.

On applique aussi la dilution à la préparation des poudres de sulfure d'antimoine et de sulfure de mercure ; mais comme ces matières ne sont pas susceptibles de se délayer dans l'eau, on les porphyrise préalablement, et l'on sépare par dilution, la poudre très fine des parties les plus grossières que l'on porphyrise de nouveau.

§ 4. — De la pulpation.

La pulpation est une opération qui a pour but de réduire en pâte molle les substances végétales.

Les médicaments, obtenus à l'aide de cette opération, appelés *pulpes*, sont des médicaments de consistance molle, formés par le mélange des parties tendres et charnues des végétaux.

La pulpation se rapproche beaucoup de la pulvérisation suivie de tamisation, et on peut dire que les pulpes sont aux plantes vertes ce que les poudres sont aux plantes sèches, c'est-à-dire qu'elles contiennent toute la substance de la plante (partie tendre et charnue) mais ne contiennent pas les parties trop dures ou trop ligneuses.

Elle comprend deux opérations distinctes :

1° Diviser les substances de manière à obtenir une pâte ;

2° Faire passer la pâte obtenue à travers un tamis pour avoir un mélange homogène et pour séparer les parties ligneuses des parties tendres et charnues.

1re *Opération*. — Pour diviser les substances de manière à obtenir une pâte, il faut : si le tissu de la plante est tendre, la piler tout simplement dans un mortier (feuilles et fleurs fraîches) ; si le tissu de la plante est compact, la râper avec une râpe (carotte, pomme de terre, etc.) ; si le tissu de la plante est peu succulent, on ramollit ce tissu par la coction opérée soit à l'aide de la vapeur, soit au four, soit sous la cendre, jusqu'à ce qu'on obtienne une pâte molle (pruneau, jujube, tamarin).

2° *Opération*. — La pâte étant obtenue, il faut, pour avoir un mélange homogène, et pour séparer les parties ligneuses des parties tendres et charnues de la plante, faire passer cette pâte à travers un tamis.

Pour cela, on met la pâte sur un tamis de crin, tamis dont les mailles seront plus ou moins serrées, suivant que l'on désire obtenir une pulpe plus ou moins fine. On écrase cette pâte à l'aide d'une large spatule en bois appelée *pulpoir*, et on la force à passer à travers les mailles du tamis.

On obtient ainsi la pulpe demandée, qui contiendra seulement la partie tendre et charnue de la plante ; car les enveloppes plus ou moins coriaces, les noyaux, les fibres ligneuses etc., ne pouvant pas passer à travers les mailles du tamis, resteront évidemment sur ce dernier.

On le voit, la pulpation est une sorte de pulvérisation, appliquée aux plantes vertes. En effet, comparons ces deux opérations :

PULVÉRISATION	PULPATION
Réduire les substances en poudre à l'aide d'un moyen de division convenablement choisi et approprié à la nature de la substance.	Réduire les substances en pâte à l'aide d'un moyen de division convenablement choisi et approprié à la nature de la substance.
Passer la poudre obtenue à travers un tamis pour obtenir un mélange homogène et séparer les parties trop dures ou trop ligneuses.	Passer la pâte obtenue à travers un tamis pour obtenir un mélange homogène et séparer les parties trop dures ou trop ligneuses.
Plus les mailles du tamis seront serrées, plus la poudre obtenue sera fine.	Plus les mailles du tamis seront serrées, plus la pulpe obtenue sera fine.
Pour faire passer la poudre à travers le tamis, il faut imprimer à ce tamis un mouvement circulaire.	Pour faire passer la pâte à travers le tamis il faut se servir du pulpoir.

CHAPITRE II

DEUXIÈME CLASSE DES OPÉRATIONS PHARMACEUTIQUES

Sommaire. — Solution et ses modes (solution simple, macération, infusion, digestion, décoction, lixiviation), appareils employés et corps auxquels s'appliquent ces modes. — Avantages. — Inconvénients. — Décantation. — Siphons divers. — Filtration. — Filtres divers. — Clarification : clairçage. Expression.

Cette deuxième classe comprend les opérations employées pour dissoudre les corps et celles que l'on met en œuvre pour séparer les parties dissoutes de celles qui ne le sont pas.

A ce groupe appartiennent les opérations suivantes :

1° La solution ou dissolution et ses modes ;

2° La décantation ;

3° La filtration ;

4° La clarification ;

5° L'expression.

§ 1. — De la solution ou dissolution.

On appelle dissolution ou solution l'opération par laquelle on dissout un corps dans un autre.

On dit qu'un corps se dissout ou qu'il est soluble dans un autre, lorsque les deux corps étant mis en contact, l'un des deux se désagrège sous l'influence du second et répartit uniformément ses molécules dans la masse de ce dernier.

On appelle solubilité la propriété que possèdent les corps de se dissoudre dans les différents véhicules employés comme agents de dissolution.

La dissolution des corps est une question des plus intéressantes et elle a fait l'objet d'un grand nombre d'études et de recherches, dues aux savants travaux de Gay-Lussac, Persoz, Poggiale, Kremers, Pohl, Mulder, Alluard, Maumené, Lœwel, Brandes, Tobler, Marignac, et à ceux plus récents de MM. Girardin, Diacon, Berthelot et Jungfleisch, Bourgoin, Payen, Lamy, Chastaing, Leidié, Dupuy (1), etc., etc.

La solubilité, ou pouvoir de dissolution des corps, doit-elle être considérée comme un phénomène mécanique, comme un phénomène chimique, ou comme un phénomène physique ? En d'autres termes l'action exercée par un liquide qui dissout un corps solide, est-elle d'ordre mécanique, physique ou chimique ? Qu'appelle-t-on dissolutions purement physiques et dissolutions accompagnées d'actions chimiques ? Quels sont les phénomènes qui se passent dans ces deux ordres de dissolutions ? Quelles sont les lois de la solubilité des corps et les causes susceptibles de les modifier ? Quelles sont les lois qui président au partage d'un corps entre deux dissolvants ? etc., etc.

Nous ne croyons pas devoir insister sur ces questions et nous nous bornerons à étudier la dissolution considérée comme moyen opératoire pharmaceutique.

Pour opérer la dissolution d'un corps, il faut plusieurs conditions :

1° Que le liquide, employé comme dissolvant ou véhicule, soit approprié à la nature du corps à dissoudre. Les liquides employés comme dissolvants en pharmacie sont : l'eau, l'alcool, le vin, la bière, le vinaigre, l'éther, la glycérine, les huiles fixes, le chloroforme, le sulfure de carbone, la benzine, l'essence de térébenthine, la vaseline ;

2° Que le liquide, employé comme dissolvant ou véhicule, soit en quantité suffisante. Il est impossible de déterminer, *a priori*, les quantités de liquides nécessaires pour les dissolutions. Ces quantités sont très variables et dépendent : de l'affinité du corps pour le dissolvant ; du degré de cohésion de ses molécules ; des principes qui accompagnent ou enveloppent celui que l'on veut dissoudre ; de la nature du liquide lui-même ;

3° Que le corps soit mis dans des conditions favorables. La solution des corps est généralement favorisée : par la division du corps à dissoudre ; par le contact prolongé entre le dissolvant et le corps à dissoudre ; par l'agitation du vase qui contient les corps mis en contact ; par l'élévation de température ; par la pression.

La solution d'un corps peut s'opérer par six méthodes générales :

1° La solution simple ;

2° La macération ;

(1) E. Dupuy, *Recherches sur la solubilité* (thèse pour le diplôme supérieur).

3° L'infusion ;

4° La digestion ;

5° La décoction ;

6° La lixiviation.

La solution simple est une opération qui consiste à dissoudre dans un liquide un corps entièrement soluble dans ce véhicule ; en d'autres termes, il y a solution simple toutes les fois qu'un corps peut se dissoudre dans un liquide sans aucun résidu.

On peut dissoudre par solution simple :

1° *Des gaz.* — La solution des gaz s'opérant mieux à froid qu'à chaud, il faut toujours opérer à une basse température (*Emploi des flacons de Woulf*) ;

2° *Des liquides.* — Cette solution s'opère en mélangeant le liquide que l'on veut dissoudre avec le dissolvant. Pour la dissolution de certains liquides, il est nécessaire de prendre quelques précautions.

Ainsi par exemple, si on veut dissoudre de l'acide sulfurique dans l'eau, il *faut verser lentement l'acide dans l'eau*, et non l'eau dans l'acide, pour éviter les soubresauts ;

3° *Des solides.* — La solution des corps solides peut se faire à froid ou à chaud ; à chaud, elle est plus rapide. On pourra donc employer la chaleur, lorsque le corps à dissoudre ou le véhicule ne sont pas altérables par la chaleur, comme le sont par exemple le vin, l'alcool, l'éther, etc., etc. On emploiera, pour faire la dissolution, des verres, des ballons, des capsules, des matras, etc.

La macération est une opération qui consiste à laisser tremper, à la température ordinaire, une substance plus ou moins longtemps dans un liquide. Le produit obtenu par cette opération, se nomme *macération* ou mieux encore *macéré*.

On emploie la macération dans quatre cas différents : quand les substances à dissoudre sont altérables par la chaleur ; quand les véhicules employés sont altérables par la chaleur ou volatils ; quand on opère sur une substance qui contient des principes différemment solubles, les uns à froid, les autres à chaud, et qu'on ne veut extraire que ceux qui se dissolvent à la température ordinaire ; quand on veut ramollir les corps, afin de les disposer à être attaqués par les dissolvants. Que l'on veuille, par exemple, extraire les parties solubles d'une racine très dense, ou d'un bois très dur, il conviendra, avant de la soumettre à l'ébullition, de la faire macérer pendant un temps assez long.

L'infusion est une opération qui s'effectue en versant un liquide bouillant sur le corps dont on veut extraire certaines parties solubles. Le produit obtenu s'appelle *infusé* ou *infusion*.

Les vases, dans lesquels on opère l'infusion, doivent être couverts et pouvoir supporter, sans se briser, un changement brusque de température.

On a recours à l'infusion dans le traitement des matières d'une texture délicate, qui sont facilement pénétrées par le liquide, et qui lui cèdent promptement tous leurs principes, comme les fleurs, les feuilles, etc., etc. On en fait aussi usage pour les corps qui renferment des matériaux volatils qu'une chaleur trop longtemps continuée dissiperait.

La digestion est une opération qui consiste à laisser tremper les corps dans un liquide chaud, élevé à une température supérieure à celle de l'atmosphère, mais inférieure à celle de son point d'ébullition.

Elle tient le milieu entre la macération et la décoction ; le liquide étant maintenu à un degré supérieur à celui de la température ambiante (macération) et inférieur à son point d'ébullition (décoction).

Quand la digestion s'exécute avec des liquides peu volatils, elle se fait facilement en plaçant dans un vase le corps et le liquide et en portant le mélange dans une étuve, au bain-marie, sur un bain de sable, sur des cendres chaudes.

Quand la digestion s'exécute avec des liquides volatils (alcool, éther, etc.) la digestion se fait dans un appareil distillatoire. Tout appareil propre à condenser les vapeurs et à les ramener dans le vase digestif, est propre à cette opération. M. Soubeiran conseille de se servir, pour les digestions faites avec des liquides volatils, d'un serpentin ordinaire, et de placer ce serpentin refroidi dans une position plus élevée que celle occupée par le vase qui contient le liquide en digestion (réfrigérant ascendant). Grâce à cette disposition, les vapeurs condensées soit dans le tube incliné, soit dans le serpentin, retombent dans le matras ou dans le bain-marie de la cucurbite (Voir fig. 1).

C'est par digestion que se préparent ordinairement les huiles médicinales.

La décoction est une opération qui consiste à soumettre un corps à l'action d'un liquide bouillant pendant un temps plus ou moins long.

La température de la décoction n'est pas fixe, elle varie avec le point d'ébullition du liquide employé, 100° pour l'eau, 78° pour l'alcool. On peut même, grâce à quelques appareils particuliers : marmites de Papin, autoclaves, digesteurs à soupape qui s'opposent à la sortie des vapeurs, retarder l'ébullition des liquides, dépasser la température de leur ébullition à la pression ordinaire et augmenter ensuite la puissance dissolvante des liquides.

La décoction, très employée autrefois, l'est beaucoup moins aujourd'hui pour les raisons suivantes : elle altère un grand nombre de principes organiques, donne des liquides troubles et souvent désa-

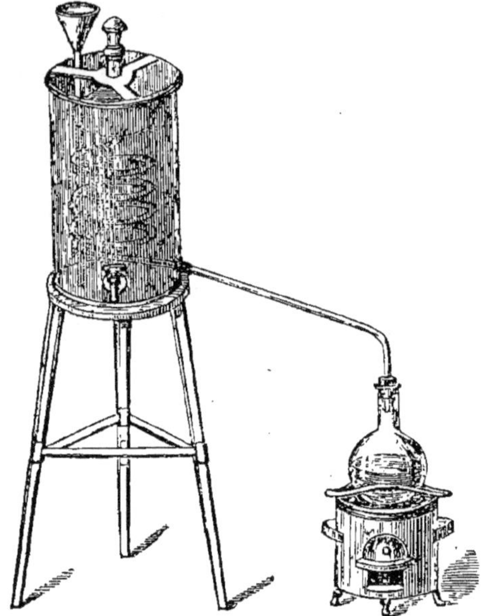

Fig. 1. — Vase distillatoire (disposition de Soubeiran).

gréables à boire, fait disparaître à peu près complètement tous les principes volatils, ne donne pas de médicaments plus actifs que l'infusion.

Il faut cependant employer la décoction dans plusieurs cas :

Quand les substances que l'on veut atteindre ne peuvent se dissoudre que par l'action plus ou moins prolongée de la chaleur ; ainsi, par exemple : c'est par la décoction que l'on traite les semences de céréales dont l'amidon doit fournir des liqueurs mucilagineuses ; on traite par décoction le lichen pour dissoudre son principe amyloïde, etc., etc. ; quand les matières que l'on doit dissoudre ne préexistent pas et ne se forment que par l'altération de quelques tissus : telle est la formation de la gélatine par l'action prolongée de l'eau sur les membranes ; quand les substances à traiter sont fraîches, d'une texture un peu compacte, car dans ce cas elles se laissent moins facilement pénétrer par des liquides froids que par des liquides chauds ; quand il s'agit d'attaquer des corps très denses que le liquide pénètre avec peine, ou toutes les fois que l'on veut avoir dans les liqueurs des matières insolubles et qui ne peuvent y exister qu'à la faveur d'autres principes et de l'action prolongée de la chaleur.

La lixiviation est une opération qui s'opère en versant sur une substance disposée en couches plus ou moins épaisses, un liquide froid ou chaud qui filtre au travers, et entraîne tout ce qu'il rencontre de soluble.

Elle est basée sur le phénomène physique suivant : un liquide, qui s'est emparé des parties solubles d'une poudre, au milieu de laquelle il est encore placé, abandonne cette poudre quand on fait agir sur lui, de haut en bas, une autre portion soit du même liquide, soit d'un autre liquide.

Il suit de là que si sur une substance déjà imbibée d'un liquide, qui s'est saturé de ses principes solubles, on verse une nouvelle quantité de liquide, ce dernier aura pour effet de chasser le premier, sans s'y mêler notablement, de telle sorte que les liquides se déplacent mutuellement, quelle que soit leur densité relative. Par l'addition successive de petites quantités de liquides, on arrive de la sorte à épuiser complètement une masse relativement considérable de matière.

La lixiviation est appelée *Méthode de déplacement*, parce que les couches de liquide se déplacent mutuellement, la seconde chassant la première, la troisième la seconde, etc. Elle s'opère à l'aide d'appareils variés dont les plus employés sont :

Les appareils de Boullay ou d'Egrot qui consistent en un cylindre en fer-blanc étamé ou en cuivre étamé d'une longueur quatre fois plus grande que son diamètre et terminé inférieurement par un cône muni d'un robinet. Ce robinet sert à modérer ou à suspendre, suivant le cas, l'écoulement du liquide employé pour la lixiviation. Un diaphragme, percé de trous, supporte la substance à lixivier. Un second diaphragme, également percé de trous, est posé à la surface de la poudre à lixivier ; il a pour but de maintenir la poudre et d'empêcher la surface de se creuser sous le poids du liquide qu'on verse. Un couvercle ferme au besoin le cylindre (fig. 2 et 3).

On remplace ces appareils par des allonges cylindriques en verre
bouchées ou non, portant au bas un robinet ; le robinet est quelquefois remplacé par un simple tampon de coton cardé ; on se sert aussi
d'entonnoirs en verre, soit à robinet, ou portant simplement un tampon
de coton cardé. On emploie avantageusement, pour faire des lixivia-
tions avec des liquides très volatils (lixiviation faite avec l'éther pour
la préparation des teintures éthérées), l'appareil à déplacement de

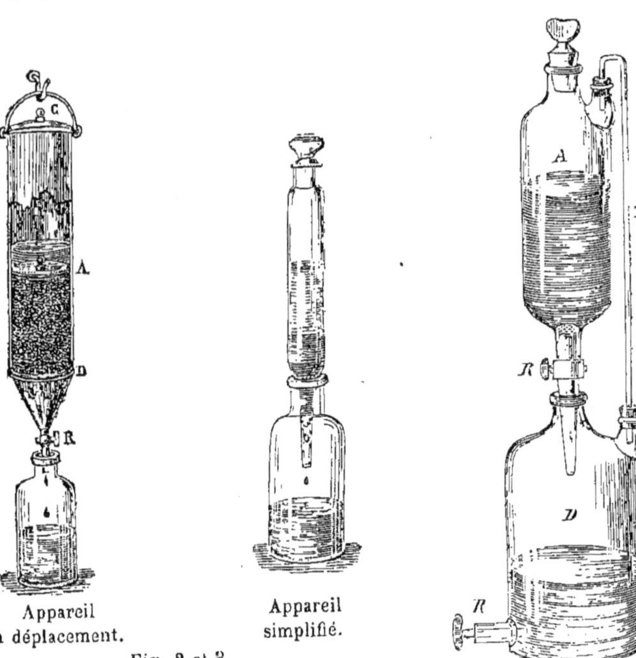

Appareil
à déplacement.

Appareil
simplifié.

Fig. 2 et 3.

Fig. 4. — Appareil
à déplacement de Guibourt.

Guibourt (voir fig. 4). Il se compose d'une allonge A munie d'un bouchon à l'émeri et d'un robinet R ; le col s'engage à frottement dans
un récipient D portant inférieurement un robinet R qui sert à extraire
la teinture de l'appareil. Afin d'éviter l'excès de pression, qui s'oppo-
serait à l'écoulement de la lixiviation, un tube latéral T fait communiquer le récipient avec la partie supérieure de l'allonge. On met
dans le col un petit tampon de coton ; on ajoute la poudre sur ce tam-

pon, on verse l'éther sur la poudre, et on ouvre avec précaution le robinet R de manière à permettre au liquide de pénétrer toute la poudre et de s'écouler très lentement dans le récipient.

Depuis que la lixiviation a été appliquée à la pharmacie grâce aux travaux de MM. Boulay, Payen, Robiquet, Guillermond, Dausse, Soubeiran, Buignet, on a cherché à modifier, de différentes manières,les appareils de lixiviation ou digesteurs, dans le but d'épuiser les substances avec une petite quantité de liquide, ce qui est très utile, par exemple : dans la préparation des extraits alcooliques ou éthérés ; dans le dosage des matières grasses d'une substance organique ; dans la préparation de certains alcaloïdes, ou résines. Dans ces opérations, en effet, on emploie des liquides volatils et d'une certaine valeur, qu'on a intérêt à ménager, comme l'alcool, l'éther, le chloroforme.

Les appareils les plus employés sont les appareils à déplacement continu appelés *digesteurs*. Ces appareils sont très nombreux, et parmi eux nous citerons ceux de Payen, Kopp, Schlœsing, Schmidt, Maumené, Cazeneuve et Caillot, Barbier, Guérin, Fleury, Cloëz, Damoiseau, Guichard, Bardy. L'un des plus employés dans les laboratoires est le *digesteur de Payen*. Dans cet appareil, on peut faire l'opération soit à froid, soit à chaud (pour cela on chauffe au bain-marie le liquide qui s'écoule dans la carafe et qui par le tube latéral repasse sur la poudre à lixivier (voir fig. 5).

La lixiviation est une méthode de dissolution avantageuse quand il est nécessaire d'obtenir des solutions concentrées, comme pour les liqueurs destinées à la préparation des extraits ; elle évite une concentration toujours nuisible aux liquides d'origine organique. Mais on lui reproche d'être une opération longue,ce qui,dans les temps chauds, peut permettre aux matières d'entrer en fermentation avant que leur épuisement par le liquide ne soit complet.

Pour rendre l'écoulement plus facile et plus rapide, on a proposé différents appareils qui agissent de deux façons : par une pression exercée à la surface du liquide au moyen d'une pompe foulante : par le vide imparfait produit par une pompe aspirante dans un récipient fermé qui porte le cylindre à lixiviation.

Parmi ces appareils, nous mentionnerons ceux de Romershausen, Payen, Zemech, Béral et celui de Berjot (fig. 6). Citons encore le filtre-presse Réal, dans lequel la pression exercée sur la surface du liquide est produite par une colonne de mercure (fig. 7).

L'emploi des appareils à pression fait disparaître un des inconvénients reprochés aux appareils à déplacement ordinaire, mais il en

produit un nouveau. L'écoulement devient trop rapide ; or on sait,
d'après les expériences les plus précises, que l'écoulement lent du
liquide est une condition nécessaire à l'épuisement par une petite
quantité de liqueur ; il faut que celle-ci ait le temps de pénétrer les

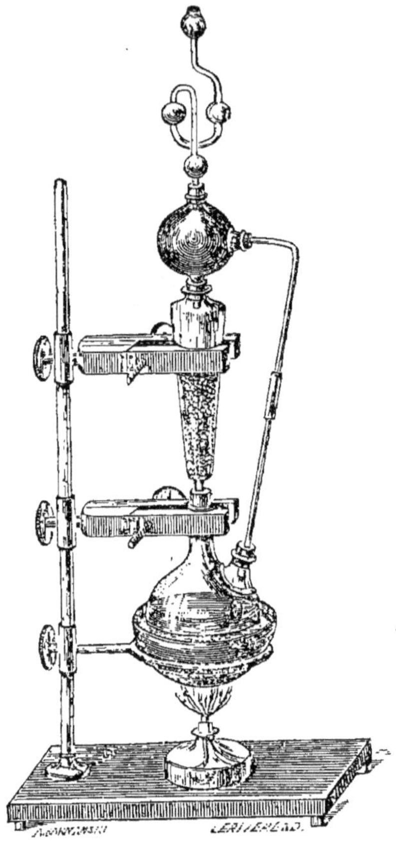

Fig. 5. — Digesteur de Payen.

cellules fermées de la plante et d'en extraire les parties qui y sont
contenues.

Avec Soubeiran, nous pensons qu'il faut, dans les laboratoires de
pharmacie, employer les appareils à lixiviation sans pression parce

que ces appareils sont d'un emploi commode et facile et donnent de très bons résultats.

Dans quel état doivent être les substances que l'on veut traiter par lixiviation ? Comment doivent-elles être placées dans l'appareil à lixiviation ?

Les substances que l'on veut traiter par lixiviation doivent être en poudre, mais elles ne doivent être ni trop finement ni trop grossièrement pulvérisées ; trop fines, elles opposent trop d'obstacles à l'é-

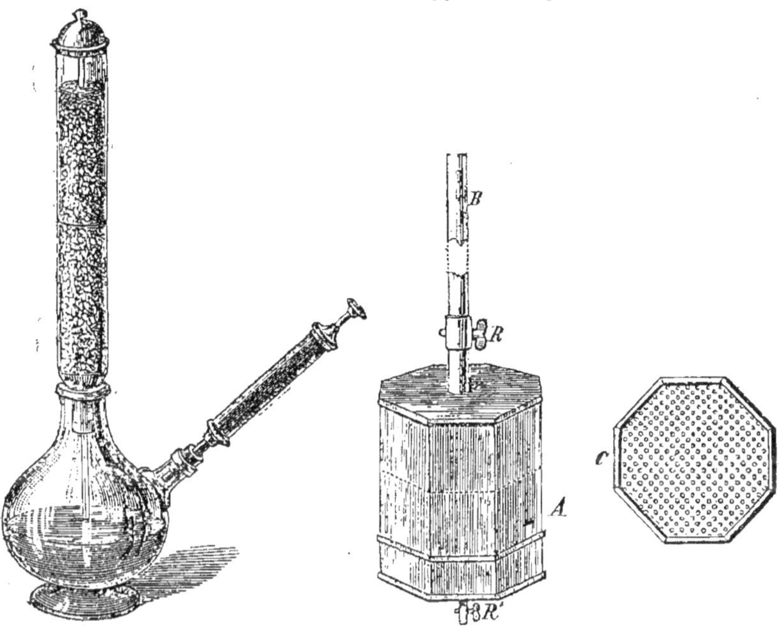

Fig. 6. — Appareil Berjot.   Fig. 7. — Filtre-presse Réal.

coulement des liquides, et l'opération est très longue ; trop grossières, elles livrent un passage trop facile aux liquides et la matière est mal épuisée.

Les substances ainsi pulvérisées doivent être placées dans l'appareil, et leur tassement doit être fait avec soin : pour que les liquides pénètrent régulièrement dans la masse ; pour qu'il ne se produise pas de fausses voies ; pour que les couches différentes de liquides ne se mélangent pas entre elles. A cet effet, il convient d'introduire la poudre par fraction dans l'appareil à déplacement, en frappant chaque fois légèrement sur ses parois, afin de tasser convenablement la masse et d'en égaliser la surface.

Le tassement des substances à traiter n'est pas toujours le même ; il varie, en effet, beaucoup d'après les substances ; d'après MM. Guillermond et Soubeiran on doit :

A. Tasser fortement les substances volumineuses ou très ligneuses (camomille, arnica, houblon, quassia-amara).

B. Tasser assez fortement les substances de texture ligneuse (colombo, écorce de grenadier, quinquina, ratanhia, etc.).

C. Tasser modérément les substances peu compactes (aconit, absinthe, armoise, belladone, ciguë, etc.).

D. Tasser peu les substances muqueuses en général (bardane, séné, etc.).

E. Ne pas tasser du tout les substances qui se gonflent.

Observons enfin, qu'une même matière doit être tassée différemment, suivant son degré de finesse et la hauteur de la colonne sur laquelle on opère. Quand on verse un liquide sur une poudre, si l'on voit qu'il pénètre très rapidement, c'est une preuve que la matière n'a pas été tassée suffisamment; il faut alors la comprimer en appuyant dessus avec le diaphragme dont nous avons parlé (appareil Boulay) ; et si l'on s'aperçoit que l'écoulement du liquide est trop prompt, on le modère en fermant partiellement le tube ou le robinet par lequel sort ce liquide.

Les liquides les plus employés en pharmacie pour la lixiviation sont : l'eau, l'alcool, l'éther ; on les emploie à froid ou à chaud. On connaît donc trois sortes de lixiviation :

1° Lixiviation aqueuse ;

2° Lixiviation alcoolique ;

3° Lixiviation éthérée.

On peut encore employer comme liquide digesteur : le chloroforme, le sulfure de carbone, la benzine, etc.

Ajoutons qu'on peut épuiser une même poudre par plusieurs dissolvants, lorsqu'on veut la priver de tous les principes qu'elle contient. La scille, par exemple, peut être épuisée : par l'éther, pour enlever les matières grasses ; par l'alcool, pour obtenir le principe actif ; par l'eau, pour enlever le sucre et les matières mucilagineuses.

Le Codex de 1866 avait adopté la lixiviation pour la préparation d'un grand nombre d'extraits et d'un très grand nombre de teintures alcooliques. Le Codex de 1894 a modifié sensiblement cette situation.

Le nombre des extraits préparés par lixiviation a été diminué ; quant aux teintures alcooliques, elles se préparent presque toutes actuellement par macération. Cependant le Codex nouveau laisse au pharmacien le choix entre l'ancien et le nouveau procédé, dans le cas où il penserait que le procédé par lixiviation est opportun ou applicable.

Les raisons qui ont fait adopter la macération ont été indiquées en ces termes par la Société de pharmacie de Paris : la méthode de lixiviation quoique excellente, présente l'inconvénient d'exiger des précautions particulières susceptibles de varier, non seulement avec des substances différentes, mais encore avec des quantités plus ou moins fortes de la même substance et avec le même degré de ténuité de la poudre.

La macération doit être préférée pour les raisons suivantes : parce qu'elle donne d'excellents résultats et ne le cède à la lixiviation que lorsqu'il s'agit d'épuiser une substance avec la plus petite quantité possible de véhicule, cè qui est applicable à la préparation des extraits, mais nullement à celle des teintures alcooliques, parce qu'elle donne des produits identiques à ceux de la lixiviation ; parce qu'elle n'exige pas de manipulation délicate, rien n'étant plus simple que de placer dans le même vase l'alcool et les substances et d'exprimer après contact suffisant, tandis que la lixiviation demande une certaine habitude et qu'il est facile d'échouer dans la pratique, par exemple, lorsque la poudre n'a pas été tassée dans l'appareil d'une manière convenable ; parce qu'elle n'exige pas comme la lixiviation, l'emploi des substances en poudre ; or, beaucoup de substances ne peuvent pas être facilement pulvérisées, ou ne peuvent l'être qu'après une dessiccation à l'étuve qui leur fait perdre une partie de leurs principes volatils ou actifs.

Le phénomène de la dissolution dégagé de toute action chimique exige pour se produire une certaine consommation de chaleur.

Cette consommation ou absorption de chaleur, nécessaire pour obtenir la dégradation moléculaire qui est la conséquence de la dissolution des corps, a été utilisée, comme source importante et facile de froid, afin d'obtenir ce qu'on appelle des *mélanges frigorifiques ou mélanges réfrigérants* (1).

Si l'on place dans un mélange réfrigérant un corps liquide, l'eau par exemple, ce corps passera à l'état solide, en éprouvant ce qu'on appelle le phénomène de la congélation.

(1) Voir E. Dupuy, *Recherches sur la solubilité* (thèse pour le diplôme supérieur), p. 10, tableau des mélanges réfrigérants de Ruddorf.

On met à profit les mélanges réfrigérants, pour obtenir la solidification ou congélation de certains liquides ou gaz et surtout la congélation de l'eau, pour obtenir de la glace.

Les mélanges réfrigérants, les plus souvent employés en pharmacie, sont :

		La température s'abaisse.
1° Sulfate de soude pulvérisé. .	4 P	de + 10° à — 9°.
Acide sulfurique à 36°.. . .	3 P	
2° Chlorure d'ammonium. . .	5 P	de + 10° à — 12°.
Nitrate de potasse.	5 P	
Eau.	16 P	
3° Nitrate d'ammoniaque. . .	1 P	de + 10° à — 16°.
Eau.	1 P	
4° Sulfate de soude pulvérisé. .	8 P	de + 10° à — 17°.
Acide chlorhydrique. . . .	5 P	
5° Phosphate de soude. . . .	9 P	de + 10° à — 20°.
Acide azotique.	4 P	

§ 2. — De la décantation.

La décantation est une opération qui consiste à séparer un liquide d'un solide, ou d'un autre liquide non miscible avec lui, mais qu'il tient en suspension ; elle remplit le même but que la filtration dont nous parlerons plus loin : elle en diffère seulement par la manière de procéder. Elle comprend deux opérations principales : 1° le dépôt ; 2° la séparation de ce dépôt du liquide qui le surnage.

A. Du dépôt. — Le dépôt se fait spontanément lorsqu'on abandonne le mélange des deux corps à un repos prolongé. Il ne peut s'effectuer que lorsque les matières à séparer présentent des densités différentes ; il est d'autant plus lent que la matière solide qui doit se déposer est plus finement divisée ; il est très notablement retardé dans les liqueurs visqueuses ; il doit de préférence se faire dans des vases cylindriques ou coniques.

B. De la séparation du liquide qui surnage le dépôt. — Elle peut s'opérer de diverses manières : 1° *par épanchement*, faire couler le liquide clair le long d'une baguette de verre en inclinant doucement le vase. Ce mode sert particulièrement pour séparer un liquide d'un dépôt solide ; il pourrait aussi être employé à la séparation d'un dépôt liquide, mais il est peu usité pour ce cas ; 2° *par aspiration,* on emploie à cet effet un instrument spécial appelé pipette. Ces deux premiers modes ne peuvent servir que lorsqu'on opère sur une petite échelle.

Si l'on agit sur de grandes masses, on peut opérer de plusieurs manières :

1° A l'aide de vases percés à leur paroi latérale d'un trou que l'on ferme avec un robinet ou un bouchon. Cette ouverture doit être placée au-dessus du fond du vase, à une hauteur telle que le dépôt ne s'élève pas jusque-là. Quand le dépôt est formé, ou ouvre le robinet ou le bouchon et on reçoit le liquide surnageant dans un vase à ce destiné ;

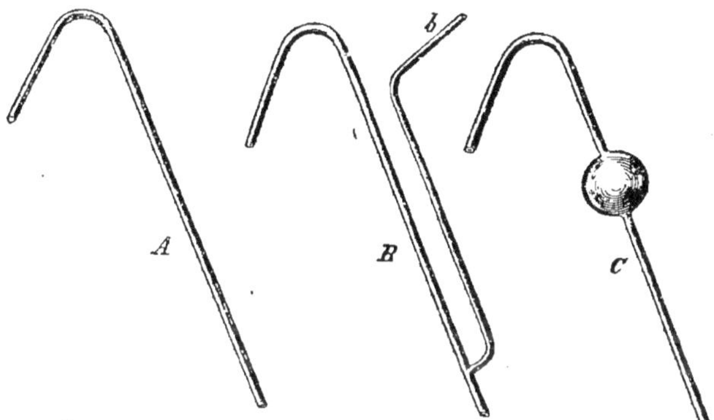

Fig. 8. — Appareils pour la décantation.

2° A l'aide de siphons. Ces appareils sont assez nombreux.

Le plus simple est un tube recourbé sur lui-même, de manière à avoir à peu près la forme d'un U renversé, dont une des branches serait plus longue que l'autre. Pour le faire fonctionner, on plonge la branche la plus courte dans la liqueur, et l'on aspire par l'extrémité de la grande branche : le siphon est amorcé. Le liquide s'élève dans le siphon, le remplit bientôt et continue de s'écouler jusqu'à ce que son niveau soit abaissé jusqu'à l'extrémité inférieure de la petite branche (Fig. 8 A).

L'amorcement du siphon ne peut pas toujours être pratiqué par le procédé que nous venons d'indiquer, parce que les liquides à décanter peuvent être dangereux à aspirer ou dégager des vapeurs également dangereuses à respirer. On a alors recours aux appareils et procédés suivants :

1° Quand les liqueurs dégagent des vapeurs dangereuses, on peut se servir, pour la décantation, du siphon ordinaire, mais on modifie le procédé opératoire. Avant de plonger le siphon dans le liquide à décanter, on le remplit d'un liquide semblable ou de tout autre que l'on puisse sans inconvénient mêler au produit. On bouche avec les doigts les deux bouts du siphon, on plonge l'extrémité la plus courte dans le liquide à décanter et l'on ôte son doigt de l'extrémité de la grande branche : l'écoulement s'établit aussitôt.

2° On emploie avec avantage le *siphon de Bunten*. C'est un siphon ordinaire qui porte une boule vers le haut de la branche la plus longue. On remplit de liquide semblable au liquide à décanter ou de tout

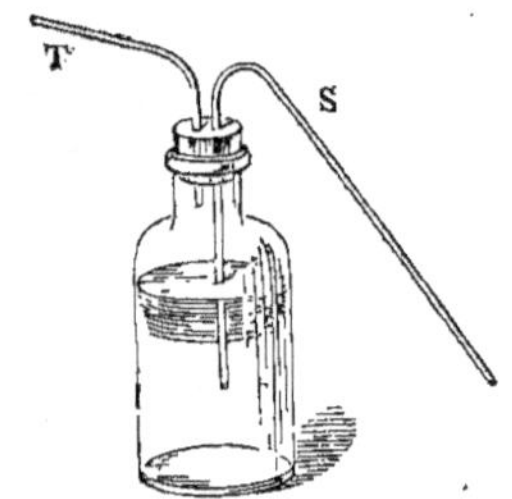

Fig. 8 D. — Appareil à décantation.

autre que l'on puisse sans inconvénient mêler au produit la branche longue et la boule, et l'on plonge la petite branche dans le liquide à décanter. La boule, en se vidant, entraîne le liquide dans la branche courte, et bien que la boule soit en partie vidée, le courant se maintient (Fig. 8 C).

3° On peut encore, dans les mêmes circonstances, se servir de l'appareil suivant : on ferme le col du vase par un bouchon percé de deux trous, l'un destiné à livrer le passage à la petite branche du siphon et l'autre à un petit tube qui plonge dans le vase. Le tout doit être adapté de manière que l'air extérieur ne puisse pas pénétrer entre le bouchon et les parois du vase et ceux des tubes. On souffle par l'extrémité du petit tube, par là on augmente la quantité d'air dans la capacité vide du vase et par suite la pression qui est exercée à la surface du liquide. Cette pression détermine l'ascension du liquide dans le siphon (Fig. 8 D).

4° Quand les liquides sont de nature telle que l'on puisse craindre d'en aspirer dans la bouche en faisant le vide dans la capacité du siphon, on emploie le siphon à branche (Fig. 8 B).

Enfin la décantation s'opère par les entonnoirs. Lorsque le dépôt est liquide, la séparation se fait très facilement au moyen de l'entonnoir à robinet. On verse dans l'entonnoir les liquides à séparer ; lorsque le liquide le plus dense s'est rassemblé au fond, on ouvre doucement le robinet et on laisse la couche inférieure s'écouler lentement dans un vase placé en dessous.

§ 3. — Filtration.

La filtration est une opération qui a pour but de séparer d'un liquide toutes les matières étrangères qu'il tient en suspension.

Elle s'exécute en faisant passer le mélange à travers un corps dont les pores, très serrés, donnent passage aux liquides, mais retiennent les corpuscules solides, et elle se pratique avec des matières filtrantes appelées filtres.

Les filtres peuvent être faits avec différentes substances, et les plus employées sont : *le papier, les étoffes de laine, de fil, le coton cardé, le sable, le verre pilé, le grès, les pierres poreuses, l'amiante ou asbeste, le glaswolle.*

Le Papier est du papier gris ou blanc non collé, appelé *Papier Joseph.* Le papier gris est plus facilement perméable que le papier blanc, mais il est moins pur que lui ; il laisse souvent passer des liqueurs un peu louches, quelquefois même il colore les dissolutions.

Les impuretés, contenues dans le papier gris et aussi dans le papier blanc, mais en beaucoup moins grandes quantités, sont des chlorures, du carbonate de chaux, de l'oxyde de fer. On peut enlever ces impuretés, qui peuvent se dissoudre dans les liqueurs à mesure que la filtration se fait et leur communiquer une odeur et une saveur désagréables, utiles à éviter dans beaucoup de cas, en lavant plusieurs fois les filtres avec de l'eau bouillante, ou avec de l'eau aiguisée d'acide chlorhydrique.

Les papiers, fournis par le commerce, sont généralement assez purs pour servir, sans aucune espèce de préparation, à la filtration des diverses liqueurs pharmaceutiques.

A côté de ces papiers commerciaux, ordinairement employés, on trouve un papier, très souvent usité, surtout en analyse chimique et qui présente tous les caractères que l'on doit exiger d'un bon papier pour les filtrations. Voici ces caractères : un papier, propre aux filtrations, examiné par transparence, ne doit présenter ni solutions de continuité, ni inégalités d'épaisseur ; il ne doit rien fournir aux liqueurs qu'on veut y faire passer, n'être ni attaqué ni corrodé par elles, et avoir des pores assez petits pour retenir les particules les plus ténues qui se trouvent en suspension dans un liquide.

Les filtres en papier sont de deux espèces, suivant l'objet qu'ils doivent remplir :

1º *Filtres unis*. — On les emploie toutes les fois que la substance tenue en suspension dans le liquide doit être conservée. Ainsi, par exemple, quand on filtre un précipité que l'on veut recueillir.

2º *Filtres à plis*. — On les emploie toutes les fois que la substance tenue en suspension dans le liquide ne doit pas être conservée, ce qui est le cas ordinaire en pharmacie.

Pourquoi donne-t-on cette forme au filtre à plis ? Pour plusieurs raisons :

Pour qu'il se prête à la forme de l'entonnoir dans lequel on le placera (cet entonnoir pouvant être du reste, comme on le sait, soit en verre, en grès, en fer-blanc, en faïence, en porcelaine, en cuivre étamé) ; pour qu'il ne touche l'entonnoir qu'en quelques points.

Afin d'éviter que le contact du filtre avec l'entonnoir n'ait lieu sur un trop grand nombre de points, on emploie différents moyens : on place des baguettes de verre, de bois ou des brins de paille entre le filtre et l'entonnoir : on construit des entonnoirs en fil métallique qui ont la forme du papier plié (filtre Dublanc) ; on se sert, comme cela a lieu en Angleterre et aux États-Unis, d'entonnoirs à cannelures intérieures droites ; on emploie aussi des entonnoirs de cristal, dits spiralifères, dont la surface est formée de spires venues par le moulage.

La filtration avec les filtres en papier, doit se faire avec les précautions pratiques suivantes : ne pas trop enfoncer le papier dans l'entonnoir, parce qu'il obstruerait le passage et empêcherait la filtration ; ne pas enfoncer le papier trop peu dans l'entonnoir, parce que le fond du filtre perdrait ses plis, s'arrondirait, et n'étant plus soutenu par les parois du vase, céderait à la pression du liquide et se déchirerait ; le filtre ne doit pas dépasser l'entonnoir, parce que le liquide pourrait tomber en dehors ; avoir soin, lorsqu'on fait porter l'entonnoir sur un flacon à une seule tubulure, d'éviter que la tige de cet entonnoir ne bouche trop exactement le goulot, afin de laisser une issue à l'air.

Lorsqu'on a de grandes quantités de liquide à filtrer au papier, on supprime l'entonnoir, et l'on se contente d'étendre le papier sur une toile tendue sur un châssis ou carré.

On filtre au papier : les eaux, les teintures, les alcools, les vins, les vinaigres médicinaux, les acides et les alcalis étendus, les sucs, les sirops, etc.

La filtration peut être accélérée par l'emploi des entonnoirs à longue douille ou à boucle recourbée qui agissent par aspiration du liquide filtré ; en diminuant la pression au-dessous du filtre à l'aide des trompes à vide (trompe d'Alvergnat) très employées dans les laboratoires de chimie ; en augmentant la pression au-dessus du filtre à l'aide des filtres-presses très usités dans l'industrie.

Les filtres de laine très employés pour filtrer les sirops, les mellites, les sucs dépurés et quelques autres liquides visqueux sont de trois sortes :

1° *Blanchets ou étamines.* — C'est une pièce d'étoffe de laine, de feutre, ou de coton croisé, fixée par ses quatre coins sur un carré en bois.

2° *Chausses d'Hippocrate.* — C'est un filtre, de même nature et destiné aux mêmes usages que les étamines, ayant la forme d'un cône dont le sommet est tourné en bas, et dont la base est maintenue à l'aide d'un cerceau auquel elle est attachée.

3° *Filtre de Taylor.* — C'est un filtre en laine, ayant la forme d'un sac et d'une dimension de 2 mètres de longueur sur 0 m. 30 de largeur. A la partie interne de son extrémité fermée est attachée une corde, plus grande que le filtre, et qui sert à remonter le fond du sac jusqu'à l'ouverture supérieure. Il a l'avantage : de présenter une surface filtrante considérable, par rapport à la quantité de liquide qu'il contient ; de filtrer rapidement, parce que la colonne liquide étant assez élevée, environ 1 mètre, la pression hydrostatique, qu'elle exerce sur les parois du filtre, concourt à favoriser l'écoulement du liquide. Dans les arts, on réunit plusieurs filtres Taylor qu'on renferme dans une cavité close.

Les filtres de coton sont employés pour filtrer les liquides précieux non corrosifs ; on s'en sert en particulier pour les huiles essentielles. A cet effet, on introduit dans le col d'un entonnoir un peu de coton cardé que l'on comprime légèrement et l'on verse dessus le liquide, qui s'écoule goutte à goutte. Ce moyen n'entraîne avec lui presqu'aucun déchet.

Les filtres en verre pilé sont très fréquemment employés pour filtrer les liquides corrosifs, comme les acides minéraux.

Avant d'opérer la filtration avec le verre pilé, il faut avoir la précaution de faire tremper le verre, qui doit entrer dans la composition du filtre, dans de l'acide chlorhydrique concentré qui dissout toutes les parties terreuses adhérentes et de le laver ensuite à grande eau pour séparer tout l'acide excédant.

Le verre pilé étant lavé, on place dans le col d'un entonnoir en verre, d'abord des morceaux de verre grossier, on les recouvre successivement par du verre de plus en plus divisé, et l'on termine par une couche de verre en poudre. C'est sur cette couche de verre en poudre que l'on verse l'acide. Celui-ci, en filtrant sur cette colonne, abandonne les matières étrangères qui troublaient sa transparence.

Les filtres en grès et en sable peuvent être employés pour la filtration des liquides corrosifs, comme les acides minéraux. Mais il faut, dans ce cas, avant de s'en servir, les laver à l'acide chlorhydrique et à l'eau. Pour la filtration des eaux, on emploie souvent des filtres faits avec une couche de sable.

Les filtres en asbeste ou amiante sont très usités pour filtrer les substances qui s'altèrent au contact des matières organiques comme les solutions de permanganate de potasse par exemple.

L'asbeste ou amiante est un silicate double de magnésie et de chaux, inaltérable et infusible, ce qui permet de l'employer de nouveau, après l'avoir fait rougir au feu, pour détruire les matières organiques qu'il peut contenir.

Filtres en coton-verre ou glaswolle. — Ces filtres, faits avec un verre étiré en fil et qui a la souplesse de la soie la plus délicate, sont employés pour filtrer : des solutions acides ou alcalines ; des solutions salines, comme le nitrate d'argent ; pour filtrer le collodion, la liqueur de Fehling, etc. Le glaswolle offre l'avantage de pouvoir servir un très grand nombre de fois, puisqu'il suffit pour le purifier, de le laver à grande eau et de le faire sécher.

Pour l'usage, on l'introduit dans un entonnoir ordinaire, ou dans un entonnoir muni d'un petit renflement à la partie supérieure de la douille et l'on verse dessus le liquide à filtrer.

Filtres divers. — Les filtres en charbon, en laine poreuse, en couches alternantes de sable et de charbon, en laine tontisse rendue imputrescible d'après le procédé Souchon (*au moyen de plusieurs immersions préalables dans une infusion de noix de galle, puis dans un bain bouillant d'acétate de fer*), en éponges superposées, ont été utilisés et proposés dans l'économie domestique pour opérer la filtration des eaux. Nous n'avons pas à insister ici sur ces moyens.

Filtrations spéciales. — La filtration d'un certain nombre de corps doit être opérée avec des précautions spéciales qu'il convient de passer en revue.

Si l'on veut filtrer des corps gras liquides qui se solidifient facilement à la température ordinaire, l'huile de ricin, par exemple, ou des corps gras solides et facilement fusibles, comme l'huile de laurier, le beurre de cacao, il faut opérer la filtration à chaud. Cette filtration à chaud s'opère à l'aide d'entonnoirs doubles ou entonnoirs à double enveloppe, entre lesquels on fait arriver soit de l'eau chaude, soit de la vapeur d'eau. Si l'on ne possédait pas d'entonnoir double, on pourrait se servir d'un entonnoir ordinaire qu'on place dans une étuve (voir fig. 9).

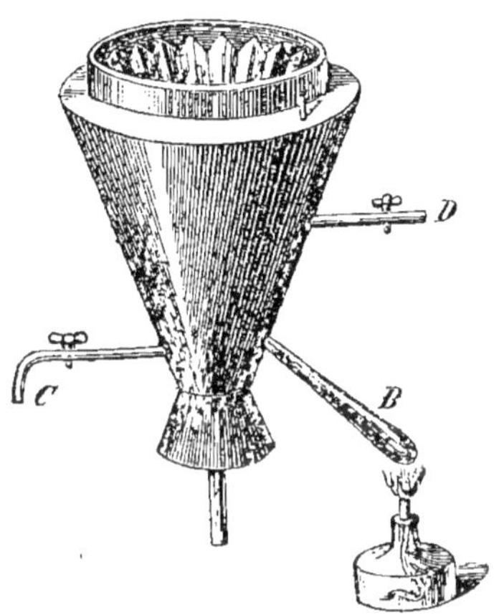

Fig. 9. — Filtration à chaud.

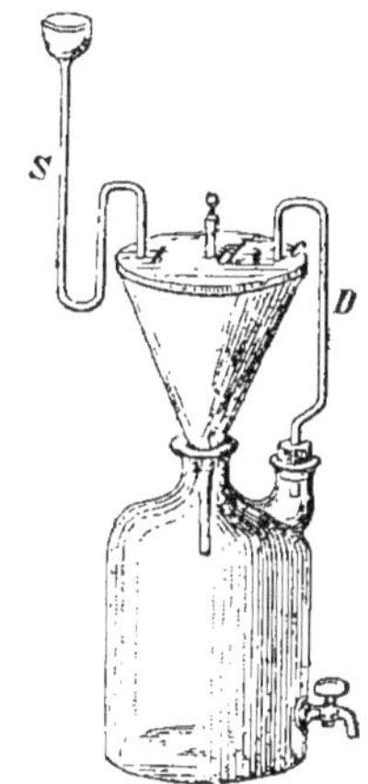

Fig. 10. — Appareil Donavan, modifié par Riouffe.

La filtration des liquides volatils ou altérables à l'air se fait à l'aide de l'appareil Donavan, modifié par Riouffe (voir fig. 10).

Cet appareil se compose : d'un entonnoir dans lequel on place un filtre *en rapport avec la nature du liquide à filtrer*. Ce filtre peut donc être en papier, en coton, en amiante, en verre pilé, etc. L'entonnoir est fermé à sa partie supérieure par un couvercle percé de trois ouvertures. La première est en rapport avec un tube en S ; c'est par ce tube que se fait l'introduction du liquide à filtrer. Ce tube sert aussi à maintenir la communication avec l'atmosphère. La seconde C porte un tube latéral D qui établit une communication entre l'entonnoir et le récipient et empêche tout excès de pression entre les deux vases. La troisième ouverture qui peut être fermée par un bouchon à l'émeri, sert à donner issue à l'air déplacé par le liquide ; on la maintient ouverte pendant l'introduction du liquide, on la ferme ensuite et la filtration s'exécute avec régularité.

§ 4. — De la clarification.

La clarification est une opération qui a pour but de séparer des liquides ou même des solides, les matières étrangères qu'ils contiennent, en employant pour opérer cette sorte de purification, des corps étrangers servant d'intermèdes.

La clarification est en effet une sorte de purification par intermède ; car elle est basée sur l'emploi de corps capables de se modifier par la chaleur ou par les agents chimiques. Les corps employés comme intermèdes sont :

L'albumine animale ; l'albumine végétale ; le papier ; la gélatine ; la colle de poisson.

Albumine animale. — Elle est empruntée tantôt à l'œuf des gallinacés, tantôt au sérum du sang de bœuf.

On emploie *le blanc d'œuf* pour toutes les opérations qui se pratiquent sur une petite échelle.

On délaie ce blanc d'œuf dans une faible quantité du liquide à clarifier, de manière à dissoudre l'albumine en brisant les cellules qui la renferment, mais sans produire une mousse trop abondante. On verse doucement la solution albumineuse dans le liquide à clarifier.

Que se passe-t-il alors ? Quand la température a atteint de 60° à 75°, l'albumine se coagule sous l'influence de la chaleur ; en devenant insoluble, elle forme des réseaux qui englobent les particules étrangères et les entraîne à la surface, en vertu de sa légèreté ; on l'enlève ensuite sous forme d'écume. Ce mode opératoire s'applique à la clarification d'un très grand nombre de sirops.

On emploie l'*albumine animale* provenant du sérum de sang de bœuf, lorsqu'il s'agit de clarifier de grandes quantités de liqueurs, comme cela a lieu dans la clarification industrielle du sucre.

Albumine végétale. — Les sucs végétaux contiennent souvent de *l'albumine végétale* à l'état de dissolution. Lorsqu'on chauffe ces sucs, l'albumine qu'ils renferment se coagule, et agissant mécaniquement à la manière de l'albumine animale, elle entraîne la chlorophylle et les portions de fibres divisées qui troublaient la transparence de ces sucs. C'est précisément en s'appuyant sur cette propriété de l'albumine végétale que l'on dépure les sucs des plantes vireuses, avant de les convertir en extraits, comme les sucs de ciguë, dé belladone, de datura stramonium.

Papier. — Nous avons vu que beaucoup de sirops pouvaient se clarifier à l'aide de l'albumine animale. Il existe cependant un certain nombre d'entre eux qui ne peuvent pas être clarifiés par ce procédé, soit parce que l'albumine peut s'unir à quelques matières organiques, soit parce qu'elle laisse dans la préparation quelques parties qui deviennent plus tard une cause de fermentation. On a alors recours à la clarification au papier par la méthode de Desmarets, sur laquelle nous n'insistons pas en ce moment parce que nous aurons occasion d'y revenir lorsque nous parlerons des sirops.

Gélatine et colle de poisson. — Pour la clarification des vins, on emploie la gélatine et la colle de poisson. Cependant, pour le vin rouge, on emploie de préférence le blanc d'œuf ; il forme avec le tannin du vin, une combinaison insoluble qui se précipite en entraînant les corps en suspension.

On peut rapprocher de la clarification l'opération du *clairçage* qui consiste à faire filtrer dans une masse cristalline une solution concentrée de même nature. On clairce par exemple, les pains de sucre, à l'aide d'une solution concentrée de sucre pur, afin de déplacer la mélasse qui imprègne les cristaux.

§ 5. — De l'expression.

L'expression est une opération toute mécanique qui consiste à séparer d'une substance molle et solide des liquides qu'elle renferme.

Lorsque la pression à exercer doit être modérée, et que par conséquent elle n'exige pas l'intervention d'une grande force, on se contente de presser entre les mains ou mieux de tordre un linge dans lequel on a placé les substances à exprimer.

Mais, lorsque la quantité de matières à exprimer est considérable ou, lorsqu'il est nécessaire, pour en séparer le liquide, de développer une force plus grande, on fait usage de presses à formes variées.

Les presses peuvent être : hydrauliques, à leviers, à cylindres ou à vis ; ces dernières (presses à vis) sont à peu près les seules employées dans les officines. Une des plus usitées est la presse Collas (voir fig. 11). Elle est en fonte, d'une seule pièce, très portative, et peut se fixer sur une table à l'aide de quatre vis.

Pour assurer le fonctionnement satisfaisant d'une presse, il faut prendre les précautions suivantes :

1° Choisir des plateaux inattaquables par les corps pressés ;

2° Étendre la matière à presser en une couche d'égale épaisseur dans toutes ses parties, afin que la pression s'exerce également et uniformément sur toute la masse ;

3° Placer cette matière exactement au centre du plateau inférieur, pour ne pas fausser la vis ;

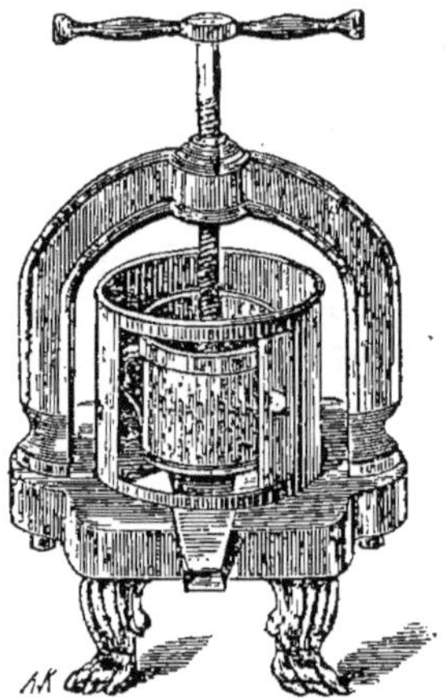

Fig. 11. — Presse de Collas.

4° Augmenter lentement et graduellement la pression, pour éviter la rupture des linges, toiles, ou sacs qui enveloppent les substances à exprimer ;

5° Enfin, lorsque les principes, qu'il s'agit d'extraire, ne sont pas fluides à la température ordinaire, il convient de les exprimer entre deux plaques chauffées à une température voisine de 100°. Cette précaution doit être prise pour l'extraction de l'huile d'œufs, des beurres de cacao et de muscade, de l'huile des fruits de laurier.

CHAPITRE III

TROISIÈME CLASSE DES OPÉRATIONS PHARMACEUTIQUES.

Sommaire. — Torréfaction, différence avec la dessiccation ; capsules, téts, bassines, brûloirs. — Calcination et ses modes (grillage, incinération, carbonisation, décrépitation), creusets divers.— Fusion. — Fusion ignée. — Fusion aqueuse. — Détermination du point de fusion. — Mélanges réfrigérants. — Fabrication de la glace. — Solidification. — Vaporisation. — Distillation (alambics, cornues). — Distillation fractionnée. — Distillation dans le vide. — Sublimation.

Cette classe comprend les opérations pharmaceutiques employées pour séparer d'un corps une ou plusieurs des parties qui le composent et qui exigent l'intervention de la chaleur.

A ce groupe appartiennent les opérations suivantes :

1° La torréfaction :

2° La calcination et ses variétés ;

3° La fusion ;

4° La solidification ;

5° La vaporisation ;

6° La distillation ;

7° La sublimation.

§ 1. — De la torréfaction.

La torréfaction est une opération qui consiste à soumettre, à une chaleur modérée, pendant un temps généralement court, des corps, que l'on veut priver d'eau, dont on veut changer en partie la nature, ou dont on veut modifier certains principes immédiats.

La torréfaction n'est appliquée qu'aux matières organiques. Elle se distingue de la dessiccation, avec laquelle elle a quelques rapports, par les caractères suivants :

<table>
<tr><td>

DESSICCATION.

A pour objet d'enlever aux plantes leur eau de végétation, *mais en évitant autant que possible toute altération du parenchyme.*

</td><td>

TORRÉFACTION.

Dans la torréfaction, il y a *toujours altération partielle,* soit parce que la chaleur fait disparaître des matières volatiles, inutiles ou nuisibles, soit parce qu'elle modifie certains principes immédiats.

</td></tr>
</table>

La torréfaction peut s'effectuer :

1º Dans des vases non couverts, peu profonds, capsules, têts, ou bassines, chauffés à feu nu ou au bain de sable, en ayant soin d'agiter constamment la matière à torréfier avec une spatule, afin d'uniformiser l'action de la chaleur ; 2º dans des cylindres en tôle fermés, tournant sur leur axe, au-dessus d'un foyer de bois ou de charbon et qu'on appelle brûloirs. Le brûloir est d'un usage vulgaire pour la torréfaction du café.

La torréfaction était autrefois très usitée. On s'en servait pour dissiper, disait-on, le principe vireux de l'opium ; pour faire perdre à la rhubarbe ses propriétés laxatives, et lui conserver seulement ses propriétés astringentes ; pour rendre les glands amers et astringents ; mais aujourd'hui elle ne s'applique plus guère qu'au café, à la chicorée, au cacao, à la fécule et aux éponges.

La torréfaction du café amène certaines modifications partielles dans la caféine, les principes aromatiques, l'acide cafétannique contenus dans le café, qui ont pour effet d'en développer l'arôme.

La torréfaction communique à la racine de chicorée sauvage une amertume et un arôme qui se rapprochent beaucoup de ceux du sucre caramélisé.

La torréfaction du cacao a pour but de rendre les enveloppes du cacao friables et de lui enlever une odeur de moisi qui se développe souvent pendant la traversée.

La torréfaction de la fécule a pour but de transformer l'amidon en dextrine.

La torréfaction des éponges a pour but de mettre en liberté, ou plus exactement, comme le dit M. Bourgoin, d'engager dans une combinaison soluble, l'iode qui est en combinaison intime avec le tissu de l'éponge.

Quel est le degré de chaleur le plus convenable à employer pour la torréfaction des éponges ? D'après Guibourt, l'éponge, très légèrement torréfiée, donne une poudre mordorée, ne contenant qu'une petite quantité d'iode soluble ; torréfiée au brun noir dans un brûloir à café, sa richesse en iode se trouve augmentée ; soumise à la calcination, elle ne donne plus d'iode par ébullition dans l'eau.

La conclusion est qu'on doit soumettre les éponges, destinées à l'usage médical, à une torréfaction moyenne, car ce sont celles qui ont été moyennement torréfiées qui sont les plus riches en iode.

Ajoutons en terminant que la torréfaction des éponges doit être opérée de la manière suivante : on prend des éponges fines, brutes, compactes, non lavées ; on les déchire, pour en isoler les coquillages et les autres débris étrangers, puis on les secoue fortement pour enlever la poussière ; on les place dans un brûloir à café et on les torréfie à un feu modéré, jusqu'à ce qu'elles deviennent d'un brun noirâtre et qu'elles aient perdu le quart de leur poids ; on les pulvérise ensuite et on les renferme dans un flacon bien bouché. Il est bon de n'en préparer que de petites quantités à la fois et de les renouveler de temps en temps.

Les éponges torréfiées sont employées contre le goître, en poudre, en pilules à la dose de 1 à 2 grammes.

§ 2. — De la calcination.

La calcination est une opération qui a pour but de soumettre un corps à l'action d'une chaleur intense, afin de modifier sa nature ou sa composition ; on calcine le carbonate de magnésie, pour lui enlever son acide carbonique et le transformer en oxyde de magnésium ou magnésie ; on calcine l'alun pour chasser l'eau qu'il contient ; on calcine la corne de cerf, afin de détruire l'osséine qu'elle contient et de laisser à nu la base solide formée presque entièrement de magnésie et de phosphate de chaux.

La calcination comprend plusieurs variétés :

1° *Le grillage*, qui n'est qu'une calcination à l'air libre, très employé en métallurgie. Ainsi, par exemple, on grille les sulfures métalliques pour les convertir en sulfates et en oxydes ;

2° *L'incinération* est une calcination que l'on fait éprouver aux matières organisées, pour les réduire en cendres, afin d'en extraire les substances minérales qui s'y trouvent contenues.

20

Pour incinérer un corps, on le chauffe au rouge sombre ou au rouge vif, selon sa nature, et dans un courant d'air : que se passe-t-il dans ce cas ? L'oxygène brûle le carbone, et l'hydrogène des composés, l'azote se dégage ; il ne reste plus alors que les matières minérales fixes ou celles qui sont volatiles à une température supérieure à celle à laquelle on a opéré.

Pour activer la combustion de certaines substances, qui ne brûlent que très lentement on peut ajouter, quand cela ne présente pas d'inconvénients, des sels capables de fournir de l'oxygène, comme l'azotate de potasse, le chlorate de potasse ou mieux l'azotate d'ammoniaque qui se décompose sous l'influence de la chaleur sans laisser de résidu.

L'incinération est employée : pour extraire le phosphate de chaux des os ; le carbonate de potasse des plantes herbacées ; le carbonate de soude des algues marines, etc...

3° *La carbonisation* est une calcination de substances organiques, qui a pour but de mettre en liberté le carbone qu'elles contiennent, en détruisant la plupart des autres principes.

Elle tient en quelque sorte le milieu entre la torréfaction, qui n'altère que légèrement les principes immédiats, et l'incinération qui détermine au contraire la destruction totale de ces principes immédiats.

Elle doit toujours s'exécuter en vase clos (sans quoi le carbone lui-même serait brûlé par l'oxygène de l'air) ; elle s'applique aux substances animales comme aux substances végétales, et c'est à l'aide de cette opération qu'on obtient le charbon animal, le charbon végétal et le noir de fumée, produits employés en pharmacie et que nous aurons occasion d'étudier lorsque nous traiterons de la pharmacie chimique.

4° *Décrépitation.* — La décrépitation est une sorte de calcination qui sert à enlever à certains corps l'eau ou les gaz interposés entre leurs lamelles.

Certains corps, soumis brusquement à l'action d'une température élevée, font entendre un bruit particulier, auquel on a donné le nom de *décrépitation*.

On attribue le phénomène de la décrépitation à des causes diverses : à de l'eau interposée, qui se réduit en vapeur et sépare les particules solides ; à des gaz qui sont emprisonnés dans la masse et font éclater les lamelles, en augmentant de volume sous l'influence de la chaleur ; aux dégagements gazeux qui résultent de la décomposition de la matière par l'action du feu : à la séparation de lamelles, mauvaises conductrices de la chaleur et susceptibles de clivage (Baudrimont).

Parmi les corps qui décrépitent, on trouve :

Des corps fixes, chlorures et bromures de potassium et de sodium, fluorure de calcium, sulfates de potasse, de strontium et de baryte, chromate et bichromate de potasse, etc.

Des corps qui se décomposent, en donnant naissance à des produits aériformes. Ils peuvent être : *Anhydres*, comme les nitrates de baryte et de plomb, le spath d'Islande, le cyanure de mercure, etc.; *Hydratés*, comme l'émétique, la crême de tartre, l'acétate de cuivre, le ferro-cyanure de potassium, etc., etc.

En général, la calcination et ses variétés s'effectuent dans des creusets, munis de couvercles, qui peuvent être : en platine, en argent, en porcelaine ou en terre réfractaire.

Les creusets de platine, très souvent employés en chimie analytique, peuvent supporter une température très élevée. On ne doit pas les employer : lorsque les matières renferment ou peuvent donner au rouge des alcalis ou des sulfures métalliques ; avec certains métaux fusibles, comme le plomb, le bismuth et l'étain ; lorsqu'il se produit un dégagement de chlore, de brome, d'iode ou de fluor ; avec le phosphore ou tout mélange pouvant le produire à l'état de liberté (phosphates et matières organiques).

Les creusets en argent sont très souvent employés dans les calcinations délicates, mais ils ne peuvent pas supporter une température aussi élevée que les creusets en platine ; on ne peut les chauffer qu'au rouge sombre.

On les emploie pour faire la potasse caustique, le nitrate d'argent et quelques autres sels, mais ils sont attaqués par le soufre, le phosphore, les sulfates, les phosphates mêlés à des matières organiques, les nitrates acides, le bismuth, l'antimoine, le plomb et l'étain.

Les creusets en porcelaine et terre réfractaire (creusets de Hesse) sont journellement employés en pharmacie pour calciner le carbonate de chaux, le carbonate de magnésie, l'alun, la corne de cerf.

La fusion, la solidification et la vaporisation sont des opérations qui amènent dans les corps des changements d'état, plus spécialement étudiés dans la physique, mais qu'il convient de rappeler sommairement.

La matière se présente sous trois états ; elle peut être solide, liquide ou gazeuse ; ces divers changements d'état sont dus à l'action du calorique.

Si on chauffe un corps solide ; il passe en général à l'état liquide ; si on chauffe ce liquide il passe à l'état gazeux. Réciproquement, par un refroidissement graduel le corps redevient liquide puis solide.

Ces changements d'état sont obtenus à l'aide d'opérations particulières, que nous examinerons successivement, en nous attachant moins aux lois générales, qui sont du ressort de la physique qu'aux faits particuliers, qui intéressent la pharmacie.

§ 3. — De la fusion.

La fusion est une opération dans laquelle on fait passer un corps (un médicament par exemple), de l'état solide à l'état liquide en le chauffant à une température convenable ; encore, la fusion est le passage d'un corps de l'état solide à l'état liquide, sous l'influence de la chaleur.

La température, nécessaire pour produire ce phénomène, est très variable suivant les corps ; mais chaque corps défini fond à une température invariable que l'on appelle son *point de fusion*, et lorsque ce point est atteint, la température reste constante pendant toute la durée du changement d'état, la chaleur, fournie par le foyer, étant exclusivement employée à effectuer le travail moléculaire nécessaire pour la désagrégation du corps solide.

Le point de fusion des différents corps solides est très variable ainsi que le démontre l'énumération suivante :

Acide acétique cristallisé	16°
Beurre ordinaire	30°
Beurre de cacao	28°
Beurre de muscade	30°
Phosphore	44°
Cire jaune	63°
Iode	107°
Codéine	150°
Camphre	175°
Plomb	335°
Fer	1500°

La fusion, appliquée aux sels, peut être aqueuse ou ignée :
Lorsqu'on chauffe un grand nombre de sels hydratés, ils fondent

dans leur eau de cristallisation et cette fusion s'appelle *fusion aqueuse*. En continuant à chauffer ces sels, ils deviennent d'abord anhydres et subissent bientôt la *fusion ignée*.

Par conséquent, on le voit : la fusion aqueuse a lieu quand on chauffe un sel renfermant de l'eau de cristallisation, c'est une véritable dissolution du sel dans son eau de cristallisation. La fusion ignée est la fusion des sels anhydres, soit naturellement, soit par suite d'une fusion aqueuse prolongée.

Pour déterminer le point de fusion d'un corps, on suit en général, la méthode suivante :

Introduire un fragment du corps dont on veut déterminer le point de fusion dans un tube *t* de verre, mince, effilé, fermé à son extré-

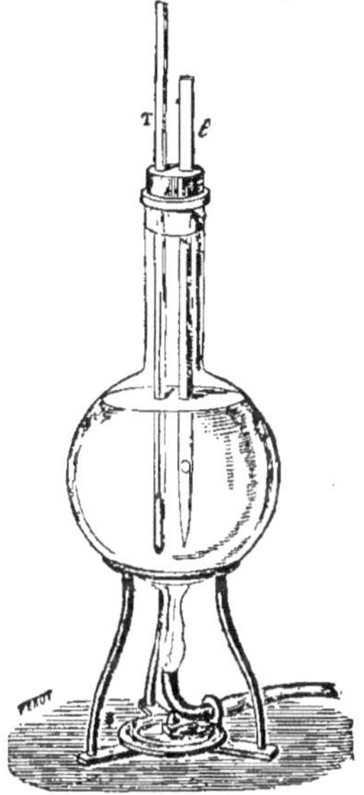

Fig. 12. — Détermination du point de fusion d'un corps.

mité ; d'autre part prendre un thermomètre T très sensible marquant les dixièmes de degré. On engage les deux pièces *t* et T dans un même bouchon que l'on adapte au col d'un ballon rempli d'eau. Un bec de gaz permet de chauffer ce ballon et d'élever la température de l'eau d'une manière lente et insensible. Ces dispositions étant prises, on chauffe l'eau du ballon d'abord à une température inférieure de quelques degrés au point présumé de la fusion du corps, puis on élève très lentement la température de cette eau, qui forme comme une sorte de bain-marie dans lequel se trouve plongé le système du tube et du thermomètre ; on surveille avec soin la partie conique du tube dans laquelle se trouve plongé le corps dont on veut déterminer le point de fusion. Aussitôt que la substance commence à fondre, on en est immédiatement averti par l'apparence particulière qu'elle prend en s'étalant sur le paroi courbe du verre. On note alors le degré indiqué par le thermomètre ; ce degré exprime le point de fusion de la matière essayée.

M. Rüddorf a indiqué un procédé très simple et très précis pour déterminer le point de fusion des corps. Voici en quoi il consiste : prendre un thermomètre très sensible, recouvrir son réservoir d'une légère couche des corps à essayer et le plonger dans l'eau qu'on chauffe lentement et progressivement. Bientôt le corps fond et se détache ; On note le degré indiqué par le thermomètre au moment précis où le phénomène se manifeste, et comme il a une certaine durée, on prend comme température de fusion la moyenne entre les températures initiales et finales.

On emploie la fusion en pharmacie :

1° Pour caractériser certains corps ou constater leur degré de pureté. Le beurre de cacao, par exemple, fond à 28° tandis que les matières avec lesquelles on le falsifie (suif et cire), fondent à une température plus élevée. On peut donc juger de son degré de pureté en constatant son point de fusion. Le camphre ordinaire fond à 175° ; il se distingue pa ce caractère du camphre artificiel qui fond à 150° seulement. Les alcaloïdes, dont il est si important de déterminer la pureté, fondent à des degrés divers, suivant leur nature, et la détermination de leur point de fusion sert encore de caractère pour établir entre eux des distinctions nettes et précises ;

2° Pour séparer quelques principes fusibles des substances organiques qui les environnent ; nous aurons occasion d'en voir des exemples dans la préparation de l'axonge, dans celle du beurre de cacao, etc. ;

3° Pour pulvériser certains corps qui ne pourraient être réduits en poudre que très difficilement par tout autre moyen. Si l'on fait tomber du plomb fondu sur un disque horizontal animé de 2.000 tours à la minute, on peut pulvériser, en quelques instants, plusieurs kilogrammes de ce métal ;

4° Pour obtenir certains corps à l'état cristallisé : en faisant fondre du soufre et en laissant refroidir, on obtient des cristaux en prismes, appartenant au 5° système cristallin.

§ 4. — De la solidification.

On appelle solidification le passage d'un corps de l'état liquide à l'état solide. La solidification est donc un phénomène inverse de la fusion, qui est le passage d'un corps de l'état solide à l'état liquide.

Lorsqu'on abaisse progressivement la température d'un corps liquide ou d'un corps liquéfié par la chaleur, il arrive un moment où il change d'état et devient solide ; le degré indiqué par le thermomètre au moment où s'opère ce nouveau changement d'état, est ce qu'on appelle le point de solidification ou le point de congélation du liquide observé.

Le point de solidification varie d'un corps à un autre, mais il est toujours le même pour le même corps ; de plus pendant tout le temps que s'accomplit le changement d'état la température demeure constante.

Comme on le voit, les lois de la solidification sont absolument semblables à celles de la fusion. En effet :

LOIS DE LA FUSION.	LOIS DE LA SOLIDIFICATION.
1° Un même corps entre toujours en fusion à une même température appelée point de fusion.	1° Un même corps se solidifie toujours à une même température, appelée point de solidification.
2° Lorsque le point de fusion a été atteint, la fusion du corps s'effectue d'une manière successive, la température demeurant invariable pendant toute la durée du phénomène.	2° Lorsque le point de solidification a été atteint, le liquide se solidifie peu à peu, la température demeurant invariable pendant toute la durée du phénomène.

Nous venons de dire qu'un même liquide se solidifie toujours à une même température, température fixe, appelé *point de solidification* ou *point de congélation*.

Quelques corps semblent faire exception à cette première loi de la solidification. L'eau, par exemple, lorsqu'elle est parfaitement limpide et à l'abri de toute agitation, peut être abaissée à 10° et même à 12° au-dessous de 0°, sans se congeler. Mais, si l'on imprime un léger ébranlement à la masse liquide, ou si l'on y projette un corps étranger, et surtout quelques petits glaçons, aussitôt elle se solidifie en masse et le thermomètre remonte à 0°. On désigne sous le nom générique de *surfusion*, le phénomène que présente un solide qui reste liquide au-dessous de son point de congélation ordinaire.

Ce phénomène de surfusion, observé pour l'eau par Farenheit et Blagden, a été également observé pour le soufre, le phosphore, l'acide acétique cristallisable, l'acide phénique, la benzine. Mais le moindre ébranlement, le moindre frottement, le moindre choc, un cristal identique ou tout au moins isomorphe à ceux qui peuvent se produire dans le liquide, suffisent pour déterminer la solidification des liquides surfondus.

On a observé que lorsqu'il s'agit d'un corps bien défini, comme l'acide stéarique pur, par exemple, la température de solidification est la même que celle de la fusion, en d'autres termes le point de solidification d'un corps est le même que son point de fusion.

C'est en se fondant sur cette observation faite par Rüddorf que l'on a proposé un procédé pour la détermination de la température de fusion des corps. Ce procédé consiste à soumettre au refroidissement le corps solide préalablement fondu et à observer le degré du thermomètre auquel a lieu la congélation, le point de congélation étant souvent plus facile à observer que le point de fusion. Le point de congélation étant le même que le point de fusion, le degré indiqué par le thermomètre donnera donc le point de fusion des corps soumis à l'expérience.

L'appareil le plus convenable pour opérer la solidification des corps préalablement fondus est décrit dans les manipulations de M. Buignet, pages 196 et 197 et se compose essentiellement : d'un tube qui doit renfermer la matière préalablement fondue ; d'une enceinte où cette matière doit se refroidir et se solidifier.

En résumé, la détermination du point de fusion des corps qui présente, comme nous l'avons dit, une très grande importance pour établir la nature ou le degré de pureté de certaines matières premières ou de certains médicaments, peut s'opérer par deux procédés généraux :

1er *Procédé*. — Soumettre le corps solide à l'action de la chaleur et observer directement la température de fusion ;

2e *Procédé*. — Soumettre au refroidissement le corps préalablement fondu et observer le degré du thermomètre auquel a lieu la congélation.

La solidification est également mise à profit pour obtenir des sources de froid utilisables à un instant donné et en particulier la solidification de l'eau.

On a proposé, pour l'obtention de la glace, un très grand nombre d'appareils, parmi lesquels nous citerons : ceux de MM. Decourdemanche (de Caen), Malapert (de Poitiers), Boutigny (d'Evreux), Filhol (de Toulouse), Toselli (de Paris). La congélation de l'eau dans ces glacières artificielles est obtenue à l'aide du mélange réfrigérant produit par un mélange d'acide chlorhydrique et de sulfate de soude. On fabrique actuellement la glace à l'aide des appareils Carré dans lesquels le froid est produit par l'évaporation rapide de certains corps très volatils. Au début, on avait préconisé l'éther, mais aujourd'hui il est remplacé par l'ammoniaque. Dans les villes, pourvues de glacières, les appareils frigorifiques sont inutiles aux pharmaciens. Mais, dans les petites localités, il est très important que le pharmacien possède un appareil congélateur économique, pouvant donner 2 ou 3 kilog. de glace dans l'espace d'une heure.

Toutefois, si l'on est pris au dépourvu, on peut, à la rigueur confectionner un appareil frigorifique instantané qui sera ainsi constitué : prendre deux vases, l'un en fer muni d'un robinet à sa partie inférieure, et permettant de faire écouler l'eau provenant de la fusion, dans lequel on mettra le mélange réfrigérant ; l'autre en bois ou en terre, contenant l'eau qu'il s'agit de congeler. Renouveler de temps en temps le mélange réfrigérant.

Lorsqu'on n'a pas un endroit spécial pour conserver la glace, on peut la conserver à la cave, dans des couvertures de laine ou dans des pots bien couverts entourés de plume, ou de sciure de bois.

§ 5. — De la vaporisation.

Pour bien comprendre les applications de la vaporisation à la pratique pharmaceutique, il est nécessaire d'avoir présentes à l'esprit certaines notions générales de physique, que nous rappellerons sommairement.

La plupart des liquides peuvent, soit spontanément, soit par l'action d'un foyer de chaleur, passer de l'état liquide à l'état gazeux ; on dit alors que ces liquides se vaporisent ou se transforment en vapeur.

Cette vaporisation peut se produire soit dans un espace vide limité (vapeurs dans le vide) ; soit dans un espace limité de gaz (mélange de gaz et de vapeurs) ; soit à l'air libre, c'est-à-dire dans une atmosphère indéfinie.

Elle peut aussi se produire de deux manières :

1° Par évaporation ;

2° Par ébullition.

A. — La vaporisation par évaporation est celle dans laquelle la production de vapeur s'effectue à la surface libre d'un liquide. Elle est influencée par des causes nombreuses : pression extérieure ; température du liquide ; étendue de la surface libre ; agitation de l'atmosphère.

Dans la pratique, on met constamment à profit l'influence de ces causes, pour accélérer la concentration des liqueurs chargées de principes médicamenteux.

La diminution de la pression extérieure, l'élévation de la température, le renouvellement des couches d'air par l'agitation, l'augmentation des surfaces libres, telles sont les causes qui favorisent l'évaporation et qu'on doit utiliser lorsqu'on veut obtenir la concentration de liqueurs quelconques.

L'évaporation des liqueurs aqueuses, alcooliques, éthérées ou autres a pour but d'enlever les liquides contenus dans ces liqueurs, afin d'obtenir soit la concentration de ces liqueurs, soit un résidu médicamenteux. C'est ainsi, par exemple, qu'on évapore des solutions aqueuses pour les transformer en sirops, pour les réduire en consistance d'extraits, etc., etc.

L'évaporation peut être effectuée de trois manières : à la température ordinaire ; sous l'influence de la chaleur ; dans le vide.

L'évaporation faite à la température ordinaire, et qui porte le nom d'*évaporation spontanée*, est utilisée dans certains cas, lorsqu'il s'agit d'évaporer des liqueurs très volatiles et peu volumineuses, mais elle ne pourrait pas être employée, lorsqu'il s'agit d'évaporer des masses assez considérables de liquides ; dans ce dernier cas, cette évaporation doit se faire sous l'influence de la chaleur.

L'évaporation sous l'influence de la chaleur s'opère en versant la solution à évaporer soit dans une capsule, soit dans une bassine et en chauffant, soit directement, soit au bain-marie, à l'aide d'un foyer quelconque de chaleur (lampe à alcool, bec de gaz, fourneau, etc.). L'agitation peut favoriser cette évaporation.

L'évaporation dans le vide très employée pour la préparation des extraits, s'opère dans des appareils spéciaux, dont nous parlerons plus longuement, lorsque nous nous occuperons des extraits pharmaceutiques.

B. — La vaporisation par ébullition est celle dans laquelle la production de vapeur s'effectue dans toute la masse du liquide sous forme de bulles qui viennent crever à la surface de ce liquide.

On utilise, en pharmacie, la vaporisation par ébullition, ou en d'autres termes, on porte les liquides à l'ébullition, soit pour les évaporer, soit pour obtenir la température de leur point d'ébullition.

L'évaporation des liqueurs aqueuses ou autres, faite en portant ces liqueurs à l'ébullition, a pour but de chasser une partie du liquide qu'elles contiennent, afin d'obtenir, soit la concentration des liqueurs soit un résidu médicamenteux. C'est ainsi qu'on évapore des liqueurs aqueuses pour les transformer en sirops, pour les réduire en consistance d'extraits, etc. Comme on le voit, la vaporisation par ébullition, remplit dans ce cas, le même but que la vaporisation par évaporation.

Mais, la vaporisation par ébullition est utilisée également pour obtenir la température d'ébullition des divers liquides. Il est nécessaire de rappeler certaines lois qui se rapportent à l'ébullition des liquides, parce que la connaissance de ces lois est indispensable pour comprendre les applications de l'ébullition à la pratique pharmaceutique.

Quelles sont les lois de l'ébullition ?

1° Dans les mêmes conditions de pression, l'ébullition se fait à une température constante et déterminée pour chaque liquide. Il résulte de cette loi, qui est, on le voit, analogue à celle de la fusion, que la température d'ébullition constitue, pour chaque liquide, un caractère spécifique, que l'on peut mettre utilement à profit, pour en établir la nature ;

2° Pendant tout le temps que dure l'ébullition la température reste constante. C'est, qu'en effet, toute la chaleur reçue du foyer, est exclusivement appliquée à effectuer le travail nécessaire pour convertir le liquide en vapeur. La conséquence de cette seconde loi est que la température d'un liquide ne peut jamais s'élever au delà de son point d'ébullition ;

3° Quand un liquide est en ébullition, la tension de sa vapeur fait équilibre à la pression extérieure qu'il supporte.

C'est sur ces trois lois, dont nous venons de reproduire l'énoncé, que reposent les procédés ou méthodes usités pour déterminer le point d'ébullition des liquides.

Les méthodes, employées pour la détermination du point d'ébullition des liquides, sont au nombre de trois, mais la plus suivie dans les laboratoires, consiste dans une simple distillation pratiquée dans les conditions les plus propres à faire connaître exactement la température que possède le liquide, au moment où son ébullition a lieu d'une façon régulière et constante.

Sans insister sur les détails de l'opération, nous rappellerons seulement que l'appareil employé se compose : d'une cornue tubulée au col de laquelle on adapte un ballon récipient destiné à la condensation des vapeurs (voir fig. 13). On introduit dans cette cornue le liquide à expérimenter et l'on fait plonger dans ses couches superficielles le réservoir d'un thermomètre très sensible dont la tige est fixée au

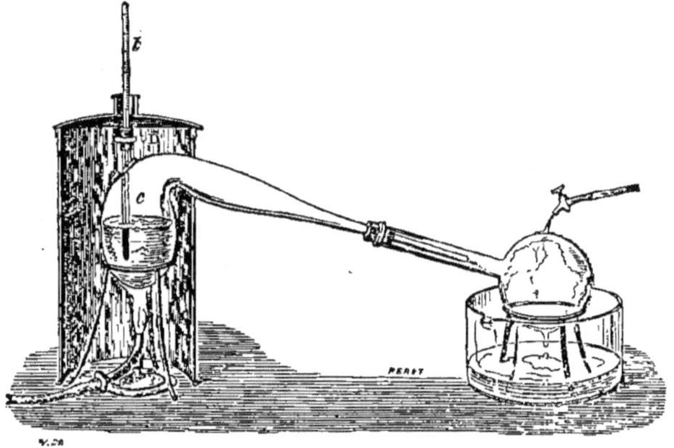

Fig. 13. — Appareil pour la détermination du point d'ébullition.

bouchon de la tubulure. La cornue étant disposée au-dessus d'un bec de gaz, on chauffe peu à peu le liquide qu'elle renferme. Le thermomètre monte graduellement jusqu'à un certain terme et demeure stationnaire. Cet état stationnaire indique que le phénomène de l'ébullition est dans son plein ; il suffit alors de noter le degré du thermomètre pour connaître la température d'ébullition du liquide soumis à l'expérience. La détermination du point d'ébullition des liquides est employée :

1° Pour établir entre les différentes substances des différences caractéristiques et tranchées ;

2° Pour juger de la pureté et de l'homogénéité des mélanges ;

3° Pour déterminer la proportion des liquides contenus dans un mélange ;

4° Pour caractériser un principe défini et en reconnaître la pureté (1).

§ 6. — De la distillation.

La distillation est l'une des opérations les plus anciennement pratiquées. Elle était connue dans l'antiquité : Aristote savait déjà que les vapeurs de l'eau de mer fournissent par condensation de l'eau potable, et 600 ans après lui, un de ses commentateurs, Alexandre d'Aphrodisie, décrit la manière dont l'opération doit être faite.

Pline le naturaliste recommande la distillation pour retirer de la térébenthine l'essence qu'elle renferme ; Geber au huitième siècle, et plus tard les Arabes et les alchimistes mirent en honneur cette opération, et c'est grâce à elle qu'ils parvinrent à retirer des liquides et même des solides un grand nombre de principes nouveaux et de médicaments : l'alcool, les essences, les alcoolats, etc. Enfin, au siècle dernier, les savants soumirent une foule de corps à la distillation, en vue de s'éclairer sur la nature de leurs principes constituants. Aujourd'hui, cette opération est très fréquemment employée.

La distillation est une opération qui a pour but, au moyen de calorique, et dans des vases clos, de séparer : les parties volatiles d'une substance de ses parties fixes ; deux ou plusieurs liquides mélangés.

Elle est fondée : sur la transformation en vapeurs, par la chaleur, de ces parties volatiles ou de ces liquides ; et d'autre part, sur la condensation, par le froid des vapeurs ainsi formées.

La distillation se divise :

1° *En distillation simple.* — C'est celle qui a pour but de séparer les parties volatiles d'une substance de ses parties fixes ;

2° *En distillation fractionnée.* — C'est celle qui a pour but de séparer deux ou plusieurs liquides mélangés et inégalement volatils.

De la distillation simple.

La distillation simple est, comme nous venons de le dire, celle qui a pour but de séparer les parties volatiles d'une substance de ses parties fixes.

Les anciens pharmacologistes distinguaient trois espèces de distillation simple :

(1) Voir dans *Manipulations de physique* de Buignet, dans le *Traité de pharmacie* de M. Bourgoin, des tableaux indiquant la température d'ébullition d'un très grand nombre de liquides.

1° La distillation *per ascensum* qu'on faisait dans les alambics ;

2° La distillation *per latus* ou à la cornue ;

3° La distillation *per descensum*, dans laquelle on obligeait les vapeurs à se diriger de haut en bas, comme on le fait encore pour la préparation du zinc d'après la méthode anglaise.

Ces dénominations sont tombées en désuétude et la distillation *per descensum*, très défectueuse dans son principe, n'est plus appliquée à la préparation des médicaments. On ne distille aujourd'hui qu'à l'alambic et à la cornue.

Tous les appareils distillatoires se composent de deux parties essentielles :

1° *L'une, dans laquelle se fait l'application de la chaleur au corps à distiller et la vaporisation de ce corps ;*

2° *L'autre, dans laquelle les vapeurs formées se rendent pour subir la réfrigération.*

Les appareils distillatoires employés en pharmacie sont :
Les alambics et les cornues.

Des alambics.

L'alambic, appareil distillatoire le plus anciennement connu et dont l'invention est due aux Arabes, affectait à l'origine des formes bizarres et grotesques ; successivement modifié et perfectionné il est devenu l'appareil que nous employons aujourd'hui dans nos pharmacies. Il se compose de trois parties :

1° *La cucurbite* dans laquelle on place le liquide à distiller ;

2° *Le chapiteau*, dans lequel se récoltent les vapeurs formées et qui sont dirigées par un col de cygne vers le réfrigérant ;

3° *Le serpentin* dans lequel s'opèrent la réfrigération et la condensation des vapeurs formées,

La forme de ces trois pièces exerçant sur le résultat de la distillation une influence marquée, il importe de connaître les conditions dans lesquelles ces pièces doivent être construites.

La cucurbite, pièce dans laquelle on place le liquide à distiller, est une chaudière de cuivre étamé ayant la forme d'un cône tronqué et renversé (A), surmonté d'une partie renflée et arrondie ; elle est munie d'une douille qui permet au besoin d'introduire dans l'intérieur une nouvelle quantité de liquide. Elle doit être disposée de manière à pouvoir recevoir une quatrième pièce appelée bain-marie B, sorte de seau cylindrique en étain ou en cuivre étamé destiné à contenir, dans certains cas, le liquide à distiller.

La cucurbite doit être évasée, afin que, présentant plus de surface, le liquide s'y échauffe et s'y vaporise plus aisément ; cependant elle doit avoir assez de hauteur pour que les matières qui y sont contenues ne puissent s'élever jusque dans le chapiteau.

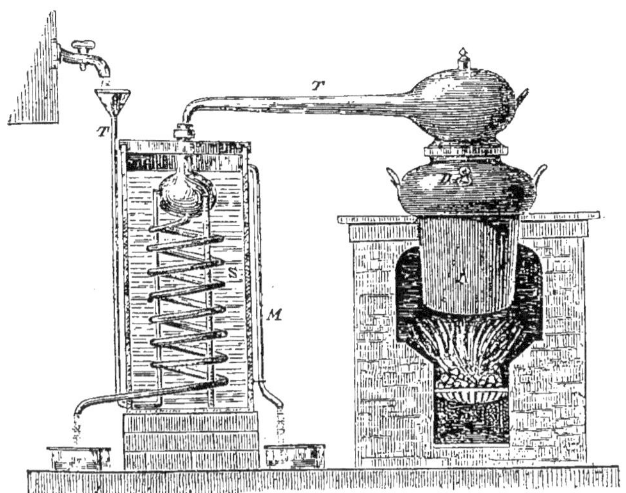

Fig. 14. — Alambic.

Le chapiteau, appelé aussi *tête*, pièce dans laquelle se récoltent les vapeurs formées, s'adapte soit sur la cucurbite soit sur le bain-marie. Il est muni d'un large tuyau T, appelé *col de cygne*, qui con-

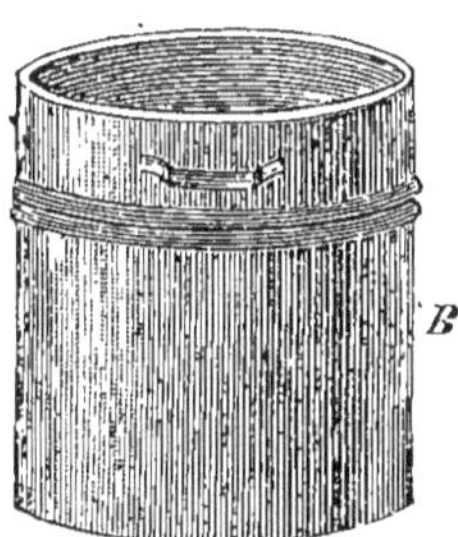

Fig. 15. — Bain-marie.

duit les vapeurs formées dans le réfrigérant ; enfin, il présente, à sa partie supérieure, une ouverture, que l'on tient bouchée tant que dure la distillation, et dont on se sert pour verser au besoin dans la cucurbite de nouvelles quantités de liquides, sans qu'il soit nécessaire de démonter l'alambic.

Les anciens auteurs attachaient une très grande importance à la forme du chapiteau, et cette pièce a subi de nombreuses et importantes modifications, qui, au point de vue pratique, ne présentent qu'un intérêt très relatif.

Le serpentin appelé aussi *réfrigérant*, est la partie dans laquelle les vapeurs formées se condensent et prennent l'état liquide. On lui

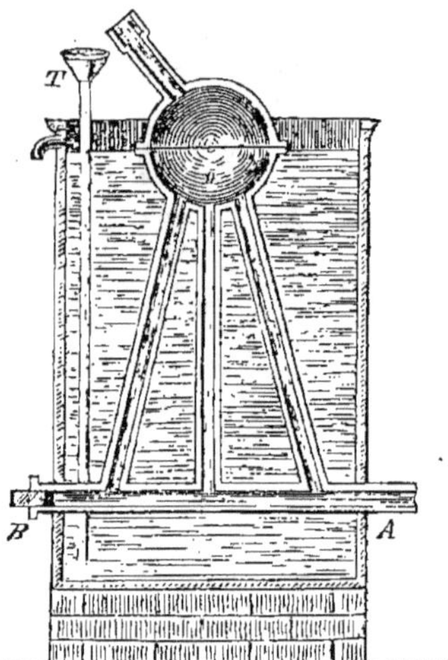

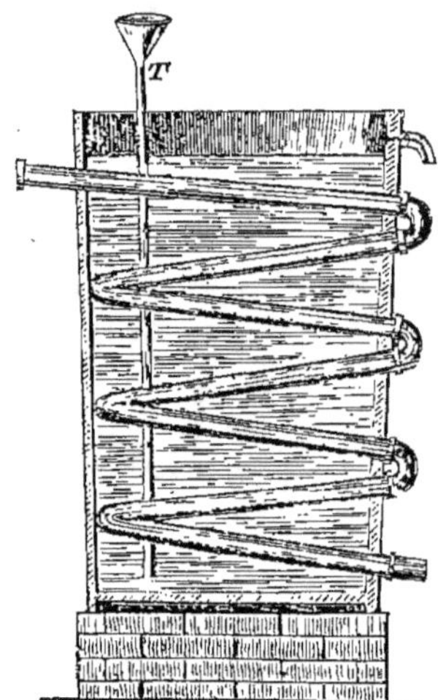

Fig. 16. — Condensateur de Schrader.   Fig. 17. — Condensateur de Kolle.

donne les formes les plus variées, mais ordinairement, il est contourné en hélice, de manière à occuper une grande surface sur un espace restreint ; il est de plus renfermé dans un vase rempli d'eau froide constamment renouvelée.

Afin de faciliter son nettoyage, on a adopté, pour la construction du serpentin, certaines dispositions, que nous devons faire connaître.

1° *Condensateur de Schrader* (voir fig. 16). — La vapeur arrive d'abord dans une sorte de boule creuse O, dans laquelle, viennent déboucher trois tubes droits, qui conduisent le liquide condensé dans un tube inférieur AB, légèrement incliné.

2° *Condensateur de Kolle* (voir fig. 17). — Dans ce condensateur les différentes portions, les divers zigzags du serpentin, sont reliés par des pièces vissées, qui permettent de démonter l'appareil et qui rendent par conséquent le nettoyage facile.

Comment fonctionne l'alambic ? En d'autres termes, comment faut-il opérer pour faire une distillation à l'alambic ?

On place la cucurbite sur un fourneau et on la remplit aux deux tiers du liquide à distiller. On ajuste le chapiteau sur la cucurbite et sur le serpentin ; on assujettit des bandes de toile ou de papier sur toutes les jointures avec de la colle d'amidon ou de farine, de manière à obtenir une fermeture exacte, puis on chauffe.

Le liquide placé dans la cucurbite, entre en ébullition, ses vapeurs montent dans le chapiteau et passent par le col de cygne dans le serpentin où elles viennent se refroidir et se condenser.

Comme les vapeurs, en se condensant, abandonnent la chaleur qui a servi à les former, elles échauffent rapidement l'eau qui entoure le serpentin en commençant évidemment par les couches supérieures. De là, la nécessité de renouveler cette eau, en enlevant de préférence celle qui est à la surface. On y parvient simplement, en faisant plonger jusqu'au fond du vase, qui renferme le serpentin, un tube T qui amène un courant d'eau froide, et en faisant déverser l'eau chaude à l'extérieur par un trop-plein M placé à la partie supérieure de ce vase.

Quand on veut distiller à l'alambic des liquides très volatils, on emploie le bain-marie, sorte de cucurbite intermédiaire qui entre dans la cucurbite ordinaire.

Pour faire une distillation au bain-marie on opère de la manière suivante : on met de l'eau dans la cucurbite ordinaire ; on place dans cette cucurbite le bain-marie dans lequel on a mis le liquide à distiller ; on assujettit le chapiteau sur le bain-marie et sur le serpentin ; on colle sur toutes les jointures des bandes de toile et de papier, afin d'obtenir une fermeture exacte, puis on chauffe.

Il est important dans cette opération de prendre les précautions suivantes : laisser ouverte la douille de la cucurbite pour donner issue à la vapeur d'eau formée. Renouveler de temps en temps l'eau contenue dans cette cucurbite dont une partie transformée en vapeur s'est échappée au dehors.

Des cornues.

La distillation à la cornue ne diffère pas, pour ainsi dire, de la distillation à l'alambic ; nos appareils modernes étant en effet de véritables cornues composées de deux pièces séparables (*Cucurbite et chapiteau*).

Une cornue est un vase en verre, quelquefois en grès, en porcelaine, ou en métal fait en forme d'œuf et portant à sa partie supérieure et latérale un tuyau large, qui va en se rétrécissant vers son extrémité, et qui est destiné à conduire les vapeurs dans le vase où elles doivent se refroidir et se condenser.

On y distingue trois parties :

La panse, dans laquelle on place les liquides à distiller, elle correspond à la cucurbite de l'alambic ; *la voûte et le col*, correspondant au chapiteau et au col de cygne de l'alambic, dans lequel se récoltent les vapeurs formées qui, par le col, sont dirigées dans le réfrigérant.

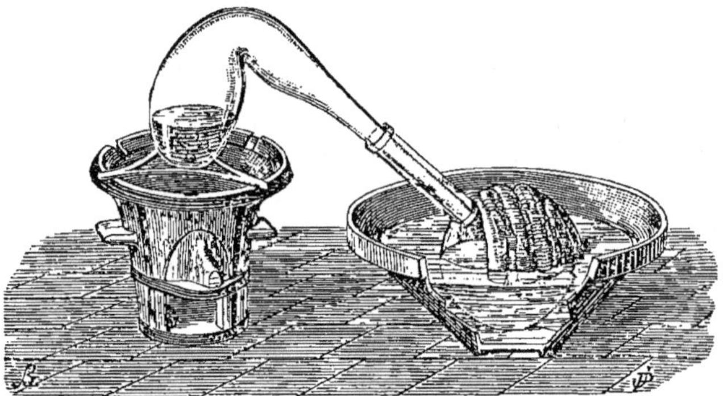

Fig. 18. — Distillation des liquides à point d'ébullition élevé.

La distillation à la cornue s'opère à l'aide de dispositifs qu'il est très important de connaître.

1er *Dispositif* (voir fig. 18). — Lorsqu'on veut distiller à la cornue des liquides à point d'ébullition élevé, on prend une cornue dont le col s'engage dans celui d'un ballon dont l'ouverture doit être assez large pour que l'orifice de la cornue arrive jusqu'à la partie sphérique du récipient. On plonge le ballon dans un vase plein d'eau froide et sa surface émergée est refroidie par un linge mouillé.

On introduit le liquide à distiller dans la panse de la cornue et on chauffe soit à feu nu, au bain-marie, au bain de sable, etc., comme il sera dit plus loin.

Le liquide chauffé entre en ébullition, et ses vapeurs s'échappant de la cornue, vont se refroidir et se condenser sur les parties refroidies du ballon, ballon qui sert à la fois de réfrigérant et de vase destiné à recueillir le produit distillé.

2ᵉ Dispositif. — Le premier dispositif ne convient pas pour des liquides à point d'ébullition peu élevé, parce qu'une forte proportion des vapeurs échappe à la condensation et sort par le col du ballon maintenu chaud par les vapeurs qui arrivent de la cornue.

On adopte, dans ce cas, le dispositif suivant (voir fig. 19).

On engage le col de la cornue dans un bouchon fixé à l'extrémité d'un ballon tubulé à long col, on place dans la tubulure de ce ballon un tube de verre long et étroit et on plonge le dit ballon dans l'eau froide. Le liquide à distiller étant introduit dans la panse de la cornue, on chauffe (à feu nu, au bain-marie, au bain de sable) et le li-

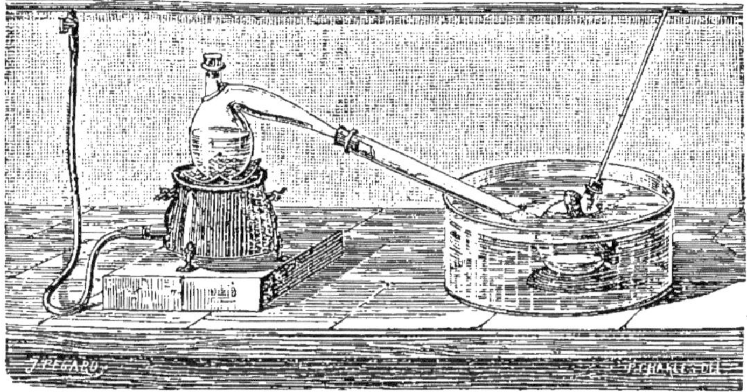

Fig. 19. — Distillation des liquides à point d'ébullition peu élevé.

quide entre en ébullition. Les vapeurs formées se refroidissent déjà en traversant le col allongé du ballon et se condensent complètement dans la partie immergée dans l'eau froide, à la condition toutefois que l'ébullition ne soit pas trop rapide. Dans ce dernier cas, le tube étroit, qui présente le seul orifice ouvert, s'échauffe et indique à l'opérateur que le feu doit être modéré.

Ce dispositif présente quelques inconvénients qu'il est bon de signaler ; la réfrigération ne s'opère pas d'une manière méthodique, parce que les vapeurs, qui arrivent dans le ballon, ne sont pas forcément dirigées sur la partie froide de ce ballon et peuvent se rendre directement au tube de dégagement ; la surface réfrigérante va en diminuant à mesure que le ballon s'emplit ; si le ballon se brise, tout le produit distillé vient au contact de l'eau et peut être perdu.

Malgré ces désavantages, la rapidité avec laquelle on dispose ces appareils les fait employer fréquemment.

3e *Dispositif*. — Pour obtenir une condensation plus exacte et plus méthodique des vapeurs, on fait usage des réfrigérants dont le plus simple est le *réfrigérant de Liebig* et on dispose l'appareil de la manière suivante (voir fig. 20).

La cornue employée dans ces divers dispositifs, peut être remplacée, et avantageusement dans certains cas, par tout autre vase à étroite ouverture et allant au feu, par un ballon notamment ; dans ce cas, on ferme le ballon par un bouchon de liège ou de caoutchouc, percé d'un trou dans lequel pénètre à frottement doux un tube de

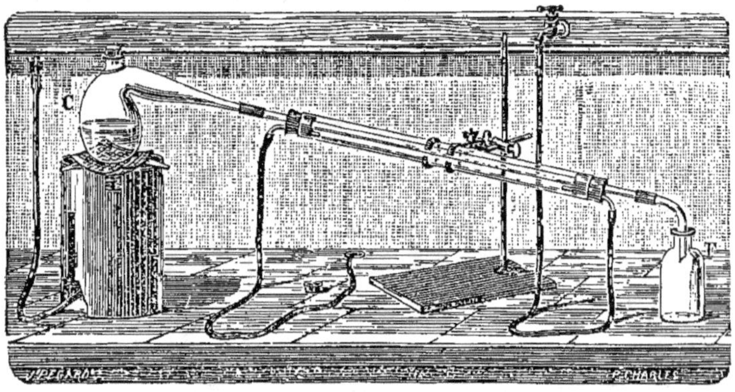

Fig. 20. — Distillation avec réfrigérant de Liebig.

verre recourbé mis en communication avec le réfrigérant (V. fig. 21).

Les cornues peuvent être chauffées : à feu nu ; au bain de sable ; ou au bain de liquide. Le choix de chaque mode de chauffage, présentant des avantages et des inconvénients, doit être fait suivant la nature des matières qui sont chauffées :

1o *Chauffage à feu nu*. — Lorsqu'on fait le chauffage à feu nu, on place le fond de la cornue sur un triangle recouvert d'une toile métallique.

La toile métallique a pour but d'uniformiser l'action de la chaleur et de s'opposer efficacement à la rupture de la cornue ; cette rupture peut néanmoins se produire par projection de gouttelettes bouillantes contre les parois supérieures, relativement froides. Il est très important, lorsque le liquide distillé est peu volatil, d'élever la température avec précaution et au besoin, de chauffer latéralement, comme dans la distillation de l'acide sulfurique. De plus, il faut, vers la fin de l'opération, modérer l'action du feu, pour que les parois, qui ne sont pas en contact avec le liquide, ne soient pas fracturées par la projection des gouttelettes bouillantes.

2° *Chauffage au bain de sable.* — La distillation au bain de sable se fait en plaçant la cornue dans une chaudière en tôle contenant une couche de sable pulvérisé, bien tamisé, de quelques millimètres d'épaisseur seulement ; on ajoute ensuite du sable de manière à recouvrir la cornue plus ou moins. Dans ces conditions, la distillation peut être conduite avec une grande régularité.

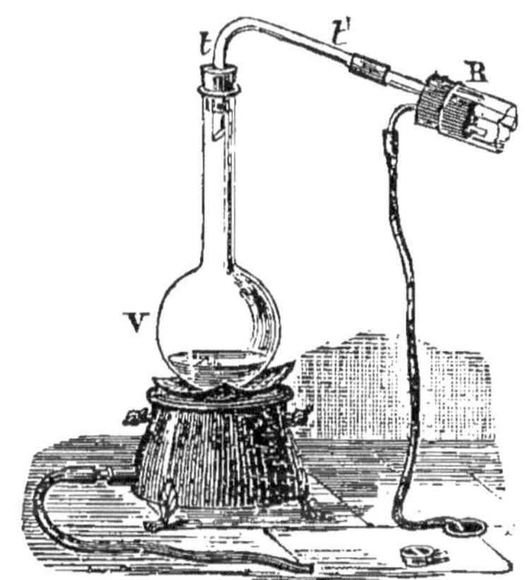

Fig. 21. — Appareil de distillation avec réfrigérant.

3° *Chauffage au bain de liquide.* — Quand on veut distiller à la cornue certaines matières très volatiles qu'il serait difficile de préserver d'une action tumultueuse par application directe du feu, comme les liqueurs alcooliques ou éthérées, on fait le chauffage de la cornue à l'aide d'un bain de liquide, et ce mode de chauffage porte le nom de *chauffage au bain-marie*.

On emploie l'eau, comme bain-marie, quand on désire avoir une température ne dépassant pas 100° ; si l'on veut obtenir une température supérieure à 100°, on emploie de l'eau tenant en dissolution saturée certains sels qui ont la propriété d'élever son point d'ébullition ; voici les points d'ébullition de ces différentes solutions saturées :

Solution saturée de chlorure de sodium . . . . . bout à 108°4
    —   de chlorhydrate d'ammoniaque .   —   114°2
    —   d'azotate de potasse . . . . . .   —   115°2
    —   d'azotate de soude . . . .   —   121°
    —   d'azotate de chaux . . . .   —   151°
    —   de chlorure de calcium . . . . .   —   179°5
    —   d'azotate d'ammoniaque . . . .   —   180°

Avec un bain de mercure, on peut obtenir une température de 150° ; au-dessus de ce point, on serait incommodé par les vapeurs mercurielles ; avec de l'huile chauffée pendant longtemps et dépouillée de ses parties âcres et volatiles, on peut atteindre au besoin la température de 300° ; avec des bains métalliques, comme l'alliage fusible de Darcet et celui de Wood, qui ne sont du reste employés qu'exceptionnellement, on peut atteindre des températures très élevées qui peuvent aller jusqu'au rouge.

De la distillation fractionnée.

On appelle distillation fractionnée, la distillation qui a pour but de séparer deux ou plusieurs liquides mélangés et inégalement volatils.

La distillation fractionnée étant surtout une opération chimique, nous n'insisterons pas longtemps sur ce point. Nous dirons seulement qu'elle peut s'opérer dans les appareils distillatoires ordinaires, auxquels on ajoute un thermomètre indiquant la température de la vapeur émise ; mais ordinairement elle s'effectue dans des appareils spéciaux dont on trouvera la description dans les *Manipulations de chimie* de M. Jungfleisch, et parmi lesquels nous citerons :

1° Les appareils à rétrogradation de MM. Coupier, Isidore Pierre et Puchot ;

2° Les déflegmateurs, appelés aussi appareils à colonnes ou à plateaux ;

3° Les appareils à boules de Würtz, de Lebel et Henninger.

Distillation sous pression réduite.

Les distillations, dont nous venons de parler, s'effectuent en général, à l'ébullition et sous la pression atmosphérique. Mais si les liquides que l'on veut distiller sont altérables par la chaleur, il convient d'effectuer les distillations à la température la plus basse possible.

Pour obtenir ce résultat, on cherche à abaisser le point d'ébullition du liquide, en mettant à profit le fait suivant : *si on diminue la pression supportée par un liquide, on abaisse la température à laquelle il entre en ébullition.*

On opère alors la distillation dans des appareils où l'on réduit la pression, au moyen d'une machine pneumatique ou de tout autre instrument analogue comme effet (1).

Bien que la pression ne soit jamais nulle dans les vases distillatoires, la distillation *sous pression réduite* est souvent appelée *distillation dans le vide.* L'abaissement, apporté dans les points d'ébullition par la suppression de la pression atmosphérique, atteint souvent 100°. La distillation simple et la distillation fractionnée peuvent l'une et l'autre s'effectuer dans le vide.

§ 7. — De la sublimation.

La sublimation est une opération qui consiste à réduire en vapeurs une substance solide capable de se volatiliser sans décomposition. C'est donc une sorte de distillation sèche. Elle s'emploie :

1° Pour obtenir la séparation des corps volatils, tel est le cas de l'acide benzoïque que l'on sépare de sa gangue résineuse, sous l'influence de la chaleur ;

2° Pour la pulvérisation des corps comme on l'observe pour l'obtention du calomel à la vapeur par le procédé de Soubeiran, ou pour l'obtention de la fleur de soufre ;

3° Pour la purification des corps, pour séparer, par exemple, l'iode volatil des impuretés qu'il renferme et qui ne sont pas volatiles ;

4° Pour la cristallisation des corps. Le protoiodure de mercure, le bichlorure de mercure, l'acide benzoïque, etc., se déposent à l'état cristallisé par sublimation ;

5° Enfin, elle peut donner lieu à des phénomènes isomériques qui sont mis en évidence, soit par un changement de couleur, soit par un dimorphisme bien caractérisé ; nous n'insisterons pas sur ces phénomènes, qui sont étudiés dans les cours de chimie et qui, au point de vue de la pharmacie pratique, ne présentent qu'un intérêt très relatif.

Les vases dans lesquels on opère la sublimation sont très variés :

(1) Voir Jungfleisch, *Manipulations de chimie* : Opérations dans l'air raréfié.

Quand la température ne doit pas dépasser le rouge sombre, on opère la sublimation dans des cornues, des ballons ou des matras de verre que l'on chauffe au bain de sable pour éviter leur rupture.

Si le produit est facilement condensable, on préfère les ballons et surtout les fioles à fond plat. On introduit dans ces vases la matière à sublimer en ayant soin de maintenir bien propre la partie supérieure du verre sur laquelle se déposera le produit, et on les enfonce dans du sable contenu dans un têt à rôtir ou un poêlon en tôle un peu large (voir fig. 22).

Pour sécher complètement la matière, ce qui est indispensable, parce que l'eau condensée sur la paroi supérieure froide en s'écoulant sur le verre chauffé briserait la fiole, on commence par envelopper de sable toute la panse et par chauffer légèrement ; puis lors-

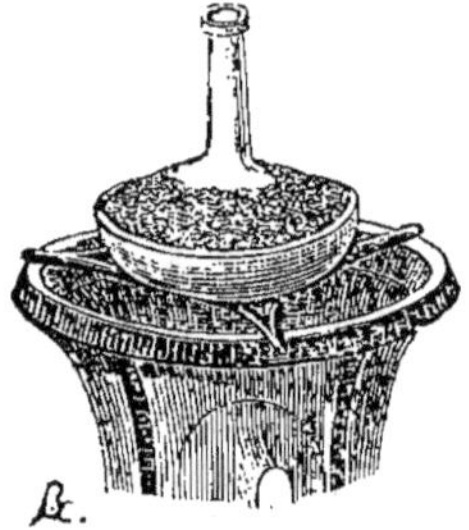

Fig. 22. — Fiole à sublimer pour les produits facilement condensables.

que l'humidité a été chassée, on découvre la partie vide de la fiole et on chauffe plus fortement.

Le produit de la sublimation appelé *sublimé* se dépose sur les parois du verre refroidies par l'air.

La chaleur doit être réglée de telle manière que la condensation s'effectue à l'intérieur du vase et non dans le col, afin d'éviter que le col s'obstrue, ce qui pourrait amener l'explosion de l'appareil. En cas d'obstruction du col, il faut rétablir la communication du vase avec l'atmosphère en introduisant dans le col une tige de métal chauffée pour obtenir la fusion du corps sublimé.

Dans l'appareil que nous venons de décrire, le refroidissement s'opérant sur une petite surface seulement, il est difficile de sublimer des corps très volatils. Pour la sublimation de ces corps, on se sert d'un appareil distillatoire ordinaire (cornue, allonge, récipient en verre tubulé) en ayant soin de choisir une cornue dont le col soit assez large pour ne pas s'obstruer par la matière solide condensée (voi r fig. 23).

Quand on agit sur peu de substance, on l'introduit dans un tube en verre long de quelques décimètres, large de 1 à 20 centimètres et fermé par un bout. On chauffe la partie du tube renfermant la substance à volatiliser, le corps entre en vapeurs, et les vapeurs formées viennent se sublimer dans les parties vides et froides du tube.

Quand on opère à des températures qui vont jusqu'au rouge, les vases de verre se déforment et par suite se brisent fréquemment. On se sert alors de cornues en grès ou de cornues en verre lutées. On appelle *cornue lutée*, une cornue ordinaire en verre dont la panse a été recouverte d'une enveloppe réfractaire. Ces cornues lutées, très

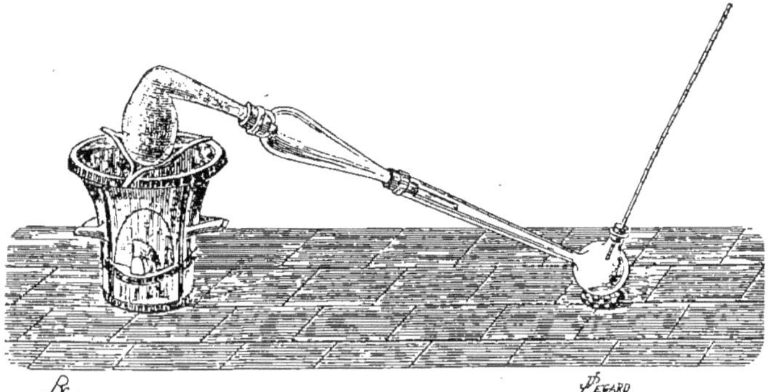

Fig. 23. — Sublimation des corps très volatils.

employées autrefois, sont peu usitées aujourd'hui, on emploie surtout les cornues en grès.

Quand on veut sublimer des substances qui ne se subliment qu'à une haute température, *et qui par suite sont aisément condensées*, on place la matière dans une capsule en porcelaine sans bec que l'on recouvre avec une capsule semblable et renversée. On chauffe la capsule inférieure ; le corps se volatilise et les vapeurs formées viennent se condenser dans la seconde capsule, qui, placée au-dessus, ne se trouve pas exposée à l'action directe du foyer. Des têts à rôtir peuvent remplir le même office que les capsules ; quelquefois aussi, on emploie deux creusets de terre.

Quand on veut sublimer des quantités assez importantes de substances organiques on les place dans une marmite de fonte ou mieux dans un vase de terre, dit *camion*.

On couvre l'ouverture du camion avec une feuille de papier à filtrer, tendue et maintenue collée sur les bords du vase, et on surmonte le tout d'un cône en carton mince ou de papier fort, ouvert à sa pointe, on chauffe le vase ; les vapeurs émises par la substance traversent le papier à filtrer et se répandent sur les parois froides du cône en papier sur lesquelles elles se condensent.

La feuille de papier à filtrer empêche les projections de souiller les cristaux formés dans la sublimation ; elle empêche aussi ces derniers, lorsqu'ils se détachent du cône, de retomber sur le résidu. Après refroidissement, on recueille facilement le sublimé en détachant la bande de papier qui maintient le cône de carton. C'est par ce procédé que l'on obtient l'acide benzoïque dans les laboratoires (voir fig. 24).

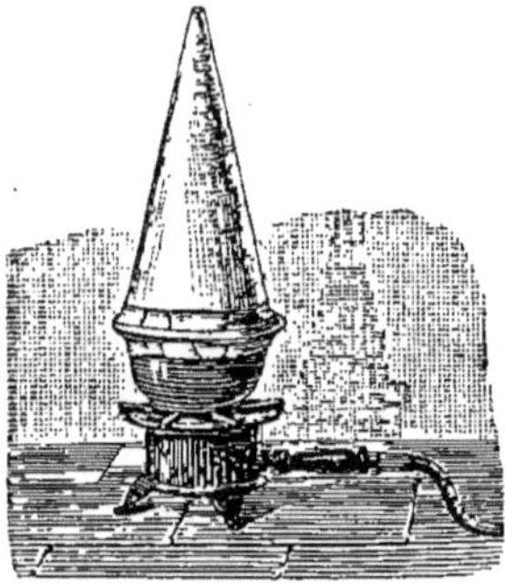

Fig. 24. — Sublimation des matières organiques.

En résumé, la distillation comprend plusieurs modes :

1° *La distillation simple*, c'est celle qui a pour but de séparer les parties volatiles d'une substance de ses parties fixes ;

2° *La distillation fractionnée*, c'est celle qui a pour but de séparer deux ou plusieurs liquides mélangés et inégalement volatils. La distillation par ces deux modes peut être faite dans des appareils où l'on réduit la pression atmosphérique au moyen d'une machine pneumatique ou de tout autre instrument analogue comme effet (trompes diverses) ;

3° *La sublimation*, qui n'est pas autre chose qu'une distillation sèche applicable aux substances solides.

CHAPITRE IV

QUATRIÈME CLASSE DES OPÉRATIONS PHARMACEUTIQUES.

Sommaire. — Pesage des médicaments. — Poids ; concordance des poids nouveaux avec les poids anciens. — Poids étrangers, et leur concordance avec les poids français. — Mesurage des médicaments ; concordance entre les mesures françaises et les mesures étrangères. — Du pesage et du mesurage par cuillerées à café, à dessert, à bouche, par pincées, poignées, etc., etc. — Dosage des médicaments par gouttes ; compte-gouttes divers. — Appareils et méthodes employés en pharmacie pour la détermination des densités ; aréomètre de Baumé, densimètres de Brisson, alcoomètre centésimal de Gay-Lussac, de Lejeune. — Principes, graduations et indications de ces instruments.

Nous examinerons dans ce chapitre les procédés et instruments usités en pharmacie, pour le pesage, le mesurage et le dosage des médicaments et pour la détermination des densités des liquides.

§ 1. — Du pesage des médicaments.

Le pesage des médicaments ou la détermination de leurs poids s'opère à l'aide de la balance et des poids.

Il peut également se faire lorsqu'il s'agit de peser de grandes quantités de matières, à l'aide de la bascule.

Nous ne décrirons pas la balance, nous n'indiquerons pas non plus quelles sont les conditions géométriques de justesse et de sensibilité que doit présenter cet instrument, mais nous devons cependant dire un mot sur la manière dont on doit s'y prendre pour constater la justesse et la sensibilité des instruments de pesage que l'on emploie dans les pharmacies.

Les balances employées en pharmacie sont de deux sortes :

1° *Les balances ordinaires*, comprenant : Balance Roberval ou l'une des nombreuses balances du commerce qui procèdent du même principe ; les balances à colonnes. Une balance ordinaire, suscepti-

ble de peser jusqu'à 5 kilogrammes à 0,1 décigramme près constitue, avec une série de poids de 5 kilogrammes, un matériel suffisant
dans presque tous les cas ;

2° *Les balances de précision*, qui permettent d'apprécier exactement des poids extrêmement faibles. Une pharmacie bien installée
doit posséder au moins deux balances de ce genre. L'une, *la balance
d'analyse*, proprement dite, est destinée à peser jusqu'à 250 et
300 grammes à un demi-milligramme près ; l'autre, *le trébuchet*,
plus petite que la balance d'analyse, permettant de faire les pesées
plus rapidement et avec la même approximation, ne peut porter que
70 à 80 grammes sur chaque plateau.

Conditions de justesse. — Pour s'assurer qu'une balance est juste,
il faut faire les deux expériences suivantes :

1° Abandonner la balance à elle-même, les plateaux étant vides ;
si le fléau s'arrête dans la position horizontale, la première condition de justesse est remplie et le centre de gravité est convenablement situé ;

2° Placer un corps quelconque dans l'un des plateaux de la balance ;
ajouter de la grenaille de plomb dans l'autre plateau jusqu'à ce que
l'aiguille s'arrête au zéro. Quand l'équilibre est établi on transporte
dans le plateau de droite la charge qui était à gauche et réciproquement. Si l'aiguille revient au zéro, on peut affirmer que les bras de
la balance sont égaux, par suite, que la deuxième condition de justesse a été réalisée et que par conséquent la balance est juste.

Conditions de sensibilité. — On dit qu'une balance est sensible,
lorsque le fléau, étant écarté de sa position d'équilibre, tend à y revenir par une série d'oscillations lentes, et la sensibilité est d'autant
plus grande, qu'il faut un poids plus faible pour faire pencher le fléau
d'une quantité donnée. Pour constater la sensibilité d'une balance,
on opère de la manière suivante : on place un poids quelconque,
30 grammes par exemple, sur l'un des plateaux, puis on établit l'équilibre avec une tare placée sur l'autre. L'équilibre étant établi, on
ajoute sur l'un des plateaux, un poids très faible, un milligramme ou
un demi-milligramme par exemple (suivant la sensibilité de la balance), le fléau se déplace notablement.

Les unités de poids, employées en pharmacie, sont le gramme avec
ses divisions et ses multiples. Nous rappellerons simplement la concordance des poids nouveaux avec les poids anciens, parce que cette
connaissance est utile pour l'intelligence des anciennes pharmacopées.

TABLEAU DE CONCORDANCE DES POIDS ANCIENS
AVEC LES POIDS NOUVEAUX.

Expressions graphiques	RAPPORTS NUMÉRIQUES	Rapports décimaux exacts	Rapports usuels
℔	La livre correspondant à 16 onces. La 1/2 livre — 8 onces. Le 1/4 ou quarteron 4 onces. Le 1/2 quart 2 onces.	489ᵍ503 244.752 122.376 61.188	500ᵍ 250 120 à 125 60
℥	L'once. . . . . 1/2 once.	30.594 15.287	30 15
ℨ	1 gros ou 72 grains . . . . 1/2 gros.	3.824 1.912	4 2
℈	1 scrupule. . . . . 1/2 scrupule.	1.274 0.637	
Gʳ ou B	1 grain . . . . 1/2 grain { faible 0,02. / fort 0,03.	0.053	0.05

Poids étrangers. — Les pays étrangers, ayant adopté le système décimal français, sont : Allemagne. — Autriche. — Belgique. — Danemarck. — Espagne. — Hollande. — Italie. — Norwège. — Suède. — Suisse.

L'Angleterre et les États-Unis, n'ayant pas adopté le système décimal, nous croyons devoir faire connaître les rapports qui existent entre nos poids et les poids médicinaux de ces deux pays.

CORRESPONDANCE DES POIDS ANGLAIS AVEC LE GRAMME.

La livre anglaise correspond à. . . 453 gr. 592
L'once à . . . . 28 gr. 34
Le drachme à. . . . . 3 gr. 888
Le scrupule à. . . . . 1 gr. 296
Le grain à . . . . 0 gr. 0648

CORRESPONDANCE DES POIDS DES ÉTATS-UNIS AVEC LE GRAMME.

La livre américaine correspond à . 373 gr. 24
L'once à . . . . 31 gr. 103

Le drachme à. . . . .   3 gr. 888
Le scrupule à. . . . .   1 gr. 296
Le grain à . . . .   0 gr. 06479

§ 2. — Du mesurage des médicaments.

Les seules mesures de capacité, employées dans la pharmacie française, sont le litre et ses multiples. On en fait rarement usage dans la pratique, parce que les quantités sont toujours formulées en poids, et que d'ailleurs, il est toujours facile de se rendre compte du volume d'un poids donné de liquide, lorsqu'on connaît sa densité. On y parvient au moyen de la formule $P = V D$ d'où on tire $V = P : D$.

1 litre équivaut à . . . .   1 décimètre cube.
1 décilitre ou dixième du litre à . .   100 centimètres cubes.
1 centilitre ou centième du litre à .   10 centimètres cubes.
1 millilitre ou millième du litre à .   1 centimètre cube.

Les pharmacopées d'Angleterre et des États-Unis, prescrivant de mesurer les liquides, il est bon de connaître les rapports des mesures adoptées par ces pharmacopées avec le titre et ses divisions.

Ces rapports sont indiqués dans le tableau suivant :

	GALLON	PINTE	FLUIDONCE	FLUIDRACHME	MIMIME
Angleterre....	$4^l 543$	$0^l 578$	$28^{cc}39$	$3^{cc}34$	$0^{cc}059$
États-Unis	$3^l 785$	$0^l 473$	$29^{cc}7$	$3^{cc}69$	$0^{cc}061$

Il existe plusieurs substances médicamenteuses, que l'on prescrit souvent par cuillerées à café, à dessert ou à bouche, par pincées, poignées, etc. Comme ces expressions ne se rapportent à aucune mesure rigoureusement déterminée, il est bon de donner à ce sujet quelques indications générales qui pourront être utiles dans la pratique :

Une cuillerée à café équivaut à . . . .   5 gr.
        —   à dessert à . . . .   10 gr.
        —   ordinaire à . . . .   15 gr.
Une verrée contenant 8 cuillerées environ à . .   120 gr.

Une poignée de semences de céréales à. . . . .   80 gr.
—   de semences de lin à . . . .   50 gr.
—   de farine de lin à. . . . .   100 gr.
—   de fleurs de mauves à. . . . . . .   40 gr.
—   — de chicorée à . . . . . .   38 gr.
Une pincée de fleurs d'arnica à . . . .   1 gr. 50
—   — de mauves à. . . . .   1 gr. 50
—   de guimauve, tilleul, tussilage . . . } 2 gr.
—   camomille, anis, fenouil . . . . . . }
Un œuf de poule moyen. . . . .   60 gr.
—   (blanc seul) . . . .   40 gr.
—   (jaune seul) . . . .   20 gr.

Il est important, pour le pharmacien et pour le médecin, de connaître la contenance exacte en cuillerées à bouche, à dessert et à café des fioles de pharmacie. On prescrit, en général, de prendre par cuillerées les potions, sirops ou solutions ; or il arrive presque toujours que le nombre de cuillerées, contenues dans le flacon, n'est pas celui qui aurait dû exister théoriquement. Cela tient à plusieurs causes : les nombres indiqués par le Codex et les auteurs, et que nous avons donnés tout à l'heure, sont des nombres théoriques et pas du tout pratiques ; de plus la contenance de la cuiller varie suivant les fabricants. On trouve bien des cuillers qui contiennent 20 grammes d'eau, mais il faut les remplir complètement, ce qui n'est pas commode pour administrer un médicament à un malade, surtout s'il est alité.

Il en résulte qu'une potion dure rarement le temps qu'avait indiqué le médecin et qu'on n'est jamais fixé sur la dose exacte de médicament que prendra un malade.

Pour éviter ces inconvénients, il est intéressant de consulter les tableaux suivants dressés par M. Yvon.

POIDS PRATIQUE DES DIVERSES CUILLERÉES DES MÉDICAMENTS.

	CUILLER		
	A BOUCHE OU A POTAGE	A DESSERT OU ENTREMETS	A CAFÉ
Liquides aqueux et vins....	16g	12g	4g
Liquides alcooliques à 60°..	12	9	3
Juleps gommeux. — Potions.	18	13.5	4.5
Sirops	21	16	5
Huiles	12	9	3

CONTENANCE EN CUILLERÉES A BOUCHE, A DÉSSERT ET A CAFÉ, DES FIOLES DE PHARMACIE

POUR LES PRINCIPAUX TYPES DE MÉDICAMENTS

CONTENANCE en grammes des fioles de pharmacie	SOLUTIONS — Typ. sol. d'arséniate de soude d'iodure de potassium. CUILLERÉES			POTIONS — JULEPS — Juleps gommeux. CUILLERÉES			SIROPS — Sirop de Tolu. CUILLERÉES			TEINTURES et HUILES — Teinture de quinquina. CUILLERÉES		
Poids de la cuillerée	à bouche 16 gr.	à dessert 12 gr.	à café 4 gr.	à bouche 18 gr.	à dessert 13 gr. 5	à café 4 gr. 5	à bouche 21 gr.	à dessert 16 gr.	à café 5 gr.	à bouche 12 gr.	à dessert 9 gr.	à café 3 gr.
GR. 1	»	»	1	»	»	»	»	»	»	»	»	1 fort
8		1 faible	2			2 faib.		1/2	1/2	3/4	1	3 faib.
15	1 faible	1 fort	4 faib.	1 faible	2 fort	3+1/3	3/4	1	3	1 fort	1+1/2	5
24	1 +1/2	2	6	4 +1/3	2 faible	5+1/3	1 fort	1 +1/2	5	2	2+1/2	8
30	2 faible	2 +1/2	7	1 +2/3	2 fort	6+2/3	1 +1/2	2 faible	6	2 +1/2	3+1/3	10
45	3	4	11	2 +1/2	3 +1/3	10	2 fort	3 faible	9	5	5	15
60	4 fort	5	15	3 +1/3	4 +1/2	13	3 fort	4 +1/2	12	6	6+1/2	20
90	5 +1/2	7 +1/2	22	5	7 faible	20	4 +1/3	5 +1/2	18	7 +1/2	10	30
125	7 +1/2	10 +1/2	31	7	9	28	6	8	25	10 +4/2	19	42
155	10	13	39	8 +1/2	11 +1/2	34+1/2	8 faible	9 +1/2	31	13	17	52
187	11 +1/2	15 +1/2	47	10 +1/2	14	41+1/2	9	10 +1/2	37+1/2	15 +1/2	21	62
210	13	17 +1/2	52+1/2	12	15 +1/2	46+1/2	10	13	42	17 +1/2	23	70
250	15	21	62+1/2	14	18 +1/2	55+1/2	12	15 +1/2	50	21	28	83
310	19 +1/2	26	77+1/2	17	24	69	15	19 +1/2	62	26	34+1/2	103
1/2 bout. 333	21	27 +1/2	83	18.5	25	74	16	22	66+1/2	27 +1/2	37	111
375	23	31	94	21	28	83	18	23 +1/2	75	31	41+1/2	125
1/2 litre 500	32	41 +1/2	125	28	37	111	24	31	100	41 +1/2	55+1/2	166+1/2
Bouteille 750	47	62 +1/2	187+1/2	42 faible	55 +1/2	166+1/2	36	47	150	62 +1/2	83 fort	250
Litre 1000	62 +1/2	83	250	55 +1/2	74	222	47 +1/2	63	200	83	111	333

Au moyen de ces tableaux, le médecin voit de suite quelle quantité en poids il doit prescrire pour avoir tant de cuillerées et il pourra facilement résoudre le problème suivant : un médecin ne doit venir voir un malade que dans 12 heures et il veut donner, d'heure en heure, une potion renfermant par cuillerée à bouche un centigramme de kermès, quel poids de julep formulera-t-il ?

En consultant le tableau, dans la division potion et julep, il trouve en descendant la ligne verticale, le nombre 12; à gauche, sur la ligne horizontale, indiquant la contenance en grammes des fioles de pharmacie, il trouve le nombre 210. Cela veut dire qu'il devra formuler un julep gommeux de 210 grammes avec 12 centigrammes de kermès.

On emploie, depuis quelque temps, des flacons et des gobelets à médicaments exactement gradués et divisés par cuillerées à café, à dessert, à soupe et qui sont d'un emploi très pratique (voir fig. 25).

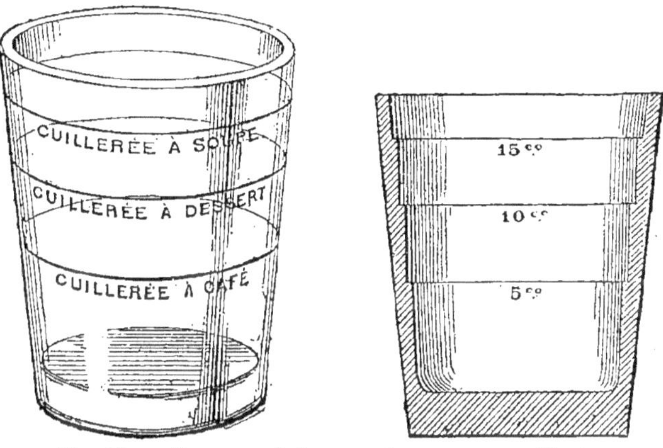

Fig. 25. — Verres gradués pour dosages par cuillerées.

§ 3. — Dosage des médicaments par gouttes.

Ce mode de dosage est très fréquemment employé pour les médicaments actifs. Mais il arrive souvent que, sous l'influence de certaines conditions, dépendant soit de l'ouverture laissée pour l'écoulement des gouttes, soit du manque d'habitude, ce dosage n'est pas toujours régulier. Le volume et le poids des gouttes s'écoulant des flacons en usage dans les pharmacies peuvent présenter des différences nota-

bles ; souvent aussi l'écoulement intermittent des liquides se transforme en un filet continu pendant le mesurage.

Pour éviter ces inconvénients et obtenir une régularité que ne peuvent pas donner des flacons de dimensions variables on a proposé
plusieurs instruments connus sous le nom de *compte-gouttes*.

M. Lebaigue a publié sur les compte-gouttes un travail remarquable dont voici les conclusions : la nature de la substance du tube
d'écoulement est sans influence sur le poids des gouttes, dès que
cette substance peut être mouillée par le liquide ; le diamètre de l'o-

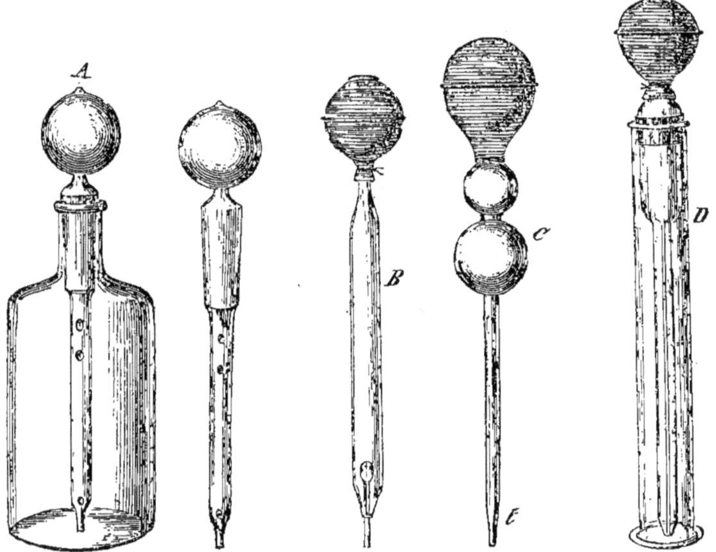

Fig. 26. — Compte-gouttes
Lebaigue.

Fig. 27. — Compte-gouttes
Guichard.

Fig. 28. — Compte
gouttes Limousin.

rifice du tube d'écoulement est également sans influence sur le poids
des gouttes : même avec un tube plein, c'est-à-dire sans orifice, les
gouttes qui s'écoulent en baignant les parties extérieures, sont du
même poids que celles qui s'écouleraient du même tube s'il était per-
foré ; il en résulte que l'épaisseur des parois du tube, si minces qu'on
les suppose, sont aussi sans influence sur le poids des gouttes ; le
diamètre total de la circonférence du tube d'écoulement, *orifice et
parois compris*, fait seul varier le poids des gouttes.

C'est en se basant sur ces faits théoriques, qui ont été démontrés par M. Lebaigue expérimentalement, que le Codex de 1884, a adopté un compte-gouttes normal d'une construction simple et d'un emploi facile. Il consiste en un tube de verre terminé par un ajutage à ouverture capillaire, dont le *diamètre extérieur* doit mesurer exactement *trois millimètres*. Les liquides doivent s'écouler par ce tube de leur propre poids et avec régularité. On considère l'instrument comme

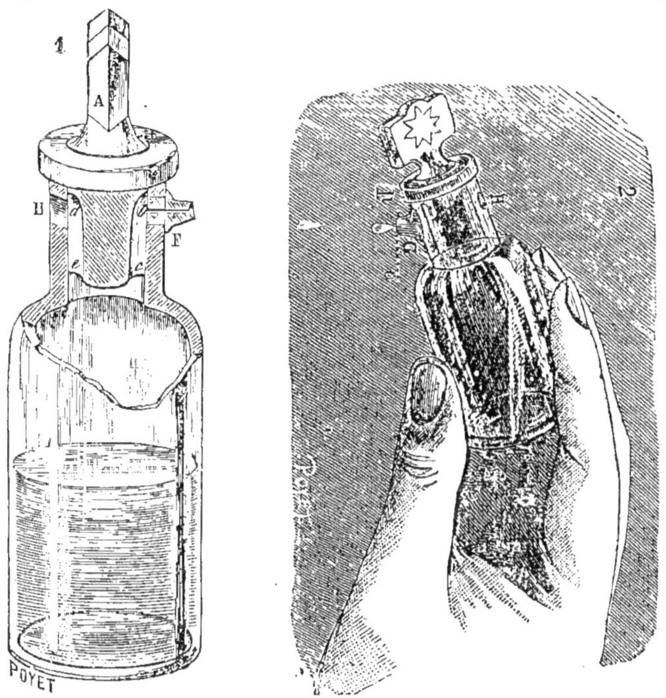

Fig. 29. — Compte-gouttes Jannin.

bien réglé, lorsqu'à la température de + 15°, vingt gouttes d'eau distillée pèsent un gramme à moins de 2 centigrammes près.

Les principaux compte-gouttes employés en pharmacie sont :

Le compte-gouttes Lebaigue (voir fig. 26).

Le compte-gouttes Guichard (voir fig. 27).

Le compte-gouttes Limousin (voir fig. 28).

Le compte-gouttes dosimétrique de Jannin (voir fig. 29).

Le flacon compte-gouttes Marty (présenté à la Société de pharmacie de Paris, le 7 mai 1890).

Ces appareils présentent des avantages et des inconvénients sur lesquels nous n'insisterons pas, mais tous peuvent être employés à la condition de remplir exactement les prescriptions exigées par le Codex et que nous avons indiquées tout à l'heure, en parlant du compte-gouttes normal.

Un certain nombre de pharmaciens ont essayé de dresser des tableaux indiquant le nombre de gouttes nécessaires pour peser un gramme, pour les médicaments les plus importants ; mais les chiffres donnés par les différents expérimentateurs sont très variables. Le Codex de 1884 a dressé également un tableau indiquant le poids très approximatif d'une goutte des différents liquides qui sont quelquefois prescrits par 5, 10, 15 ou 20 gouttes. Les pesées ont été faites à une température voisine de $+ 15°$ avec un compte-gouttes normal, c'est-à-dire avec un compte-gouttes dont le diamètre extérieur mesure exactement trois millimètres.

Poids des gouttes obtenues avec le compte-gouttes normal, à 15°

	Poids de 1 goutte	Nombre pour 1 gramme
Acide acétique cristallisable D = 1,0635	0,0181	55
« azotique officinal D = 1,390	0,0434	23
« « alcoolisé (alcool nitrique)	0,0185	54
« chlorhydrique officinal D = 1,171	0,0476	21
« cyanhydrique médicinal au 1/100°.	0,0500	20
« phénique (acide, 1 p. ; alcool à 90°, 1 p.)	0,0200	50
« sulfurique officinal D = 1,843.	0,0384	26
« « dilué au 1/10ᵉ	0,0500	20
« « alcoolisé (eau de Rabel).	0,0185	54
Alcool à 90° D = 0,8339.	0,0164	61
« à 80° D = 0,8638.	0,0178	56
« à 60° D = 0,9133	0,0192	52
Alcoolature d'aconit (feuille)	0,0189	53
« « (racine)	0,0189	53
Ammoniaque liquide officinale D = 0,925	0,0454	22
Chloroforme D = 1,500	0,0178	56
Chlorure (per) de fer, solution officinale D = 1,26	0,0500	20
Créosote du hêtre D = 1,067	0,0232	43
Ether acétique D = 0,915	0,0172	58
« officinal D = 0,720.	0,0111	90
« « alcoolisé (liq. d'Hoffmann)	0,0139	72
Glycérine officinale D = 1,242.	0,0400	25

Gouttes amères de Baumé	0,0189	53
« noires anglaises	0,0270	37
Huile de croton	0,0208	48
« phosphorée	0,0208	48
Huile volatile de menthe	0,0200	50
« « de pétrole	0,0175	57
« « de térébenthine D = 0,864	0,0185	54
Laudanum de Rousseau	0,0285	35
« de Sydenham	0,0303	33
Liqueur de Fowler au 1/100ᵉ	0,0347	23
Soluté de chloral au tiers	0,0322	31
« de chorhydrate de morphine 1/20ᵉ et 1/100ᵉ	0,0500	20
« d'azotate d'argent au 1/8ᵉ, au 1/4, à PE	0,0500	20
« de sulfate d'atropine au 1/100ᵉ et au 1/1000ᵉ	0,0500	20
« « de strychnine —	0,0590	20
« « de zinc — et saturé	0,0500	20
Teinture d'aconit (feuille)	0,0189	53
« « (racine)	0,0189	53
« de belladone	0,0189	53
« de cantharide	0,0175	57
« de castoréum	0,0175	57
« « éthérée	0,0121	82
« de colchique (bulbe)	0,0189	53
« « (semence)	0,0189	53
« de digitale	0,0189	53
« d'extrait d'opium	0,0189	53
« d'iode	0,0164	61
« de noix vomique	0,0175	57
« d'opium camphré (élixir parégorique)	0,0192	52
« de scille	0,0189	53
« de valériane	0,0189	53
Vin de colchique (bulbe)	0,0303	33
« « (semence)	0,0303	33
« grenache D = 1,028	0,0303	33
Vinaigre à 8 p. 100 d'acide réel	0,0384	26
« scillitique	0,0384	26

§ 4. — Des appareils et méthodes employés pour la détermination des densités.

Il est très souvent nécessaire, dans les opérations pharmaceutiques, d'amener une solution à une densité déterminée, soit pour en obtenir la cristallisation, soit pour l'amener à un état de concentration toujours identique. On a aussi souvent besoin de déterminer la densité de certains liquides afin d'avoir des indications sur leur pureté ou leur composition.

Les procédés scientifiques, employés pour déterminer la densité des liquides avec précision, n'étant pas rigoureusement indispensables dans la pratique et ayant l'inconvénient d'une exécution lente, on fait exclusivement usage dans les laboratoires de pharmacie, d'aréomètres à poids constant et à volume variable.

Les aréomètres, tous à poids constant et à volume variable, employés en pharmacie, sont :

1° L'aréomètre de Baumé :

2° Les densimètres ;

3° L'alcoomètre de Gay-Lussac.

Rappelons quelques notions théoriques nécessaires pour comprendre l'emploi de ces appareils.

Lorsqu'on plonge un aréomètre à poids constant dans un liquide, il s'y enfonce d'une quantité plus ou moins grande, et la densité du liquide peut se déduire du volume variable de la partie plongée. Il en résulte que les aréomètres de cette espèce ne peuvent fournir d'indications utiles qu'autant que leur tige est soigneusement graduée.

Comment a été faite la graduation de ces divers instruments ?

Aréomètre de Baumé. — Baumé, apothicaire de Paris et membre de l'Académie royale des Sciences, a employé pour son aréomètre, une graduation arbitraire, qui diffère, suivant que l'instrument qu'il s'agit de graduer est destiné aux liquides plus denses ou moins denses que l'eau.

Graduation pour les liquides plus denses que l'eau. — L'appareil est lesté de manière que le point d'affleurement dans l'eau distillée à $+12°,5$ ait lieu à la partie supérieure de la tige ; on marque 0° à ce point d'affleurement.

On plonge ensuite le tube dans une solution formée de 15 parties en poids de sel marin desséché pour 85 parties d'eau. Cette solution, ayant à $+12°5$ une densité égale à 1,116 l'instrument s'y enfonce moins que dans l'eau pure ; on marque 15° à ce nouveau point d'affleurement. Cela fait, on divise en 15 parties égales l'intervalle compris entre les deux points d'affleurement ; on prolonge les divisions jusqu'à l'extrémité de la tige jusqu'au 75° degré. Chaque partie constitue un degré de l'aréomètre. Ces instruments destinés aux liquides plus denses que l'eau, s'appellent aussi *pèse-sirops, pèse-acides.*

Graduation pour les liquides moins denses que l'eau. — Le point 0° est placé à la partie inférieure de la tige, au point d'affleurement obtenu en plongeant l'instrument lesté dans un mélange de 10 p. de sel marin desséché et de 90 p. d'eau distillée, et à la température de $+12°5$.

Le point 10° est marqué, au point d'affleurement obtenu en plongeant l'instrument lesté dans l'eau distillée à + 12° 5.

On partage l'intervalle en 10 parties égales, qui constituent les degrés de l'aréomètre, et en prolonge la graduation jusqu'au sommet de la tige.

Les instruments, destinés aux liquides plus légers que l'eau, s'appellent *pèse-esprits, pèse-éthers*.

Des objections ayant été formulées contre l'emploi de cet instrument, à graduation arbitraire, à construction souvent défectueuse, le nouveau Codex de 1884 a adopté la proposition souvent émise de substituer, pour tous les liquides, le densimètre de Brisson à l'aréomètre de Baumé.

Densimètre de Brisson. — Les densimètres sont aussi des aréomètres à poids constant et à volume variable, mais ils sont construits et gradués de telle façon que le point d'affleurement indique directement la densité du liquide dans lequel ils sont immergés.

Il existe deux sortes de densimètres : ceux destinés aux liquides plus denses que l'eau ; ceux destinés aux liquides plus légers que l'eau.

Graduation. — Dans les densimètres destinés aux liquides plus denses que l'eau, le point d'affleurement dans l'eau distillée à + 4° se trouve vers le sommet de la tige et il est marqué 1000. Les divisions, tracées sur la tige de l'instrument au-dessous de ce point, correspondant à ces densités croissantes par millièmes, centièmes et dixièmes depuis 1000 jusqu'à 2000.

Si on plonge le densimètre dans un liquide, et qu'il s'enfonce jusqu'au point d'affleurement marqué 1261, le liquide aura pour densité 1,261 ; la densité de l'eau à + 4° étant prise pour unité.

On peut dire aussi, et c'est là un point très important, que les divisions de l'instrument donnent le poids réel d'un litre de liquide. En effet, le point d'affleurement dans l'eau distillée correspond à 1000 grammes, c'est-à-dire au poids d'un litre d'eau à + 4°. Si le liquide que l'on examine marque 1261, cela veut dire qu'un litre de ce liquide pèse 1 k. 261 grammes.

Pour les liquides moins denses que l'eau, le densimètre est lesté de façon à ce que le point d'affleurement dans l'eau distillée à 4° se trouve à la partie la plus basse de la tige et il est marqué 1000. Les divisions, tracées sur la tige de l'instrument au-dessous de ce point, correspondent à des densités décroissantes, par millièmes, centièmes et dixièmes.

On trouve, dans le commerce, pour quelques solutions, pour les sirops, par exemple, des densimètres portant deux échelles juxtaposées : sur l'une est marquée la densité, sur l'autre sont inscrits les degrés correspondants déterminés suivant le système de graduation de Baumé.

Pour faciliter la correspondance entre les indications du densimètre et celles fournies par l'aréomètre de Baumé encore très répandu, le Codex rapporte, à la page 9, un tableau, dressé par MM. Berthelot, Coulier et d'Alméida, et qui indique les densités à + 12° 5 correspondant aux degrés de l'aréomètre de Baumé, avec le poids du litre du liquide pesé dans l'air, sous la pression de 0,760 et à la même température. Cette table peut servir à + 15° et à toute température voisine.

On a fait usage, pendant longtemps, en France, de plusieurs espèces d'aréomètres pour les liquides dont le poids spécifique est plus faible que celui de l'eau, et on les désignait, sous les noms de *pèse-esprit*, *pèse-alcools*, *pèse-éthers*. Tous ces instruments plus ou moins défectueux, sont remplacés aujourd'hui par les densimètres dont nous avons déjà parlé et par l'*alcoomètre centésimal de Gay-Lussac*, dont nous allons brièvement indiquer le principe et le mode d'emploi.

Alcoomètre de Gay-Lussac. — C'est un aréomètre à poids constant et à volume variable, semblable, quant à la forme, aux aréomètres et aux densimètres, mais différant de ces aréomètres par une graduation spéciale et par le sens des indications qu'il fournit.

Graduation. — On gradue cet instrument en le plongeant successivement dans des mélanges artificiels d'eau distillée et d'alcool absolu, en diverses proportions, et en opérant à la température de + 15° :

1° Plongé dans l'alcool absolu, l'aréomètre doit être lesté de manière à s'enfoncer jusqu'au sommet de la tige. On marque au point d'affleurement 100° ;

2° Plongé dans un mélange fait en ajoutant à 95 volumes d'alcool absolu une quantité suffisante d'eau distillée pour faire 100 volumes, l'aréomètre s'enfonce moins, on marque 95° au point d'affleurement ;

3° Plongé dans un mélange fait en ajoutant à 90 volumes d'alcool absolu une quantité d'eau distillée suffisante pour faire 100 volumes, l'aréomètre s'enfonce moins, on marque 90° au point d'affleurement ;

4° Plongé dans un mélange fait en ajoutant à 85 volumes d'alcool absolu une quantité d'eau distillée suffisante pour faire 100 volumes, l'aréomètre s'enfonce moins encore, on marque 85° au point d'affleurement, etc., etc.

Ces points étant déterminés par l'expérience, on a partagé en 5 parties égales l'intervalle compris entre deux points, et chaque division représente un degré de l'alcoomètre.

Lorsqu'on plonge l'alcoomètre centésimal dans un alcool quelconque à la température de + 15°, le degré correspondant au point d'affleurement indique, en centièmes et en volume, la composition du liquide en alcool absolu.

Supposons, par exemple, que l'instrument s'enfonce à la température de + 15°, jusqu'au trait 56 ; cela veut dire que un litre de ce liquide renferme 560 centimètres cubes d'alcool absolu, ou que ce liquide contient en volume 56 0/0 d'alcool absolu.

Les indications de l'alcoomètre ne sont exactes que pour des mélanges ne renfermant que de l'alcool et de l'eau, et que pour la température de + 15°, à laquelle l'instrument a été gradué.

La chaleur ayant pour effet de modifier le volume et par suite la densité des liquides essayés, si la température de ces liquides est supérieure ou inférieure à + 15°, l'alcoomètre, qu'on y plonge, s'enfonce plus ou moins, et indique par cela même un titre trop élevé ou trop faible. Il est donc indispensable, lorsqu'on veut connaître, à l'aide de l'alcoomètre centésimal, la composition d'un liquide alcoolique, soit d'opérer à la température de + 15°, soit, et c'est là le moyen pratique, de recourir aux tables de correction dressées par Gay-Lussac et rapportées au Codex de 1884, page 14.

A défaut des tables de Gay-Lussac, on peut faire la correction de la température, au moyen de la formule de Francœur.

$$x = d \pm 0,4\ t.$$

Dans laquelle x représente le degré cherché, d le degré fourni par l'observation de l'alcoomètre, t le nombre de degrés du thermomètre centigrade au-dessus ou au-dessous + 15° au moment de l'observation. Le signe + s'applique aux températures inférieures, le signe — aux températures supérieures.

Cette formule ne donne pas des résultats toujours précis. En effet, la fraction de degré, dont s'élève ou s'abaisse l'alcool essayé, pour chaque unité de température au-dessus ou au-dessous de + 15°, est variable avec le titre que possède cet alcool. Le chiffre de 0,4, qui représente cette fraction de degré, dans la formule de Francœur, ne peut guère être admis que pour les degrés centésimaux compris entre

30° et 45°, mais il est complètement inexact pour tous les degrés compris en deçà ou au delà de ces limites.

D'après ce que nous venons de dire sur le mode de construction et de graduation de l'alcoomètre centésimal, on a pu comprendre que les indications fournies par cet instrument portent sur des volumes et non sur des poids.

Ainsi par exemple, quand on dit qu'un liquide alcoolique pèse 60° à l'alcoomètre, cela veut dire que 100 centimètres cubes de ce liquide renferment 60 centimètres cubes d'alcool absolu ou que 1000 centimètres cubes (1 litre) du liquide renferment 600 centimètres cubes d'alcool absolu ; mais cela ne dit rien quant aux poids relatifs de l'eau et de l'alcool qui compose ce liquide alcoolique. Cette circonstance, de peu d'importance, en apparence, constitue un inconvénient sérieux, lorsqu'on veut réduire un alcool à un degré donné.

Supposons qu'on veuille faire 1 litre d'alcool à 60° avec de l'alcool du commerce marquant 95° à la température de + 15°. On pourrait y arriver par tâtonnements ou en faisant un calcul algébrique, ce qui serait plus rapide. Malheureusement, ce calcul ne pourrait pas conduire à un résultat exact, car il faudrait supposer, ce qui n'a jamais lieu, que le volume du mélange est égal au volume des composants. C'est pour remédier, dans la mesure du possible, à ces inconvénients qu'ont été dressées *les tables de mouillage*, rapportées à la page 19 du Codex de 1884, et qui indiquent les quantités en poids d'alcool à un degré donné et d'eau distillée nécessaires pour obtenir 1 kilog. d'alcool à l'un des titres indiqués par le Codex.

S'agit-il, par exemple, de faire avec de l'alcool à 95°, un kilogramme d'alcool à 60° ? Il faudra, d'après les tables de mouillage employer :

564 grammes alcool à 95°
436 grammes eau distillée
____
Total. . . 1000 alcool à 60°

Il importe de choisir avec soin les densimètres et alcoomètres destinés aux usages pharmaceutiques, et d'avoir une confiance limitée dans ceux fabriqués à la douzaine et à bas prix et livrés par le commerce ; on devra donc s'adresser, pour l'achat de ces instruments, à des maisons de confiance.

LIVRE II

DES FORMES PHARMACEUTIQUES

But. — Les matières premières que la nature fournit à l'art médical sont rarement susceptibles d'être immédiatement utilisées en thérapeutique ; la plupart ont besoin, pour pouvoir être employées comme médicaments, de subir différentes opérations pharmaceutiques qui ont pour but de leur donner la forme pharmaceutique spéciale nécessitée par leur mode d'administration.

On appelle donc *formes pharmaceutiques*, l'état sous lequel les substances médicinales sont amenées par les opérations pharmaceutiques dans le but de faciliter leur mode d'administration.

Classification. — Dans quel ordre doit-on étudier ces formes pharmaceutiques, ou en d'autres termes, quelle est la classification qu'il faut suivre pour faire l'étude méthodique de ces différentes formes ?

S'il s'agissait d'écrire un compendium de pharmacie où la pratique domine exclusivement, cette classification n'aurait peut-être qu'une importance relative ; comme chaque forme y serait l'objet d'une description détaillée, peu importe le lieu où elle aurait été placée ; l'essentiel serait de la trouver facilement à l'aide d'une table exacte. Mais, dans un cours destiné à l'enseignement des élèves, la classification prend beaucoup plus d'importance ; les matières doivent être coordonnées de manière à s'enchaîner les unes aux autres d'une façon méthodique, afin de se graver profondément dans l'esprit. Ce ne doit plus être un simple catalogue se retenant par le seul effort de la

TABLEAU DE CLASSIFICATION DES FORMES PHARMACEUTIQUES

1er GROUPE	2e GROUPE	3e GROUPE	4e GROUPE	5e GROUPE	6e GROUPE	7e GROUPE	8e GROUPE
Formes pharmaceutiques résultant d'une opération simple ou mécanique sans l'intermédiaire d'aucun agent nouveau.	Formes pharmaceutiques obtenues par solution à l'aide d'un véhicule variable.	Formes pharmaceutiques obtenues par distillation.	Formes pharmaceutiques obtenues par évaporation.	Formes pharmaceutiques à base de :	Formes pharmaceutiques employées pour l'usage externe à base de :	Formes pharmaceutiques, en général magistrales, à composition variable, employées pour l'usage interne.	Formes pharmaceutiques, en général magistrales, à composition variable, employées pour l'usage externe.
Espèces. Poudres. Pulpes. Sucs.	Le véhicule est : **Eau (Hydrolés) :** Tisanes. Apozèmes. Bouillons. Mucilages. Emulsions. Limonades. Eaux médicamenteuses. **Alcool (Alcoolés) :** Teintures alcooliques. Alcoolatures. Alcoolés sucrés. Alcoolés acides. Alcoolésammoniacaux. Alcoolés de sels métalliques. **Éther (Éthérolés) :** Teintures éthéro-alcooliques. **Vin (Œnolés) :** Vins médicinaux. **Vinaigre (Acétolés) :** Vinaigres médicinaux. **Bière (Brutolés) :** Bières médicinales.	Eaux distillées. Huiles essentielles. Alcoolats.	Extraits. Résines. Gommes-résines. Baumes.	**De sucre (Saccharolés) :** Liquides : Sirops. Mous : Conserves. Électuaires. Gelées. Solides : Pâtes. Tablettes. Pastilles. Grains. Saccharures. Oléo-saccharures. Chocolats. **De miel :** Mellites. Oxymellites.	**De corps gras :** Axonge / Huile : Oléolés ou Huiles médicinales. Liparolés ou Pommades médicinales. **De corps gras et résines :** Onguents. Emplâtres résineux. **De corps gras saponifiés :** Savons. Emplâtres proprement dits. **De glycérine :** Glycérolés. **De cire et huile :** Cérolés ou cérats.	**1re Classe :** Pilules. Bols. Capsules. Perles. Globules. Cachets. Comprimés. Plaques gélatineuses. **2e Classe :** Liqueurs. Mixtures. Gouttes. Potions. Loochs. Juleps.	**1re Classe :** Sparadraps. Taffetas. Papiers. Écussons. Mouches. Collodions. **2e Classe :** Bougies. Pessaires. Suppositoires. Crayons. **3e Classe :** Cataplasmes. Sinapismes. **4e Classe :** Fomentations. Lotions. Embrocations. Liniments. Injections. Lavements. Collutoires. Gargarismes. Collyres. **5e Classe :** Bains. Douches. Fumigations. Sachets. Cigares. Cigarettes. Trochisques fumigatoires. **6e Classe :** Caustiques. Trochisques escharotiques. Moxas.

mémoire, mais ce doit être un exposé raisonné où toutes les choses ont une place prévue et où les règles pratiques se déduisent d'aperçus théoriques établis avec soin.

Existe-t-il une classification des formes pharmaceutiques remplissant le but ou présentant les conditions que nous venons d'exposer? Non, et c'est là une lacune regrettable.

Les essais de classification méthodique ont été cependant très nombreux, et parmi les plus remarquables, nous citerons ceux proposés par MM. Henri et Guibourt, Chevalier et Idt, Béral, Chéreau, Soubeiran, Macé, Bourgoin, Andouard, Gourmet, Huguet, etc.

La commission, qui avait présidé à l'édition du Codex de 1866, avait fait effort pour soumettre les matières à un classement méthodique, dit M. Gavarret dans la préface du Codex de 1884 ; mais les résultats n'ont pas toujours répondu à ses intentions et la marche adoptée a eu le grave inconvénient de rendre les recherches plus longues et plus difficiles. Considérant que le Codex n'est pas un traité raisonné de pharmacie, et qu'il convient surtout de faciliter les recherches autant que possible, la commission, chargée de la préparation du Codex de 1884, a cru devoir adopter le classement par ordre alphabétique.

Cette décision, qui ne résout pas la question qui nous occupe, a, comme on le voit, le mérite de la franchise ; elle reconnaît l'impuissance dans laquelle les pharmacologistes se trouvent de classer des matières qui ne comportent aucune méthode irréprochable de classement. Cependant, nous avons essayé, essai assurément bien imparfait, de faire non pas une classification, mais d'établir une sorte de méthode, qui facilitera, nous l'espérons, l'étude des formes pharmaceutiques.

CHAPITRE PREMIER

PREMIER GROUPE DES FORMES PHARMACEUTIQUES.

Sommaire.— Espèces; définition, avantages, préparation, espèces officinales.— Poudres ; procédés généraux de préparation, avantages de cette forme. Poudres simples. Poudres composées. Définition, préparation, conservation, altérations, falsifications. Des poudres impalpables ; des poudres granulées. Administration des poudres ; cachets médicamenteux et cacheteurs employés. Etude de quelques questions intéressantes au point de vue scientifique et pratique. Examen des questions pharmacotechniques, organoleptiques, chimiques et pharmacologiques relatives aux poudres. — Des pulpes ; définition, classification, préparation, avantages. Altération, conservation, nomenclature. — Des sucs, classifications anciennes, classification adoptée. Des sucs aqueux constituant les sucs proprement dits ; définition ; classifications anciennes, classification adoptée. Préparation, composition, caractères, altération, conservation.

Ce premier groupe comprend des formes résultant d'une opération simple ou mécanique sans l'intermédiaire d'aucun agent nouveau (*véhicule* ou *excipient*). A ce groupe appartiennent :

1º Les espèces ;

2º Les poudres ;

3º Les pulpes ;

4º Les sucs.

§ 1. — Des espèces.

Définition. — On appelle espèces des mélanges de plantes ou de parties de plantes, séchées et divisées en petits fragments, et qui servent à préparer des infusés, des décoctés ou autres médicaments de ce genre.

Avantages. — Les espèces, dit Baumé, sont très commodes pour le malade, parce qu'elles sont des collections d'herbes et autres substances, choisies et toutes préparées à l'avance pour infusions, décoctions, etc.

Préparation. — Pour les préparer on observe les règles suivantes :

1° Mélanger, autant que possible, des matériaux d'une texture sensiblement analogue, par exemple, des racines avec des racines, des fleurs avec des fleurs etc., et avoir soin de ne jamais mêler des matières d'une texture très différente, par exemple des racines et des fleurs, des racines et des feuilles, etc. ; sans cette précaution nécessaire il serait impossible d'obtenir un mélange exact ; en outre, lorsqu'on viendrait à le soumettre à l'action dissolvante d'un véhicule, la chaleur serait trop forte pour certaines substances et trop faible pour d'autres. Si, par exception, on fait entrer dans la composition des espèces, des substances hétérogènes, comme des semences, des sels et des résines, on doit les mélanger de façon qu'elles puissent céder facilement leurs principes actifs au véhicule qui doit agir sur elles ;

2° Diviser le plus possible les substances, afin d'obtenir un mélange plus exact. On coupe les racines en morceaux courts et en tranches minces, on concasse grossièrement les écorces ; on incise les feuilles, etc.

3° Ne faire entrer dans le mélange que des substances bien dépoudrées, parce que les poudres se précipitent et rendent le mélange inégal ;

4° Conformément au Codex, faire le mélange, à parties égales, de toutes les espèces officinales. Ce n'est que sur la prescription du médecin que le mélange devra être fait en d'autres proportions.

Ces différentes règles peuvent être ainsi résumées : les substances qui composent les espèces, doivent être d'une texture analogue, mondées, incisées ou concassées, dépoudrées et mélangées à parties égales, sauf indication contraire.

Le Codex mentionne un certain nombre de formules d'espèces :

1° *Espèces aromatiques* (Codex, p. 405). Employées en infusion pour lotions à la dose de 50 gr. par litre ;

2° *Espèces pectorales avec les fleurs pectorales* (Codex, p. 407). Employées en infusion, à la dose de 10 gr. par litre ;

3° *Espèces pectorales avec les fruits pectoraux* (Codex, p. 407). Employées en décoction à la dose de 50 gr. par litre ;

4° *Espèces carminatives* (Codex, p. 406). Employées en infusion, à la dose de 10 gr. par litre.

5° *Espèces diurétiques* (Codex, p. 406). Employées en infusion, à la dose de 20 gr. par litre ;

6° *Espèces émollientes* (Codex, p. 406). Employées en décoction, pour fomentations, bains, lavements, à la dose de 50 gr. par litre.

7° *Espèces purgatives* (Codex, p. 407). La dose du Codex employée en infusion pour une tasse d'eau bouillante ;

8° *Espèces sudorifiques* (Codex, p. 408) ;

9° *Espèces vulnéraires* (Codex, p.408). Employées en infusion, à la dose de 10 gr. par litre.

Conservation. — Bien qu'elles soient moins altérables que les poudres, les espèces officinales doivent être conservées à l'abri de la lumière et de l'humidité.

§ 2. — Des poudres.

Définition. — On appelle poudres toutes substances (*végétales, animales* ou *minérales*) amenées par un procédé quelconque, à l'état de particules plus ou moins ténues.

Préparation. — Elles se préparent à l'aide de la pulvérisation, opération pharmaceutique que nous avons déjà décrite ; suivant les substances, on emploie un des huit modes de pulvérisation usités dans les officines et qui sont : la contusion, la trituration, le frottement, la mouture, la porphyrisation, la dilution, la pulvérisation par intermède, la pulvérisation chimique.

Avantages. — Elles présentent les avantages suivants :

1° Elles facilitent l'administration des matières médicamenteuses. A part quelques matières, qui ne peuvent être données et qui n'agissent qu'à forte dose, presque tous les médicaments peuvent être administrés sous cette forme. Une petite dose de matière pulvérulente est toujours prise sans difficulté par le malade ; il peut du reste la délayer dans un peu d'eau ou masquer son odeur et sa saveur en l'enveloppant dans un peu de confiture, une cuillerée de soupe, du pain azyme, etc...

2° Elles sont très appropriées, très aptes à former des mélanges intimes comme dans les poudres composées, les opiats, les électuaires, etc...

3° Elles se laissent facilement pénétrer par les dissolvants que l'on veut charger de leurs principes solubles.

C'est surtout pour l'emploi des végétaux ou des parties de végétaux et d'animaux qui doivent leur action médicale à des principes solubles dans l'eau, l'alcool, l'éther, etc., que la forme de poudre est précieuse. Ainsi divisées, elles abandonnent aux liquides toutes leurs parties solubles et actives avec une grande facilité, et comme les moyens de pulvérisation sont mécaniques et ne peuvent entraîner aucune altération dans la composition de ces matières, on possède le médicament dans un grand état d'efficacité et tel qu'on ne le retrouve pas toujours dans les préparations plus compliquées.

« Aussi, déclare Soubeiran, nous n'hésitons pas à dire que pour les médicaments facilement altérables comme la digitale, les solanées et quelques autres, la forme de poudre est le plus souvent préférable ; on doit, au contraire, s'abstenir de donner sous cette forme, et sans autre préparation, toutes les matières âcres et caustiques, qui ne seraient pas très solubles dans l'eau, particulièrement un grand nombre de substances minérales, l'iode, le bichlorure de mercure, le sulfate de cuivre, etc., etc. ; parce que ces matières, en séjournant sur quelques points de la membrane de l'estomac, pourraient y produire des accidents inflammatoires plus ou moins graves. »

Les poudres peuvent se diviser en deux classes :

Les poudres simples, les poudres composées.

Des poudres simples.

Définition. — Les poudres simples sont celles qui ne sont formées que d'une seule substance médicamenteuse.

Préparation. — Leur préparation, qui s'opère par un des huit modes de préparation, mode qui sera précisé à propos de chaque poudre en particulier, est soumise à des conditions générales qu'il importe de rappeler :

1° Choisir un mortier approprié à la nature de la substance à diviser. La matière, dont est formée le mortier, doit être plus dure que le corps à pulvériser et inattaquable par lui. Ainsi par exemple, on ne peut pas pulvériser dans un mortier de marbre, un métal ou un acide, et on ne peut pas pulvériser dans un mortier en laiton, du sublimé corrosif ou toute autre substance susceptible d'être décomposée par un métal ;

2° Monder avec soin de toutes les impuretés ou de toutes les matières étrangères, qu'ils peuvent contenir, les corps à pulvériser ;

3° Briser, couper ou diviser par concassation, section ou rasion les corps trop durs ou trop volumineux pour être pulvérisés directement ;

4° Sécher les corps à l'étuve jusqu'à ce qu'ils se brisent facilement. Sans cette précaution, ils resteraient imprégnés d'humidité, deviendraient élastiques et offriraient à la pulvérisation une résistance parfois invincible ;

5° Soumettre le corps au mode de pulvérisation adopté et pour abréger l'opération, séparer fréquemment, au moyen du tamis, les parties réduites en poudre de celles qui ne sont pas encore suffisamment divisées et qui, sans cette précaution, seraient protégées par les premières contre le choc du pilon ;

6° Avoir soin, lorsque les corps à pulvériser sont composés de parties hétérogènes, différemment friables ou douées de propriétés médicamenteuses plus ou moins actives, de fractionner l'opération et de séparer les portions inertes ou peu actives, afin d'améliorer le médicament ;

7° Avoir également soin, pour avoir une poudre homogène, de mélanger à la fin de l'opération les différentes parties pulvérisées ;

8° Si la poudre obtenue est hygrométrique, l'exposer à l'étuve et l'enfermer dans des flacons bien bouchés aussitôt qu'elle est sèche.

Conservation. — Les poudres, en raison de leur division extrême, sont très sensibles à l'action des agents chimiques et physiques et s'altèrent très rapidement par l'action de la lumière, de l'oxygène et de l'humidité.

Pour les préserver de l'action de la lumière, il faut les renfermer dans des vases fermés ou complètement opaques ou encore de la même couleur que la poudre à conserver et à l'abri des rayons solaires. On peut employer aussi des vases en verre noir ou jaune, mais non en verre bleu, qui n'intercepte pas suffisamment l'action des rayons chimiques de la lumière.

Pour les préserver de l'action de l'humidité et de l'oxygène de l'air, on peut les enfermer dans des vases secs et clos ; dans des boîtes en fer-blanc ; dans des flacons de Cornelis, flacons à l'émeri dont le bouchon est creux et rempli de chaux vive. Pour en conserver de grandes quantités, on emploie avec avantage des gallons, sorte de boîtes rondes en bois et qui ferment parfaitement ; on peut aussi employer le procédé de Talobre qui consiste à placer les poudres dans un grand récipient en fer-blanc, dans lequel on introduit un second vase contenant de la chaux vive et fermé par une feuille de papier à filtrer.

En général, il ne faut préparer que de très petites quantités de poudres à la fois, car il est reconnu que les substances se conservent mieux dans leur entier qu'en poudre. Pulvérisées, les substances attirent puissamment l'humidité de l'air et ne tardent pas à fermenter ; d'un autre côté les substances aromatiques perdent plus facilement leur partie volatile dans laquelle résident souvent toutes leurs propriétés.

Altérations. — On doit considérer comme altérées, et par conséquent on doit rejeter toutes les poudres qui ont perdu leur couleur, leur odeur ou leur saveur.

Falsifications. — Les poudres médicinales, fournies par le commerce, sont très fréquemment falsifiées, et elles le sont d'autant plus que les falsificateurs savent que leur examen est très difficile, sinon impraticable.

Pour rechercher ces falsifications on peut employer plusieurs moyens :

1° Faire usage du microscope, qui peut rendre de grands services dans ce genre de recherches. M. Herlant a étudié avec soin la technique et le mode opératoire à employer, et dans ces derniers temps, M. Collin et M. le professeur Bræmer de Toulouse ont publié sur ce sujet des travaux remarquables (1) ;

2° Employer, comme le conseille Baudrimont, la méthode des épuisements successifs par l'éther, l'alcool et l'eau, et en même temps le procédé d'incinération dans le but de déterminer la nature et la quantité des principes minéraux qui en constituent les cendres ; mais il est essentiel de remarquer que toutes ces recherches doivent se faire comparativement à une poudre type sur l'authenticité et la pureté de laquelle on soit absolument fixé.

L'industrie fabrique aujourd'hui deux sortes de poudres : des poudres impalpables, qui sont d'une ténuité extrême ; des pou-

----

(1) Collin, |Etude anatomique des poudres officinales, *J. de pharm. et de chim.*, année 1890, pages 186, 416, 633. — Bræmer, *Caractères microscopiques des poudres officinales de feuilles.*

dres granulées, introduites récemment dans le commerce et qui, dès le début, ont été accueillies favorablement par le corps pharmaceutique.

Ces poudres granulées se préparent de la manière suivante :

On triture les drogues soit à la meule, soit entre deux cylindres tournant en sens inverse, soit le plus souvent au pilon, en ayant soin de les tamiser fréquemment à un crible plus ou moins serré, selon les cas. L'opération doit toujours être terminée sans résidu. Arrivé à ce terme, le mélange se trouve formé de grains de volumes fort irréguliers ; on le passe alors dans des séries de tamis à mailles plus ou moins nombreuses, et on le divise en 5, 6 ou 8 lots dont les grains ont une grosseur progressive et d'autant plus régulière que l'on a davantage multiplié les numéros des tamis.

Ces poudres présentent plusieurs avantages : elles ont un aspect plus séduisant que les poudres classiques ; elles ne renferment jamais de poussières ; elles sont d'un maniement commode ; employées en macérations ou infusions, elles ne donnent pas de liquides troubles.

L'usage de ces poudres doit-il être recommandé ?

Voici à cet égard l'opinion émise par M. le Professeur Carles :

« Lorsque ces poudres sont constituées par des matières premières identiques dans toutes leurs parties (c'est-à-dire par des principes immédiats ou des espèces chimiques, tels que les acides tartrique et citrique, le camphre, les gommes, les sels en général [Borax, alun, etc.] et même quelques résines ou gommes-résines comme l'aloès), nous ne trouvons à ces poudres que des avantages ; mais lorsqu'on soumet à ce genre de division les racines, les écorces ou autres parties organisées, végétales ou animales et même les matières minérales ou artificielles constituées par certains mélanges salins, nous estimons qu'on les modifie toujours plus ou moins dans leur composition première, c'est-à-dire dans leur nature, et partant, dans leurs propriétés thérapeutiques. »

M. Carles conclut en disant :

« Lorsqu'à l'aide d'une division progressive, combinée avec des tamisages multipliés, on convertit les drogues simples en poudres granulées, on trouble leur harmonie pharmaco-dynamique et on modifie leur rendement en extraits, toujours dans le même sens, c'est-à-dire au préjudice des poudres grossières et à l'avantage des poudres les plus ténues. »

Les poudres impalpables ou granulées doivent, en tout cas, pour posséder les vertus qu'on doit leur demander, être faites avec des substances de premier choix et parfaitement conservées. Or, nous avons vu qu'il est bien difficile de reconnaître si les poudres sont dans un état de pureté absolue et même si elles ont été faites avec des substances de premier choix. Comme il n'est pas nécessaire que la ténuité des poudres soit poussée aux dernières limites et qu'il suffit d'avoir une poudre suffisamment fine pour les usages ordinaires ; comme les poudres granulées offrent, malgré leurs avantages, les inconvénients signalés par M. Carles, le pharmacien peut et doit préparer lui-même dans son laboratoire les poudres destinées aux besoins de sa pharmacie et cela, dans l'intérêt de sa réputation et de sa sécurité et aussi et surtout dans l'intérêt des malades.

Des poudres composées.

Définition. — On appelle poudres composées celles qui résultent du mélange de plusieurs poudres simples.

Les poudres composées officinales étaient très en honneur autrefois ; il suffit pour s'en convaincre de jeter les yeux sur les anciennes pharmacopées de Bauderon, Lemery, Charas, Baumé, etc. Aujourd'hui l'usage en est beaucoup plus restreint. Du reste, en mettant à part les poudres composées, qui ne peuvent pas être préparées instantanément, et celles dans lesquelles il se produit à la longue quelques changements, il est préférable que le médecin associe, dans une formule spéciale, les poudres simples dont il veut combiner les effets, plutôt que d'avoir recours à une formule toute faite, dont il est bien difficile de se rappeler la nature et surtout la proportion des éléments qui la composent.

Préparation. — La préparation des poudres composées est soumise à certaines règles, formulées par le Codex, et déduites des observations d'un très grand nombre de pharmacologistes, parmi lesquels nous citerons Sylvius, Baumé, Soubeiran, etc. :

1° Réduire séparément chaque substance en poudre, et voici pourquoi : nous avons vu, en traitant de la pulvérisation, qu'il existe des corps qui doivent être pulvérisés en entier ; ce sont ceux qui fournissent une substance homogène à tous les moments de la pulvérisation. Il en est d'autres, au contraire, et en grand nombre, dont les derniers produits doivent être rejetés. On ne pourrait donc pas obtenir une poudre composée bien faite et de bonne qualité si on pulvérisait ensemble différentes matières de ce genre ;

2° Donner à chaque poudre le plus grand degré de finesse possible et la même ténuité, afin d'obtenir un mélange homogène ;

3° Porphyriser avec soin, les matières minérales ; sans cette précaution, leurs particules, plus pesantes que celles des matières organiques, ne se mélangeraient qu'imparfaitement et se sépareraient très promptement pour gagner le fond du vase ;

4° Lorsqu'on fait entrer dans une poudre composée des matières molles, telles que la muscade, la vanille, la myrrhe, le castoréum, etc., etc., pulvériser ces matières en les triturant avec les autres substances entrant dans la composition de la poudre composée ;

5° Éviter de faire entrer dans les poudres composées des matières attirant l'humidité de l'air, des sels déliquescents par exemple, parce que ces substances, se résolvant en liqueur, altéreraient rapidement la poudre. Dans le cas où on voudrait introduire ces corps dans une poudre composée, on ne devrait les ajouter qu'au moment du besoin ;

6° Mélanger avec le plus grand soin toutes les substances réduites en poudre. Après les avoir mélangées ensemble dans un mortier, ou après les avoir retournées ensemble dans le fond d'un tamis, on passe le mélange à travers un tamis peu serré ;

7° De temps en temps, renouveler le tamisage, afin de rétablir l'homogénéité de la masse, qui tend à se détruire, par suite de l'inégale densité des composants.

Lorsqu'il s'agit de préparer des quantités plus ou moins considérables de poudres composées, on peut se servir avec avantage de la machine à tamiser et à mélanger de M. Baker.

Conservation. — Les poudres composées sont encore plus difficiles à conserver que les poudres simples. Elles peuvent être également altérées par l'air et l'humidité, mais elles peuvent aussi, leurs éléments réagissant les uns sur les autres, éprouver des actions chimiques, qui modifient sensiblement la nature du mélange et par suite ses propriétés médicinales. Il est donc très important de préparer ces médicaments en petite quantité à la fois, et même de ne faire qu'au moment du besoin, ceux qui doivent contenir des substances hygrométriques.

Administration des poudres. — Les poudres, simples ou composées, étant ordinairement prescrites à petites doses par le médecin, leur administration est assez facile ; le malade les délaye dans un peu de liquide, eau, vin ou bouillon, ou bien il les prend dans une cuillerée de soupe, dans un peu de confiture ou dans du pain azyme.

L'idée d'administrer dans du pain azyme certaines poudres amères ou nauséeuses, comme la rhubarbe, l'aloès, le sulfate de quinine, etc., afin d'en masquer la saveur et l'odeur, est une idée très ancienne. Au début, on se bornait à ramollir avec de l'eau une feuille de pain azyme, dans laquelle on enfermait ensuite la poudre à dissimuler. Plus tard, quelques praticiens tentèrent de remplacer cette feuille par deux disques de la même substance dont les bords étaient collés au pinceau. C'était un premier pas fait dans une voie qui ne devait devenir pratique que beaucoup plus tard. En 1853, M. Guillermond réalisa un progrès réel sur les essais primitivement tentés ; il proposa d'introduire les poudres entre deux rondelles de pain azyme, larges de deux centimètres, creuses au centre, et dont les bords aplatis étaient soudés au moyen d'une très légère humidité. Il donna à cette nouvelle forme pharmaceutique le nom d'*Enazymes*. Bien que susceptibles d'applications utiles et nombreuses, les Enazymes ne se propagèrent point. L'idée, lancée par M. Guillermond, fut reprise en 1872 par un très habile pharmacien de Paris, M. Limousin, qui la perfectionna et qui avec la collaboration de M. Toiray, dota la pharmacie des cachets médicamenteux dont l'usage s'est rapidement répandu.

Il importe, avant de terminer cette étude, d'examiner deux questions, qui ont fait l'objet de nombreuses discussions et dont la solution pratique et scientifique ne semble pas encore complètement trouvée.

1° Quelle est la cause à laquelle il faut attribuer les modifications de couleur, de saveur et de solubilité que la pulvérisation imprime aux corps pulvérisés ?

La pulvérisation change assez fréquemment la couleur des corps ; quelquefois, elle donne une poudre d'une couleur plus foncée que celle du corps entier : tel est le cas de la plupart des métaux ; d'autres fois, *et c'est le cas le plus ordinaire*, elle rend cette couleur plus claire : tel est le cas des gommes, des gommes-résines, des résines. Le cinabre entier est couleur sang de bœuf foncé, pulvérisé, il donne le vermillon avec sa couleur éclatante ; l'aloès entier est vert-bouteille, pulvérisé, il est jaune d'or. Aussi la coloration d'une poudre sert souvent de caractère distinctif à la substance qui l'a produite. La pulvérisation change aussi souvent la saveur et la solubilité des corps pulvérisés, comme cela a été observé pour la gomme et le sucre.

On a cherché à expliquer la cause de ces modifications physiques imprimées aux corps réduits en poudre ; on a mis le phénomène sous la dépendance de l'électricité ; on l'a présenté comme la cause d'un *résultat* moléculaire, analogue à celui qui transforme l'acide arsénieux vitreux en acide opaque ; mais, en réalité, on n'a donné encore aucune explication vraiment satisfaisante des phénomènes observés.

2º Est-il vrai de dire que les poudres sont les seules formes pharmaceutiques qui représentent la substance sans aucune espèce de modification ?

Pour la plupart des pharmacologistes, la pulvérisation n'est qu'un simple changement de forme. Par cette opération les corps n'éprouvent d'autres changements que ceux qui résultent de la séparation de leurs molécules intégrantes, et chaque particule du corps divisé peut être considérée comme un diminutif de la masse entière. M. Dorvault conteste cette opinion dans une certaine mesure. Il admet, que dans beaucoup de cas, la pulvérisation ne fait subir aucun changement à la constitution ou aux propriétés intimes des corps, mais il croit qu'il existe des substances, en grand nombre peut-être, qui éprouvent par cette opération, des modifications dans leur composition ou constitution chimique et dans leurs propriétés médicales. Malheureusement dit-il, nous n'avons à présenter pour étayer notre opinion, que deux exemples saillants, que nous trouvons dans la gomme et le sucre.

Chacun sait, en effet, et nous avons noté ce fait plus haut, que ces deux substances pulvérisées n'ont plus la même saveur ni la même solubilité qu'étant entières. La pulvérisation diminue la solubilité de l'acide arsénieux, à ce point qu'un kilogramme d'eau, qui dissolvait 40 grammes de cet acide vitreux n'en dissout plus que 14 grammes quand il est en poudre.

La simple contusion ayant modifié ces matières dans leurs propriétés, ne peut-on pas conclure, dit M. Dorvault, qu'un très grand nombre d'autres substances peuvent aussi être modifiées d'une manière quelconque ? Est-ce un simple point de l'histoire du dimorphisme que nous indiquons ou quelque chose de plus complexe ? quoi qu'il en soit, il y a certainement dans la question soulevée un sujet très digne de recherches.

Nous partageons l'opinion formulée par M. Dorvault ; la question signalée par lui est évidemment très intéressante , et mériterait de faire l'objet des méditations des chimistes et des pharmacologistes.

Pour compléter l'étude de cette forme pharmaceutique, il reste à examiner toutes les questions pharmacotechniques, organoleptiques, chimiques et pharmacodynamiques relatives aux poudres simples et composées, dites officinales, c'est-à-dire mentionnées dans le Codex et qui doivent toujours être préparées à l'avance par le pharmacien et se trouver dans son officine.

Questions pharmacotechniques. — Sous ce titre seront étudiés les points suivants : choix du mortier, mode de pulvérisation, choix du tamis employé pour la préparation des poudres officinales, simples ou composées, et préparations pharmaceutiques dans lesquelles elles entrent.

Questions organoleptiques. — Sous ce titre seront décrits les caractères organoleptiques de ces différentes poudres.

Questions chimiques. — Sous ce titre nous examinerons la composition chimique des poudres et les modes d'essai et de dosage employés pour déterminer leur nature, leur pureté ou leur richesse en principes actifs.

Questions pharmacodynamiques. — Sous ce titre nous étudierons les emplois médicaux et la posologie des poudres officinales.

Pour rendre les recherches plus commodes, nous diviserons les poudres simples en trois classes :

1º Poudres animales ;
2º Poudres végétales ;
3º Poudres minérales.

Nous étudierons ensuite, dans l'ordre alphabétique, les poudres appartenant à chaque classe et nous terminerons par l'examen des poudres composées.

Poudres animales.

NOMS ET ORIGINE des POUDRES	QUESTIONS PHARMACOTECHNIQUES.	QUESTIONS ORGANOLEPTIQUES.	QUESTIONS CHIMIQUES.	QUESTIONS PHARMACODYNAMIQUES.
Cantharides (*Cantharis vesicatoria*). Insecte coléoptère	Mortier de fer couvert. Contusion, sans résidu. Selon l'usage auquel on la destine : Tamis de crin, n° 3 et n° 4, ou tamis de soie, n° 80. Sert à préparer : teintures alcooliques et éthérées de cantharides, huiles, extraits. Pommade épispastique verte ou jaune, emplâtre vésicatoire, emplâtre perpétuel de Janin, sparadrap vésicant, mouches de Milan, etc., etc.	Brune, semée de parcelles vertes et brillantes représentant les débris des élytres. Saveur âcre, odeur forte et irritante.	Huile verte, matière jaune non vésicante, acide urique, acide acétique, sels minéraux, son principe actif est la *cantharidine*, substance cristalline découverte par Robiquet préparée par le procédé Mortreux ; 100 p. de poudre de cantharides doivent fournir au moins 0 gr. 50 de cantharidine. Pour vérifier ce titre, on emploie le procédé de Mortreux : Épuiser un poids donné de poudre avec de l'éther dans appareil à déplacement, laver le vase, qui contenait les liqueurs avec du chloroforme pour dissoudre la cantharidine adhérente à ses parois. Mélanger les liquides éthérés et chloroformiques et les évaporer à 40° environ. Quand la capsule est refroidie, y verser un peu de sulfure de carbone pour dissoudre la matière grasse contenue dans la poudre épuisée. Filtrer sur un double filtre. Laver au sulfure de carbone la capsule et le filtre, sécher et peser les deux filtres séparément ; la différence du poids des deux filtres donne la proportion de la cantharidine.	Stimulant, vésicant. Posologie: 0 gr. 02 à 0 gr. 05 pour un adulte
Castoreum (*Castor fiber*). Mammifères rongeurs.	Mortier de fer. Trituration. Tamis de soie, n° 100. Entre dans la composition des pilules de Cynoglosse, de Fuller, dans la thériaque, l'élixir utérin de Crollius, l'alcoolat antihystérique, etc.	Brun rougeâtre, odeur forte, rappelant un peu celle de la créosote, saveur âcre et amère.	Huile volatile, une résine et un corps gras particulier nommé *castorine*. En distillant la castorine avec de l'eau, Wœhler en a retiré de la salicine, de l'acide phénique et de l'acide benzoïque.	Stimulant et antispasmodique, emménagogue. Posologie : 0 gr. 05 à 1 gr. 50.

NOMS ET ORIGINE des POUDRES	QUESTIONS PHARMACOTECHNIQUES.	QUESTIONS ORGANOLEPTIQUES.	QUESTIONS CHIMIQUES.	QUESTIONS PHARMACODYNAMIQUES.
Agaric blanc. Polypore du Mélèze. (*Polyporus officinalis*). Champignons.	Mortier couvert, ou en frottant l'agaric entier sur un tamis de crin. Tamis de soie, n° 100. Entre dans la thériaque et l'élixir de longue-vie.	Couleur blanc sale, saveur douce, puis très âcre, irrite fortement les muqueuses.	Acide agaricique. Résine blanche et résine rouge.	Purgatif drastique, hydragogue employé contre les sueurs des phthisiques. Posologie : 0 gr. 25 à 1 g. 25.
Angusture vraie (*GalipeaCusparia*) Rutacées-Diosmées.	Mortier de fer. Contusion, sans résidu. Tamis de soie, n° 140. Entre dans le vin fébrifuge de Séguin et dans le vin fébrifuge de Dorvault.	Couleur jaune pâle, odeur nauséeuse, saveur amère, aromatique, puis mordicante.	Cire, acide stéarique, plusieurs résines, une essence et un alcali, l'*angusturine* (Oberlin et Schlagdenhauffen). Kœrner et Bohringer ont extrait de l'Augusture 3 autres alcaloïdes, la Cusparine, la Galipeine, et un autre alcaloïde dont les sels présentent une fluorescence bleue.	Amer, fébrifuge. Posologie : 1 à 4 gr. Incompatibilités : Acides concentrés, infusés astringents, noix de Galle, sulfates de cuivre et de fer.
Aloès Suc épaissi de l'aloès du cap extrait des *Aloès spicata, ferox africana, perfoliata, linguæformis*, etc.).	Mortier de fer. Trituration. Tamis soie, n° 100. Entre dans les pilules ante-cibum, dans les grains de santé de Frank, dans les pilules écossaises ou d'Anderson, dans les pilules hydragogues de Bontius, dans celles de Rufus.	Couleur jaunâtre, saveur amère, odeur forte et désagréable.	Résine (éther paracoumarique de l'aloresitannol), aloïne, émodine.	Purgatif, Drastique. Emménagogue, Anthelminthique. Tonique. Posologie : 0 gr. 03 à 1 gr.
Anis (*Pimpinella Anisum*). Ombellifères.	Mortier de fer. Contusion. Tamis de crin, n° 1.	Couleur verdâtre, saveur sucrée très aromatique.	Huile volatile, résine, chlorophylle, stéarine, huile grasse et autres produits (Brandes et Reimann).	Stimulant et calmant, digestif.
Asarum ou Cabaret (*Asarum europæum*). Aristolochiées.	Mortier de fer couvert. Contusion. Tamis de soie, n° 80. Entre dans la poudre St-Ange, l'orviétan, l'emplâtre diabotanum, etc.	Couleur gris-verdâtre, odeur forte, saveur analogue à celle du poivre.	Huile volatile ; de l'asarine ou asarone et de l'asarite appelé aussi camphre d'Asarum,	Émétique. Sternutatoire violent. Posologie : 0 gr. 50 à 2 gr.
Aunée (*Inula Helenium*). Synanthérées.	Mortier de fer, Contusion. Tamis de soie, n° 120. Entre dans le sirop d'erysimum et d'armoise composés.	Couleur grise aromatique, saveur âcre et amère.	Hélénine, Inuline et une résine molle qui lui communique son âcreté.	Tonique, excitant. Diaphorétique. Posologie : 2 à 10 gr.

NOMS ET ORIGINE des POUDRES	QUESTIONS PHARMACOTECHNIQUES.	QUESTIONS ORGANOLEPTIQUES.	QUESTIONS CHIMIQUES.	QUESTIONS PHARMACODYNAMIQUES.
Belladone (Feuilles) (*Atropa Belladona*) Solanacées.	Mortier de fer. Contusion. Tamis de soie, n° 120.	Couleur verte, nauséeuse rappelant celle de la plante verte.	*Atropine*. Hyoscyamine, scopolamine, atropamine, belladonine.	Narcotique. Posologie : 5 ou 20 centig.
Belladone (Racine).	Mortier de fer. Contusion. Tamis de soie, n° 140.	Blanchâtre, moins odorante que la poudre de feuilles.	*Atropine*. Hyoscyamine, scopolamine, atropamine, belladonine.	Narcotique. Posologie : 0,02 à 0,10.
Bryone (*Bryonia dioica*). Cucurbitacées.	Mortier de fer. Contusion. Tamis de soie, n° 120.	Couleur blanc jaunâtre, saveur amère et âcre, odeur désagréable.	Un principe amer, bryonine. Un principe azoté, bryonicine.	Purgatif. Posologie : 1 à 2 gr.
Cachou (*Extrait des Acacia Catechu et Suma*). Légumineuses.	Mortier de fer. Contusion, puis trituration. Tamis de soie, n° 100. Entre dans la thériaque.	Couleur brune, saveur astringente.	Tanin 54 0/0. Catéchine appelée aussi acide catéchique ou cachoutique.	Tonique, astringent. Posologie : 0,50 à 8 gr. Incompatibles : Emétique, sels de fer, alcaloïdes, émulsions, substances albumineuses.
Camomille (*Anthemis nobilis*) Synanthérées.	Mortier de fer. Contusion. Tamis de soie, n° 120. Entre dans élixir de Gendrin, et vin de quinquina composé.	Couleur blanc pâle, saveur amère devenant brûlante au bout de quelques instants, odeur très aromatique.	Contient en proportion notable, huile essentielle verdâtre.	Stomachique, carminatif, nervin, antispasmodique. Posologie : 1 à 8 gr.
Camphre (*Laurus camphora*). Laurinées.	Pulvérisez au moyen d'une râpe. Tamis de crin, n° 1. Eau, alcool, vinaigre, liniment camphrés. Dans cataplasme aromatique et narcotique de Trousseau, etc.	Blanche odeur forte et aromatique, saveur brûlante.	C'est une essence retirée du *Laurus Camphora*. Alcool campholique (Berthelot).	Calmant, antispasmodique. Antiseptique, vermifuge, diaphorétique. Résolutif. Anti-aphrodisiaque. Posologie : 0,05 à 8 gr.
Cannelle (*Laurus cinnamomum*). Laurinées.	Mortier de fer. Contusion sans résidu. Tamis de soie, n° 140.	Couleur jaune rougeâtre, odeur forte et agréable, saveur à la fois aromatique et sucrée.	Huile essentielle. Tannin et acide cinnamique.	Excitant. Stimulant. Antispasmodique. Posologie : 0,3 à 3 gr.
Cardamome (*Elletaria major*) Zingibéracées.	Mortier de fer. Contusion. Tamis de soie, n° 400. Thériaque et beaucoup d'autres préparations.	Couleur brunâtre, très odorante, saveur âcre et brûlante.	Huile fixe grasse et huile volatile.	Stimulant. Stomachique. Posologie : 0,20 à 2 gr.
Cascara sagrada (*Rhamnus Purshianus*). Rhamnées (Écorce)	Mortier de fer. Contusion. Tamis de soie, n° 120.	Couleur brune, odeur nulle, saveur amère.	Emodine. Acide chrysophanique. Glucosides oxyméthylanthraquinoniques (Cascarine).	Laxatif. Posologie : 0 gr. 25 à 0 gr. 75.

Poudres végétales (*suite*).

NOMS ET ORIGINE des POUDRES	QUESTIONS PHARMACOTECHNIQUES.	QUESTIONS ORGANOLEPTIQUES.	QUESTIONS CHIMIQUES.	QUESTIONS PHARMACODYNAMIQUES.
Cascarille (*Croton Elutheria*) Euphorbiacées.— Crotonées.	Mortier de fer. Contusion sans résidu. Tamis de soie, n° 140.	Couleur brune, amère, aromatique, odeur agréable exaltée par la chaleur.	*Cascarilline*, substance cristalline non azotée.	Tonique, excitant. Fébrifuge. Anti-émétique. Posologie : 1 à 4 gr.
Cévadille (*Schœnocaulon officinale*). Liliacées. — Colchicées.	Mortier de fer. Contusion. Tamis de crin, n° 1.	Couleur brune, très amère et très âcre.	Vératrines α, β, γ, et δ, sabadine, sabadinine. Acides cévadique et vératrique.	Excitant. Irritant. Parasiticide. Posologie : 0 gr. 10 à 0 gr. 30. A l'extérieur (poudre des capucins) (pour les poux).
Chêne (*Quercus robur*). Amentacées-Cupulifères.	Mortier de fer. Contusion sans résidu. Tamis de soie, n° 140,	Cette poudre appelée *tan* est rougeâtre, saveur très astringente.	Tannin, différent de celui de la noix de galle.	Astringent employé à l'extérieur, décocté 50 pour 1000, en gargarismes, injections, lotions. Incompatibles : (comme le tannin) alcaloïdes, sels métalliques, surtout ceux de fer.
Ciguë (*Conium maculatum*). Ombellifères.	Mortier de fer. Contusion. Tamis de soie, n° 120.	Couleur verte, odeur forte et nauséeuse, analogue à celle de la souris.	Conicine, conhydrine, méthylconicine, γ — conicéine, pseudo-conhydrine. Acides malique et caféique.	Fondant. Posologie : 0 gr. 05 à 1 gr.
Coca (*Erythroxylum Coca*). Linacées - Erythroxylées.	Mortier de fer. Contusion. Tamis de soie, n° 120.	Couleur jaune brun, odeur se rapprochant de celle du thé, saveur un peu amère astringente et chaude.	Cocaïnes (éthers de l'ecgonine) (solides). Hygrine (liquide).	Stomachique, calmant, nutritif, excitant. Posologie : 4 à 6 gr.
Colombo (*Chasmanthera palmata*). Menispermacées.	Mortier de fer. Contusion. Tamis soie couvert, n° 120.	Gris-verdâtre, très amère, odeur un peu nauséeuse.	Colombine (Principe actif). Berbérine, acide colombique, huile volatile particulière.	Tonique, stomachique. Posologie : 0 gr. 50 à 4 gr.
Coloquinte (*Citrullus colocynthis*). Cucurbitacées.	Mortier de fer couvert. Contusion. Tamis soie couvert, n° 100.	Couleur jaunâtre, très amère.	Colocynthine.	Purgatif, drastique violent. Posologie : 0 gr. 20 à 0 gr. 75. Incompatibles : alcalis, sels de fer.

NOMS ET ORIGINE des POUDRES	QUESTIONS PHARMACOTECHNIQUES.	QUESTIONS ORGANOLEPTIQUES.	QUESTIONS CHIMIQUES.	QUESTIONS PHARMACODYNAMIQUES.
Cousso (*Hagenia abyssinica*) Rosacées-spirées.	Mortier de fer. Contusion. Tamis de crin, n° 1.	Couleur rougeâtre peu odorante, saveur âcre et désagréable.	Cosine, protocosine, cosotoxine, substances non azotées.	Taeniafuge. Posologie : 15 à 20 gr.
Cubèbe (*Piper cubeba*). Pipéracées.	Mortier de fer. Contusion. Tamis de crin, n° 1.	Couleur noirâtre, très aromatique, saveur amère et chaude à la bouche.	Essence incolore et principe cristallin non azoté, *cubébin* (Soubeiran et Capitaine).	Stimulant stomachique. Anti-gonorrhéique. Anti-blennorhagique. Posologie : 8 à 30 gr.
Curcuma (*Curcuma longa*) Amomacées.	Mortier de fer, contusion. Tamis de soie, n° 120.	Couleur jaune, odeur et saveur aromatiques.	Curcumine.	Aromatique excitant. Diurétique. Inusité.
Cynoglosse (*Cynoglossum officinale*). Borraginées.	Mortier de fer. Contusion. Tamis de soie, n° 140. Entre dans les pilules de cynoglosse composées.	Grise, sans saveur, faible odeur vireuse.		Employé autrefois comme antihémoptysique, Antidiarrhéique. Inusité aujourd'hui.
Digitale (*Digitalis purpurea*). Scrophulariacées. (Feuilles)	Mortier de fer. Contusion. Tamis de soie, n° 120.	Verte, saveur amère, odeur sui generis prononcée.	Contient les glocosides suivants (Kiliani) : Digitaléine. Digitonine. } solubles dans l'eau. Digitaline. Digitoxine. } insolubles. Digitophylline.	Sédatif énergique du cœur. Diurétique puissant. Posologie : 0 gr. 05 à 1 gr. Incompatibles : Sels de fer, d'argent et de plomb. Décoctés astringents.
Eucalyptus (*Eucalyptus globulus*). Myrtacées.	Mortier de fer. Contusion. Tamis de soie, n° 120.	Vert blanchâtre, odeur balsamique, saveur aromatique résineuse, légèrement amère et astringente.	Eucalyptol.	Fébrifuge. Antiphtysique. Anticatarrhal. Posologie : 4 à 15 gr.
Euphorbe (*Euphorbia resinifera*). Euphorbiacées. (G. Résine).	Mortier de fer. Trituration. Tamis de soie, n° 80.	Couleur jaunâtre, odeur faible, saveur âcre et corrosive.	Résines, Euphorbon, Gomme, malate et substances minérales.	Purgatif, drastique violent, rubéfiant, vésicant. Sternutatoire. Inusité à l'intérieur.

végétales (*suite*).

NOMS ET ORIGINE des POUDRES	QUESTIONS PHARMACOTECHNIQUES.	QUESTIONS ORGANOLEPTIQUES.	QUESTIONS CHIMIQUES.	QUESTIONS PHARMACODYNAMIQUES.
Fenouil (*Fœniculum dulce*). Ombellifères. Racine. — Fruit.	Mortier de fer. Contusion. Tamis de crin, n° 1.	Vert pâle, odeur douce et suave, saveur aromatique et sucrée.	Huile essentielle.	Apéritif. Carminatif. Diurétique. Posologie : 1 à 5 gr.
Fève St-Ignace *Strychnos Ignatii* Loganiacées. (Semence).	Mortier de fer couvert. Contusion. Tamis de soie, n° 120. Entre dans gouttes amères de Baumé.	Gris sombre, inodore, très amère.	Strychnine, Brucine, acide igasurique.	Tétanique, excitant de l'estomac. Non employé.
Fougère-mâle (*Nephrodium Filix-mas*). Fougères. (Rhizome).	Mortier de fer. Contusion. Tamis de soie, n° 80.	Couleur verte. Odeur *sui generis*, saveur astringente.	Huile volatile, matière grasse et un principe connu appelé filicine ou acide filicique.	Antihelminthique. Posologie : 30 à 50 gr.
Gayac (*Gayacum officinale et Gayacum sanctum*). Rutacées-Zygophylées. (Bois).	Mortier de fer. Contusion. Tamis de soie, n° 120.	Jaunâtre, saveur mordicante, odeur douce et agréable rappelant celle de la vanille. Exposé à l'air, à la lumière, à l'action des corps oxydants (acides nitreux et hypochloreux) verdit.	Acide gayacique.	Stimulant, diaphorétique, anti-goutteux, anti-rhumatismal. Posologie : 2 à 10 gr.
Gentiane (*Gentiana lutea*) Gentianacées. (Racine).	Mortier de fer. Contusion. Tamis de soie, n° 140.	Jaune, odorante, très amère.	Gentianose (sucre) ; matière colorante jaune, cristalline appelée successivement, gentianin, gentisin, acide gentianique, acide gentiano-tannique ; enfin on y trouve un glucoside amer le gentiopicrin.	Tonique stomachique. Fébrifuge. Posologie : 0 gr. 50 à 4 gr.
Guimauve *Althæa officinalis* Malvacées.	Mortier de fer. Contusion. Tamis de soie, n° 140.	Blanc-jaunâtre, odeur particulière, saveur désagréable.	Substance mucilagineuse abondante, matière colorante jaune, sucre cristallisable, asparagine.	Émolliente, adoucissante, béchique.
Héllébore blanc (*Veratum album*) Colchicacées. (Souche).	Mortier de fer couvert. Contusion. Tamis de soie couvert, n° 120.	Blanchâtre, inodore, saveur douce, puis très âcre.	Protovératrine, jervine et acide jervique.	Purgatif violent, émétique, sternutatoire. Posologie : 0 gr. 03 à 0 gr. 10.

Poudres végétales (*suite*).

NOMS ET ORIGINE des POUDRES	QUESTIONS PHARMACOTECHNIQUES.	QUESTIONS ORGANOLEPTIQUES.	QUESTIONS CHIMIQUES.	QUESTIONS PHARMACODYNAMIQUES.
Hellébore noir (*Helleborus niger*). Renonculacées.	Mortier de fer couvert. Contusion. Tamis de soie couvert, n° 120. Entre dans les pilules de Bacher.	Blanc-noirâtre, odeur faible et nauséabonde, saveur amère, astringente, désagréable.	Elléborine et clléboréine.	Emménagogue. Drastique. Purgatif violent. Vermifuge. Posologie : 0 gr. 20 à 0 gr. 60.
Ipécacuanha (*Cephælis ipécacuanha*). Rubiacées. (Racine).	Mortier couvert. Contusion. Ne recueillir que les 3/4 de la racine employée. Tamis de soie, n° 120.	Gris-blanchâtre, saveur âcre, odeur nauséeuse.	Substance grasse, émétine, céphéline. Médicament important dont la pureté doit être vérifiée : 1° Son infusé aqueux prend une teinte vert-pomme par l'addition d'un cristal transparent de sulfate ferreux ; 2° 100 gr. poudre traitée par alcool à 70° doivent fournir 20 à 22 0/0 d'extrait sec. 3° Dosage de l'émétine, effectuée rapidement par le procédé de Zenoffski.	Vomitif, tonique, expectorant. Posologie : 0 gr. 10 à 1 gr. 50 (vomitif). 0 gr. 03 à 0 gr. 30 (tonique).
Jaborandi (*Pilocarpus pinnatifolius*). (Feuilles).	Mortier de fer. Contusion. Tamis de soie, n° 120.	Grisâtre, légèrement amère et aromatique, saveur à peu près nulle.	Essence. Acide volatil. 2 alcaloïdes, la pilocarpine, la jaborine (isomère du précédent) et la pilocarpidine.	Sudorifique, sialagogue. Posologie : 1 à 4 gr.
Jalap (*Ipomæa purga*). Convolvulacées. (Tubercule radical).	Mortier de fer couvert. Contusion. Tamis de soie couvert, n° 120.	Gris foncé, odeur spéciale nauséeuse, saveur très âcre.	Résine qui est un mélange de 2 glucosides, la convolvuline, et la jalapine. La poudre doit contenir 16 à 18 0/0 de résine ; on s'en assure par le dosage. *Dosage* : Traiter 10 gr. de poudre de jalap par lixiviation au moyen de l'alcool à 90°. Distiller pour retirer l'alcool, et délayer le résidu dans l'eau bouillante. La résine précipitée par l'eau est lavée plusieurs fois à l'eau chaude et séchée à l'étuve ; elle doit peser de 1 gr. 60 à 1 gr. 80.	Purgatif drastique. Posologie : 1 à 4 gr.
Jusquiame (feuilles) (*Hyoscyamus niger*). Solanées.	Mortier de fer. Contusion. Tamis de soie, n° 120.	Verte, odeur vireuse, saveur amère.	*Hyoscyamine*, hyoscine, atropine, scopolamine, atroscine.	Narcotique analogue à la belladone ; s'associe aux purgatifs énergiques pour en diminuer l'âcreté et en faciliter l'action. Posologie : 0 gr. 20 à 0 gr. 50.
Jusquiame (semences) (*Hyoscyamus niger*). Solanées.	Mortier de fer couvert. Contusion. Tamis de soie, n° 100.	Grise, amère, peu odorante.	*Hyoscyamine*, hyoscine, atropine, scopolamine, atroscine.	Comme la poudre de feuilles.

NOMS ET ORIGINE des POUDRES	QUESTIONS PHARMACOTECHNIQUES.	QUESTIONS ORGANOLEPTIQUES.	QUESTIONS CHIMIQUES.	QUESTIONS PHARMACODYNAMIQUES.
Lin (*Linum usitatissimum*). Linacées. (Semence ou graine).	Mortier de fer. Contusion. Ou avec moulin à noix d'acier et à arêtes tranchantes. Crible, n° 16.	Jaune, odorante, douce au toucher, restant en masse quand on l'a pressée avec la main. Elle forme émulsion avec l'eau et ne bleuit pas avec l'eau iodée. Doit contenir toute la graine amande et spermoderme.	Huile fixe 35 0/0. Substance mucilagineuse 20 0/0. Pagenstecher en a retiré corps cristallisé : *Linine*. *Falsifications : avec tourteaux privés d'huile*. Épuiser 10 gr. de farine suspecte au moyen de l'éther ou du sulfure de carbone, évaporer la liqueur qui doit fournir un résidu huileux du poids minimum de 3 gr. *Sciure de bois*. Au moyen du microscope. *Son*. Le son contenant de l'amidon, bleuit quand on le touche avec une solution iodée.	Tempérant. Adoucissant.
Moutarde noire (*Brassica nigra*). Crucifères.	Mortier de fer. Contusion. Ou moulin à noix d'acier et à arêtes tranchantes. Crible, n° 25.	Couleur offrant un mélange du jaune-verdâtre de l'amande et du rouge brunâtre du spermoderme, non amère, dégageant quand on la délaie dans l'eau, une huile volatile, très odorante, très âcre ; ne bleuit pas par l'eau iodée.	Huile volatile (sulfocyanate d'allyle), se formant, en présence de l'eau, par suite de l'action d'un ferment soluble la myrosine sur le myronate de potasse ou sinigrine. Elle contient en outre de la sinapine et 25 0/0 d'huile fixe. Falsifiée avec poudres inertes que l'on colore avec de l'ocre et du curcuma. Le dosage de l'huile fixe au moyen de l'éther, peut déceler la présence des substances étrangères. Ce dosage se fait comme pour la farine de lin. Le Curcuma sera décelé par la potasse caustique qui le colore en rouge. L'ocre céderait à l'acide chlorhydrique du fer que l'on décèlerait à l'aide des réactifs de ce métal.	Excitant. Antiscorbutique. Rubéfiant. Révulsif.
Noix vomique (*Strychnos Nux vomica*). Loganiacées. (Semences).	Mortier de fer couvert. Contusion. Tamis de soie, n° 120.	Grise, sans odeur, très amère.	Strychnine. Brucine. Acide igasurique.	Tétanique. Excitant de l'estomac. Posologie : 0 gr. 025 à 0 gr. 20.
Opium (*Papaver somniferum, var. album*). Papavéracées.	Mortier de fer. Trituration. Tamis de soie, n° 100. Entre dans Laudanum de Sydenham, de Rousseau, gouttes noires, poudre de Dower, élixir parégorique, électuaire diascordium, thériaque, pilules de cynoglosse, etc., etc.	Brune, odeur forte et vireuse.	Morphine. Codéine. Narcotine. Narcéine. Papavérine. Thébaïne, etc. Dosage de l'opium : Procédés de Guillermond, Regnauld, de Vridj, Payen et Couerbe, Schneider, Yvon, Portes et Langlois.	Sédatif, hypnotique, parfois excitant, employé aussi pour faire tolérer par l'estomac les médicaments les plus énergiques. Posologie : 0 gr. 03 à 0 gr. 20.

NOMS ET ORIGINE des POUDRES	QUESTIONS PHARMACOTECHNIQUES.	QUESTIONS ORGANOLEPTIQUES.	QUESTIONS CHIMIQUES.	QUESTIONS PHARMACODYNAMIQUES.
Paullinia ou Guarana (*Paullinia sorbilis*). Sapindacées. Pâte dure formée par les semences grossièrement pilées du Paullinia sorbilis.	Concassez dans mortier de fer et terminez par trituration. Tamis, n° 100.	Amère, inodore, d'un gris sombre.	Tannin, Caféine.	Tonique. Antidiarrhéique. Antinévralgique. Posologie : 0 gr. 20 à 2 gr.
Phellandrie (*Œnanthe Phellandrium*). Ombellifères. Fruit, à tort nommé graine.	Mortier de fer. Contusion. Tamis de crin, n° 1.	Brune, odeur aromatique et désagréable.	Contient 2 à 3 0/0 d'un liquide nauséabond appelé Phellandrine par Hutel. Cette substance mal définie est vénéneuse.	Narcotique. Diurétique. Fébrifuge. Préconisée contre le squirrhe et phtisie. Posologie : 1 à 3 gr.
Poivre noir (*Piper nigrum*). Pipéracées. Fruit.	Mortier de fer couvert. Contusion. Tamis de soie, n° 100.	Couleur grise, odeur aromatique spéciale, saveur brûlante.	Saveur due à une huile âcre, solidifiable à 0° et soluble dans les corps gras. Parfum dû à une huile volatile $C^{20}H^{16}$ (Dumas). Alcali (pipérin ou pipérine).	Condiment, aphrosidiaque, rubéfiant, stimulant, essayé contre la fièvre, employé contre la teigne. Posologie : 0 gr. 05 à 2 gr.
Quassia (*Quassia amara*). Rutacées-Quassiées.	Mortier de fer. Contusion. Tamis de soie, n° 120.	Couleur gris-jaunâtre, inodore, très amère.	Quassine découverte par Winckler : 2 espèces, amorphe et cristallisée.	Tonique. Fébrifuge, stomachique. Posologie : 1 à 5 gr.
Quinquina calisaya (*Cinchona Calisaya*), venant des Indes, particulièrement de Java, désigné sous les noms de *Ledgenaria, Javanica*, etc.	Mortier de fer. Contusion, presque sans résidu. Tamis de soie, n° 140.	Couleur jaune fauve, saveur amère et astringente, odeur nulle.	Parmi les nombreux alcaloïdes : Quinine, Quinidine, Cinchonine, Cinchonidine. Acides quinique, quinovique et quinotanique ; rouge cinchonique, matière grasse verte, huile volatile, ammoniaque, etc. La poudre doit contenir 25 gr. de sulfate de quinine par kilogramme (Codex). Essais : Procédés Berthelot, de Vridj, de Carles, de Glénard et de Guillermond, de Petit, de Masse, etc.	Tonique, fébrifuge, astringent (le gris l'est plus que le jaune) le jaune est plus fébrifuge. Posologie : 4 à 12 gr.

Poudres végétales (suite).

NOMS ET ORIGINE des POUDRES	QUESTIONS PHARMACOTECHNIQUES.	QUESTIONS ORGANOLEPTIQUES.	QUESTIONS CHIMIQUES.	QUESTIONS PHARMACODYNAMIQUES.
Quinquina gris Quinquina gris de Loxa. (*Cinchona officinalis*). Quinquina gris Huanuco provenant des *Cinchona micrantha, nitida et peruviana.*	Mortier de fer. Contusion, presque sans résidu. Tamis de soie, nᵒ 140.	Couleur jaune-rougeâtre, saveur amère, plus astringente que celle du quinquina calisaya.	Contient les mêmes alcaloïdes que le quinquina jaune, mais en proportion plus faible ; doit donner 15 pour 1.000 d'alcaloïdes salifiables dont 1/10 au moins de quinine. Essai comme le quinquina jaune.	Comme quinquina calysaya.
Quinquina rouge (*Cinchona succirubra*).	Mortier en fer Contusion, presque sans résidu. Tamis de soie, nᵒ 140.	Couleur rouge, saveur amère, astringente peu aromatique.	Mêmes alcaloïdes, en plus quinamine et paricine (Hesse). Doit donner 30 pour 1.000 d'alcaloïdes dont 20 au moins de sulfate de quinine. Essai comme quinquina jaune.	Comme quinquina calysaya.
Ratanhia (*Krameria triandra et Krameria Ixina Granatensis*). Polygalées. Racine.	Mortier de fer. Contusion. Tamis de soie, nᵒ 140.	Rouge, inodore, astringente.	Tannin. Principe rouge astringent, sucre particulier, matière amylacée, acide kramérique, un principe azoté, la rathanine.	Astringent puissant. Posologie : 1 à 10 gr. Incompatibles : Alcalis et leurs carbonates, albumine, sels de plomb, de fer, de chaux.
Rhubarbe (*Rheum officinale et Rheum palmatum*). Polygonacées.	Mortier de fer. Contusion. Tamis de soie, nᵒ 120.	Couleur jaune, odeur propre, saveur amère et nauséeuse.	Levulose, Pectine, Tannin. Acide gallique et chrysophanique, émodine, malate et oxalate de chaux.	Laxatif, purgatif, tonique. Posologie : 0 gr. 30 à 0 gr. 60 (tonique). 4 gr. et plus (purgatif). Incompatibles : Eau de chaux, émétique, infusés astringents.
Rose rouge ou rose de Provins (*Rosa gallica*). Rosacées.	Mortier de fer. Contusion. Tamis de soie, nᵒ 120.	Rouge brun, odeur prononcée de rose, saveur astringente et sucrée.	Huile volatile, matière colorante rouge, produit pectique, acide gallique, tannin 17 à 23 0/0 (Filhol et Frebault). C'est à la présence de l'acide gallique et du tannin que l'infusé de rose rouge doit de précipiter les sels de fer.	Astringent doux.

Poudres végétales (suite).

NOMS ET ORIGINE des POUDRES	QUESTIONS PHARMACOTECHNIQUES	QUESTIONS ORGANOLEPTIQUES	QUESTIONS CHIMIQUES.	QUESTIONS PHARMACODYNAMIQUES.
Safran (*Crocus sativus*). Iridées. Divisions stigmatifères du style.	Mortier de fer. Contusion. Tamis de soie, n° 100.	Rouge, très aromatique, communique à la salive une couleur jaune doré.	Huile volatile, matière colorante glucosidique (crocine), glucoside amer (Picrocrocine).	Excitant, stimulant général, emménagogue. Posologie : 0 gr. 20 à 2 gr.
Scille (*Scilla maritima*). Liliacées.	Mortier de fer. Contusion. Tamis de soie, n° 120.	Rougeâtre, inodore, très amère.	Tannin, matières colorantes jaune et rouge, sucre interverti, iode, sels, mucilage, glucosides (scilline, scillopicrine, scillamarine).	Diurétique puissant, excitant, incisif, expectorant. Posologie : 0 gr. 10 à 0 gr. 30.
Scammonée (*Convolvulus Scammonia*). Convolvulacées-Convolvulées. Suc concret de la racine.	Mortier de fer. Trituration. Tamis de soie, n° 80.	Couleur gris clair, odeur de brioche, saveur nulle.	Cire, gomme, amidon, extractif, ligneux, glucoside résineux 60-80 0/0 (scammonine).	Purgatif drastique. Hydragogue dont l'action se porte surtout sur l'intestin grêle. Posologie : 0 gr. 50 à 1 gr.
Seigle ergoté *Mycelium* ou sclérote du (*Claviceps purpurea*). Champignons.	Mortier de fer. Contusion. Tamis de crin, n° 1.	Couleur gris foncé, odeur forte et nauséeuse, saveur fade, puis âcre.	Ergotinine, chrysotoxine, huile fixe, matière grasse, cristalisable, fungine, osmazome végétale, matière sucrée, extractif gommeux avec matière colorante rouge, albumine, phosphate de potasse, phosphate de chaux avec traces de fer de silice, en outre d'après Winckler, du formiate de propylamine.	Provoque les contractions utérines, hémostatique, antipyrétique. Posologie : 2 à 6 gr. ampyprétique. 2 à 4 gr. hémostatique. 0 gr. 50 à 4 gr. obstétrical.
Séné (feuilles) (*Cassia lanitiva*). Légumineuses — Cassiées.	Mortier de fer. Contusion. Tamis de soie, n° 120.	Gris-verdâtre, odeur faible, saveur nauséabonde.	Cathartine, acide chrysophanique, acide cathartique.	Purgatif énergique. Posologie : 4 à 10 gr. Incompatibles : Alcalis et leurs carbonates, sels acides, eau de chaux, émétique.
Stramonium (feuilles) (*Datura Stramonium*). Solanacées.	Mortier de fer. Contusion. Tamis de soie, n° 120.	Verte, amère, odeur vireuse désagréable.	Atropine, hyosciamine.	Narcotique, antispasmodique. Posologie : 0 gr. 05 à 1 gr.
Valériane (*Valeriana officinalis*). Valérianées. Racine.	Mortier de fer. Contusion. Tamis, n° 120.	Grise, odeur forte et désagréable, saveur âcre et amère.	Acide valérianique, huile essentielle.	Antispasmodique puissant, préconisé comme fébrifuge et vermifuge. Posologie : 1 à 10 gr.

Poudres minérales.

NOMS DES POUDRES.	MODE DE PULVÉRISATION.
Litharge. S. Acétate de cuivre. Bioxyde de manganèse. Oxysulfure d'antimoine. Sulfure d'antimoine. Sulfure rouge de mercure.	Mortier de fer couvert. Contusion. Tamis de soie, n° 120, couvert.
Bicarbonate de soude. Nitrate de potasse. Alun. Tartrate de potasse neutre. Sel de Seignette.	Mortier de marbre, pilon en bois. Contusion. Tamis de crin, n° 1.
Tous les produits chimiques, salins ou acides, et en général les sels blancs, qui, par leur acidité ou leur dureté, pourraient attaquer les mortiers de marbre ou perdre leur blancheur dans un mortier de fer. Acide arsénieux. Emétique. Oxyde rouge de mercure. Bichlorure de mercure. Sulfure jaune d'arsenic. — rouge d'arsenic. Acide citrique. — oxalique. — tartrique. Tartrate acide de potasse. Tartrate ferrico-potassique. Sulfate de potasse.	Mortier en porcelaine. Contusion. Tamis de crin, n° 1.

Poudres composées

Les seules poudres composées mentionnées au Codex sont :

NOMS DES POUDRES.	COMPOSITION.	OBSERVATIONS.
Poudre pour la conservation des cadavres.	Acide phénique 200 gr. Alcool à 90° 200 gr. Essence thym. 200 gr. Sulfate de zinc. 2000 gr. Sciure de bois blanc, 10 kilos.	Codex, p. 520.
Poudre dentifrice acide.	Tartrate acide de potasse porphyrisé. 200 gr. Sucre de lait porphyrisé. 200 gr. Carmin, n° 40. 0,40 Essence de menthe poivrée. 1 gr.	Codex, p. 520
Poudre dentifrice alcaline.	Carbonate de chaux précipité. 100 gr. Carbonate de magnésie 100 gr. Poudre de quinquina. 100 gr. Essence de menthe poivrée. 1 gr.	Codex, p. 517
Poudre dentifrice au charbon et quinquina.	Poudre de charbon végétal. 200 gr. Poudre de quinquina. 100 gr. Essence de menthe poivrée. 1 gr.	Codex, p. 517.
Poudre dentifrice de craie camphrée.	Camphre en poudre très fine. 10 Carbonate de chaux précipité. 90	Codex, p. 517.
Poudre diurétique.	Poudre d'azotate de potasse. 10 Poudre de gomme. 60 — de guimauve. 10 — de réglisse, 20 — de sucre de lait. 60	Codex, p. 517.
Poudre gazogène alcaline.	Bicarbonate soude pulvérisé. 2 gr. (P. une dose.— Enveloppez, dans papier bleu). Acide tartrique pulvérisé. 130 gr. (Pour une dose. — Envelopper dans papier blanc).	Codex, p. 518
Poudre gazogène ferrugineuse.	Acide tartrique. 80 Bicarbonate de soude. 60 Sucre. 260 Sulfate ferreux pur et cristallisé 3	Codex, p. 519.

Poudres composées (*suite*).

NOMS DES POUDRES.	COMPOSITION.	OBSERVATIONS.
Poudre gazogène laxative.	Bicarbonate de soude pulvérisé. 2 r. Tartrate de potasse et de soude pulvérisé. 6 gr. (Mêlez p. une dose.— Enveloppez papier bleu). Acide tartrique pulv. 2 gr. (P. une dose enveloppez papier blanc).	Codex, p.519.
Poudre gazogène neutre.	Bicarbonate soude pulvérisé. 2 gr. (P. une dose — papier bleu). Acide tartrique pulvérisé. 2 gr. (P. une dose — papier blanc).	Codex, p. 516.
Poudre d'ipécacuanha opiacée. **Poudre de Dower.**	Poudre d'azotate de potasse. 40 Poudre sulfate de potasse. 40 Poudre d'ipécacuanha. 40 Opium officinal séché et pulvérisé. 10	Chacune des poudres doit être séchée avant la pesée. Un gramme de cette poudre renferme 0 gr. 10 d'opium sec, correspondant à 0 gr.05 d'extrait, à 0,01 de morphine et 0,001 (de codéine, narcéine, thébaïne et narcotine ensemble).
Poudre pour limonade sèche au citrate de magnésie.	Magnésie calcinée. 6 gr. 50 Carbonate de magnésie officinal. 6gr. Acide citrique. 30 gr. Sucre. 60 gr. Alcolature de citron. 1 gr.	Cette dose représente 50 gr. de citrate de magnésie cristallisé.
Poudre sternutatoire.	Feuilles sèches d'asarum — de bétoine — de marjolaine Fleurs sèches de muguet } P. E.	Mortier de fer. Contusion. Tamis de crin, n° 3.

Poudres composées *(suite)*.

NOMS DES POUDRES	COMPOSITION.	OBSERVATIONS.
Poudre de vanille sucrée.	Vanille fine givrée 10 gr. Sucre 90 gr. Si on voulait substituer à la vanille la vanilline cristallisée il faudrait suivre 'ormule suivante : Vanilline cristallisée 2 gr. Alcool à 90°, QS. pour dissoudre. Sucre. 98 gr.	Codex, p. 516.

§ 3. — Des pulpes.

Définition. — Les pulpes sont des médicaments de consistance molle préparés avec des plantes ou parties de plantes ; elles contiennent toute la substance de la plante (partie tendre et charnue) mais elles ne contiennent pas les parties les plus ligneuses que l'on sépare à l'aide d'un tamis de crin et de la pulpoire.

Division. — Les pulpes étaient autrefois divisées en un certain nombre de classes ; mais aujourd'hui, leur importance est si faible, qu'il devient inutile de conserver toutes ces classifications. Actuellement on les divise en trois classes, d'après leur mode de préparation :

1° Pulpes faites à froid ;

2° Pulpes faites à chaud ;

3° Pulpes faites avec les poudres.

1re Classe. — Pulpes faites à froid.

Préparation. — Elles peuvent se préparer de trois manières différentes, suivant la texture de la substance à pulper :

A. Si les végétaux sont à tissu mou et lâche, on les contuse dans un mortier, puis on les pulpe, c'est-à-dire, qu'à l'aide d'une pulpoire, on les oblige à passer à travers un tamis de crin.

C'est ainsi qu'on prépare les pulpes de feuilles fraîches en général, et celles des plantes aromatiques et antiscorbutiques en particulier.

B. Si les végétaux one une cohérence qui ne permet pas une division facile au mortier, ou en d'autres termes, si leur tissu est compacte, on les râpe ou on les divise par tout autre moyen mécanique, puis on les pulpe.

On prépare ainsi les pulpes de racines, de tubercules, ou de fruits, (pulpes de carotte, d'ail, de lis, d'oignon, de scille, de pomme de terre, de coings).

C. On emploie quelquefois la fermentation ; c'est ainsi qu'on prépare la pulpe de cynorrhodon ou fruit du rosier sauvage. On laisse fermenter avec un peu de vin blanc les cynorrhodons pour attendrir le calice ferme et charnu qui les enveloppe, puis, dès que la consistance du produit le permet, on pulpe.

Toutes les pulpes, préparées à froid, ont le défaut d'être peu liées ; au bout d'un temps très court, le suc se sépare du parenchyme et le médicament se garde mal. On ne doit donc avoir recours à cette méthode qu'autant que l'exigent la composition chimique de la pulpe et l'usage auquel on la destine ; mais il faudra nécessairement l'employer lorsqu'on voudra préparer : les pulpes qui doivent leur activité à des matières âcres et volatiles, comme la scille, l'ail, les plantes antiscorbutiques ; les pulpes de pomme de terre, de betteraves, de fruits sucrés ou acides.

2e Classe. — Pulpes faites à chaud.

Toutes les fois que la chaleur n'altère pas les principes utiles des plantes, il faut la faire intervenir pour la préparation des pulpes de ces plantes, et préparer ces pulpes à chaud. La chaleur présente en effet certains avantages. Sous son influence, les éléments cellulaires, mucilagineux et amylacés, se gonflent ; l'albumine se coagule, et les modifications physiques, qu'éprouvent ces substances, augmentent, d'une manière avantageuse, la consistance et la liaison des pulpes.

Préparation. — Les pulpes à chaud se préparent de trois manières différentes :

A. Exposer à l'action de la vapeur d'eau en ébullition, dans un vase fermé, les végétaux placés sur un diaphragme quelconque percé de trous. Ce traitement suffit pour ramollir, d'une manière suffisante, les pruneaux, les dattes, les jujubes, les bulbes de lis et de scille, les racines de guimauve et d'aunée, etc., qui peuvent ensuite être pulpés.

B. Faire bouillir ou digérer avec un peu d'eau les substances sèches, ou celles que l'action de la vapeur d'eau pourrait fluidifier au point de les faire passer au travers des ouvertures du diaphragme.

C'est par cette méthode que l'on prépare la pulpe de Casse et de Tamarin. Après avoir fait digérer la pulpe brute de tamarin, par exemple avec quantité suffisante d'eau au bain-marie jusqu'à ce que la masse soit assez ramollie, on la pulpe à travers un tamis de crin, pour séparer les noyaux et les filaments du fruit, puis on évapore en consistance d'extrait mou.

C. Placer les végétaux dans des cendres chaudes. Cette méthode est peu usitée et doit être entièrement proscrite, parce qu'on n'obtient par ce procédé qu'une cuisson très imparfaite et qu'on s'expose à brûler plus ou moins profondément la partie externe des médicaments.

Suivant les effets que l'on veut obtenir, et suivant les plantes, il faut choisir la méthode de pulpation à froid ou la méthode de pulpation à chaud.

On emploiera la pulpation à froid, pour les pulpes de ciguë, de cresson, de cochléaria, etc., parce que la coction des plantes, en dissipant leurs huiles volatiles, modifierait leurs propriétés et rendrait inertes les pulpes de ces végétaux. Mais, si l'on veut dissiper les huiles volatiles de certaines plantes, on emploiera la coction ; c'est ainsi, par exemple, qu'on peut rendre émollientes, les pulpes d'ail et d'oignon, qui, préparées à froid, sont très irritantes.

3ᵉ Classe. — Pulpes faites avec des poudres.

Baumé, se fondant sur la mauvaise conservation des pulpes et sur la difficulté qu'on éprouve à se procurer en toute saison, des plantes fraîches, a proposé de préparer un certain nombre de pulpes avec des poudres végétales.

Préparation. — Pour préparer les pulpes avec des poudres végétales on opère de la manière suivante : délayer ces poudres dans de l'eau, ou mieux dans de l'eau distillée correspondante, si elle existe ; laisser en contact pendant quelque temps, et pister dans un mortier pour avoir un produit homogène.

Veut-on, par exemple, préparer la pulpe de roses rouges? On verse sur 1 partie de poudre, 2 p. d'eau distillée de roses, et après un contact de 3 ou 6 heures, on a formé une sorte de pulpe extemporanée, pouvant être avantageusement employée à la préparation des conserves, des électuaires, des opiats, etc., etc,

Altérations. — Les pulpes sont des médicaments très altérables ; la présence du sucre, de l'amidon et des autres principes fermentescibles, jointe à celle de l'eau et des ferments, rend leur décomposition très rapide ; aussi ces médicaments sont-ils très peu employés en pharmacie, à cause de leur altérabilité. En général, dit le Codex de 1884, il ne faut préparer les pulpes qu'au moment du besoin, car elles ne se conservent pas longtemps sans s'altérer. On peut cependant éviter en partie cette altération, en saupoudrant la surface de la pulpe d'une légère couche de sucre pulvérisé.

Les pulpes se rapprochent des poudres ; on peut dire qu'elles sont aux plantes **vertes**, ce que les poudres sont aux plantes sèches, c'est-à-dire que comme elles, elles contiennent toute la substance médicamenteuse, sauf quelques parties trop dures ou trop ligneuses.

Les pulpes indiquées au Codex de 1884 sont : les pulpes de carotte, d'ail, de lis, d'oignon, de scille, de pomme de terré, de casse, de ciguë, de pruneaux, de datte, de jujube, de tamarin.

§ 4. — Des sucs.

Définition. — On appelle sucs, en pharmacie, les liquides qui existent dans les divers organes des végétaux.

Comment ces sucs se forment-ils dans les organes des végétaux ? Comment sont-ils élaborés ? Ce sont là des questions complexes qui sont étudiées, en botanique sous le nom de phénomènes de nutrition et de phénomènes de sécrétion, et sur lesquels nous n'avons pas à insister ici.

Classification. — Lorsqu'on examine les différents sucs végétaux, on voit qu'ils diffèrent entre eux par des propriétés physiques et chimiques. Ces propriétés ont servi de base aux classifications des sucs proposées à diverses époques, par les pharmacologistes ; elles ont également servi de base à celle adoptée aujourd'hui.

Baumé distinguait les sucs en trois classes :

Sucs aqueux, qui avaient pour principe dominant l'eau.

Sucs huileux, comprenant les huiles, les graisses animales, les baumes naturels et les résines pures ;

Sucs laiteux ou mulsions naturelles, contenant des gommes et des résines.

Virey les divisait en quatre groupes :

Sucs aqueux ; sucs laiteux émulsifs ou gommes-résines ; sucs huileux ; sucs résineux.

Guibourt conserva le même nombre de groupes que celui adopté par Virey, mais en modifiant un peu leurs subdivisions.

Lecanu divise les sucs en sept groupes.

Soubeiran divisa les sucs en cinq groupes principaux : sucs aqueux ; sucs huileux ; sucs résineux ; sucs laiteux ; huiles essentielles.

M. Bourgoin, et avec lui un très grand nombre de pharmacologistes, se basant d'une part sur ce fait que les propriétés physiques des sucs sont dues à la nature des principes tenus en dissolution ou même en suspension dans ces sucs, et en tenant compte d'autre part du principe prédominant, ont adopté pour ces médicaments, une classification que l'on peut considérer comme chimique.

On les divise en sept classes principales :

1º Sucs aqueux.
2º Sucs gommeux appelés plus simplement Gommes.
3º Sucs résineux   —   —   Résines.
4º Sucs gommo-résineux   —   Gommes-résines.
5º Sucs balsamiques   —   Baumes.
6º Sucs huileux volatils   —   { Essences, huiles volatiles.
                                        { Huiles essentielles.
7º Sucs huileux fixes   —   Huiles fixes.

Caractères. — Les sucs aqueux sont caractérisés par la nature aqueuse de leur véhicule et par la complète dissolution de tous les principes qu'ils renferment.

Les sucs gommeux sont caractérisés par les substances gommeuses qu'ils renferment. Ils fournissent à la pharmacie des produits importants (gomme arabique, gomme de Sénégal, etc.) ayant pour origine des sucs qui se sont évaporés ou concrétés spontanément.

Les sucs résineux sont caractérisés par la présence d'une résine dissoute à l'état naturel, à la faveur d'un carbure d'hydrogène ou à la faveur d'une huile essentielle.

Si le dissolvant (carbure d'hydrogène ou huile esentielle) est en quantité suffisante, le suc résineux obtenu le plus souvent par incision, reste tout à fait liquide et prend le nom générique de *térébenthine*. (Ex. : térébenthine des sapins, de la Mecque, de Copahu, etc.).

Si au contraire, le dissolvant (carbure d'hydrogène ou huile essentielle) est en faible quantité ou se dissipe par évaporation, le suc résineux se présente sous la forme d'une masse sèche qui constitue la résine proprement dite. Exemples : Résine copale, élémi, animée, tacamaque ; sang dragon ; mastic ; sandaraque ; résine du pin ; etc., etc.

Si les résines sont mélangées à des principes gommeux dans lesquels elles sont émulsionnées, elles constituent ce qu'on appelle les sucs *gommo-résineux*, qui fournissent à la pharmacie des produits très nombreux, tirés des familles des ombellifères, des térébinthacées, des convolvulacées, etc., etc. (exemples : Assa-fœtida, sagapénum, galbanum, gomme-ammoniaque, opoponax, encens, myrrhe bdellium, euphorbe, gomme gutte, scammonée).

Lorsque les résines sont associées à des acides de la série aromatique, elles constituent les *sucs balsamiques* que l'on appelle aussi *baumes* (exemples : Baume de tolu, baume du Pérou, storax, benjoin, styrax, liquidambar).

Les sucs huileux volatils, appelés aussi *huiles essentielles,* ou *essences*, sont en général des liquides, rarement des solides, très aromatiques, d'une composition très complexe et formés de principes immédiats, parmi lesquels on trouve des carbures d'hydrogène, des alcools, des phénols, des aldéhydes, des acétones et des éthers.

Les sucs huileux fixes ou huiles fixes sont des corps liquides ou solides à la température ordinaire, analogues aux matières grasses de nature animale, par conséquent constitués par des principes immédiats, neutres, de nature éthérée, et donnant sur le papier des taches translucides et persistantes.

En résumé, les différents sucs végétaux peuvent être classés en 4 groupes principaux, comprenant des sous-groupes résumés dans le tableau suivant :

1° Sucs aqueux.

2° Sucs gommeux . . . . . . Gommes.

3° Sucs résineux comprenant :

- Résines. . . . . . { Résine non dissoute.
- Térébenthines. . . { Résine dissoute à faveur d'un carbure d'hydrogène ou d'une huile essentielle.
- Gommes-résines. { Résine associée à de la gomme.
- Baumes. . . . . . { Résine associée à un acide aromatique.

4° Sucs huileux comprenant : { Huiles volatiles, appelées essences ou huiles essentielles. Huiles fixes.

Des sucs aqueux.

Définition. — Les sucs aqueux qui, d'après le Codex, constituent les sucs proprement dits, sont des sucs qui doivent leur nom à la forte proportion d'eau qu'ils renferment, et qui tient en dissolution tous les principes qui les constituent.

Ils se distinguent donc très nettement des autres sucs, des sucs gommo-résineux par exemple, qui renferment des matières à l'état de suspension.

Classification. — On divisait autrefois les sucs aqueux en un très grand nombre de classes, fondées sur les propriétés médicinales qu'ils possédaient et on distinguait les sucs amers, antiscorbutiques, mucilagineux, âcres, aromatiques, narcotiques, apéritifs etc., etc., mais aujourd'hui, ces distinctions sont abandonnées, et on les divise en trois classes : 1º sucs aqueux herbacés ; 2º sucs aqueux acides ; 3º sucs aqueux sucrés.

1ʳᵉ Classe. — Sucs aqueux herbacés ou extractifs.

Définition. — On appelle sucs aqueux herbacés ou sucs extractifs, les sucs retirés des parties vertes des végétaux, des feuilles et des tiges herbacées.

Caractères. — Ces sucs sont neutres ou sensiblement neutres, aux réactifs colorés ; ils ont une saveur variée ; non clarifiés, ils ont une couleur verte due à la chlorophylle ; mais cette couleur devient rapidement brune au contact de l'air.

Composition. — Ils renferment : de l'albumine végétale ; des matières gommeuses ; des matières mucilagineuses ; des matières colorantes ; des principes spéciaux ; des sels.

Albumine végétale. — L'albumine végétale, contenue dans les sucs, se rapproche beaucoup de l'albumine de l'œuf ; comme elle, c'est une matière azotée, mais elle en diffère par la propriété qu'elle possède de se coaguler à une température un peu plus basse, quel que soit le dégré de dilution.

Matières gommeuses et mucilagineuses. — Les sucs aqueux renferment une grande quantité de matières gommeuses ou mucilagineuses, qui leur communiquent une viscosité plus ou moins grande.

Principes spéciaux. — Les sucs herbacés, tirant leur origine de plantes appartenant à des familles très différentes les unes des autres, renferment, suivant leur nature et leur provenance, un grand nombre de principes divers spéciaux et caractéristiques. C'est ainsi, par exemple, que le suc d'asperge renferme de l'*asparagine* : le suc de la saponaire, de la *saponine*, celui d'aunée, de l'*inuline* et de l'*hellénine*.

Des sels. — Les sucs herbacés renferment aussi des sels très variables, de nature organique ou inorganique ; la pariétaire renferme du *nitrate de potasse*, l'asperge de l'*acétate de potasse* ; le fumeterre du *fumarate de potasse* ; comme on trouve de l'*azotate de potasse* dans toutes les plantes d'après les expériences de M. Berthelot, les sucs de toutes les plantes doivent nécessairement en contenir en proportion plus ou moins considérable.

Préparation. — La préparation des sucs herbacés comprend trois opérations distinctes : 1° Opérations préliminaires ; 2° traitement des plantes pour obtenir le suc ; 3° clarification du suc obtenu.

Opérations préliminaires. — On commence d'abord par monder les plantes de leurs parties altérées et des substances étrangères qu'elles peuvent contenir.

Traitement des plantes. — Ces opérations terminées, on traite les plantes, pour obtenir le suc, par un des procédés suivants :

Si les plantes sont très succulentes, on les incise, on les pile dans un mortier de marbre, et on les exprime soit entre les mains, soit à l'aide d'une petite presse.

Si les plantes sont peu succulentes ou mucilagineuses, comme la bourrache, le noyer ou le choux rouge, on met les plantes dans un mortier de marbre et on ajoute un peu d'eau (1/5 environ du poids de la plante), on pile, et on exprime le suc, soit entre les mains soit à l'aide de la presse.

Quel est le but de l'eau ainsi ajoutée ? Si la plante est peu succulente, l'eau sert à laver la fibre végétale et à dissoudre le suc qu'elle retient ; si la plante est mucilagineuse, l'eau sert à délayer le mucilage et à faciliter la sortie du suc.

Clarification des sucs. — Les sucs herbacés s'emploient rarement tels qu'ils sortent de la presse. S'ils tiennent en solution des matières gommeuses et mucilagineuses, des sels ; ils renferment aussi de l'albumine, qui tend à les détériorer ; de la chlorophylle et des débris de fibre végétale qui y sont suspendus, débris qui les troublent et les colorent. Il y a donc nécessité de les clarifier.

Cette clarification peut s'opérer de deux manières : à froid ou à chaud.

1° *Clarification à froid.* — La clarification à froid peut se faire :

A. — Par repos, décantation et coulage.

B. — Par filtration au papier. Ce dernier mode de clarification doit être préféré parce qu'il donne des produits beaucoup plus limpides ; les pores du papier laissent passer le suc et tous les corps qui s'y trouvent dissous, mais ils retiennent la chlorophylle et tous les débris de fibres végétales en suspension dans ce suc.

Lorsqu'on filtre au papier, il faut reverser, à plusieurs reprises, les premières portions sur le filtre, jusqu'à ce que leur limpidité soit parfaite. La filtration s'opérant lentement, il est nécessaire, lorsque les sucs doivent être administrés en nature, de pratiquer cette opération dans un lieu frais, à la cave par exemple, afin d'éviter toute élévation de température, et par suite l'altération du suc.

On clarifie à froid, par filtration au papier, les sucs herbacés des plantes antiscorbutiques, et généralement tous les sucs renfermant un principe aromatique, notamment les sucs de feuilles de cerfeuil, de cochléaria, de cresson, de fleurs de pêcher, de pétales de rose, etc.

2° *Clarification à chaud.* — La clarification des sucs s'opérant beaucoup plus rapidement à chaud qu'à froid, on peut les clarifier par ce mode, mais seulement dans le cas où ces sucs ne doivent pas être employés seuls, mais doivent entrer dans une préparation qui doit subir l'action de la chaleur, d'un sirop par exemple.

Pour faire cette clarification, on porte le suc à une température voisine de l'ébullition. L'albumine végétale, contenue dans le suc, se coagule et entraîne avec elle et emprisonne dans ses mailles toutes les impuretés qui s'y trouvent contenues. Il faut prendre certaines précautions, suivant que le suc à clarifier est inodore ou aromatique.

Si le suc est inodore ou ne renferme aucun principe que l'ébullition à l'air libre puisse dissiper, on le place dans une bassine, on le chauffe à un degré voisin de l'ébullition, on le laisse refroidir et on le filtre au blanchet.

Si le suc est odorant (sucs aromatiques), on le chauffe en vase clos, à une température aussi basse que possible, au bain-marie par exemple. On peut aussi, et c'est là un moyen assez pratique, le mettre dans un matras de verre mince, bouché d'un parchemin percé de quelques trous. On place ce vase dans l'eau et on chauffe, jusqu'à ce qu'en agitant le vase, on aperçoive le suc cailleboté ; on retire alors le matras, et on filtre le suc lorsqu'il est complètement refroidi.

Il existe entre les sucs dépurés à froid et ceux clarifiés à chaud des différences qu'il importe de signaler.

SUCS DÉPURÉS A FROID	SUCS DÉPURÉS A CHAUD
Plus foncés en couleur et plus facilement altérables ; ils contiennent de l'albumine qui dissoute est passée à travers les pores du filtre.	Moins foncés en couleur et moins facilement altérables ; ils ne contiennent pas l'albumine, qui, coagulée par la chaleur, est restée sur le filtre.
Les fioles contenant ces sucs renferment souvent, au bout de peu de temps, un dépôt qui acquiert une odeur fétide.	Les fioles contenant ces sucs, renferment rarement de dépôt.

Conservation. — Les sucs aqueux herbacés se conservent fort mal ; et si exceptionnellement, on est dans l'obligation de les conserver, il faudra avoir recours aux procédés de conservation des sucs en général, procédés que nous étudierons plus tard.

Les sucs herbacés, indiqués par le Codex, sont le suc de bourrache, de noyer, de chou rouge, de cresson, de fumeterre, de mercuriale, le suc d'herbes composé (de feuilles fraîches de chicorée, de cresson, de fumeterre, de laitue, à parties égales).

2e Classe. — Sucs aqueux acides.

Caractères. — Les sucs aqueux acides, qui forment la seconde classe des sucs aqueux, sont caractérisés : par la présence d'acides libres ou de sels acides ; par la coloration rouge qu'ils donnent à la teinture du tournesol ; par la saveur acidulée plus ou moins prononcée qu'ils possèdent.

Ils se trouvent presque toujours dans les fruits ; cependant ils peuvent être extraits des feuilles et des tiges, comme les sucs acides de l'oseille et de la joubarbe.

Composition. — Leur composition est assez complexe, on y trouve surtout les principes suivants : acides libres, sels libres, matières sucrées, albumine végétale, pectine, matières gommeuses, colorantes et aromatiques, principes spéciaux.

Acides. — Les acides libres sont de nature très variables, on trouve : l'*acide tartrique*, dans le raisin et le tamarin : l'*acide citrique*, dans le citron et les oranges ; l'*acide citrique et tartrique*, dans les cerises, les framboises, les groseilles, les ronces, etc. ; l'*acide malique*, dans les pommes, poires, sorbes, épine-vinette ; l'*acide acéti-*

que, dans les pointes d'asperges ; l'*acide oxalique*, dans l'oseille,etc.

Sels. — Les sels, contenus dans les sucs acides, sont toujours des sels acides, et parmi eux on trouve le *tartrate acide de potasse*, le *bioxalate de potasse*, etc., etc.

Matières sucrées. — Les matières sucrées, existant dans les sucs acides, sont ordinairement : la saccharose,la glucose et la levulose ; ces deux derniers, en proportion convenable pour constituer le sucre interverti.

Pendant longtemps, on a admis que le sucre de canne ou saccharose ne pouvait pas se rencontrer dans les sucs acides, à cause de la présence des acides contenus dans ces sucs. Buignet, dans ses recherches sur les fruits, a démontré le contraire, et il a même observé que jusqu'à la maturation des fruits, c'était la saccharose que l'on rencontrait, et que ce n'était, que pendant la période de maturation, qu'apparaissait le sucre interverti.

Il n'y a d'ailleurs aucun rapport entre l'acidité du suc et la quantité de saccharose qu'il contient ; le citron, par exemple, qui est un fruit très acide, contient plus d'un quart de la matière sucrée à l'état de saccharose, tandis que la figue, à peine acide, ne renferme que du sucre interverti. Au reste, ainsi que l'a démontré Buignet, l'interversion de la saccharose dans les sucs des fruits s'effectue non par les acides, mais par une substance organique azotée, qui joue le rôle de ferment.

Albumine végétale. — L'albumine végétale, renfermée dans les sucs acides, est analogue à celle contenue dàns les sucs aqueux, par conséquent analogue à l'albumine animale.

Pectine. — Les sucs acides renferment de la *pectine*, corps neutre dérivé d'un principe immédiat insoluble et que M. Fremy a appelé *pectose*, principe analogue à la *cellulose* (hydrate de carbone).

Matières gommeuses, colorantes et aromatiques. — Les sucs acides contiennent aussi des quantités variables de matières gommeuses de matières colorantes et aromatiques, parmi lesquelles des éthers à odeur agréable, tels que les *éthers amylvalérianique, butylacétique*, etc.

Principes spéciaux. — Enfin on a observé parfois, dans les sucs acides, la présence de principes spéciaux plus ou moins actifs, par exemple, un principe purgatif dans le nerprun.

Préparation. — La préparation des sucs acides comprend, comme la préparation des sucs aqueux herbacés, trois opérations distinctes : 1º opérations préliminaires ; 2º traitement des fruits pour obtenir le suc ; 3º clarification du suc obtenu.

Opérations préliminaires. — On commence par priver les fruits de tout ce qui peut nuire à la qualité du suc que l'on veut obtenir ; et à cet effet, on enlève les noyaux, les semences, lés pédoncules, le duvet qui recouvre les coings, les zestes des citrons et des oranges,etc.

Traitement des fruits. — Ces opérations préliminaires terminées, on traite le fruit pour obtenir le suc, par un des procédés suivants :

Lorsque les fruits ont un tissu plus ou moins compact ou une consistance plus ou moins ferme, comme les pommes, les coings, on les râpe, puis on soumet la pulpe à l'action de la presse, pour séparer le suc du parenchyme.

Lorsque les fruits sont tendres, mous et succulents, comme les framboises, les cerises, les groseilles, les citrons, les grenades, les mûres, les oranges, les baies de nerprun, etc., on les écrase à la main et on soumet la pulpe à l'action très modérée de la presse.

Quelquefois, on expose, dans une bassine, à l'action d'une chaleur modérée, les fruits dont l'enveloppe est très mince. En se dilatant, le suc fait éclater les tissus qui l'emprisonnent ; on recueille ce suc en jetant sur un tamis les fruits suffisamment chauffés. Cette méthode, que l'on emploie pour obtenir les sucs des groseilles, des mûres, des framboises, et en général des fruits dont l'enveloppe est mince, donne des sucs très colorés, très chargés de pectine, un peu moins aromatiques que ceux obtenus par les procédés décrits plus haut ; aussi doit-on la réserver, quand on l'emploie, pour la préparation des sucs destinés aux gelées et ne pas s'en servir pour les sucs destinés à être transformés en sirops.

Dans certains cas, dans la préparation des sucs de nerprun, d'hièble, de sureau par exemple, on écrase les fruits avec les mains, et on abandonne, pendant trois ou quatre jours à la fermentation, et jusqu'à ce que le suc se soit éclairci, les sucs et le parenchyme qui les a fournis, dans le but de dissoudre plus complètement la matière colorante contenue dans ce dernier.

Clarification. — Au moment où ils sortent des cellules végétales, les sucs acides sont troublés par des débris de parenchyme ; ils contiennent, en outre, des matières albuminoïdes et fréquemment de la pectine dont la présence rend leur emploi et leur conservation impossibles ; il est donc nécessaire de les clarifier.

La clarification des sucs acides se fait toujours *par la fermentation*.

Pour cela, on abandonne les sucs dans un lieu frais, à un léger mouvement de fermentation, en prenant soin de l'arrêter, aussitôt que le suc s'est suffisamment éclairci pour traverser les blanchets ou étamines à travers lesquels on doit les filtrer. La fermentation, poussé e trop loin, altérerait la saveur et les propriétés des sucs et leur communiquerait un goût vineux désagréable.

Que se passe-t-il dans cette clarification ?

En présence de l'air et des ferments organisés qu'il fournit ; peutêtre aussi en présence des ferments contenus dans le suc lui-même, les glucoses se dédoublent en alcool, en acide carbonique et autres produits de la fermentation alcoolique. L'alcool coagule les substances albuminoïdes et mucilagineuses et facilite la dissolution de la matière colorante dans le suc ; l'acide carbonique, qui se dégage, soulève tous les débris insolubles qui nagent dans le liquide et les ramène à la surface. En même temps, la pectine éprouve la *fermentation pectique* et passe, en partie, à l'état d'*acide pectique*, qui se dépose, sous forme d'une masse gélatineuse.

Quand la fermentation pectique est terminée, les sucs sont très limpides, aussi faut-il saisir ce moment pour arrêter la fermentation, qui dure, suivant les sucs, de 1 à 4 jours. Si on poussait trop loin la fermentation, les sucs deviendraient alcooliques, par suite de la transformation totale du sucre qu'ils contiennent ; ils subiraient ensuite la fermentation acétique, ce qui les dénaturerait complètement.

Conservation. — Les sucs acides sont très altérables, même lorsqu'ils ont été clarifiés avec soin ; aussi est-il important de les employer de suite à la confection des médicaments ; les sirops, ainsi obtenus, sont beaucoup plus fins de goût que ceux préparés avec les sucs conservés. Mais si, pour des motifs divers, on ne peut pas les employer de suite, on doit chercher à les conserver par un des moyens généraux de conservation, que nous indiquerons un peu plus loin.

Tableau de rendement des fruits en sucs. — Il est quelquefois utile de pouvoir calculer le rendement en suc acide produit par une quantité déterminée de fruit. Bien que ce rendement dépende de la structure des fruits et soit par conséquent très variable, on peut dire, qu'en général, 100 k. de chacun des fruits que nous allons indiquer, donnent en moyenne le rendement suivant :

```
100 k. de nerprun donnent. . . . . . . . .  33 k. de suc
   —   de berberis . . . . . . . . . . . .  40    —
   —   de merises. . . . . . . . . . . . .  43    —
   —   de fraises . . . . . . . . . . . . .  46    —
   —   de grenades . . . . . . . . . . . .  52    —
   —   de cerises. . . . . . . . . . . . .  55    —
   —   de coings . . . . . . . . . . . . .  55    —
   —   de mûres . . . . . . . . . . . . . .  55    —
   —   de sureau . . . . . . . . . . . . .  55    —
   —   de framboises . . . . . . . . . . .  62    —
   —   de groseilles . . . . . . . . . . .  65    —
```

Les sucs acides, mentionnés au Codex, sont les sucs de cerise, airelle, berberis, citron, orange douce, coing, concombre, framboise, grenade, mûre, merise, groseille, nerprun, hièble, sureau.

3ᵉ Classe. — Sucs aqueux sucrés.

Caractères. — Les sucs aqueux sucrés, qui forment la 3ᵉ classe des sucs aqueux, sont caractérisés : par la présence d'une quantité plus ou moins considérable d'une ou plusieurs matières sucrées, qui leur communiquent un goût sucré ; par l'absence presque complète d'acides libres ou de sels acides ; en effet, ces sucs en renferment des traces à peine sensibles.

Les sucs sucrés se rencontrent surtout : dans les racines (betterave, carotte, panais, etc.) ; dans les tiges et les fruits (canne, sorgho, érable, palmier, melon, abricot, prune).

Composition. — Les principaux éléments que l'on trouve dans les sucs sucrés sont : des matières sucrées, des matières albuminoïdes, de la pectine et de l'acide pectique, des matières colorantes, azotées, des sels minéraux et organiques.

Matières sucrées. — Les matières sucrées sont très variables. En première ligne, on trouve le *sucre de canne* ou *saccharose*, qui existe en abondance dans le jus de la canne, du sorgho et du maïs ; dans la sève élaborée de l'érable et des palmiers ; dans les racines de betteraves et de carottes ; dans la plupart des fruits mûrs, comme les bananes, le melon, l'ananas, etc., etc. En deuxième ligne, des *glucoses* qui constituent, dans le sorgho, du sucre interverti. On trouve aussi : de la *mannite*, signalée dans les frênes et le céleri ; enfin des *glucosides*, principes complexes, parfois très sucrés, comme la *glycyrrhizine*.

Matières albuminoïdes, pectiques, colorantes, azotées. — Elles sont analogues ou identiques à celles que l'on rencontre dans les sucs acides.

Sels. — Ils sont nombreux, et dépendent, non seulement du sol, mais encore de la nature de la plante. La betterave, par exemple, renferme d'après Braconnot, *des phosphates de magnésie et de chaux, du chlorure de potassium, de l'oxalate et du malate de chaux, de l'azotate de potasse.* La présence de ce dernier sel, dans le jus de betterave explique le dégagement des vapeurs rutilantes que l'on observe parfois dans la préparation de la saccharose à l'aide de la betterave.

Préparation. — Pour préparer les sucs sucrés, on râpe les racines qui les contiennent, et on soumet la pulpe à l'action de la presse.

Si les sucs sont mucilagineux, le résidu de l'expression contient une grande quantité de mucilage. Pour diminuer cette quantité on mélange la pulpe avec de la paille hachée et bien lavée et on la soumet ensuite à la presse.

Clarification. — Les sucs sucrés se clarifient par l'action de la chaleur, par coagulation et filtration. On porte les sucs à l'ébullition. La chaleur coagule les principes albuminoïdes et mucilagineux et préserve le suc d'une altération immédiate, sans lui faire éprouver de modifications chimiques sensibles.

Altérations. — Les sucs sucrés sont très altérables ; en présence des matières albuminoïdes, le sucre ne subit pas la fermentation alcoolique ; il se forme d'abord de l'acide lactique, puis la fermentation visqueuse s'établit. Il y a simultanément formation : d'acide carbonique, d'acide butyrique, de mannite et d'une substance visqueuse particulière, comme dans toutes les fermentations visqueuses, fermentations produites, comme l'a démontré M. Pasteur, sous l'influence d'un ferment végétal qui se présente sous l'apparence de globules réunis en chapelet, ayant un millième de millimètre de diamètre environ.

La substance visqueuse formée, est analogue aux matières gommeuses ; elle est soluble dans l'eau, précipitable par l'alcool, sans action sur le tartrate cupro-potassique (liqueur de Fehling) ; mais traitée par l'acide azotique, elle ne fournit pas d'acide mucique, ce qui la distingue des gommes proprement dites.

Usages. — Les sucs sucrés ont peu de propriétés médicinales ; aussi, ils ne sont pour ainsi dire pas employés, tandis qu'au contraire les différents principes qu'on en extrait sont d'un usage fréquent.

Méthodes générales de conservation des sucs. — Tous les sucs aqueux (herbacés, acides ou sucrés) sont très altérables ; aussi lorsqu'on veut les garder un certain temps, on est obligé d'avoir recours, pour les conserver, aux procédés de conservation que nous allons indiquer.

Avant de faire connaître ces procédés, il convient de rappeler les notions générales, que nous avons déjà données, sur les principes de la conservation des matières animales ou végétales, principes applicables à la conservation des sucs.

Nous avons dit que pour préserver une matière organique des décompositions ou fermentations qu'elle pouvait subir, il fallait la soustraire à toutes ou même à une seule des influences nécessaires pour que ces décompositions s'accomplissent.

Or, ces influences sont : la présence de l'eau ou de l'humidité ; la chaleur ; l'oxygène de l'air ; les germes atmosphériques qui sont les agents de ces fermentations.

Si l'on soustrait la matière organisée à toutes ou même à une seule de ces influences, on empêchera ou retardera notablement sa putréfaction. Si on enlève l'eau qu'elle contient ; si on la soumet à un refroidissement permanent ; si on la prive de l'action de l'air ; si on détruit ou empêche l'action des ferments qui peuvent agir sur elle, cette matière organisée sera ainsi soustraite à l'une des quatre influences indispensables à sa putréfaction et par suite elle pourra être conservée sans altération.

C'est sur ces principes que sont fondés les procédés généraux de conservation des matières animales ou végétales, divisés en quatre classes :

1° *Procédés par dessiccation* ayant pour but d'enlever aux matières l'eau qu'elles contiennent ;

2° *Procédés de conservation par le froid*, ayant pour but de refroidir les matières et par suite de leur enlever le degré de chaleur nécessaire à leur putréfaction ;

3° *Procédés de conservation par élimination de l'air*, ayant pour but de priver les matières de l'action de l'air ;

4° *Procédés de conservation par les antiseptiques*, ayant pour but de tuer les germes atmosphériques ou d'en arrêter le développement.

Les méthodes de conservation des sucs s'opèrent par les deux derniers procédés de conservation, ayant pour but de soustraire les sucs à l'action de l'air et à l'action des ferments.

Procédés fondés sur l'élimination de l'air.

1º *Procédé Appert*. — On introduit le suc dans des bouteilles en verre épais ; on fixe le bouchon avec de la ficelle ou du fil de fer, puis on les place dans une grande bassine contenant de l'eau que l'on fait bouillir pendant 10 à 15 minutes environ. Après le refroidissement, on les retire et on les goudronne. M. Fastier a introduit dans ce procédé un perfectionnement important. Voici en quoi il consiste : lorsque les vases sont soumis au bain-marie, on ménage dans le bouchon un petit orifice par lequel s'échappent avec la vapeur d'eau, les dernières traces d'air qui avait pu rester. Quand l'opération est terminée, on ferme ce petit orifice à l'aide de cire ou de goudron.

2º *Procédé par l'huile*. — On peut encore conserver les sucs, en les soustrayant à l'action de l'air au moyen d'une couche d'huile que l'on place à leur surface. Ce procédé est peu sûr ; de plus l'huile rancit facilement et peut communiquer au liquide un mauvais goût.

Procédés fondés sur l'emploi des antiseptiques.

1º *Procédé du mutisme*. — On désigne sous ce nom une méthode de conservation basée sur l'emploi de l'acide sulfureux ou du sulfite de chaux. Voici en quoi elle consiste : avant d'introduire le suc dans les bouteilles, on fait brûler dans le col une petite mèche soufrée ; on introduit ensuite le suc, puis on bouche. On peut encore, plus simplement, introduire dans chaque bouteille 0 gr. 60 à 0 gr. 80 de sulfite de chaux, sel qui dégage de l'acide sulfureux dans un milieu acide. L'acide sulfureux, étant un antiseptique, tue les ferments ou s'oppose à leur développement.

2º *Procédé par l'acide salicylique*. — 0 gr. 20 d'acide salicylique (substance très antiseptique), mis dans un litre de suc, le conservent parfaitement. Mais ce procédé ne peut pas être recommandé, car l'emploi de l'acide salicylique, pour la conservation de substances quelconques, est prohibé par des ordonnances récentes.

Avant de terminer ce qui a rapport aux sucs aqueux, nous croyons devoir résumer dans un tableau d'ensemble toutes les notions générales que nous avons données.

Des sucs aqueux constituant les sucs proprement dits d'après le Codex.

	HERBACÉS OU EXTRACTIFS	ACIDES	SUCRÉS
Parties des plantes d'où on les retire	Parties vertes des végétaux, feuilles et tiges herbacées.	Fruits, quelques-unes des tiges et des feuilles, comme les sucs d'oseille et de joubarbe.	Racines (betteraves, carotte), tiges et fruits (canne, sorgho, érable melon, abricot).
Caractères.	Neutres, saveur variée, couleur verte due à la chlorophylle, devenant brune à l'air.	Acides libres ou sels acides, saveur acide, rougissent tournesol.	Pas d'acides libres ou sels acides. Matières sucrées. Saveur sucrée.
Composition.	Albumine végétale. Matières gommeuses. Matières mucilagineuses. Matières colorantes. Principes spéciaux. Sels.	Albumine végétale. Matières gommeuses. Matières colorantes. Principes spéciaux. Sels, neutres et acides. Acides libres. Matières aromatiques. Matières sucrées. Pectine.	Albumine végétale. » » Matières mucilagineuses. Matières colorantes » » » » Matières sucrées (saccharose, glucose, mannite, glucosides), pectine.
Préparation.	Procédé pour plantes succulentes. — pour plantes non succulentes ou mucilagineuses.	Procédé pour fruits à tissu compact ou à consistance ferme. — pour fruits tendres, mous et succulents. — pour fruits à enveloppe mince. — par fermentation.	Procédé général pour la préparation de tous les sucs sucrés, avec emploi de la paille hachée et lavée pour les sucs sucrés mucilagineux.
Clarification.	*A froid* { par décantation. par filtration au papier. *A chaud.* Par coagulation et filtration.	Par fermentation.	*A chaud.* Par coagulation et filtration.

Des sucs aqueux constituant les sucs proprement dits d'après le Codex (*suite*).

	HERBACÉS OU EXTRACTIFS	ACIDES	SUCRÉS
Altérabilité.	Très altérables.	Très altérables.	Très altérables.
Méthodes de conservation.	*Par procédés fondés sur l'élimination de l'air.* Procédés Appert, modification Fastier, procédé par l'huile. *Par procédés fondés sur l'emploi des antiseptiques.* Procédé du mutisme. Procédé à l'acide salicylique.	Comme les sucs herbacés.	Comme les sucs herbacés.
Sucs mentionnés au Codex.	Bourrache. Noyer. Chou rouge. Cresson. Fumeterre. Mercuriale. d'herbes composé { Feuilles fraîches de Chicorée. Cresson. Fumeterre. Laitue. } ââ PE	Cerises. Airelle. Berberis. Verjus. Citron. Orange douce. Coing. Concombre. Framboise. Grenade. Mûre. Merise. Groseille. Nerprun. Hièble. Sureau.	Ont peu de propriétés médicinales ; ils sont peu employés, mais les produits qu'on en retire sont d'un usage fréquent.

CHAPITRE II

ÉTUDE DU DEUXIÈME GROUPE DES FORMES PHARMACEUTIQUES.

Sommaire.— Caractères et division du groupe.— Hydrolés (tisanes, apozèmes, bouillons, mucilages, émulsions, eaux médicamenteuses). — Alcoolés (teintures alcooliques, alcoolature, alcoolés sucrés, alcoolés acides, alcoolés ammoniacaux, alcoolés de sels métalliques). — Ethérolés ou teintures éthérées. — OEnolés ou vins médicinaux. — Oxéolés ou vinaigres médicinaux, — Brutolés ou bières médicinales.

Définition. — Division. — Préparation (choix du véhicule; choix des substances, choix du mode opératoire). — Composition. — Propriétés. — Conservation. — Altérations. — Falsifications. — Posologie.

Définition. — Ce deuxième groupe comprend les formes pharmaceutiques obtenues par solution, à l'aide d'un véhicule variable.

Division. — D'après la nature du dissolvant, qui leur sert de base, elles sont divisées en six grandes classes ;

1º Dissolutions obtenues au moyen de l'eau . . hydrolés.
2º   —   — de l'alcool . alcoolés.
3º   —   — de l'éther. . éthérolés.
4º   —   — du vin . . . œnolés ou vins médicinaux.
5º   —   — du vinaigre. oxéolés ou vinaigres médicinaux.
6º   —   — de la bière. brutolés ou bières médicinales.

§'1. — Des hydrolés.

Définition. — On désigne sous le nom d'*hydrolés* tous les médicaments ayant pour véhicule l'eau, tenant en dissolution un ou plusieurs principes médicamenteux fixes ou volatils.

Division. — Les formes pharmaceutiques, appartenant à cette classe sont :

1° Les tisanes. — 2° Les apozèmes. — 3° Les bouillons. — 4° Les mucilages. — 5° Les émulsions. — 6° Les limonades. — 7° Les eaux médicamenteuses.

1° — Des tisanes.

Définition. — Les tisanes sont des médicaments ayant pour excipient l'eau, tenant en dissolution une petite quantité de principe actif et qui sont destinées à servir de boisson habituelle aux malades.

Le mot tisane tire son origine du mot grec πτίσανη (sous-entendu κριθή) orge broyé, parce que la *ptisane*, dont on a fait le mot tisane, était une préparation faite avec l'orge broyé que les anciens donnaient comme boisson habituelle à leurs malades.

On fait aujourd'hui les tisanes avec les substances les plus variées notamment avec la plupart des matières végétales, employées en médecine ; on y fait entrer quelquefois des substances minérales comme les sels.

Préparation. — Dans la préparation des tisanes, il faut se préoccuper de trois points principaux : 1° choix de l'eau ; 2° choix des substances ; 3° choix du mode opératoire.

Choix de l'eau. — L'eau employée doit être aussi pure que possible. Le Codex de 1866 prescrivait, pour la préparation des tisanes, eau commune ; c'était peut-être un peu trop de liberté ; celui de 1884 prescrit eau distillée ; c'est trop de rigueur. Tous les pharmacologistes admettent que l'eau potable est très suffisante pour la préparation des tisanes ; mais il est bien évident que l'on devra rejeter, pour la préparation de ces médicaments, les eaux calcaires, qui durcissent les matières végétales, peuvent donner un mauvais goût aux tisanes,

sans compter les inconvénients que la présence d'un sel de chaux
peut occasionner au point de vue chimique.

Choix des substances. — Les substances, qui forment la base de la
tisane, doivent être : choisies avec soin, mondées des corps étrangers qu'elles peuvent contenir, convenablement divisées, pour céder
facilement à l'eau leurs principes solubles.

Choix du mode opératoire. — Les tisanes peuvent être préparées
par tous les modes de solution indiqués lorsque nous avons parlé des
opérations pharmaceutiques. On peut, suivant le cas, employer : la
solution simple, la macération, l'infusion, la digestion, la décoction,
la lixiviation.

On emploie la *solution simple* pour préparer les tisanes faites avec
des substances entièrement solubles dans l'eau, comme les acides organiques, les sels, les sucs concrets, les pulpes, les extraits, les gommes, la manne, le miel etc., etc. Exemples : Tisane de casse, de
gomme, hydromel.

On emploie la *macération* pour préparer les tisanes faites avec des
substances dont les principes actifs, quoique très solubles dans l'eau,
ne peuvent être sans inconvénient, soumis à l'action de la chaleur.
Exemples : Tisanes de gentiane, de quassia, de simarouba, de rhubarbe.

On emploie l'*infusion* pour préparer les tisanes faites avec des substances aisément perméables à l'eau, comme les feuilles, les fleurs, les
bourgeons, ou même celles faites avec des substances ayant un tissu
plus compacte, mais qui ont été amenées au préalable à un état convenable de division, comme les écorces et les racines.

C'est surtout à l'aide de l'infusion que l'on prépare la plus grande
partie des tisanes. La température, qui ne dépasse jamais 100°, n'altère pas d'une façon sensible la plupart des produits, d'autant plus
qu'elle décroit rapidement ; d'autre part, elle est suffisante pour que
l'eau pénètre dans les tissus délicats et même dans les tissus denses,
pourvu qu'ils aient été convenablement divisés.

Tableau des tisanes préparées par infusion.

NOMS DES TISANES	DOSE de la SUBSTANCE.	DOSE de l'eau bouillante EMPLOYÉE	TEMPS de L'INFUSION	PRÉCAUTIONS
Bourrache, feuilles	10 gr.	1000 gr.	Une 1/2 h.	Passez
Anis vert	»	»	»	»
Armoise.............	»	»	»	»
Buchu..............	»	»	»	»
Capillaire du Canada....	»	»	»	»
Centaurée petite........	»	»	»	»
Chardon bénit..........	»	»	»	»
Chicorée, feuilles.......	»	»	»	»
Coca...............	»	»	»	»
Eucalyptus............	»	»	»	»
Fumeterre............	»	»	»	»
Guimauve, fleurs.......	»	»	»	»
Guimauve, racine	»	»	»	»
Houblons, cônes........	»	»	»	»
Jaborandi.............	»	»	»	»
Lierre terrestre........	»	»	»	»
Lin	»	»	»	»
Maïs, stigmates.........	»	»	»	»
Mauve, fleurs	»	»	»	»
Pariétaire.............	»	»	»	»
Pensées sauvages.......	»	»	»	»
Polygala de Virginie....	»	»	»	»
Rose rouge	»	»	»	»
Saponaire, feuilles......	»	»	»	»
Scabieuse, feuilles......	»	»	»	»
Thé	»	»	»	»
Tilleul, fleurs..........	»	»	»	»
Uva-ursi.............	»	»	»	»
Valériane.............	»	»	»	»
Violette.............	»	»	»	»
Absinthe.............	5 gr.	1000 gr.	Une 1/2 h.	Passez
Arnica, fleurs	»	»	»	»
Bouillon blanc, fleurs...	»	»	»	»
Bourrache, fleurs......	»	»	»	»
Camomille............	»	»	»	»
Coquelicot	»	»	»	»

NOMS DES TISANES	DOSE de la SUBSTANCE.	DOSE de l'eau bouil- lante EMPLOYÉE	TEMPS de L'INFUSION	PRÉCAUTIONS
Fleurs pectorales	5 gr.	1000 gr.	Une 1/2 h.	Passez
Hysope	»	»	»	»
Mélisse	»	»	»	»
Menthe poivrée	»	»	»	»
Oranger, feuilles	»	»	»	»
Sauge	»	»	»	»
Sureau, fleurs..........	»	»	»	»
Tussilage	»	»	»	»
Safran................	2 gr.	1000 gr.	Une 1/2 h.	Passez
Asperge, racine........	20 gr.	1000 gr.	2 heures.	Passez
Aunée...............	»	»	»	»
Bardane	»	»	»	»
Grande Consoude.......	»	»	»	»
Douce-Amère	»	»	»	»
Fraisier, racine	»	»	»	»
Patience..............	»	»	»	»
Pin, bourgeons.........	»	»	»	»
Quinquina.............	»	»	»	»
Rathania	»	»	»	»
Saponaire.............	»	»	»	»

La *digestion* est rarement employée pour la préparation des tisanes. Elle serait cependant avantageuse pour la préparation des tisanes faites avec des substances à tissu compact, dont les principes actifs sont altérables à la température de l'ébullition. Le Codex de 1884 ne prescrit la digestion que pour la préparation de la tisane de salsepareille.

La *décoction*, autrefois très usitée, n'a été conservée que pour la préparation des tisanes faites avec des substances dures et dont les principes médicamenteux ne se dissolvent que sous l'influence d'une température élevée et prolongée. Elle s'emploie : pour la préparation des tisanes de Gaïac et de Jalap, qui doivent leur action à des substances résineuses ; pour la préparation des tisanes d'orge, de gruaux, de riz, et de lichen, qui n'agissent que par leurs substances amylacées ; pour la préparation des tisanes de fruits pectoraux et de fougère mâle.

La méthode de *lixiviation* n'est guère employée qu'à la préparation des hydrolés ayant pour base le café ou les glands doux.

Toutes les tisanes ne se préparent pas par un seul mode de solution ; il en est quelques-unes, dans la préparation desquelles on emploie un *procédé mixte*, c'est-à-dire la décoction associée à la macération, par exemple dans la préparation de la tisane de salsepareille.

Clarification. — Quel que soit le mode de préparation employé pour faire les tisanes, elles sont presque toujours plus ou moins troublées par des matières étrangères qu'elles tiennent en suspension. Pour les rendre limpides (ce qui est essentiel) il faut les débarrasser de ces matières, ou en d'autres termes, il faut les clarifier. On y parvient : par le repos et la décantation ; par la filtration soit à la passoire, soit à l'étamine, soit au papier. Ainsi, par exemple, on filtre au papier les tisanes de tussilage, d'arnica, de pied de chat, ou tout au moins à travers un linge très serré, afin de séparer leurs fines aigrettes.

Si le principe actif est en suspension, on laisse déposer et on décante, ou on passe à travers une étamine très claire, comme dans la préparation de la tisane de gaïac.

On ajoute souvent aux tisanes dépurées des sels, des acides, des sirops, etc. ; toutes ces substances, qui sont, en général, très solubles, ne doivent être ajoutées que lorsque la préparation de la tisane est terminée.

Édulcoration. — Les tisanes, devant servir de boisson habituelle aux malades, il faut les rendre aussi agréables que possible en les édulcorant avec du sucre, du miel ou des sirops variés.

En général, pour édulcorer les tisanes, on ajoute par litre :

Sucre.	60 grammes	
ou Sirop.	100 —	
ou Miel.	100 —	
ou Racine de réglisse.	10 —	à faire infuser.

Composition. — D'après les renseignements que nous venons de donner sur la préparation des tisanes, il est facile de comprendre que la composition de ces médicaments doit être très variée et qu'il est difficile de pouvoir énumérer tous les principes qu'elles renferment. Cependant, on y retrouve très fréquemment les principes suivants :

Des acides organiques, rarement à l'état libre, le plus souvent à l'état de sels neutres ou de sels acides ;

Des alcalis organiques ordinairement à l'état de combinaisons salines ;

Des matières sucrées et des glucosides ;

Des gommes et des mucilages ;

Des matières amylacées, surtout à la suite d'une ébullition prolongée ;

Des tannins, en général très solubles dans l'eau.

Des matières albuminoïdes, dans les tisanes préparées à froid ;

Des matières spéciales, qui varient nécessairement d'une plante à l'autre, et qui constituent, souvent à elles seules toute l'importance thérapeutique du médicament.

A ce sujet, il est bon de faire une remarque importante : bien que tel corps, à l'état de pureté, soit soluble dans l'eau, ce n'est pas une raison pour pouvoir affirmer qu'il fait nécessairement partie constituante d'une tisane. En effet, les principes immédiats naturels, exercent les uns sur les autres des réactions encore peu connues, de telle sorte que certaines matières, à peine solubles ou à peu près insolubles, passent en quantité notable dans la tisane ; réciproquement, une substance soluble peut contracter une combinaison qui l'empêche de passer dans l'hydrolé.

Posologie. — Quelles sont les doses de substances qui doivent entrer dans la préparation des tisanes ?

Ces doses peuvent varier dans certaines limites suivant les prescriptions du médecin ; mais si le médecin néglige d'indiquer ces doses, ce qui arrive souvent, le pharmacien devra, pour la préparation des tisanes formulées, employer une dose pharmaceutique invariable et qui est fixée par le Codex.

En consultant les tableaux donnés précédemment sur la préparation des tisanes, on voit :

1° Que la tisane de safran se fait à 2/000.

2° Que les tisanes faites avec :

  les substances amères.
  les feuilles odorantes.
  les fleurs actives.   se font à 5/000.
  les sommités fleuries.
  le carraghen.

3o Que les tisanes faites avec :
    les feuilles.
    les fleurs peu actives.
    la racine de réglisse.   } se font à 10/000.
    les séminoïdes d'ombellifères.
    le lichen.

4° Que les tisanes faites avec :
    les racines.
    les écorces.
    la gomme.   } se font à 20/000.
    le riz.
    le gruau.
    le tamarin.

5° Que les tisanes faites avec :
    le gayac.
    les fruits pectoraux.   } se font à 50/000.
    la salsepareille.

On a proposé d'obtenir des tisanes avec des extraits secs ou des saccharolés préparés *ad hoc* pour avoir ce qu'on appelle des *tisanes portatives ou extemporanées* ; mais le mode d'obtention des tisanes est si simple qu'on se demande l'utilité de pareilles spécialités.

Les tisanes sont des médicaments essentiellement magistraux, c'est-à-dire des médicaments destinés à être administrés directement au malade.

2o — Des apozèmes.

Définition. — On appelle *apozèmes* des préparations, ayant pour excipient l'eau, renfermant une forte proportion de principes médicamenteux et qui ne servent pas de boisson habituelle aux malades.

Il existe entre les tisanes et les apozèmes des différences qu'il importe de faire observer :

TISANES.	APOZÈMES.
Contiennent une faible proportion de principes médicamenteux ;	Contiennent une forte proportion de principes médicamenteux.
Servent de boisson ordinaire au malade qui en prend à l'heure et aux doses qui lui conviennent.	Ne servent pas de boisson ordinaire au malade, qui n'en fait usage qu'aux heures et doses indiquées par le médecin.

Préparation. — Si l'on s'en rapportait à l'étymologie du mot apozème (ἀπόζεμα, décoction) on pourrait croire que tous ces médicaments doivent être préparés par décoction. Il n'en est rien cependant, car certains d'entre eux s'obtiennent par infusion et même par macération. Du reste, les règles de leur préparation sont les mêmes que celles données aux tisanes. Chaque substance doit être traitée par le mode de dissolution qui lui convient.

Les additions de sels, de sirops et de toutes les autres matières entièrement solubles sont toujours faites en dernier lieu, à moins qu'elles ne doivent produire un effet déterminé et donner naissance à une réaction prévue. C'est ainsi que l'addition, au début, d'une petite quantité d'un acide minéral facilite la dissolution des alcaloïdes, tandis que l'addition d'une substance alcaline produit un effet inverse. Ces additions doivent donc être rigoureusement surveillées, car dans les apozèmes, les incompatibilités sont beaucoup plus à craindre que pour les tisanes simples.

Comme les tisanes ordinaires, les apozèmes se préparent au moment du besoin et présentent aussi beaucoup de différences dans leur composition.

Nomenclature.— Les apozèmes mentionnés au Codex sont :

1° *Apozème préparé par macération*. — Apozème laxatif ou tisane royale (Codex, p. 339);

2° *Apozème par infusion*. — Apozème de Cousso (Codex, p. 339) ; Apozème purgatif appelé aussi médecine noire (Codex, p. 340) ;

3° *Apozèmes préparés par décoction*. — A. — *Apozème blanc ou décoction blanche de Sydenham* (Codex, p. 338).

La formule de cet apozème a été souvent modifiée. La formule primitive, donnée par Lémery en 1688 était ainsi composée :

Corne de cerf.	60 grammes
Mie de pain.	60 —
Eau.	1500 —

On faisait bouillir de manière à réduire à 1000 grammes et on sucrait à volonté.

Cette formule, qui a fait la réputation du remède et qui a été suivie pendant plus d'un siècle en Angleterre sans modifications, a été conservée par le Codex français jusqu'en 1837, mais en réduisant la mie de pain et la corne de cerf.

Baumé proposa d'ajouter à la préparation, de la gomme, sans rejeter cependant d'une manière absolue l'emploi de la mie de pain.

Guibourt conseilla d'abandonner la mie de pain, qui donne au médicament une onctuosité désagréable et le prédispose à s'aigrir facilement en été. Soubeiran proposa au contraire de la conserver, parce que, dit-il, par l'acide qu'elle contient, elle dissout une partie du phosphate de chaux, qui a certainement une influence sur les propriétés médicamenteuses de ce remède. Enfin Taddesi, Geiger, Swediaur, Tromsdorff et les Codex de 1837 et 1866 prescrivent d'employer à la fois, la gomme et la mie de pain.

Pour résoudre les questions soulevées à propos de cette préparation, M. Bourgoin a établi une série d'expériences qui ont démontré :

1° Que la décoction blanche préparée, comme l'indique le Codex de 1866 (c'est-à-dire avec de la corne de cerf) renferme seulement du phosphate de chaux à l'état de suspension ;

2° Que, contrairement à l'opinion de Soubeiran, la mie de pain, pas plus que la gomme, ne peut faire entrer en dissolution une quantité appréciable de phosphate de chaux ; mais ces deux substances, et surtout la gomme, assurent la stabilité de l'émulsion ;

3° La quantité d'acide phosphorique, qui entre en dissolution, est notable, quand on se sert de phosphate de chaux pur ou simplement de phosphate de chaux précipité ;

4° En résumé, si l'on veut avoir une décoction blanche convenablement dosée, et contenant du phosphate de chaux en dissolution, il faut faire subir à la formule adoptée par le Codex de 1866, la modification suivante : remplacer la corne de cerf calcinée par du phosphate de chaux précipité, privé de carbonate de chaux. Enfin en employant la gomme et la mie de pain en très petite quantité, on obtient une préparation plus blanche, et le phosphate de chaux, qui est en suspension, se dépose moins facilement.

Le Codex de 1884, approuvant les conclusions formulées par M. Bourgoin, a adopté, pour la préparation de la décoction blanche de Sydenham, la formule indiquée au Codex, p. 338, dans laquelle la corne de cerf a été remplacée par le phosphate de chaux, et dans laquelle on a diminué les doses de gomme et de mie de pain primitivement prescrites.

La décoction blanche de Sydenham est très employée chez les enfants surtout contre les irritations intestinales par quart ou demi-verrée.

Cette préparation a fait l'objet, dans ces derniers temps, d'une étude de la part de M. Barnouvin, pharmacien de Paris. Il a recherché quelle pouvait être l'influence de la mie de pain, tour à tour préconisée ou prescrite dans la préparation de la décoction blanche de Sydenham et par des expériences très précises, il a démontré : que la décoction de mie de pain avait une réaction très acide ; que cette acidité était due à la présence de l'acide lactique.

Le résultat, obtenu par M. Barnouvin est très intéressant à signaler, surtout si l'on se rappelle que l'acide lactique lui-même a été préconisé avec succès, il y a peu de temps, par M. le professeur Hayem dans le traitement de certaines diarrhées. Peut-être faudrait-il attribuer à la présence d'une petite quantité d'acide lactique, l'effet thérapeutique de la décoction blanche de Sydenham.

B. — *Apozème de salsepareille composé.* — Tisane de Feltz (Codex, p. 340).

La formule de la préparation de la tisane de Feltz a varié d'un formulaire à l'autre. Baumé et Virey y ont fait entrer de la squine, de l'écorce de buis, du lierre, du sublimé corrosif, etc.

A côté de la tisane de Feltz, on trouve un grand nombre de tisanes composées analogues, c'est-à-dire dans lesquelles il entre du sulfure d'antimoine, comme la décoction de Pollini, les tisanes de Vinache, d'Astruc, de Lisbonne, de Zittmann, etc.

Quel est le principe actif de toutes ces préparations contenant du sulfure d'antimoine, et en particulier de la tisane de Feltz ? Cette question a été résolue par les expériences de Guibourt et de Grassi.

Guibourt a démontré que le sulfure d'antimoine naturel renferme ordinairement du sulfure d'arsenic, en quantité variable, pouvant d'après Serullas, aller de 1/60 à 1/20. Or, à l'ébullition, ce sulfure se transforme partiellement en acide arsénieux, d'après la formule suivante : $As^2S^3 + 3H^2O = As^2O^3 + 3H^2S$.

Se fondant sur ce fait, Guibourt a admis que le sulfure d'arsenic est seul actif, qu'il convient de supprimer le sulfure d'antimoine, et d'ajouter à la tisane une quantité déterminée d'acide arsénieux.

Grassi a démontré que la préparation renferme non seulement de l'arsenic, mais encore de l'antimoine à l'état de dissolution : il y est sans doute contenu à l'état d'oxyde d'antimoine, corps légèrement soluble dans l'eau, d'après Capitaine.

En résumé, on peut conclure des expériences qui précèdent ; que la tisane de Feltz renferme à la fois, en dissolution, de l'acide arsénieux et de l'oxyde d'antimoine ; qu'il est indispensable, dans cette préparation, de faire au préalable bouillir dans de l'eau le sulfure d'antimoine renfermé dans un nouet, afin d'éviter les accidents qui pourraient résulter de la présence d'une trop forte proportion d'arsenic ; il est également indispensable d'employer pour cette préparation un vase non métallique.

Si, comme le proposait Guibourt, on remplaçait le nouet de sulfure d'antimoine par de l'acide arsénieux ajouté après coup, ou par de l'arséniate de potasse, comme le proposait Rayer, on obtiendrait évidemment un médicament mieux dosé ; mais remplirait-il les mêmes indications thérapeutiques ? C'est là une question non encore résolue.

La tisane de Felz est employée comme antisyphilitique a la dose de 1 litre par jour, à prendre par verrées.

C.— *Apozème sudorifique* (Codex, p. 341).

4º *Apozème préparé par un procédé mixte* (Macération et décoction). Apozème d'écorce de racine de grenadier (Codex, p. 339).

Cet apozème est très employé contre le tænia. Il doit être pris en 3 fois le matin à jeun.

Petit lait. — A côté de ces apozèmes nous placerons le petit lait que quelques auteurs considèrent, un peu témérairement peut-être, comme un apozème préparé par décoction. Il se prépare par le procédé indiqué au Codex, page 478.

Quels sont les phénomèmes qui se passent dans la préparation du petit lait ? Quelle est sa composition ? Quelles sont ses propriétés thérapeutiques ? Pour comprendre ces phénomènes, il est important de rappeler la composition du lait de vache.

Le lait de vache est un liquide blanc, légèrement jaunâtre, d'une densité supérieure à l'eau, qui varie entre 1,026 et 1,040 et que l'on peut considérer comme une émulsion formée : *de principes solubles* (caséine, sucre de lait, sels) ; *de matières en suspension* (beurre, caséine insoluble).

Ces principes solubles et ces matières en suspension dans l'eau, existent, dans le lait, dans des proportions qui peuvent être représentées par les chiffres suivants, qui indiquent la composition moyenne d'un litre de lait :

1° Eau . . . . 867 grammes
2° Substances azotées ou albuminoïdes
    (Caséine, albumine, lactoprotéine ou
    lactopeptone) 36   —
3° Matières grasses (Crême ou beurre) . 40   —
4° Matière sucrée (lactose ou sucre de lait). 50   —
5° Sels (Chlorure de potassium, phospha-
    tes de soude, de chaux, de magnésie,
    de fer; une très petitequantité de sou-
    de libre). 7   —
6° Traces d'urée, de créatine, de lécithine, _____

                    Total . . . . . 1.000 grammes

Si on abandonne le lait au repos, dans un lieu frais, cette émulsion se sépare rapidement en deux couches :

Une couche supérieure plus légère, appelée *crême*, dont on se sert pour fabriquer le beurre et qui est formée par les matières en suspension (matières grasses : stéarine, palmitine, oléine, caprine, caproïne, butyrine).

Une couche inférieure plus dense, appelée *lait écrémé*, formée par les principes solubles (caséine, sucre de lait, sels) retenant quelques globules graisseux.

Si on soumet le lait à l'action de presque tous les acides, à celle d'un très grand nombre de sels, de l'alcool, des fleurs d'artichaut, du cardon, de la grassette, de la présure, etc., il subit un phénomène particulier désigné sous le nom de coagulation du lait.

Sous l'action de ces différents agents, les matières ou substances albuminoïdes, appelées aussi substances azotées, se coagulent en emprisonnant les matières grasses, et on obtient ainsi deux couches :

L'une solide, connue sous le nom de caillé, de caséum, de matière caséeuse, de caséine, qui sert à faire les fromages (Elle contient les matières albuminoïdes et les matières grasses).

L'autre liquide que l'on sépare facilement du caséum et qu'on appelle petit lait et qui contient tous les matériaux solubles du lait (sucre de lait, sels et un peu de lactoprotéine, substance albuminoïde).

Des considérations générales exposées, on tirera la conclusion suivante : *le petit lait est du lait privé des corps gras et des matières albuminoïdes, sauf la lactoprotéine.*

Composition. — Le petit lait, préparé d'après le procédé du Codex à l'aide de l'acide citrique, contient en général par litre :

   1° Sucre de lait . . . .   20 grammes
   2° Lactoprotéine (appelée aussi lactopeptone) . .   4   —
   3° Lactate et nitrate de soude.   3   —

(Provenant de l'action de l'acide citrique sur le caséate de soude du lait et sur l'albuminate de soude du blanc d'œuf, prescrit pour la clarification.)

   4° Sels naturels du lait . . . .   7 grammes

(Chlorure de potassium, phosphates de soude, de chaux, de magnésie, de fer.)

   5° Traces d'urée, de lécithine et de créatine.

D'après Poggiale, un litre de lait pesant 1030 grammes donne 923 grammes de petit lait.

Usages. — Le petit lait est employé comme rafraîchissant, laxatif, diurétique ; il convient, dit Baumé, dans les fièvres ardentes et putrides, dans le cas où il faut mettre en mouvement quelques humeurs qui se sont fixées à la peau, et en général dans toutes les maladies cutanées ; il est un peu antiscorbutique. On l'administre ordinairement froid ou simplement tiède à la dose de 500 grammes à 1000 grammes par jour pris par verrées ; on l'édulcore souvent avec des sirops de capillaire, de limons, etc. On l'additionne quelquefois de matières médicamenteuses, telles que l'alun, l'émétique, la pulpe de tamarin, le vin blanc, etc., etc. Il est la base du petit lait de Weiss, mentionné au Codex, page 419, prescrit comme anti-laiteux.

Le petit lait était autrefois très employé ; c'est aujourd'hui un médicament presque démodé, et cependant, il présente un véritable intérêt non seulement au point de vue de sa préparation mais aussi au point de vue de son action thérapeutique, ainsi que le dit très justement M. le professeur Carles (1).

La préparation du petit lait est une opération délicate et qui exige de nombreuses précautions, si l'on veut obtenir un produit d'aspect et de saveur irréprochables.

Il faut choisir avec soin l'agent coagulant. Ainsi qu'il a été dit, le lait peut être coagulé par un grand nombre de subtances ; notamment par les acides, plusieurs sels métalliques et quelques matières organiques, comme la présure, la chardonnette, etc. En pharmacie on emploie exclusivement les acides.

Le choix de l'acide est très important. On ne doit jamais employer les acides minéraux. Parmi les acides organiques, on rejette aujour-

---

(1) Voir le *Bulletin de la Société de pharmacie de Bordeaux*, numéro de novembre 1890, sous le titre : *La résurrection du petit lait.*

d'hui le vinaigre, autrefois très usité, parce qu'il communique à la préparation son arome particulier ; l'acide tartrique, parce qu'il provoque la précipitation de tartrate calcaire, qui trouble le liquide ; on emploie surtout l'acide citrique recommandé par le Codex, mais il importe de ne pas en mettre un excès, qui nuit au succès de l'opération, en redissolvant une partie de la matière caséeuse.

Il est aussi très important : de séparer, sans expression, le coagulum de la partie liquide ; de laver à l'eau bouillante le filtre destiné à clarifier cette partie liquide. Si l'on néglige ces précautions, le petit lait n'a plus l'aspect incolore et limpide qu'il doit présenter.

Le petit lait, pour lequel on semble professer aujourd'hui une indifférence complète, doit être considéré au contraire comme un bon médicament galénique. Il agit en effet :

1° Par la lactoprotéine ou lactopeptone qui, ainsi que le démontrent des recherches récentes, peut comme les peptones, être assimilée facilement par l'organisme et amener la tolérance des médicaments en général et celle des sels métalliques en particulier ;

2° Par les sels du lait (chlorures, phosphates de soude, de chaux, de magnésie, de fer) qui sont pour l'économie des aliments de première nécessité ;

3° Par les lactate et citrate de soude, alcalins puissants, très employés en thérapeutique dans la diathèse urique ;

4° Par la lactose ou sucre de lait qui, d'après les expériences de M. le professeur Germain Sée, doit être regardé comme le diurétique le plus puissant dans les affections du cœur.

A cet égard, il nous paraît important de rapporter les conclusions formulées par M. Germain Sée :

1° La lactose constitue le plus puissant diurétique et en même temps le plus inoffensif. C'est elle, et elle seule qui donne au lait sa propriété diurétique. Les autres principes du lait, en particulier l'eau et les sels, n'ont pas d'action manifeste ou utile, le chlorure de sodium n'ajoute rien à la polyurie due au sucre de lait, et les sels de potasse eux-mêmes n'y ont qu'une part très restreinte.

Le lait pris à la dose de deux litres produit bien la diurèse, mais à la dose de quatre litres, dont chacun contient 50 grammes de lactose, il détermine en même temps une glycosurie très évidente, un diabète passager, une partie des 200 grammes de sucre ainsi absorbés, s'éliminant par les urines. En même temps, il se fait une excrétion considérable d'urée indiquant une destruction des albuminates. Il y a donc à la fois glycosurie et azoturie.

Le sucre de lait permet d'éluder tous ces inconvénients et ces dangers. 100 grammes de lactose en potion produisent une diurèse énorme, que l'on n'est pas sûr d'obtenir avec 4 ou 5 litres de lait. Avec la lactose, pas de glycosurie, ni d'azoturie. Dans le lait, l'action de la lactose est entravée par la caséine et la graisse.

2° La polyurie résultant de l'usage interne de 100 grammes de lactose dépasse toutes les polyuries médicamenteuses ; elle atteint rapidement 2 litres 1/2 d'urine, et s'élève presque rapidement à 3 litres 1/2 et même à 4 ou 4 litres 1/2 le troisième jour. A partir de ce moment, elle reste stationnaire ou s'abaisse à 2 litres 1/2 pendant quelques jours. Pendant ce temps, les hydropisies disparaissent presque à coup sûr, le sang se trouve déshydraté ; c'est pour cela que la diurèse n'est plus aussi intense qu'au début du traitement. Mais, après quelques jours de répit, on peut, par le même moyen, obtenir une nouvelle déshydratation du sang et la résorption des hydropisies.

3° *Effets sur les hydropisies d'origine cardiaque et rénale.* — On peut dire d'après cela, que la lactose agit d'une manière sûre dans les hydropisies d'origine cardiaque, mais elle agit d'une manière douteuse ou même nulle dans les hydropisies d'origine rénale. Dans les affections du cœur, elle n'échoue que chez les cardiaques, dont le rein est devenu brigthique et quand l'albumine monte à 60 centigrammes ou 1 gramme par litre. Tant que la quantité d'albumine est minime, le résultat est favorable ; ce qui fait supposer que dans ces cas, il n'y a pas de lésions rénales, mais une simple stase sanguine. On peut ainsi mesurer par la diurèse lactosique le degré d'altération des reins.

4° *Temps d'arrêt de la diurèse. — Prescription de la lactose.* — On peut voir parfois l'action diurétique interrompue par d'autres causes que la lésion des reins. Il peut se produire en effet une diarrhée, qui naturellement diminue la diurèse. Dans d'autres cas, les malades ont, depuis plus ou moins longtemps, des sueurs profuses ou des transpirations accidentelles qui diminuent la polyurie, mais elle ne tarde pas à reparaître.

Le médicament est, en général, parfaitement supporté. On doit, le prescrire pendant 8 ou 10 jours ; cela suffit à produire une déshydratation notable du sang ; on en interrompt l'usage pendant quelques jours pour le prescrire à nouveau. La tisane lactosique est un peu fade ; on peut corriger ce goût par l'addition d'un peu d'eau de vie ou d'eau de menthe. Dans tous les cas, il importe de rationner ou même de supprimer toutes les autres boissons, y compris le bouillon et surtout le lait qui devient inutile comme diurétique, et qui, encombrant l'estomac, empêche tout autre aliment. Or, à cet égard, la lactose a un avantage immense. Elle permet au malade, à sa grande satisfaction, de prendre toute espèce de nourriture et même le régime carné, souvent indispensable pour soutenir les forces défaillantes du cardiaque arrivé à la fin de sa maladie (1).

D'où vient la lactose, ce merveilleux diurétique, aujourd'hui si employé ? Elle nous vient des pays où, pour la confection des fromages on est obligé de préparer des masses de petit lait et en particulier de la Suisse. Or, ce sucre de lait commercial, quoique livré en masses cristallines, n'est jamais pur ; sa pulvérisation est laborieuse et sujette à bien des mélanges frauduleux. Le produit, à cause de la longueur de sa préparation est relativement cher ; sa solution dans l'eau est lente et sa conservation en solution aqueuse étendue, de courte durée ; cette solution a en outre une saveur fade qui rend sa tolérance stomacale difficile, surtout lorsque l'usage doit être prolongé pendant quelque temps.

Si les cliniciens veulent bien méditer les considérations générales que nous venons d'exposer, s'ils veulent faire des expériences comparatives entre le sucre de lait et le petit lait officinal, nous les verrons peut-être apprécier à nouveau la valeur thérapeutique du petit lait et, comme M. le professeur Carles, nous croyons qu'avant longtemps nous assisterons à la résurrection de cet excellent médicament galénique.

3° — Des bouillons.

Définition. — Les bouillons sont des hydrolés préparés avec la chair des animaux ; ce sont les hydrolés animaux de Guibourt, définition exacte, puisqu'on les obtient en remplaçant les matières végétales par les substances animales.

On a divisé les bouillons en deux classes.

1° *Bouillons alimentaires.* — Ils s'obtiennent avec la viande des animaux adultes.

2° *Bouillons médicinaux.* — Ils s'obtiennent avec les viandes peu faites de veau, de poulet, de grenouilles, de tortue, de limaçons, auxquelles on ajoute parfois des plantes, ou parties de plantes, dont la

____

(1) M. Dujardin-Beaumetz a établi, depuis cette communication, qu'on pouvait employer dans le même but et aux mêmes doses, la glucose, mais avec moins d'avantages.

nature et la quantité, très variables, sont prescrites au moment de l'emploi.

Les bouillons sont des liquides peu colorés, légèrement acides et doués d'une saveur et d'une odeur propres. Ils ne se conservent que peu de temps et subissent rapidement les fermentations acides et putrides.

A l'exception des bouillons de poulet et de veau, les bouillons médicinaux sont peu employés aujourd'hui ; aussi le Codex de 1884 a rayé de sa nomenclature les rares formules de bouillon données par le Codex de 1866.

Composition. — Nous ne croyons pas devoir insister sur la préparation des bouillons, mais nous dirons un mot de leur composition, question chimique intéressante. Les bouillons contiennent la plupart des principes qui constituent la chair musculaire ; mais la proportion de chacun de ces principes est très faible, car leur total n'atteint que 16 à 17 grammes par litre pour le bouillon de bœuf. Aussi dit-on, avec raison, que le bouillon est plutôt un condiment qu'un aliment, et qu'il joue surtout le rôle de peptogène, c'est-à-dire d'excitateur de la sécrétion du suc gastrique (Corvisart et Schiff).

On trouve dans le bouillon les matières suivantes qui constituent la chair musculaire :

A. *Matières azotées*. — Des fibrines, la musculine, la sérine, le tissu lamineux, l'hémoglobine, l'acide inosique, la créatine, la xanthine, des traces d'urée, d'acide urique et de taurine.

B. *Matières non azotées*. — Matières grasses (stéarine, margarine, oléine), inosite, acide sarcolactique, dextrine, glycogène, acides de la série grasse (formique, acétique, butyrique en petite quantité).

C. *Sels minéraux*. — Phosphates, chlorures, sulfates de potasse, de soude, de chaux, de magnésie.

4° — Des mucilages.

Définition. — On appelle mucilages des médicaments d'une consistance épaisse et quelquefois gélatiniforme, consistance due à la gomme ou à d'autres principes analogues, tenus en dissolution ou en suspension dans l'eau. Les mucilages peuvent être faits :

1° Avec de la gomme arabique (dont le principe actif est l'*arabine*) ;

2° Avec de la gomme adragante (dont le principe actif est la *bassorine*) ;

3° Avec des plantes mucilagineuses (dont le principe actif est le *mucilage*).

Au point de vue chimique, l'arabine, la bassorine et le mucilage (principes actifs de la gomme arabique, de la gomme adragante et des plantes mucilagineuses) sont considérés comme des hydrates de carbone $(C^6H^{10}O^5)^n$.

Gomme arabique. — La gomme arabique, que l'on rencontre le plus habituellement dans le commerce, celle qui sert exclusivement à confectionner les mucilages de gomme, les sirops, les pâtes, est produite : par l'*Acacia vera* (légumineuses) fournissant la gomme du haut fleuve ; par l'*Acacia verek* (légumineuses) fournissant la gomme du bas fleuve ou de Sénégal, qui est la plus estimée.

Tous ces produits sont essentiellement constitués par l'*arabine*, unie à une petite quantité de matières inorganiques, notamment la chaux et potasse, dans la proportion de 2 à 3 0/0. L'arabine est très soluble dans l'eau à laquelle elle communique une viscosité qui varie avec la concentration ; elle est insoluble dans l'alcool, l'éther, les huiles ; elle est précipitée par l'azotate d'argent, le nitrate de mercure, le sous-acétate de plomb ; elle donne avec le sulfate de fer, un principe gélatineux, réaction utilisée par M. Roussin pour apprécier la valeur d'un sirop de gomme.

Gomme adragante. — La gomme adragante, retirée de diverses espèces d'*Astragalus* d'Orient (Légumineuses-Papillonacées) est constituée en grande partie par la *bassorine*, substance qui se gonfle dans l'eau froide et donne un mucilage assez épais et assez consistant.

Plantes mucilagineuses. — Un certain nombre de végétaux renferment une matière gommeuse, désignée sous le nom de *mucilage* et qui est formée par le mélange d'une matière insoluble (sorte de bassorine) et d'une matière gommeuse soluble, que l'on peut extraire à l'aide de l'eau froide.

La proportion de mucilage, contenue dans certaines plantes, est si considérable, qu'on a donné à ces plantes le nom de *plantes mucilagineuses*. Ce mucilage se rencontre dans les organes les plus divers des plantes : dans les fleurs de mauve, de guimauve, de violettes, de coquelicot ; dans les feuilles de bourrache, de capillaire, de séné ; dans les semences de lin, de coing, de psyllium ; dans quelques bulbes, de salep, d'oignon, de scille. Il est associé, dans ces différents organes, avec de l'albumine végétale ; aussi, cette albumine se retrouve-t-elle toujours dans les mucilages préparés avec les parties des plantes mucilagineuses.

Nomenclature. — Les mucilages mentionnés au Codex sont :

1° *Mucilage de gomme* (Codex, p. 464).

Sert à la confection des tablettes et pastilles et pour émulsionner les huiles et les résines ;

2° *Mucilage de gomme adragante* (Codex, p. 464).

Employé pour la préparation des tablettes, pastilles, pour émulsionner les huiles et les résines ;

3° *Mucilages faits avec les semences mucilagineuses* (semences de coing, de lin, de psyllium) (Codex, p. 463).

On peut aussi préparer avec ces semences des mucilages secs (Codex, p. 464).

Tous les mucilages sont des préparations altérables. Ils subissent facilement la fermentation acide, et se fluidifient. Ils ne doivent être préparés qu'au moment du besoin, à moins qu'ils ne soient convenablement desséchés et conservés dans des flacons bien secs.

5° — Émulsions.

Définition. — On donne le nom d'émulsions à des liquides d'apparence laiteuse, tenant en suspension des matières huileuses, résineuses ou gommo-résineuses.

Le mot émulsion vient du latin (*emulsum*, supin de *emulgere*, traire, tirer du lait) ; étymologie parfaitement choisie, car le lait doit être considéré comme une véritable émulsion naturelle.

Division. — On les divise en deux classes :

1ʳᵉ CLASSE	2ᵉ CLASSE
ÉMULSIONS NATURELLES	ÉMULSIONS ARTIFICIELLES
Ce sont celles que l'on prépare en divisant des semences huileuses au moyen de l'eau. Elles sont constituées par de l'huile tenue en suspension à la faveur de la matière albumineuse des semences. Elles ont une apparence laiteuse.	Ce sont celles que l'on prépare en divisant et suspendant quelques matières huileuses, résineuses ou gommo-résineuses dans l'eau, à l'aide d'un mucilage de gomme, d'un jaune d'œuf, ou d'un liquide émulsif. Elles ont aussi une apparence laiteuse.

1° Émulsions naturelles. — Les semences huileuses ou émulsives, qui peuvent être employées pour la préparation des émulsions naturelles, sont très nombreuses ; amandes, pistaches, noix, noisettes, chènevis, etc. On emploie surtout en pharmacie les amandes, dont l'étude présente beaucoup d'intérêt.

Les amandes sont les semences de l'*Amygdalus communis* (Rosacées-prunées). On en distingue deux variétés : les amendes douces et les amendes amères. Leur composition a été déterminée par les expériences de Boullay, de Robiquet, de Boutron et de Portes.

<table>
<tr><td colspan="2">COMPOSITION
DES AMANDES DOUCES</td><td colspan="2">COMPOSITION
DES AMANDES AMÈRES</td></tr>
<tr><td>Eau.</td><td>3,5</td><td>Eau</td><td>3,5</td></tr>
<tr><td>Pellicules</td><td>5</td><td>Pellicules.</td><td>5</td></tr>
<tr><td>Huile fixe</td><td>54</td><td>Huile fixe.</td><td>1/4 de leur poids environ 25 0/0.</td></tr>
<tr><td>Albumine (émulsine ou synaptase)</td><td>24</td><td colspan="2">Albumine (émulsine ou synaptase).</td></tr>
<tr><td>Sucre liquide</td><td>6</td><td colspan="2">Sucre liquide.</td></tr>
<tr><td>Gomme.</td><td>3</td><td colspan="2">Gomme.</td></tr>
<tr><td>Parties fibreuses et perte.
(Boullay).</td><td>4,5</td><td colspan="2">Parties fibreuses et perte.</td></tr>
<tr><td>Un peu d'asparagine
(Portes).</td><td></td><td colspan="2">Asparagine.</td></tr>
<tr><td></td><td></td><td colspan="2">Amygdaline (principe cristallisable découvert par Boutron et Robiquet).</td></tr>
</table>

Les *pellicules*, qui représentent l'épisperme, endosperme, ou albumen de la semence ou amande, sont colorées et possèdent une saveur astringente due à la présence d'un peu de tannin. Comme elles coloreraient les émulsions faites avec les amandes et leur communiqueraient une saveur astringente, il faut monder les amandes, c'est-à-dire les priver de ces pellicules, avant de les faire servir à la préparation des émulsions.

L'*huile*, contenue dans les amandes, se trouve en proportion beaucoup plus forte dans les amandes douces que dans les amandes amères ; les amandes douces en contiennent 54 0/0, tandis que les amandes amères n'en renferment que 25 0/0 environ.

L'*albumine* renfermée dans les amandes est, d'après Robiquet, un mélange de caséine végétale et d'un autre principe albuminoïde appelé émulsine ou synaptase.

L'*émulsine* ou *synaptase* est un principe albuminoïde très soluble dans l'eau, insoluble dans l'alcool et dans l'éther. Sa solution aqueuse n'est altérée ni par les acides, ni par l'acétate de plomb, mais elle précipite abondamment par le tannin, et se coagule vers 68° à la manière de l'albumine ordinaire ; exposée à l'air, elle se trouble peu à peu, prend une odeur fétide, et au bout de quelque temps, elle donne un dépôt blanc très abondant. Une goutte de teinture d'iode y développe une belle coloration rouge, sans y occasionner de dépôt. Sa propriété caractéristique, propriété qui la distingue de toutes les autres matières albuminoïdes, c'est l'action qu'elle exerce sur l'amygdaline. En présence de l'eau, elle produit le dédoublement de l'amygdaline en glucose, essences d'amandes amères, acide cyanhydrique.

L'*amygdaline* principe cristallisable, découvert, dans les amandes amères, par Boutron et Robiquet, a été particulièrement étudiée par Liebig et Wœhler. Au point de vue chimique, elle doit être considérée comme un polyglucoside complexe ; car elle peut comme les corps appartenant à cette classe, se dédoubler en glucose et en plusieurs autres substances sous l'influence de certaines matières. Soumise à l'action des acides étendus, ou à l'action de l'émulsine ou synaptase en présence de l'eau elle se dédouble et donne trois produits ; la glucose, l'essence d'amandes amères, l'acide cyanhydrique, d'après l'équation suivante :

$$C^{20}H^{27}AzO^{11} + 2\,H^{2}O = 2\,C^{6}H^{12}O^{6} + C^{6}H^{5}\,CHO + CHAz.$$

Cette formule nous montre que l'amygdaline doit être regardée comme un diglucosique benzylalocyanhydrique.

Les dédoublements de l'amygdaline sont intéressants non seulement au point de vue théorique, mais encore au point de vue pratique. En effet, ils fournissent le curieux exemple d'un corps neutre, inodore, non vénéneux, du moins à faible dose, donnant naissance, en vertu d'actions chimiques très faibles, pouvant se produire à la température ordinaire : à une huile odorante (essence d'amandes amères) ; à un principe très vénéneux (acide cyanhydrique). Ils nous expliquent de plus pourquoi il ne faut pas faire entrer des sels mercuriaux dans des émulsions faites avec des amandes amères, parce que l'acide cyanhydrique produit par le dédoublement de l'amygdaline, pourrait se combiner avec ces sels pour donner un cyanure de mercure, sel très toxique.

Les amandes forment la base de plusieurs médicaments, notamment de l'émulsion simple (lait d'amandes), du looch blanc, du sirop d'orgeat.

Préparation. — Toutes les émulsions naturelles, faites avec des semences huileuses ou émulsives, se préparent comme l'émulsion d'amandes, appelée aussi émulsion simple, lait d'amandes (amande douces, 50 ; sucre, 50 ; eau, 1000) : monder les amandes, c'est-à-dire les priver de leurs pellicules ; pour cela les jeter dans l'eau bouillante et dès que par la pression des doigts, elles se dépouillent de leur enveloppe, on les monde, on les lave à l'eau froide, puis on les sèche. Les piler avec le tiers du sucre et une petite quantité d'eau, dans un mortier en marbre, de manière à obtenir une pâte très fine. Délayer cette pâte avec le reste de l'eau. Passer avec expression à travers une étamine ; et ajouter le reste du sucre.

Préparer ainsi les émulsions de : chénevis, pistaches, concombres, semences froides, pignons doux, etc.

Observation. — Toutes les émulsions vraies ou naturelles doivent être préparées à froid, parce que l'huile contenue dans les semences étant émulsionnée non par la gomme, mais par les matières albuminoïdes, se séparerait, si on opérait à chaud, l'émulsine ou synaptase se coagulant par la chaleur. Eviter d'ajouter aux émulsions vraies ou naturelles des acides ou des liqueurs alcooliques, qui coaguleraient les matières albuminoïdes à la faveur desquelles l'huile est émulsionnée. Employer pour leur préparation, des mortiers en marbre, verre ou porcelaine ; ceux en bois pouvant avoir une odeur de ranci, ce qui serait dû à ce qu'une portion de l'huile se serait fixée dans leurs pores ; ceux de fer coloreraient l'émulsion et lui communiqueraient une odeur métallique ; ceux de cuivre s'oxyderaient par suite du contact de l'air et de l'huile, et l'émulsion pourrait contenir du vert-de-gris. Ne préparer les émulsions vraies ou naturelles qu'au moment du besoin, car elles se détériorent rapidement, surtout en été, par suite de l'altération facile et rapide de leurs matières albuminoïdes.

2° Émulsions artificielles. — On appelle émulsions artificielles ou factices celles que l'on prépare en divisant ou suspendant quelques matières, résineuses ou gommo-résineuses dans l'eau, à l'aide d'un mucilage de gomme, d'un jaune d'œuf ou d'un liquide émulsif.

Préparation. — Elles se préparent : avec la gomme arabique ; avec la gomme adragante ; avec le blanc d'œuf ; avec le jaune d'œuf ; avec les semences émulsives ; avec les émulsions naturelles ; avec la teinture de panama.

La **gomme arabique** doit son pouvoir émulsif à la viscosité qu'elle communique aux liquides qui la tiennent en dissolution ; la meilleure manière de l'employer sera donc celle qui fournira, tout d'abord, dans le premier temps de l'opération, le liquide le plus visqueux dans lequel on divisera le corps à émulsionner.

On a proposé différentes méthodes pour faire artificiellement une émulsion avec de la gomme arabique. Veut-on émulsionner une huile, on peut suivre un des procédés suivants :

1° *Procédé ordinaire.* Ce procédé, qui est le plus sûr, consiste à faire un mucilage avec la gomme et exactement son poids d'eau, on y incorpore l'huile par petites portions, puis on y ajoute successivement le reste du liquide en continuant de battre vivement ; c'est le procédé que l'on emploie pour la préparation de l'émulsion d'huile de ricin.

2° *Procédé Baudrimont.* Mettre l'huile dans un mortier, ajouter peu à peu la gomme pulvérisée, en agitant continuellement, puis un poids d'eau égal à 2 fois le poids de la gomme ; incorporer enfin par agitation le reste des liquides.

3° *Procédé Planche.* Battre la gomme avec un peu de sirop, ajouter alternativement l'huile et le sirop, et enfin le liquide aqueux.

4° *Procédé Overbeck.* Battre ensemble la gomme, l'huile et l'eau, dans les proportions suivantes : gomme 2 grammes, eau 3 grammes, huile 4 grammes. Avec de telles proportions, dit M. Bourgoin, on est certain de réussir les émulsions, quel que soit le mode opératoire employé.

Quand on veut émulsionner un corps gras, solide (Beurre de cacao, blanc de baleine, cire) avec un mucilage de gomme arabique on peut suivre deux procédés différents :

1° Pulvériser le corps gras à l'aide de la gomme et du sucre ou le fondre et triturer aussitôt avec un mucilage préparé d'avance. Ce procédé réussit assez rarement ;

2° Dissoudre le corps gras dans un peu d'huile ; on a ainsi un produit semi-liquide qui s'émulsionne assez facilement et presque toujours avec succès, dans le liquide mucilagineux.

On peut émulsionner les résines au moyen de la gomme et du sucre, mais c'est une opération assez délicate à exécuter, qui demande une certaine dextérité ; aussi émulsionne-t-on ces substances en général à l'aide d'un jaune d'œuf.

La **gomme adragante** est émulsive, et comme la gomme arabique, elle doit son pouvoir émulsif à la viscosité qu'elle communique aux liquides. Elle donne une émulsion plus stable que la gomme arabique.

L'expérience a démontré que la gomme adragante entière donne une émulsion plus stable que la gomme adragante pulvérisée et qu'il y a avantage non seulement à ne pas filtrer, mais encore à ne pas passer à travers un linge le mucilage de gomme adragante, destiné à faire une émulsion artificielle. Il semble exister, dans le mucilage de gomme adragante, des lames colloïdales qui s'opposent efficacement à la réunion des gouttelettes émulsionnées, lames colloïdales qui sont détruites par la pulvérisation et la filtration, ainsi que cela résulte des expériences suivantes de Duclaux :

1° Faire avec 0 gr. 50 de gomme adragante entière et 100 grammes d'eau un mucilage, que l'on divise en 2 parties égales ; l'une est filtrée et l'autre n'est pas filtrée ;

2° Faire avec 0 gr. 50 de gomme adragante pulvérisée et 100 grammes d'eau un mucilage, que l'on divise en 2 parties égales ; l'une est filtrée et l'autre n'est pas filtrée ;

Emulsionner avec chacun de ces quatre liquides, la même quantité d'huile, 2 grammes par exemple. Si on observe ce qui s'est passé, après 36 heures on voit :

1° Que le mucilage à la gomme adragante entière non filtré.	Ne laisse presque rien séparer.
2° Que le mucilage à la gomme adragante entière filtré.	Laisse séparer 1/10 d'huile.
3° Que le mucilage à la gomme adragante pulvérisée non filtré.	Laisse séparer 2/10 d'huile.
4° Que le mucilage à la gomme adragante pulvérisée filtré.	Laisse séparer 5/10 d'huile.

Il résulte de ces considérations qu'il faut employer de la gomme adragante entière de belle qualité, pour faire les mucilages destinés à la préparation des émulsions artificielles.

Pour préparer une émulsion avec le mucilage de gomme adragante, on fait un mucilage avec 5 0/0 d'eau, puis on introduit peu à peu le corps à émulsionner dans le mucilage, en agitant vivement dans un mortier de marbre.

Le **blanc d'œuf**, employé pour la préparation des émulsions artificielles, doit sa propriété émulsive à l'albumine qu'il renferme. Pour préparer une émulsion avec le blanc d'œuf, on le bat avec un peu d'eau, pour déchirer les cellules qui emprisonnent la matière albumineuse,on ajoute l'huile par petites quantités puis le liquide aqueux.

Le **jaune d'œuf** possède un très grand pouvoir émulsif dû aux principes albuminoïdes qu'il contient ; il est rarement employé pour les émulsions,destinées à l'usage interne, parce qu'il leur communique une saveur et un aspect peu agréables ; cependant on l'emploie pour faire l'émulsion purgative avec la résine de Jalap (Codex, 1866).

Pour faire une émulsion avec le jaune d'œuf, on opère par simple mélange du jaune d'œuf et de la substance à émulsionner, et on ajoute l'eau peu à peu.

Les **semences émulsives** et en particulier les amandes, contiennent une si grande quantité de matières albuminoïdes, qu'elles peuvent émulsionner une nouvelle quantité d'huile indépendamment de celle qu'elles renferment.

Pour faire une émulsion artificielle à l'aide des semences émulsives, employées comme intermède, on opère de la manière suivante : Monder les amandes de leurs pellicules qui coloreraient la préparation et lui communiqueraient une saveur désagréable : les réduire en poudre fine dans un mortier de marbre ; incorporer l'huile à émulsionner par trituration ; ajouter l'eau par petites portions.

Les **liquides émulsifs naturels**,le lait par exemple, s'emploient quand il s'agit de préparer une émulsion artificielle avec des matières médicamenteuses s'émulsionnant facilement, comme la scammonée, la résine de scammonée par exemple.

Préparation de l'émulsion de scammonée.

F. Scammonée d'Alep. . . . .   1 gramme
   Lait de vache 120   —
   Sucre 15   —
   Eau laurier-cerise   5   —

Triturez dans un mortier de marbre la scammonée avec le sucre ; quand le mucillage est homogène ajoutez peu à peu le lait, puis l'eau de laurier-cerise.

Tous les corps, qui donnent avec l'eau une mousse persistante, sont très favorables pour la préparation des émulsions artificielles. C'est à cette propriété de donner une mousse persistante avec l'eau qu'il faut attribuer l'efficacité de la **teinture de bois de Panama** (*Quillaja saponaria*. Rosacées) et de toutes les solutions alcooliques qui renferment de la saponine, propriété si habilement mise à profit par **M.** Lebeuf de Bayonne pour préparer le coaltar saponiné, les émulsions de baume de tolu, de copahu, d'huile de cade, de goudron, mentionnées au Codex de 1884, page 403.

Les émulsions artificielles, comme les émulsions naturelles, sont des préparations altérables, qui ne doivent en général, être préparées qu'au moment du besoin. Quel que soit le procédé suivi pour les obtenir, elles perdent leur homogénéité au bout d'un temps plus ou moins long ; en vertu de sa légèreté, l'huile se sépare peu à peu et monte à la surface.

Observons, en terminant, que le pouvoir émulsif tient : à la tension superficielle des liquides ; à la densité ; à la viscosité ; à la propriété de donner une mousse persistante. Une émulsion est donc d'autant plus stable que les tensions superficielles des deux liquides sont plus grandes, que leurs densités sont plus voisines, qu'ils sont plus visqueux et qu'ils produisent plus facilement une mousse persistante.

6° — Des limonades.

Définition. — On appelle limonades des boissons rafraîchissantes acidules diversement composées.

Les limonades sont des tisanes acides.

On a donné aussi le nom de limonade à des hydrolés spéciaux, comme la limonade au citrate de magnésie ; et par extension, on donne aujourd'hui le nom de limonade à toute boisson plus ou moins analogue à celle que l'on obtient avec le fruit du citronnier.

On divise les limonades en trois classes : limonades ordinaires ; limonades cuites ; limonades gazeuses.

Les **limonades ordinaires**, appelées aussi limonades acides, se préparent au moyen des acides ou des sirops acides, et par simple mélange.

Préparation avec les acides. — Ces limonades au nombre de trois se préparent de la manière suivante :

LIMONADE SULFURIQUE		LIMONADE NITRIQUE		LIMONADE PHOSPHORIQUE	
Acide sulfurique à 1,84.......	gr. 2	Acide azotique à 1,42........	gr. 2	Acide phosphorique à 1,45 ...	gr. 2
Eau	900	Eau	900	Eau...........	900
Sirop de sucre..	100	Sirop de sucre..	100	Sirop de sucre..	100

Ces limonades acides contiennent par litre 2 grammes d'acide officinal ; au-dessus de cette dose, elles deviennent trop acides. Lorsque par exception, une dose plus élevée d'acide est prescrite, il faut recommander de les boire avec un petit tube en verre ou une paille, afin d'éviter, autant que possible, l'action de l'acide sur l'émail des dents.

Préparation avec les sirops acides.—On peut préparer les limonades acides avec des sirops acides. Ainsi, par exemple, on prépare la limonade citrique, avec le sirop d'acide citrique, aromatisé au citron ; la limonade à l'orange, avec le sirop d'acide citrique, aromatisé à l'orange ; la limonade tartrique avec le sirop tartrique.

Doses employées : sirops acides 100. — Eau 900.

La seule **limonade cuite** employée, est *la limonade commune* que l'on prépare de la manière suivante :

Citrons. . . . . nº 2
Eau bouillante . . . . 1000 grammes
Sucre   70   —

Versez l'eau bouillante sur les citrons coupés par tranches et privés de leurs semences, laissez infuser pendant 2 heures, ajoutez le sucre et passez.

Cette limonade commune peut aussi être préparée par le procédé suivant, indiqué par le Codex de 1884 :

Citrons. . . . . nº 2
Eau bouillante . . . . 1000 grammes
Sucre   70   —

Frottez le zeste des citrons avec le sucre en morceaux pour obtenir ainsi la partie aromatique. Privez les citrons de leurs semences, coupez-les par moitié, exprimez le suc dans un vase en faïence ou en porcelaine. Ajoutez l'eau bouillante et le sucre aromatisé. Laissez en contact une 1/2 heure et passez.

Les **limonades gazeuses** diffèrent des précédentes par la présence de l'acide carbonique.

Elles se préparent : à l'aide des appareils à eaux gazeuses ; à l'aide de l'appareil portatif Briet ou gazogène ou de tout autre analogue ; à l'aide des poudres gazogènes.

Sans insister longuement sur ces divers modes de production des eaux gazeuses, nous devons cependant donner quelques notions générales, très utiles en pratique.

Dans les appareils à eaux gazeuses, employés dans l'industrie, l'acide carbonique est généralement produit : par l'action de l'acide sulfurique sur la craie ; par l'action de l'acide chlorhydrique sur le marbre (plus rarement).

Quand on a recours à l'acide sulfurique et à la craie, ce qui est le procédé le plus employé, on délaye la craie dans trois parties d'eau et on fait arriver lentement l'acide sulfurique en remuant les substances au moyen d'un agitateur. Le gaz produit doit être lavé avec le plus grand soin ; il est ensuite dissous de différentes manières dans les appareils variés employés dans l'industrie et qu'on appelle *appareils gazéfacteurs*.

Les appareils gazéfacteurs, sont des appareils destinés à introduire dans les eaux l'acide carbonique formé par l'action de l'acide sulfurique sur la craie. Ils peuvent être divisés de la manière suivante :

Appareils à fabrication continue ;
—　　à fabrication intermittente ;
—　　à gaz comprimé par une pompe ;
—　　à gaz comprimé par lui-même.

Il existe de nombreux fabricants d'appareils gazéfacteurs, parmi lesquels nous citerons MM. Bramah, Viel-Cazal, Vernaux, Savaresse, Ozouf, Greffier, François, Hermann-Lachapelle, etc. etc.

Quel que soit le système employé, l'eau gazeuse simple est ordinairement renfermée dans des vases particuliers désignés sous le nom de *siphons*, que l'on remplit au moyen d'un système ingénieux de tirage. Pour les limonades, on introduit d'abord dans une bouteille, au moyen d'une pompe spéciale, la quantité voulue de sirops (sirops de limon, de groseille, de cerise, de framboise, de berberis etc. à volonté), puis, avec un tirage spécial, l'eau gazeuse.

Gazogènes. — Pour préparer les limonades gazeuses ou l'eau de seltz artificielle, on emploie très souvent des appareils appelés *gazogènes*, dont il existe aujourd'hui un grand nombre de modèles parmi lesquels nous citerons les appareils Briet-Fèvre, Maldiné, Henry, etc..

Quel que soit le modèle adopté, il faut que l'appareil remplisse deux conditions ; les substances employées à sa construction doivent être résistantes et inattaquables : les produits donnant naissance au gaz ne doivent pas être mélangés au liquide à gazéifier.

Le gaz acide carbonique est produit par l'action de l'acide tartrique sur le bicarbonate de soude.　　Doses pour un appareil.
Bicarbonate de soude 22 gr. (papier bleu).
Acide tartrique.... 18 gr. (papier blanc).

Poudres gazogènes. — On peut encore préparer les limonades gazeuses avec les différentes poudres gazogènes mentionnées au Codex et qui sont ;

1° *Poudre gazogène alcaline* (Codex, p. 519).

Bicarbonate de soude pulvérisé, 2 grammes ; pour une dose (enveloppez dans du papier bleu).

Acide tartrique pulvérisé, 1 gr. 30 ; pour une dose (enveloppez dans du papier blanc).

Mode d'emploi. Faire dissoudre le carbonate de soude dans un verre d'eau rempli aux deux tiers de la capacité ; ajouter ensuite l'acide tartrique, agiter et boire aussitôt.

Observation. — Il reste environ 0 gr. 60 de bicarbonate de soude non décomposé, ce qui donne au liquide une certaine analogie avec les eaux alcalines gazeuses.

2° *Poudre gazogène ferrugineuse* (Codex, p. 519).

Acide tartrique.	80 grammes
Bicarbonate de soude	60 »
Sucre	260 »
Sulfate ferreux pur cristallisé	3 »

Préparation de la poudre. Réduire chaque substance, séparément, en poudre grossière et faire sécher. Mélanger le bicarbonate de soude et le sulfate de fer ; ajouter le sucre et en dernier lieu l'acide tartrique. Renfermer le mélange dans un flacon sec et bien bouché.

Observation. — Il est nécessaire que les substances employées dans cette préparation soient parfaitement sèches. Le sulfate de fer ne doit pas contenir d'autre eau que celle qu'il possède à l'état cristallisé.

Mode d'emploi de la poudre. — Verser dans une bouteille presque entièrement remplie d'eau distillée 20 grammes de la poudre, boucher aussitôt et agiter.

Cette eau, ainsi préparée, est acidule, transparente et d'un goût très supportable.

3° *Poudre gazogène laxative* (Codex, p. 520).

A. Bicarbonate de soude pulvérisé . . . . 2 gr.   \
Tartrate de potasse et de soude pulvérisé . . . . . . 2 gr.   } mêlez pour une dose (enveloppez dans du papier bleu).

B. Acide tartrique pulvérisé . . 2 gr.   } pour une dose (enveloppez dans du papier blanc).

Mode d'emploi. — Faire dissoudre le mélange de bicarbonate de soude et de tartrate de potasse et de soude dans un verre d'eau rempli aux 2/3 de sa capacité. Ajouter ensuite l'acide tartrique ; agiter et boire aussitôt.

4° *Poudre gazogène neutre*, appelée aussi poudre de seltz (Codex, p. 520).

Bicarbonate de soude pulvérisé 2 gr. (pour une dose, enveloppez dans du papier bleu).

Acide tartrique pulvérisé . . . 2 gr. (pour une dose, enveloppez dans du papier blanc).

Mode d'emploi. — S'emploie de la même manière que les poudres gazogènes alcaline ou laxative.

7° — Des eaux médicamenteuses.

Définition. — Le Codex comprend sous le nom d'eaux médicamenteuses trois groupes de corps :

1° Les eaux distillées et les eaux aromatiques médicamenteuses ;

2° Les solutés simples et composés ;

3° Des préparations diverses placées dans ce groupe à raison de leur dénomination consacrée par l'usage.

Nous laisserons de côté, quant à présent, l'étude des eaux distillées et des eaux aromatiques médicamenteuses, qui appartiennent au groupe des formes pharmaceutiques obtenues par distillation, mais nous examinerons les diverses préparations contenues dans les deux autres groupes.

1re Classe : Eaux médicamenteuses appartenant au groupe des solutés simples ou composés.

Dans cette classe, nous trouvons mentionnées au Codex les préparations suivantes :

1° *Soluté d'acide chromique.*

    Acide chromique cristallisé . . . . 100 grammes
    Eau distillée . . . . 100 »

Faire dissoudre par simple mélange. La solution marque 1,47 au densimètre à 15° ; s'emploie à l'extérieur, comme caustique (pinceau d'amiante ou baguette de verre, car elle carboniserait la charpie et les autres matières organiques).

2° *Soluté d'acide phénique ou eau phéniquée.*

L'acide phénique, phénol, s'emploie à l'intérieur ou à l'extérieur en solution dans l'eau, d'après les formules suivantes insérées au Codex.

<table>
<tr><td>

EAU PHÉNIQUÉE

POUR USAGE INTERNE.

Phénol pur. . .   1 gramme
Eau distillée . . 1000 grammes

Cette solution est au millième, c'est-à-dire qu'un gramme de la solution contient 0 gr. 001 d'acide.

L'acide phénique s'emploie à l'intérieur comme agent antiseptique, antiputride, antipyrétique, caustique, à la dose de 0 gr. 50 à 1 gramme; on peut donc donner par jour jusqu'à 1 litre de solution qui contient un gramme d'acide.

</td><td>

EAU PHÉNIQUÉE.

POUR USAGE EXTERNE.

Phénol pur. . .   1 gramme
Eau distillée . . 100 grammes

Cette solution est au centième c'est-à-dire qu'un gramme de la solution contient 0 gr. 01 d'acide.

</td></tr>
</table>

3° *Soluté d'acide arsénieux ou liqueur de Boudin.*

> Acide arsénieux . . . .   1 gramme
> Eau distillée 1000   »

Introduisez dans un ballon en verre l'acide arsénieux avec 500 grammes d'eau environ ; faites bouillir jusqu'à dissolution complète. Ajoutez, après refroidissement, une quantité d'eau suffisante pour obtenir exactement 1000 grammes de liquide.

Cette solution est au millième, c'est-à-dire que 1 gramme de cette solution contient 0,001 (un milligr.) d'acide arsénieux ; 10 grammes de cette solution contiennent 0,01 (un centigr.) d'acide arsénieux.

Elle s'emploie à la dose de 1 à 10 grammes.

4° *Soluté d'arséniate de soude* (solution arsénicale de Pearson. Liqueur de Pearson).

> Arséniate de soude cristallisé . . . .   1 gramme
> Eau distillée 600   »

Dissolvez et filtrez.

Usages. — L'arséniate de soude, employé contre les affections cutanées et celles des voies respiratoires, s'emploie à l'intérieur à la dose de 0 gr. 002 à 0 gr. 010 (2 milligr. à 10 milligr.).

Posologie. — 12 gouttes de liqueur de Pearson contiennent

0 gr. 001 d'arséniate de soude. Cette liqueur peut se donner par jour depuis quelques gouttes jusqu'à 3 grammes par jour.

Altérations. — Il se développe souvent dans cette liqueur des points brunâtres, constitués d'après M. L. Marchand, par un petit champignon de la tribu des dématiés (*hygrococis arsenicus*), végétal qui jouit de la curieuse propriété de se développer dans un milieu réputé mortel pour tous les êtres vivants.

5° *Soluté d'arsénite de potasse* (Liqueur de Fowler).

Acide arsénieux	1 gramme.
Carbonate de potasse pur.	1 »
Eau distillée.	95 »
Alcoolat de mélisse composé	3 »

Introduire dans un ballon en verre le mélange d'acide arsénieux et de carbonate de potasse avec la quantité d'eau prescrite. Faire bouillir jusqu'à dissolution complète. Ajouter, après refroidissement, l'alcoolat de mélisse composé et une quantité d'eau suffisante pour obtenir exactement 100 grammes de liqueur. Filtrer.

Titre : La liqueur de Fowler contient le centième de son poids d'acide arsénieux à l'état d'arsénite de potasse, c'est-à-dire que 1 gramme de cette liqueur contient 0 gr. 01 (un centigramme) d'acide arsénieux ; elle est donc beaucoup plus active que la liqueur de Pearson.

Posologie : On l'emploie à la dose de deux gouttes à 23 gouttes par jour. 23 gouttes de liqueur de Fowler pèsent, d'après le Codex, 1 gramme ; par conséquent lorsqu'on ordonnera 23 gouttes de liqueur de Fowler, on donnera 0 gr. 01 d'acide arsénieux à l'état d'arsénite de potasse, puisque un gramme de liqueur de Fowler renferme 0 gr. 01 d'acide arsénieux.

Altérations : Dans la liqueur de Fowler il se développe comme dans la liqueur de Pearson, les points brunâtres formés par l'hygrococis arsenicus (Marchand).

6° *Solution de sublimé corrosif* (Liqueur de Van Swieten).

Bichlorure de mercure.	1 gramme
Alcool à 80°	100 »
Eau distillée	900 »

Dissoudre le chlorure mercurique dans l'alcool ; ajouter ensuite l'eau distillée.

Titre : La liqueur de Van Swieten contient le millième de son poids de chlorure mercurique ; en d'autres termes, la liqueur de Van Swieten est au 1/1000, ce qui veut dire que un gramme de la solution contien 0,001 (un milligramme) de bichlorure ;

Posologie : La liqueur de Van Swieten est employée comme antisyphilitique dans la période secondaire de la syphilis constitutionnelle. On l'administre à la dose d'une cuillerée à café (pesant 5 grammes et contenant par suite 5 milligrammes de bichlorure) ou d'une cuillerée à soupe (pesant 15 grammes, et contenant par suite 15 milligrammes de bichlorure), à prendre une ou deux fois par jour dans de l'eau sucrée ou de l'eau albumineuse et de préférence dans du lait.

2ᵉ Classe : Eaux médicamenteuses diverses.

Dans cette seconde classe, nous mentionnerons les eaux suivantes, indiquées au Codex.

1° *Eau acidule bicarbonatée* (Soda-Water).

Bicarbonate de soude, 1 gramme. — Eau gazeuse simple, 650 grammes.

2° *Eau acidule saline.*

Chlorure de calcium. .	0,33
Chlorure de magnésium .	0,27
Chlorure de sodium . . .	1,10
Carbonate de soude . . .	0,90
Sulfate de soude	0,10
Eau gazeuse simple. . .	650 gr.

Faire dissoudre d'une part les sels de soude dans un peu d'eau. Faire dissoudre d'autre part les chlorures terreux. Verser les deux solutions dans une bouteille de 65 centilitres que l'on remplit avec eau gazeuse simple. Boucher, ficeler et conserver dans un lieu frais.

3° *Eau alcaline gazeuse.*

Bicarbonate de soude . .	3,12
Bicarbonate de potasse. .	0,23
Sulfate de magnésie . . .	0,35
Chlorure de sodium . . .	0,08
Eau gazeuse simple . .	650 gr.

Faire dissoudre les sels dans un peu d'eau, verser dans une bouteille de 65 centilitres. Remplir d'eau gazeuse simple, boucher, ficeler, conserver dans un endroit frais.

Cette eau, dit le Codex de 1866, peut être employée dans les circonstances où l'on prescrit l'eau de Vichy ou les eaux dont la composition s'en rapproche, telles que l'eau de Vals, etc. etc...

4° *Eau albumineuse.*

Blanc d'œufs. . . . . n° 4	Battre les blancs d'œufs avec une petite quantité d'eau afin de déchirer les cellules qui emprisonnent l'albumine, ajouter le reste du liquide, passer à travers une étamine et aromatiser avec l'eau de fleurs d'oranger.
Eau. . . . . . . 1000 gr.	
Eau distillée de fleurs d'oranger . . . . . 10 gr.	

Le blanc d'œuf est surtout constitué par de l'albumine, environ 40 grammes ; il ne renferme que de très petites quantités de sels minéraux, phosphates et chlorures, de matières sucrées et de soude libre.

L'eau albumineuse est surtout employée en nature ; elle est d'un usage journalier en pharmacie comme agent de clarification (clarification des sirops) ; on l'emploie comme anti-diarrhéique et on la considère comme antidote excellent dans plusieurs empoisonnements, notamment dans les empoisonnements métalliques.

5° *Eau camphrée.*

Camphre en poudre . . 2 gr.	Délayez le camphre dans l'eau ; laissez bien en contact, conservez dans un flacon bouché et filtrez au moment du besoin.
Eau distillée. . . . . 1000 gr.	

Posologie. — Chaque cuillerée à bouche d'eau camphrée contient environ 0 gr. 03 de camphre ; or, le camphre pouvant être employé à l'intérieur jusqu'à la dose de 8 grammes, il est facile de calculer combien on peut administrer d'eau camphrée sans produire d'accidents.

6° *Eau de chaux* (Eau de chaux seconde, soluté de chaux).

Chaux hydratée récemment préparée. . . . . . . Q. S.
Eau distillée. . . . . Q. V.

Prenez une certaine quantité de chaux hydratée que vous mettrez dans un flacon avec 30 ou 40 fois de son poids d'eau environ, afin de dissoudre la potasse que la chaux peut contenir, laissez reposer la liqueur et décantez.

Mettez sur la chaux ainsi lavée un poids d'eau distillée 100 fois plus grand que celui de la chaux employée. Laissez en contact pendant quelques heures, en agitant de temps en temps. La liqueur filtrée constitue l'eau de chaux médicinale ; elle renferme, par litre, à la température de + 5°, 1 gr. 285 de chaux caustique.

On doit conserver l'eau de chaux dans des flacons bouchés, *et laisser dans le vase un excès de chaux non dissoute. On filtre au moment du besoin.*

Obtenue d'après le procédé du Codex, l'eau de chaux renferme des traces de chlorures qui la rendent impropre à certains usages. Pour avoir de l'eau de chaux exempte de ces sels, il faut laver la chaux jusqu'à ce qu'elle ne précipite plus par une solution acide de nitrate d'argent.

On appelait autrefois l'eau de chaux : *Eau seconde*, pour bien indiquer qu'il ne fallait pas faire usage de la première eau versée sur la chaux (*qui contient de la potasse*).

L'eau de chaux s'emploie, à l'intérieur, comme antidiarrhéique, antiacide, antialbuminurique aux doses suivantes :

Antidiarrhéique . . . . 10 à 60 grammes.
Antialbuminurique. . . . . . . 5 à 10   »

En lavements comme antidiarrhéique de 50 à 100 grammes.

7° *Eau de goudron.*

Goudron végétal. . . . .   5 grammes.
Sciure de bois de sapin.   15   »
Eau distillée 1000   »

Divisez le goudron en le mêlant intimement avec la sciure de bois de sapin, mettez-le en contact avec l'eau pendant 24 heures, en ayant soin d'agiter de temps en temps, filtrez.

On doit employer pour la préparation de l'eau de goudron :

Un goudron végétal de bonne qualité, d'un aspect brun rouge, transparent, exempt de grumeaux résineux et originaire soit de Norwège, soit des Landes. Ce goudron est un produit résineux, demi liquide, obtenu par la combustion imparfaite des troncs de conifères et des résidus les plus pauvres en résine, provenant de leur exploitation ; en France on le retire du pin maritime (*Pinus pinaster*). Il est surtout caractérisé par la présence de la créosote, principe non défini, dont la composition varie beaucoup avec les circonstances de la préparation, et qui est un mélange formé de phénol, de crésylol, de xylénol, de gaïacol, de créosol.

Il est important, comme l'indique le Codex, d'employer de l'*eau distillée* ou tout au moins de l'eau de pluie. Il faut, en tout cas, éviter l'emploi d'une eau séléniteuse, qui pourrait développer une odeur désagréable, par suite de la formation d'un peu d'hydrogène sulfuré, provenant de la réduction du sulfate de chaux.

L'eau de goudron doit avoir une réaction légèrement acide, ce que l'on constate à l'aide du papier de tournesol ; traitée par les sels de fer, elle prend une coloration bleue, réaction due à la présence d'une petite quantité d'oxyphénol.

Elle est employée à l'intérieur comme stimulant, diaphorétique, diurétique énergique.

Liqueurs de goudron. — On prépare aussi l'eau de goudron avec des liqueurs de goudron, faites par l'intermédiaire des carbonates alcalins, des alcalis hydratés et des acides. Elles s'obtiennent le plus souvent en ajoutant du bicarbonate de soude et de l'eau au goudron et chauffant.

Ces liqueurs, plus chargées que celles du Codex, peuvent avoir des propriétés médicinales utiles, bien que le fait ne soit pas encore parfaitement démontré ; mais c'est une prétention mal fondée que de vouloir les assimiler au produit obtenu d'après la formule du Codex. Leur composition chimique, complètement différente, ne permet pas de faire ce rapprochement.

Si, pour des raisons thérapeutiques, on veut faire ingérer au malade la totalité du goudron, sans altérer sa nature chimique, comme le font les liqueurs de goudron préparées à l'aide des alcalis, on peut employer : l'émulsion de goudron de Lebeuf, faite avec de la saponine ; l'émulsion de goudron d'Adrian, obtenue à l'aide d'un jaune d'œuf ; la liqueur de goudron préparée par le procédé de Magnes-Lahens (alcool à 67°, 100 — goudron, 5 — sucre, 15) : broyez ensemble le sucre et le goudron ; ajoutez peu à peu l'alcool, en agitant jusqu'à dissolution complète du sucre. Une cuillerée à café de cette solution contient 0 gr. 15 d'extrait alcoolique de goudron et suffit pour préparer un verre d'eau de goudron.

Avant de terminer ce qui se rapporte aux eaux médicamenteuses, il importe d'indiquer les caractères spécifiques à l'aide desquels on peut les reconnaître et les caractériser.

Caractères spécifiques des eaux médicamenteuses.

Soluté d'acide chromique. — Se reconnaît aux caractères de l'acide chromique.

a) Avec le chlorure de baryum. — Précipité jaune pâle.

b) Avec l'azotate de plomb. — Précipité jaune orangé, soluble dans la potasse et dans l'acide azotique concentré.

c) Avec l'azotate d'argent. — Précipité pourpre de chromate d'argent soluble dans l'acide azotique et dans l'ammoniaque.

d) Avec l'azotate mercureux. — Précipité rouge brique de chromate mercureux ; ce précipité lavé, séché, calciné, donne un résidu d'oxyde vert de chrome.

Soluté d'acide phénique. — Se reconnaît aux caractères spécifiques de l'acide phénique.

a) Avec perchlorure de fer. — Coloration violette.

b) Avec ammoniaque et chlorure de chaux. — Coloration bleue.

c) Avec eau de brome. — Précipité blanc jaunâtre, d'acide phénique tribromé ou tribromophénol.

Soluté d'acide arsénieux ou liqueur de Boudin. — Se reconnaît aux caractères spécifiques de l'acide arsénieux.

La solution, acidulée par HCl, donne :

a) Avec hydrogène sulfuré. — Précipité jaune de sulfure d'arsenic soluble dans AzH^4S et dans AzH^3.

b) Avec sulfate de cuivre. — Précipité vert (Vert de Schèele).

c) Avec azotate d'argent. — Précipité jaune d'arsé.. .argent soluble dans les acides et l'ammoniaque.

d) Avec appareil de Marsh. — Taches et anneaux.

Soluté d'arsénite de potasse (Liqueur de Fowler). — Se reconnaît aux caractères spécifiques de l'acide arsénieux et des sels de potassium.

a) Caractères spécifiques de l'acide ...enieux (Voir *ut suprà*).

b) Caractères des sels de potassium.

1° Avec bichlorure de platine. — Précipité jaune de chloroplatinate (opérer en liqueur acide acidulée avec HCl).

2° Avec acide tartrique. — Précipité blanc surtout par l'agitation (opérer en liqueur concentrée).

3° Avec l'acide picrique. — Précipité jaune (opérer en solution concentrée).

4° Les sels de potassium colorent la flamme en violet.

Soluté d'arséniate de soude (Liqueur de Pearson). — Se reconnaît aux caractères spécifiques de l'acide arsénique et du sodium.

a) Caractères spécifiques de l'acide arsénique.

La solution, acidulée par HCl, donne :

1° Avec l'hydrogène sulfuré. — Précipité jaune (N. B. — D'abord, il ne se produit pas de précipité, mais au bout d'un certain temps, l'acide arsénique est réduit à l'état d'acide arsénieux ; il se précipite du soufre et du trisulfure d'arsenic. La chaleur accélère la formation du précipité).

2° Avec azotate d'argent. — Précipité rouge brique d'arséniate d'argent, soluble dans AzO^3H et dans AzH^3.

3° Avec molybdate d'ammoniaque. — Précipité jaune d'arsénio-molybdate d'ammoniaque, surtout à chaud.

4° Avec appareil de Marsh. — Taches et anneaux.

b) Caractères spécifiques des sels de sodium.

1° Colorent la flamme en jaune.

2° Avec biméta-antimoniate de potasse. — Précipité blanc cristallin se formant par agitation des liqueurs.

Soluté de sublimé corrosif (Liqueur de Van Swieten). — Se reconnaît aux caractères spécifiques des chlorures et des sels de mercure au maximum.

a) Caractères spécifiques des chlorures :

1° Avec azotate d'argent. — Précipité blanc cailleboté, noircissant à la lumière, insoluble dans AzO^3H soluble dans AzH^3.

2° Avec bioxyde de manganèse et acide sulfurique. — Dégagement de chlore.

b) Caractères spécifiques des sels de mercure au maximum :

1° Avec potasse. — Précipité jaune par excès de réactif ; autrement, il pourrait être rouge brique.

2° Avec l'iodure de potassium. — Précipité rouge de biiodure de mercure, soluble dans excès de réactif.

Eau de chaux. — Se reconnaît aux caractères des sels de calcium.

a) Avec carbonate de soude. — Précipité blanc de carbonate de chaux, soluble dans les acides.

b) Avec la potasse. — Précipité blanc d'hydrate de calcium.

c) Avec l'acide sulfurique. — Précipité blanc de sulfate de chaux qui ne se forme que lentement dans les solutions de moyenne concentration et qui ne se produit que par addition d'alcool dans les liqueurs étendues.

d) Avec l'oxalate d'ammoniaque. — Précipité blanc d'oxalate de chaux, soluble dans les acides chlorhydrique et azotique, insoluble dans l'acide acétique.

§ 2. — Des alcoolés.

Définition. — Sous le nom générique d'alcoolés, on comprend les formes pharmaceutiques préparées à froid par l'action de l'alcool sur diverses substances d'origine végétale, animale et plus rarement minérale. Ces médicaments sont désignés dans les formulaires sous les noms les plus divers : baumes, élixirs, essences, gouttes, esprits, etc. ; toutes ces dénominations, qui ne répondent à aucune classification méthodique, doivent être abandonnées.

Classification. — Les alcoolés se divisent en six classes :

1° *Teintures alcooliques.* — Alcoolés préparés avec des substances sèches tirées du règne végétal ou animal et quelquefois du règne minéral ;

2° *Alcoolatures.* — Alcoolés préparés avec des plantes fraîches ;

3° *Alcoolés sucrés.* — Alcoolés renfermant du sucre dans leur composition, mais toujours en moins grande quantité que les sirops ;

4° *Alcoolés acides.* — Alcoolés préparés à l'aide d'acides minéraux ;

5° *Alcoolés ammoniacaux.* — Alcoolés ayant pour base l'ammoniaque;

6° *Alcoolés de sels métalliques.* — Alcoolés dans la préparation desquels entre une substance saline.

Etude de l'alcool. — L'alcool, employé à la préparation des alcoolés est de l'alcool ordinaire, appelé aussi alcool vinique, alcool éthylique, hydrate d'éthylène, éthanol, ayant pour formule :

$$C^2H^6O \text{ ou } C^2H^5.OH$$

L'alcool éthylique, que l'on désigne plus simplement dans le commerce sous le nom d'alcool, est le produit principal de la fermentation alcoolique.

La plupart des matières sucrées placées dans des conditions convenables, peuvent, par la fermentation, donner naissance à l'alcool. Cette transformation s'opère d'après la réaction suivante :

$$\underbrace{C^6H^{12}O^6}_{\text{glucose}} = \underbrace{2\ CO^2}_{\text{ac. carbonique}} + \underbrace{2\ C^2H^6O}_{\text{alcool}}$$

Jusqu'au commencement de ce siècle, le seul alcool employé dans les usages domestiques, provenait des boissons fermentées et surtout du vin, d'où le nom d'*alcool vinique*. Mais, depuis une trentaine d'années, et surtout à la suite des ravages causés par le phylloxera, on a cherché pour la préparation des alcools, à utiliser un grand nombre de produits végétaux contenant des principes sucrés ou des substances capables d'en fournir. C'est ainsi qu'après avoir employé les boissons fermentées comme le vin, la bière, le cidre et le poiré, on a eu recours aux jus fermentés de plusieurs végétaux (jus de betteraves, jus de sorgho), puis enfin aux matières végétales amylacées, dont l'amidon, transformé en sucre par des méthodes appropriées, devient la matière première de la fabrication de l'alcool.

La fabrication de l'alcool présente deux phases principales :

1° Préparation d'une liqueur sucrée fermentescible et fermentation de cette liqueur.

2° Séparation de l'alcool de la liqueur fermentée au moyen de la distillation.

Sans entrer dans les détails de la fabrication industrielle de l'alcool, il importe cependant de rappeler, qu'on peut obtenir des liqueurs sucrées fermentescibles, capables de fournir de l'alcool, au moyen d'un très grand nombre de substances dont voici la nomenclature :

1° Céréales. Celles que l'on utilise le plus fréquemment sont le blé et le seigle associés à l'orge germé ;

2° Les pommes de terre ;

3° Le maïs, les chataignes, le riz, les légumineuses, et autres substances féculacées.

4° Les sucres de canne et de raisin, les glucoses, les mélasses ;

5° Les plantes sucrées et à titre d'exemple nous citerons : *parmi les fruits* : les raisins, pommes, poires, prunes, couetches, cerises, framboises, mûres, groseilles, myrtilles, figues, fruits du sorbier, du génevrier ; *parmi les tiges* la canne à sucre, le palmier, le sorgho, le maïs, etc. ; *parmi les racines* : les betteraves, l'asphodèle. etc.

6° La cellulose, le ligneux et la sciure de bois.

Lorsque, par la fermentation, le sucre contenu dans ces liqueurs sucrées fermentescibles, a été transformé en alcool, il faut extraire ce dernier du moût, et pour cela distiller ces liqueurs.

En résumé, on peut dire que l'alcool se prépare dans les arts par la distillation des liqueurs fermentées.

Alcools industriels. — Les divers alcools sont ordinairement désignés par des noms particuliers qui rappellent la substance d'où on les a tirés. Exemples : alcool de vin, de grains, de betteraves, etc., etc. L'alcool, contenu dans tous ces liquides, est évidemment identique, c'est de l'alcool éthylique ; cependant, chacun de ces alcools est caractérisé, d'après sa provenance, par un goût particulier et un arôme spécial plus ou moins agréable. De là, la distinction générale adoptée dans le commerce en alcools *bon goût* et en alcools *mauvais goût*.

Cela tient à ce que les différents alcools, fournis par l'industrie, renferment, lorsqu'ils n'ont pas été purifiés et rectifiés, un certain nombre d'impuretés. Nous avons dit plus haut que certaines matières sucrées placées dans des conditions convenables, peuvent par la fermentation, donner naissance à de l'alcool et nous avons ajouté que cette transformation s'opère d'après la réaction suivante :

$$C^6H^{12}O^6 = 2\,CO^2 + 2\,(C^2H^6O)$$

Mais le dédoublement du sucre en alcool et en acide carbonique, sous l'influence des ferments, est loin de se produire avec la simplicité et la netteté de la formule théorique indiquée par Lavoisier. Les travaux de Balard, Cahours, Wurtz, Isidore Pierre, pour ne citer que les plus connus, ont montré qu'à côté de la formation de l'alcool vinique, qui constitue le produit principal, s'accomplissent des réactions secondaires résultant, soit de l'impureté des ferments ou des liquides mis en œuvre, soit des conditions physiques dans lesquelles s'opère la réaction : température, acidité, etc.

En fait, en même temps que l'alcool vinique prend naissance, une petite quantité des éléments chimiques, en se groupant d'une façon plus compliquée, forme une série nombreuse de corps dont les uns, jouissant de fonctions chimiques bien connues, peuvent être nettement caractérisés, tandis que d'autres sont mal définis, n'ont été pour ainsi dire qu'entrevus jusqu'ici, et par suite n'ont pu être classés scientifiquement.

A côté de ces corps formés au cours de la fermentation, se trouvent encore, dans tous les alcools, d'autres produits qui prennent naissance pendant la distillation des moûts fermentés, ou vins, soit par la réduction des divers alcools en présence des matières organiques, soit par l'action de la température relativement élevée à laquelle sont soumis les vins dans les appareils distillatoires.

Parmi les impuretés qui accompagnent l'alcool, il en est qu'on recherche à cause de leur arôme ; il en est d'autres au contraire, qu'on a intérêt à éliminer des liquides distillés ; ce sont notamment celles qui se trouvent dans les alcools résultant de la fermentation des betteraves, des mélasses de sucre de betteraves, des grains et des tubercules amylacés préalablement saccharifiés.

Suivant que l'on se propose de distiller des liquides de l'une ou l'autre catégorie, on fait usage d'appareils différents.

Dans le premier cas, on emploie des alambics simples, et l'on conduit l'opération de manière à n'éliminer que les produits à arôme grossier et à concentrer au contraire, dans les liquides distillés, les substances aromatiques qui en déterminent la valeur. C'est ainsi que se préparent les eaux-de-vie, les rhums, les tafias, les kirschs, etc.

Dans le second cas, on fait usage d'appareils perfectionnés qui font subir aux vapeurs complexes, produites par les alcools bruts en ébullition, une analyse aussi complète que possible, en vue de dégager l'alcool vinique de tous les produits accessoires qui l'accompagnent, et de le mettre dans un état aussi voisin que possible de la pureté chimique, d'en faire, comme on dit industriellement, de l'alcool *neutre*.

Malgré la perfection des appareils employés, les alcools d'industrie obtenus par première distillation, à l'état *de flegmes*, contiennent outre l'alcool éthylique, des impuretés qui ont pour origine la nature des matières premières et la conduite de la fermentation.

Les corps impurs, contenus dans les alcools, peuvent se diviser en deux classes :

1° *Liquides plus volatils que l'alcool* : aldéhydes, éthers ;

2° *Liquides moins volatils que l'alcool* : alcool propylique, alcool butylique, alcool amylique ; traces d'alcools plus élevés ; acides de la série grasse (acétique, propionique, butyrique) ; éthers de ces acides ; bases ou alcaloïdes, furfurol.

En résumé, les flegmes sont des liquides très complexes contenant des corps plus volatils que l'alcool éthylique ou moins volatils que lui et dont le point d'ébullition varie dans d'énormes limites de 21° à 132°.

Cette constitution complexe rend facile à saisir la difficulté d'isoler par la distillation l'alcool éthylique à l'état de pureté absolue. Presque impossible à réaliser dans les laboratoires, cette séparation ne peut s'opérer, même imparfaitement, qu'à la condition de traiter de grandes masses de flegmes dans de puissants appareils de distillation nommés *rectificateurs*. Mais quel que soit le soin que l'on apporte à la conduite de ces appareils, quelle que soit leur disposition, on n'arrive à obtenir en quantité rémunératrice de l'alcool pur, désigné sous le nom d'*alcool neutre* ou *de cœur*, qu'avec des flegmes très purs et de très bonne qualité, dont la quantité est minime, industriellement parlant, par rapport à celles des flegmes impurs.

En fractionnant la distillation, c'est-à-dire en recueillant par ordre de volatilité, à l'aide de dispositions spéciales (appareils à plateaux, à colonne, etc.), les liquides bouillant à des températures différentes, on parvient à obtenir dans les raffineries d'alcool les produits désignés dans le commerce sous les noms suivants :

1° *Alcool mauvais goût de tête.* Il contient les corps les plus volatils : aldéhydes, éthers ;

2° *Alcool moyen goût de tête.* C'est un alcool moins chargé d'impuretés ;

3° *Alcool de cœur. Extra fin. Neutre.* C'est un alcool presque complètement débarrassé de corps étrangers ;

4° *Alcool moyen goût de queue.* C'est un alcool renfermant les impuretés à point d'ébullition élevé, qui retenues jusqu'alors par les obstacles accumulés au passage des vapeurs dans les diverses parties de l'alambic, commencent à passer à leur tour, lorsque la distillation touche à son terme ;

5° *Alcool mauvais goût de queue.* C'est un alcool encore plus impur que le précédent.

Dans la grande majorité des usines, on livre directement à la consommation les alcools passant entre le moyen goût de tête et le moyen goût de queue ; dans d'autres, au contraire, on fait subir à ces alcools une nouvelle rectification après les avoir préalablement additionnés d'eau. Dans cette seconde distillation, on pratique encore la séparation des mauvais goûts de tête et de queue ainsi que celle des moyens goûts de tête et de queue, et ce n'est que l'alcool de cœur d'opération qui est livré à la vente. On conçoit que ces alcools de *double rectification* doivent être beaucoup plus purs que les autres.

Les mauvais goûts de tête et de queue sont mélangés ensemble ; il en est de même des moyens goûts de tête et de queue. Les liquides obtenus sont quelquefois livrés tels quels à l'industrie, pour la fabrication des vernis communs ou la fabrication des produits chimiques, mais le plus souvent ils sont désignés dans les usines sous le nom d'*alcools à repasser*, et lorsque leur quantité devient suffisante pour alimenter un appareil rectificateur, ils sont redistillés et séparés à leur tour.

Il se forme ainsi dans les usines une sorte de roulement qui classe les produits obtenus en trois catégories :

1° *Alcools bon goût neutres ou extra-fins.* — Ces alcools servent pour la parfumerie et doivent être employés pour les usages pharmaceutiques ;

2° *Alcools bon goût ordinaires, mi-fins.* — Ils sont employés dans l'industrie des produits chimiques, des vernis, des apprêts, etc. ;

3° *Alcools mauvais goût.* — On les utilise, après dénaturation au méthylène, pour la fabrication des vernis communs et le chauffage domestique.

Ajoutons, pour terminer ce rapide exposé, que dans beaucoup d'usines, on fait subir aux flegmes, avant leur rectification, une purification préalable dans le but de les débarrasser le plus complètement possible des impuretés qui les souillent et de rendre la rectification plus efficace et plus complète. C'est ainsi qu'on a sucessivement proposé l'azotate d'argent, le chlorure de chaux rendu alcalin par la chaux, l'éther de pétrole, l'acide chromique, l'oxygène ozonisé, l'air, les permanganates, l'huile, le charbon de bois, l'hydrogénation par le couple zinc-cuivre, en milieu neutre, acide ou alcalin, les huiles lourdes de pétrole (après polymérisation des aldéhydes), l'emploi simultané des hypochlorites alcalins et de la poudre de zinc cuivrée, etc., etc.

L'alcool, destiné à la préparation des teintures alcooliques, doit être de l'alcool bon goût neutre ou extra-fin, et avoir un degré alcoolique suffisant ; il importe donc, pour savoir s'il peut être employé à la préparation de ces médicaments, de vérifier sa pureté et sa richesse alcoolique.

Vérification de la pureté de l'alcool. — La recherche des impuretés alcooliques a vivement excité les chercheurs, surtout dans ces dernières années. On possède aujourd'hui un certain nombre de réactifs qui permettent de déceler la présence de la plupart des produits étrangers contenus dans les alcools.

Nous ne croyons pas devoir insister longuement sur les procédés employés pour faire cette recherche, nous nous bornerons simplement à dire que ces procédés peuvent être classés en trois catégories :

1° Procédés donnant lieu à des réactions colorées ;

2° Procédés basés sur des transformations chimiques ;

3° Procédés basés sur les propriétés physiques des impuretés.

A ce sujet, nous croyons devoir signaler le très savant mémoire, publié par M. Bardy, directeur des laboratoires des contributions indirectes (1). Ce mémoire présente une importance capitale pour les pharmaciens, les chimistes, les hygiénistes.

---

(1) Recherche et dosage des impuretés dans les alcools industriels, paru dans le *Journal de la pharmacie et de chimie,* 5ᵉ série, t. 18. Année 1888, pages 274, 312, 369, 420, 462, 510.

Au point de vue pharmaceutique, il est inutile de mettre en œuvre les divers procédés de recherche indiqués par M. Bardy, il suffit d'essayer l'alcool par les procédés mentionnés au Codex.

D'après le Codex l'alcool, destiné aux usages pharmaceutiques, doit présenter les caractères suivants :

1° Etre neutre aux papiers réactifs (s'il rougissait, c'est qu'il contiendrait de l'acide acétique formé par l'action de l'air) ;

2° Chauffé dans une capsule au bain-marie, il ne doit pas laisser de résidu, et on ne doit percevoir aucune odeur étrangère pendant et après son évaporation ;

3° Il ne doit pas brunir par l'addition de son volume d'acide sulfurique officinal ;

4° Dilué avec le double de son volume d'eau distillée, il doit donner une solution limpide qui ne doit ni se colorer ni précipiter par le nitrate d'argent.

Ces trois derniers caractères servent à reconnaître : si l'alcool est franc de goût ; s'il ne renferme ni huiles volatiles particulières ou produits empyreumatiques, provenant d'une mauvaise purification.

Vérification de la richesse alcoolique. — Pour vérifier la richesse alcoolique de l'alcool, on emploie l'alcoomètre centésimal de Gay-Lussac ; on prend pour faire cette détermination, toutes les précautions que nous avons indiquées lorsque nous avons parlé de cet appareil.

Lorsque, par la vérification de la richesse alcoolique, on a déterminé le degré de l'alcool que l'on a à sa disposition, il peut se présenter deux cas : le degré alcoolique de l'alcool est trop faible ; le degré alcoolique de l'alcool est trop fort, eu égard aux usages auxquels on le destine.

Que doit-on faire dans le premier cas ; peut-on par un procédé quelconque, augmenter le degré alcoolique de l'alcool ?

Il est possible, en effet, de déshydrater l'alcool, soit totalement, soit partiellement, suivant la nature de la substance déshydratante employée et, dans une certaine mesure, suivant le degré de l'alcool que l'on soumet à la déshydratation.

1° *Déshydratation partielle.*

a) Faire digérer, pendant deux jours, à une douce chaleur, et en agitant de temps en temps : alcool à 85°, 30 parties ; carbonate de soude desséché 4 parties ; distiller au bain-marie et à siccité (Codex de 1866). L'alcool ainsi obtenu possède un degré voisin de 95°.

b) Mélanger de l'alcool à 95° avec la moitié de son poids de chaux vive bien divisée ; laisser digérer trois jours puis distiller lentement au bain-marie. L'alcool ainsi obtenu ne contient que des traces d'eau et est très voisin de l'alcool à 100° (absolu, anhydre).

2° *Déshydratation totale.*

Pour avoir de l'alcool anhydre, c'est-à-dire privé de toute trace d'eau, M. Berthelot conseille l'emploi de la baryte caustique, cette base formant avec l'alcool anhydre un alcoolate ayant pour formule : $(C^2H^5)^2Ba$.

A cet effet, on fait digérer de l'alcool, déshydraté par la chaux, sur de la baryte, jusqu'à ce qu'elle se dissolve abondamment, ce que l'on reconnaît à la teinte jaunâtre que prend le liquide : on distille au bain-marie cette dissolution, avec beaucoup de précaution, pour éviter les soubresauts, et on obtient ainsi de l'alcool pur et anhydre.

Supposons maintenant que le degré de l'alcool que l'on possède soit trop élevé. On devine sans peine qu'il suffira d'ajouter de l'eau pour abaisser ce degré.

Les tables de mouillage, rapportées page 19 du Codex de 1884, indiqueront les quantités en poids d'alcool à un degré donné et d'eau nécessaires pour obtenir un kilogramme d'alcool à l'un des titres que l'on désire.

But de l'alcool. — L'alcool, employé à la préparation des alcoolés agit comme *dissolvant* et comme *conservateur*, et c'est cette double propriété qui justifie et explique l'emploi que l'on fait de ce corps pour la préparation des teintures alcooliques. Il dissout le phosphore, le brome, l'iode, le soufre, les résines, les huiles volatiles, la plupart des acides et des alcalis organiques, quelques sels minéraux et organiques. Son pouvoir dissolvant varie avec son degré de concentration ; très concentré, par exemple, il ne dissout pas le sucre de canne, les gommes-résines ; moins concentré, il dissout parfaitement ces corps.

1° Des teintures alcooliques.

Définition. — On appelle teintures alcooliques des formes pharmaceutiques préparées par l'action de l'alcool sur des substances sèches tirées du règne végétal ou du règne animal et quelquefois du règne minéral.

Division. — On les divise en :

Teintures alcooliques simples, quand elles sont préparées par l'action de l'alcool sur une seule substance.

Teintures alcooliques composées, quand elles sont préparées par l'action de l'alcool sur plusieurs substances.

Des teintures alcooliques simples.

Définition. — Les teintures alcooliques simples sont, comme nous venons de le dire, les teintures préparées par l'action de l'alcool sur une seule substance.

Préparation. — Dans la préparation de ces médicaments, il faut se préoccuper : 1° du choix de l'alcool ; 2° du choix des substances ; 3° du choix du mode opératoire.

1° *Choix de l'alcool.* — Ce choix doit porter : 1° sur sa pureté ; 2° sur son degré.

1° La pureté de l'alcool, destiné à la préparation des teintures est vérifiée d'une manière satisfaisante par les essais du Codex, exposés précédemment.

2° Il est nécessaire de tenir grand compte du degré de l'alcool employé, car son pouvoir dissolvant varie avec sa concentration.

Quel est le degré alcoolique que doit avoir l'alcool employé à la préparation des teintures alcooliques ?

Le Codex de 1837 avait adopté les trois degrés suivants : 86°, 80°, 50°.

A la suite d'expériences faites par M. Personne en 1845, le Codex de 1866 et plus tard celui de 1884, ont adopté les degrés 90°, 80°, 60°.

L'alcool à 90° s'emploie pour les teintures faites avec le camphre et l'iode.

L'alcool à 80° convient pour les matières animales et les substances chargées de résines. Exemples :

Ambre gris, cantharides, cochenille, musc, succin.
Résines (Gaïac, scammonée, etc.).
Gommes-résines (Asa-Fœtida, Galbanum, etc.).
Cascarille, girofle, vanille, safran.
Teintures composées (Vulnéraire, Balsamique).

L'alcool à 60° s'emploie pour tous les végétaux ou parties de végétaux non résineux dont les principes actifs sont solubles dans l'eau. Exemples :

Aloès, cachou, Kino.
Colchique, ipéca, quinquina, rathania.
Teintures composées (Raifort, gentiane, etc.).

2° *Choix des substances.* — Les substances, destinées à la préparation des teintures alcooliques, doivent être pures, bien conservées, sèches, convenablement divisées, afin qu'elles soient mieux pénétrées par le liquide dissolvant,

Rapports de poids entre ces substances et l'alcool. — Quelles sont les proportions d'alcool et de substances qu'il convient d'employer pour la préparation des teintures alcooliques ? Ou, en d'autres termes, quels sont les rapports de poids qui doivent exister entre la substance et l'alcool ? C'est là une question qui a été pendant très longtemps discutée, et à ce point de vue, il est bon de rappeler les opinions diverses qui ont été successivement émises ou adoptées.

Les anciens pharmacologistes variaient à leur guise, les proportions relatives des corps entrant dans les teintures ; aucune règle ne présidait à la préparation de ces médicaments, et chaque pharmacien déterminait, à sa convenance, le rapport de la substance médicamenteuse au dissolvant.

Ce n'est qu'en 1818 que le Codex medicamentarius fit cesser cet arbitraire, en prescrivant de préparer toutes les teintures avec 1 partie de substances et 4 parties d'alcool (rapport 1 à 4) à l'exception des teintures d'opium, de succin et de cantharides qui avaient un titre plus faible.

MM. Henry et Guibourt, adoptèrent le rapport fixé par le Codex en 1818 ; mais ils changèrent plus tard d'avis et proposèrent le rapport de 1 à 8, se basant sur les raisons suivantes : quatre parties d'alcool ne sont pas en général suffisantes pour épuiser une substance ; les teintures obtenues avec ces proportions salissent trop les bouchons des flacons et donnent des émulsions grumeleuses avec l'eau ; les pharmacopées étrangères formulent des teintures moins concentrées.

Les raisons données par MM. Henry et Guibourt, ne furent pas adoptées par le Codex de 1837, qui conserva comme celui de 1818, les teintures faites dans le rapport de 1 à 4, c'est-à-dire des teintures au quart.

En 1845, M. Personne démontra, par des expériences nombreuses et précises insérées dans un mémoire couronné par la Société de pharmacie de Paris, que la plupart des substances exigent 5 parties d'alcool pour être épuisées. A la suite de ces expériences, le Codex de 1866, adopta le rapport de 1 à 5 (c'est-à-dire 1 partie de substance pour 5 alcool) pour la préparation des teintures alcooliques, sauf les exceptions suivantes :

1 pour 10, pour toutes les substances animales ; le safran, la vanille et le succin ;

1 pour 12 pour la teinture d'iode et celle d'opium ;

1 pour 9 pour l'alcool camphré ;

1 pour 39 pour de l'eau-de-vie camphrée ;

1 pour 49 pour les teintures d'essence ;

Le Codex de 1884 a adopté les rapports que nous venons d'indiquer.

Rapport entre la matière dissoute et le dissolvant. — Sauf le cas où la substance employée est entièrement soluble dans l'alcool, le rapport de la matière dissoute au dissolvant est très variable suivant la drogue employée, et cela, malgré le rapport constant qui peut exister entre celle-ci et le dissolvant. Aussi est-il impossible de donner une règle générale à ce sujet.

Ajoutons que, pour une même drogue, ce rapport varie avec les conditions de préparation de la teinture.

Aussi pour avoir des teintures toujours semblables à elles-mêmes, il importe de suivre rigoureusement les prescriptions indiquées dans le Codex ; en un mot, il faut préparer les teintures conformément au Codex.

Après avoir choisi et pesé l'alcool et les substances destinées à la préparation des teintures alcooliques, il faut procéder à la préparation de ces médicaments, en employant un mode opératoire convenablement approprié.

3° *Choix du mode opératoire.* — Les teintures alcooliques, résultant de l'action dissolvante de l'alcool sur des substances sèches tirées du règne végétal ou animal, il est facile de comprendre qu'il faut, pour les préparer, choisir un ou plusieurs des modes de dissolution usités en pharmacie. Autrefois, on employait la solution, la macération, la digestion ; aujourd'hui, on se sert de la solution simple, de la macération et de la lixiviation.

	SOLUTION SIMPLE.	MACÉRATION.	LIXIVIATION.
Cas dans lesquels on l'emploie.	Elle s'emploie toutes les fois que la substance médicamenteuse est entièrement soluble dans l'alcool.	Elle s'emploie pour la préparation de toutes les teintures faites avec des substances non entièrement solubles dans l'alcool, ce qui est le cas le plus fréquent.	Elle peut, comme la macération, s'employer pour la préparation de toutes les teintures faites avec des substances non entièrement solubles dans l'alcool, ce qui est le cas le plus fréquent.
Teintures faites par ce procédé.	Teintures d'essences. Teintures d'iode, de camphre, de résines, de baumes.	Teintures faites avec écorces, bois, racines, feuilles, fleurs sèches et convenablement divisées.	Teintures faites avec écorces, bois, racines, feuilles, fleurs sèches et réduites en poudre demi-fine.
Procédé adopté par le Codex.	Procédé adopté par le Codex.	Procédé adopté par le Codex de 1884, pour la préparation de toutes les teintures.	Ce procédé n'est pas recommandé par le Codex de 1884, mais il peut, dit le Codex, être employé dans le cas où le pharmacien le trouverait opportun et applicable.
Modes opératoires.	A. *Si la substance médicamenteuse est liquide*, on mêle la substance à l'alcool et on filtre. On prépare de cette manière : les teintures d'huiles volatiles, des labiées, des ombellifères aromatiques, qui peuvent remplacer les alcoolats correspondants. Rapport 1 pour 49. *Teinture d'essences* : d'Anis, Menthe, Badiane, Bergamotte, Cédrat, Citron, Genièvre, Orange, Néroli, Romarin, Sauge. B. *Si la substance médicamenteuse est solide*, comme l'iode, le camphre, le perchlorure de fer, les résines, les baumes, les térébenthines, on met l'alcool et la substance	Mettre la substance séchée et convenablement divisée avec l'alcool dans un flacon, pendant 5 ou 10 jours en agitant de temps en temps, on passe avec expression et on filtre. *5 jours suffisent* lorsque la substance se laisse facilement dépouiller de ses principes solubles. *Exemples* : teintures d'aloès, cachou, kino. *10 jours de macération sont nécessaires* pour toutes les autres teintures mentionnées au Codex.	Si on procède par lixiviation, on doit opérer, comme l'indique le Codex de 1884, c'est-à-dire : Introduire la poudre demi-fine dans un appareil à déplacement de forme cylindrique et d'un diamètre relativement faible, fermé à la partie supérieure, et dont la douille, garnie d'un tampon de charpie s'engage à frottement dans le col d'une carafe. Sur la poudre modérément tassée et recouverte d'une rondelle en étoffe de laine, on verse peu à peu, et avec précaution, assez d'alcool pour l'imbiber complètement. On laisse en contact 24 heures, on ajoute alors du nouvel alcool pour déplacer celui

	SOLUTION SIMPLE.	MACÉRATION.	LIXIVIATION.
	dans un matras et on agite jusqu'à dissolution complète; on peut même, pour favoriser la dissolution, élever légèrement la température en chauffant au bain-marie, puis on filtre.		qui mouille la poudre, on reçoit le liquide dans la carafe tarée, et on continue l'affusion de l'alcool jusqu'à ce que l'on ait obtenu en poids cinq parties de liquide, pour une de substance employée. On filtre.

Ayant déjà exposé les raisons pour lesquelles le Codex de 1884 avait choisi, de préférence à la lixiviation, la macération pour la préparation des teintures, nous ne croyons pas devoir insister à nouveau sur les avantages et les inconvénients de ces deux modes de dissolution, nous nous bornerons simplement à signaler à cet égard un travail remarquable de M. Charles Gallois (1).

Composition. — Les teintures alcooliques ont une composition très variable, puisque l'on peut y faire entrer toutes les substances contenant un principe soluble dans l'alcool. Il est donc facile de comprendre que lorsque le corps mis en présence de l'alcool ne se dissout que partiellement, ce qui est le cas le plus ordinaire, il faut recourir à l'analyse chimique pour avoir la composition exacte du médicament.

Conservation. — Les teintures alcooliques sont des médicaments susceptibles d'une assez longue conservation, pourvu qu'on ait soin de les tenir dans des vases bien bouchés et non perméables à la lumière (Bourgoin, Soubeiran, Deschamps d'Avallon, Lepage et Patrouillard).

Quelques pharmacologistes, parmi lesquels MM. Andouard, Filhol, Leroy, Menière, Gay, pensent au contraire que ces teintures peuvent, comme toutes les liqueurs alcooliques, subir la fermentation acétique ; dans tous les cas, disent-ils, elles changent, de couleur quand on les garde pendant quelques mois, et leurs principes colorants subissent des métamorphoses qui donnent lieu de croire que d'autres éléments peuvent aussi être le siège d'altérations profondes. Comme conséquence de ces principes, ils ajoutent : il est prudent de ne pas prépa-

(1) *De la lixiviation et de son application à la préparation des teintures alcooliques*, 1885, Thèse de l'Ecole supérieure de pharmacie.

rer une trop grande quantité de teinture à la fois et de préserver ces médicaments de la lumière solaire, qui en activerait la décomposition.

Altérations. — Les teintures alcooliques sont sujettes à quelques altérations qui peuvent se manifester avec dépôt ou sans dépôt.

Quelles sont les influences qui produisent ces dépôts ? On avait admis autrefois que les dépôts résultaient du dédoublement de quelques-unes des combinaisons naturelles contenues dans les végétaux.

C'est ainsi que Leroy, qui a fait une étude approfondie du dépôt qui se manifeste dans la teinture d'ipéca, avait admis une sorte de dédoublement qu'éprouverait à la longue l'émétine ou l'acide ipécacuanhique. Ces dépôts sont toujours faibles ; on s'en débarrasse par filtration.

M. Ch. Menière a le premier étudié, au microscope, la composition des dépôts qui se forment dans les teintures alcooliques, et des expériences qu'il a faites, il résulte que ces dépôts contiennent : des granules amylacés, bleuissant par l'iode ; des matières gommeuses ou résineuses ; des matières grasses amorphes ou cristallisées ; quelques principes spéciaux, exemples : l'*aloïne*, dans la teinture d'aloès ; la *cantharidine* dans la teinture de cantharides ; la *caryophilline* dans la teinture de girofles ; de la silice ; des matières salines, notamment des sels calcaires, provenant probablement de l'eau qui a servi à diluer l'alcool.

M. Gay a complété les études de M. Menière sur ce sujet, et il a élargi le champ des recherches commencées, en ajoutant à l'emploi du microscope celui du spectroscope (1).

M. Cripp a repris l'examen des dépôts fournis par les teintures, et de ses travaux, il résulte la conclusion suivante : dans la plupart des teintures, le dépôt est formé par des substances inactives ; dans les autres, le dépôt faible ne contient qu'une faible proportion de principes actifs.

Il se produit fréquemment, dans les teintures alcooliques des changements de couleurs. Il se produit aussi des modifications lentes sans dépôt, qui sont peut-être encore plus importantes à connaître que les modifications avec dépôt, parce qu'elles peuvent déterminer des changements tels que la nature du médicament se trouve profondément modifiée. La plupart de ces modifications se produisent lente-

(1) Ces expériences très intéressantes sont rapportées dans une thèse remarquable publiée, il y a quelques années par ce chimiste, et un extrait de ces travaux est consigné dans l'excellent *Traité de pharmacie* de M. le Professeur Andouard.

ment ; elles rentrent par conséquent dans la classe des réactions qui exigent l'influence du temps, réactions qui ont été surtout mises en lumière par les travaux de M. Berthelot.

Ainsi, par exemple, la teinture d'iode récemment préparée renferme tout le métalloïde à l'état libre ; aussi précipite-t-elle abondamment par l'eau. Après deux ans, elle est à peine troublée par l'eau. par suite de la production d'acide iodhydrique. L'expérience démontre que cette altération est lente et continue ; après cinq jours, on a trouvé que la teinture d'iode contenait 1/114 d'iode en combinaison, et après cinq mois 1/28.

Pour expliquer les différentes modifications (changement de couleur, dépôts) qui se forment dans les teintures alcooliques, on s'était borné jusqu'ici à dire qu'elles étaient dues à une oxydation spontanée de quelques-uns des principes contenus dans ces médicaments. Mais quelles sont les matières oxydantes qui produisent ces oxydations ? La question encore incertaine, vient d'être élucidée par M. le professeur Bourquelot dans une magistrale étude qu'il a lue au XIIIᵉ Congrès international de médecine tenu à Paris les 2-9 août 1900 (section de thérapeutique, Pharmacologie et matière médicale) portant le titre : *Étude sur les altérations des médicaments par oxydation*, dont nous allons donner le résumé.

L'étude des matières oxydantes qui produisent les oxydations dont nous parlons ne date que de quelques années, et M. Bourquelot est un de ceux qui a le plus contribué à les faire connaître ; dans son rapport, il commence par donner une classification des matières oxydantes qu'on peut rencontrer chez les êtres vivants ; ces matières peuvent être rangées en quatre groupes :

1° Il y a, d'abord, l'*ozone*, qui peut se rencontrer dans les liquides organiques, bien que, jusqu'ici, sa présence n'y ait pas été péremptoirement démontrée. En effet, l'ozone existe dans l'atmosphère, et les liquides organiques peuvent en retenir à l'état de solution ;

2° Viennent ensuite les *ozonides* ou *porte-ozone*, corps oxygénés susceptibles de céder une partie de leur oxygène à d'autres corps.

Le plus connu de ces ozonides est la quinone, qui, en solution aqueuse, donne une coloration bleue avec la teinture de résine de gaïac, une coloration rouge avec le gaïacol, et une coloration brune avec la paraphénylène-diamine, réactions qui témoignent des propriétés oxydantes de la quinone.

Jusqu'ici, la présence, dans les sucs animaux et végétaux, de corps analogues à la quinone n'a pas été démontrée, mais plusieurs de ces sucs se comportent comme s'ils en contenaient. Ainsi, ces sucs, qui colorent en bleu la teinture de résine de gaïac, perdent cette propriété lorsqu'ils ont été chauffés à la température de l'ébullition ; d'autre part, différents liquides organiques (lait, sérum sanguin, urine, etc.), qui sont sans action sur la teinture de gaïac, colorent en bleu cette teinture après avoir été additionnés de quinone, mais cessent de la colorer après que le mélange a été porté à l'ébullition ;

3° Le troisième groupe de matières oxydantes comprend les ferments solubles oxydants auxquels on a donné le nom d'*oxydases* ou *aéroxydases*. Les ozonides ne sont oxydants que par une partie de leur oxygène ; cet oxygène employé, le processus d'oxydation est terminé ; il n'en est pas de même des oxydases, qui communiquent une activité chimique à l'oxygène de l'air, ce qui leur a valu le nom de *matières excitatrices* de l'oxygène, que leur a donné Schœnbein. L'oxygène ainsi rendu actif se fixe au fur et à mesure sur les corps oxydables avec lesquels il est en contact ; le pouvoir excitateur des oxydases étant considérable, et la source d'oxygène inépuisable, le processus se continue jusqu'à oxydation complète des substances oxydables. Telles sont les raisons qui font regarder les oxydases comme des ferments.

Les oxydases perdent leurs propriétés lorsqu'elles sont chauffées à la température de l'ébullition.

Les oxydases et les ozonides produisant les mêmes effets (coloration de la teinture de résine de gaïac, du gaïacol, etc.), on serait tenté de les confondre ; les oxydases se distinguent des ozonides en ce que leur action s'accompagne toujours d'une absorption d'oxygène ; de là le nom d'*aéroxydases* que leur a donné M. Bourquelot, nom qui indique que leur action s'exerce en présence de l'air.

Les aéroxydases semblent exister dans tous les êtres vivants, mais quelques-unes de leurs propriétés diffèrent, ce qui permet de les classer en deux sous-groupes, dont l'un comprend les oxydases ordinaires, tandis que l'autre comprend l'oxydase des champignons ou *tyrosinase*, laquelle oxyde la tyrosine, ce que ne font pas les autres oxydases.

Quelques auteurs ont donné des noms spéciaux à des oxydases signalées par eux dans telle ou telle plante (*schinoxydase*, *oléase*, etc.), mais cela ne prouve pas que ces oxydases jouissent de propriétés spéciales ; la schinoxydase est simplement l'oxydase du *Schinus molle*, etc.

4º Le quatrième groupe de matières oxydantes comprend les *oxydases indirectes* ou *anaéroxydases*, qui ne bleuissent pas la teinture de résine de gaïac en présence de l'air, mais qui, lorsqu'elles sont en contact avec l'eau oxygénée, décomposent celle-ci, et alors l'oxygène mis en liberté bleuit la teinture de gaïac.

Ces oxydases indirectes perdent aussi leurs propriétés à l'ébullition.

Après avoir classé les diverses matières oxydantes, M. Bourquelot fait remarquer que la plupart des drogues médicamenteuses, animales ou végétales, doivent en renfermer, tout au moins lorsqu'elles sont à l'état frais ; c'est ce qui a été constaté pour les feuilles de pissenlit et de laitue, de digitale, de douce-amère, d'ellébore fétide, de belladone, d'aconit : les racines de belladone, d'aconit, de chicorée, de pissenlit, de guimauve : les bulbes de colchique, les noix de kola, les baies de douce-amère, qui fournissent, à l'état frais, des sucs présentant des propriétés oxydantes énergiques.

Il en est de même pour certains organes (glande thyroïde, rate, capsules surrénales, pancréas, foie, rein, ovaire), dont le suc glycériné présente des propriétés oxydantes que M. Lepinois a rapportées à des anaréoxydases.

Chez quelques-unes des drogues fraiches contenant des oxydases, celles-ci disparaissent, au moins partiellement, par la dessiccation ; il en existe cependant quelques-unes, comme les gommes arabique et du Sénégal, la myrrhe, l'encens, etc., qui restent riches en oxydases, même après leur dessiccation.

Presque toutes les graines renferment des anaréoxydases.

Les oxydases proprement dites que renferment les plantes peuvent oxyder un grand nombre de composés, particulièrement les composés phénoliques, (phénol, crésol, naphtols, anisol, eugénol, vanilline, aniline, morphine, colchicine, ésérine, aloïne, podophylline, etc.); c'est ainsi que s'expliquent la coloration rouge que la gomme arabique et la myrrhe communiquent au gaïacol ; le précipité jaune qu'elles donnent avec le créosol ; la coloration brune qui se produit avec le phénol ; le précipité bleu-mauve qu'on observe avec le naphtol α.

Il faut donc savoir que, lorsqu'un de ces composés phénoliques sera mis en contact avec une préparation médicamenteuse, contenant un oxydase et n'ayant pas subi l'action de la chaleur, il doit se produire des oxydations se manifestant par des colorations ou des précipités.

Ce phénomène peut se produire lorsque la même plante contient l'oxydase et la substance oxydable, comme c'est le cas pour le bulbe de colchique, qui renferme à la fois de la colchicine et un ferment oxydant.

La présence de l'alcool éthylique ou méthylique, dans les préparations médicamenteuses, même dans la proportion de 50 0/0, ne paralyse pas l'action des oxydases.

Parmi les matières oxydables ci-dessus indiquées ne figurent que des corps définis ; mais il existe, dans certains médicaments, dans les extraits et les teintures par exemple, d'autres substances, de composition inconnue, qui sont susceptibles d'oxydation ; tels sont les principes astringents, la chlorophylle, etc. Aussi, lorsqu'on ajoute une oxydase à une solution d'un extrait astringent on voit se produire, au contact de l'air, une coloration ou un précipité brunâtre. De même, une émulsion d'extrait éthéré de fougère mâle, qui contient de la chlorophylle, devient rougeâtre au bout de quelques jours, lorsqu'on l'additionne d'une préparation contenant une oxydase ; dans les mêmes conditions, le sirop de violette et l'infusion de mauves passent rapidement au jaune brunâtre.

On s'explique ainsi que les alcoolatures perdent peu à peu leur couleur primitive.

Ces diverses oxydations, qu'on peut observer en mêlant certains médicaments dont les uns contiennent des oxydases tandis que les autres renferment des matières oxydables, ont pour origine l'action des oxydases proprement dites. Il peut arriver aussi que les anaréoxydases jouent un rôle dans les altérations de certains médicaments ; mais pour comprendre le mécanisme de ce phénomène, il faut connaître une notion qui a été révélée par les travaux de Schœnbein et de Traube, sur les auto-oxydations.

Il existe des composés, dit *auto-oxydables*, qui s'oxydent spontanément à l'air, sous l'influence combinée de l'oxygène, de l'eau et de la lumière ; parallèlement à cette auto-oxydation, il se forme de l'eau oxygénée ou un peroxyde analogue.

Si ce phénomène d'auto-oxydation, accompagné de la formation d'eau oxygénée, se produit en présence d'une anaréoxydase, les conditions requises pour que l'action de cette dernière se manifeste se trouvent réalisées.

La question est donc de savoir s'il se produit des auto-oxydations dans les médicaments conservés à l'officine, ce qui revient à rechercher si ces médicaments renferment de l'eau oxygénée ou un per-oxyde analogue.

Pour cela, il suffit d'ajouter successivement au médicament quelques gouttes de teinture récente de résine de gaïac et un liquide renfermant une anaéroxydase ; s'il y a un peroxyde, il se forme immédiatement une coloration bleue,

Prenons, par exemple, de la teinture de girofles, qu'on additionne d'eau ; avec la teinture de gaïac, il ne se produit aucune coloration ; mais la coloration apparait, si l'on ajoute quelques gouttes d'une macération aqueuse de gruau, qui, employée seule, est également sans action sur la teinture de gaïac ; la coloration observée prouve que la teinture de girofles contenait un peroxyde qui s'est décomposé pour donner naissance à de l'oxygène actif.

Ce phénomène a été constaté par M. Bourquelot avec d'autres teintures, celles d'aconit, d'arnica, de belladone, de castoreum, de bulbes de colchique, de colombo, de jusquiame, de quinquina, de safran, de valériane.

De cette étude, M. Bourquelot tire les conclusions suivantes :

1° Toutes les matières oxydantes, dont la description a été faite plus haut, peuvent concourir aux oxydations, qui se produisent dans les médicaments galéniques d'origine végétale. Celles qui interviennent le plus sont les oxydases directes, et elles interviennent surtout dans les médicaments dont la préparation s'effectue sans le concours de la chaleur, qui, comme on sait, détruit les ferments solubles. Ces médicaments sont les teintures et les alcoolatures.

Les anaéroxydases n'interviennent que là où il se produit déjà des oxydations spontanées. Elles peuvent d'ailleurs être apportées par les germes ou les poussières de l'air. Les teintures et les alcoolatures sont encore les médicaments les plus exposés à ces sortes d'oxydation ;

2° On doit être très circonspect dans le choix des médicaments que l'on veut faire entrer dans une formule complexe. C'est ainsi que les préparations gommeuses ou gommo-résineuses qui renferment des matières oxydantes ne devront pas être alliées au gaïacol, aux naphtols, à la créosote, qui contient du créosol et du gaïacol, à la colchicine, l'ésérine et probablement à la podophylline, car dans ces mélanges il y a oxydation des principes médicamenteux, et en même temps production de colorations et de précipités pouvant surprendre les malades ;

3° Les faits exposés montrent enfin qu'il y aurait peut-être avantage à préparer, je ne dis pas les teintures — les drogues sèches étant assez peu riches en matières oxydantes — mais les alcoolatures en employant de l'alcool bouillant au lieu d'alcool froid, de façon à détruire les oxydases des plantes fraîches. En tous cas, les produits ainsi obtenus conservent très longtemps leur couleur primitive, ce que ne font pas les alcoolatures actuelles de la Pharmacopée française.

Nous terminerons ce résumé en signalant une observation consignée dans le rapport de Bourquelot : celui-ci parle souvent de la teinture de résine de gaïac, et, il fait remarquer que cette teinture doit toujours être de préparation récente, attendu qu'elle est le siège d'auto-oxydations ; avant d'en faire usage, il est bon de l'additionner d'infusion de gruau ; cette addition ne doit pas donner de coloration bleue ; cette précaution n'a pas toujours été prise par les expérimentateurs qui ont étudié les ferments oxydants.

Malgré toutes les altérations dont nous venons de parler, nous croyons, avec un très grand nombre de pharmacologistes, et en particulier avec MM. Guibourt, Soubeiran, Deschamps d'Avallon et Bourgoin, qu'on peut poser la règle générale suivante : les teintures alcooliques sont des médicaments qui se conservent bien, à la condition : *de les soustraire à l'action de l'air* ; pour cela, il faut les conserver dans des flacons bien bouchés et aussi pleins que possible ; *de les soustraire à l'action de la lumière* ; pour cela il faut les conserver dans des flacons noirs.

Posologie. — La posologie des teintures alcooliques est une question très importante pour les pharmaciens et les médecins qui ont tous besoin de savoir la quantité pondérable de médicament qu'il faut administrer pour obtenir l'effet thérapeutique cherché. A cet égard, ils pourront consulter le tableau suivant :

NOMS DES TEINTURES ALCOOLIQUES SIMPLES	Doses maxima et minima pouvant être administrées par jour à un adulte.
Teinture d'absinthe	10 à 20 grammes
» Aconit (feuilles)	2 à 5 »
» » (racines)	V à XXX gouttes
» Arnica	1 à 2 grammes
» Asa-fœtida	1 à 4 »
» Belladone	V à XXX gouttes
» Boldo	1 à 2 grammes
» · Buchu	4 à 8 »
» Cachou	10 à 30 »
» Cannelle	5 à 10 »
» Cantharides	I à X gouttes
» Cascarille	4 à 30 grammes
» Castoreum	2 à 5 »
» Chanvre-indien	2 à 10 »
» Ciguë	X à XXX gouttes
» Coca	5 à 15 grammes
» Colchique (sem.)	1 à 5 »
» Colombo	5 à 15 »
» Digitale	X à XL gouttes
» Ext. d'opium (Teinture thébaïque)	V à XXX »
» Eucalyptus	1 à 10 grammes
» Euphorbe	1 à 2 gr. (sur un emplâtre).
» Fève de Calabar	0,25 à 1 gramme
» Gentiane	2 à 50 »
» Gingembre	2 à 10 »
» Girofles	2 à 10 »
» Gomme-ammoniaque	2 à 10 »
» Hellébore blanc	X à XXX gouttes
» Iode	X à XXX »
» Ipécacuanha	10 grammes
» Jaborandi	5 à 20 grammes
» Jalap	5 à 20 »
» Jusquiame	1 à 4 »
» Kino	2 à 30 »
» Lobélie	1 à 4 »
» Musc	5 à 10 »
» Myrrhe	2 à 8 »
» Noix vomique	X à X gout.(stomach.) XX à XL » (stimul. de la moelle)
» Polygala	1 à 8 grammes
» Quassia-amara	2 à 10 »
» Quinquina (jaune, gris, rouge)	5 à 20 »
» Ratanhia	5 à 20 »
» Rhubarbe	5 à 10 »
» Safran	4 à 20 »
» Scammonée	2 à 8 »
» Scille	1 à 5 »
» Séné	15 à 30 »
» Stramonium	V à XXX gouttes
» Valériane	2 à 30 grammes

A propos de la posologie des teintures, il importe de faire une remarque générale pouvant s'appliquer à tous les médicaments. On ne doit pas oublier que l'action d'un médicament peut être influencée par un certain nombre de causes tenant au malade (âge, sexe, antécédents, état moral, tolérance, et idiosyncrasie) ou dépendant du climat dans lequel le malade vit.

Plus un malade sera jeune et moins les doses du médicament devront être élevées ; passé un certain âge, il faudra diminuer ces doses. Les doses maxima, que nous avons données pour les teintures alcooliques étant indiquées pour un adulte, doivent être prises pour unité. Pour savoir les doses à prescrire à des enfants ou à des vieillards, il faudra consulter la table suivante dressée par Gaubius :

Table de Gaubius.

De 20 à 60 ans	1
Au-dessous d'un an	1/16 à 1/20
Au-dessus d'un an	1/15 à 1/12
Au-dessus de 2 ans	1/8
Au-dessus de 3 ans	1/6
Au-dessus de 4 ans	1/4
Au-dessus de 7 ans	1/3
Au-dessus de 14 ans	1/2
Au-dessus de 60 ans, suivre la gradation inverse.	

Les observations, que nous venons de signaler, ne sont point toujours rigoureusement exactes. Il y a, en effet, des médicaments qui sont bien plus facilement supportés par les enfants que par les adultes, le calomel par exemple.

Il faut aussi tenir compte du sexe, car les femmes sont en général beaucoup plus sensibles que les hommes à l'action des médicaments ; des antécédents et de l'état moral, de la tolérance et de l'idiosyncrasie du malade. Lorsqu'un individu a fait pendant longtemps usage du même médicament, son organisme finit par s'y habituer et pour obtenir l'effet voulu, il faut élever progressivement les doses. Les divers malades ont une aptitude plus ou moins grande à ressentir les effets des médicaments ; quelques-uns sont d'une susceptibilité exagérée, d'autres entièrement réfractaires. Enfin l'influence du climat doit être prise en sérieuse considération ; on sait, par exemple, que dans les pays marécageux, on doit employer des doses de sulfate de quinine plus élevées que dans les pays secs.

Falsifications. — Bien que rien de spécial n'ait été publié sur ce sujet, il est certain cependant que ces médicaments peuvent être falsifiés de différentes manières : En n'employant pas la quantité voulue de substance médicamenteuse ; en substituant à la substance médicamenteuse un autre produit employé comme succédané ; en employant une substance médicamenteuse altérée ou de qualité inférieure ; en ajoutant de l'eau aux teintures qui peuvent en recevoir sans troubler immédiatement.

Comme le font remarquer judicieusement M. Baudrimont et MM. Lepage et Patrouillard, dans leurs ouvrages relatifs à la recherche des falsifications et altérations des médicaments, c'est d'abord aux caractères physiques et organoleptiques qu'un praticien exercé pourra reconnaître si une teinture a été bien ou mal préparée. A cet égard, on pourra consulter le tableau suivant :

1o *Teintures donnant un mélange d'un blanc de lait, plus ou moins intense, lorsqu'on les verse dans l'eau.*

Teintures ayant une couleur foncée.	Teintures ayant une couleur ambrée.
Teintures d'asa-fœtida.	Teintures d'arnica.
— de baume de Tolu.	— de cardamome.
— de benjoin.	— de gingembre.
— de cascarille.	— de myrrhe.
— de castoreum.	— de noix vomique.
— de cantharides.	— de pyrèthre.
— de gaïac.	— de succin.
— de girofles.	— de vanille.
— de jalap.	
— de sabine.	
— de valériane.	

2o *Teintures additionnées d'eau.*

Se troublant.	Ne se troublant pas.
Teintures d'absinthe.	Teintures d'aconit.
— de belladone.	— de cannelle.
— de cachou.	— de digitale.
— de jusquiame.	— de ratanhia.
— de quinquina.	— de rhubarbe.
	— de scille.

3° Teintures reconnues.

Par leur odeur.	Par leur saveur.
Teintures d'arnica.	Teintures de cannelle.
— d'ambre.	— de colombo.
— de castoreum.	— de gentiane.
— de girofles.	— de pyrèthre.
— de safran.	— de rhubarbe.
— de vanille.	— de quinquina.
— de quinquina.	

Il est facile de comprendre que ces caractères, malgré leur utilité et leur valeur, ne peuvent pas suffire pour déterminer d'une manière précise, la pureté ou la valeur d'une teinture alcoolique.

A l'époque de la rédaction du Codex de 1866, et dans la discussion qui eut lieu à son sujet devant la Société de pharmacie de Paris, quelques membres exprimèrent l'idée que la détermination du poids spécifique ou densité des teintures pourrait indiquer si ces médicaments avaient été bien préparés. Mais M. Regnauld démontra, d'une façon péremptoire, que ce mode de vérification ne saurait avoir aucune valeur, car une teinture bien préparée peut offrir la même densité qu'une autre qui renfermerait plus d'eau et moins de substance médicamenteuse.

On ne possède donc jusqu'à présent aucun moyen pratique et rapide de juger de la pureté ou de la valeur d'une teinture alcoolique. Il importe donc que le pharmacien prépare lui-même ces médicaments pour sa sécurité et celle des malades.

Il ne faudrait pas croire cependant, dit M. Baudrimont, dans son excellent *Dictionnaire des falsifications*, qu'on peut impunément falsifier les teintures alcooliques. On pourrait suivre, pour l'essai de ces médicaments, la marche méthodique suivante :

1° Déterminer la densité de la teinture et comparer cette densité à celle d'une teinture bien préparée.

2° Soumettre à la distillation à siccité une certaine quantité de teinture, afin de recueillir l'alcool, dont on déterminerait le degré à l'aide de l'alcoomètre de Gay-Lussac.

3° Évaporer un poids donné de la teinture, dessécher le résidu à 100°, et le peser ensuite exactement.

4° Doser, lorsque cela sera possible, les principes actifs contenus dans les teintures.

La plupart de ces déterminations ont été effectuées par M. le professeur Domergue de Marseille sur les teintures du Codex (1).

Teintures alcooliques composées.

Définition. — Les teintures alcooliques composées sont des teintures préparées par l'action de l'alcool sur plusieurs substances.

On peut appliquer à ces médicaments toutes les règles ou considérations que nous avons présentées à propos des teintures alcooliques simples, et relatives à la préparation, à la composition, aux propriétés, altérations et falsifications.

Nous n'insisterons donc pas sur ces différents points ; nous nous bornerons simplement à mentionner les différentes teintures alcooliques composées inscrites au Codex :

1° **Teinture d'absinthe composée.** — *Alcoolé d'absinthe composé.* — *Elixir stomachique de Stoughton* (Codex, p. 599).
Employée comme tonique stimulant à la dose de 5 à 20 grammes.

2° **Teinture d'aloès composée.** — *Alcoolé d'aloès composé. Elixir de longue vie* (Codex, p. 599).
Employée comme tonique et purgative à la dose de 5 à 20 grammes.
10 grammes de cette teinture renferment 0 gr. 20 d'aloès.

3° **Teinture balsamique.** — *Alcoolé balsamique.* — *Baume du commandeur de Permes* (Codex, p. 600).
Employée à l'extérieur pour le pansement des coupures.

4° **Teinture de gentiane composée.** — *Alcoolé de gentiane alcalin.*— *Elixir amer de Peyrilhe* (Codex, p. 604).
Employée comme stomachique, tonique, antiscrofuleuse à la dose de 10 à 50 grammes.

5° **Teinture de Jalap composée.** — *Alcoolé de Jalap composé.*— *Eau-de-vie allemande* (Codex, p. 605).
Employée comme purgative à la dose de 5 à 20 grammes.

6° **Teinture d'opium composée.** — *Elixir parégorique* (Pharmacopée de Dublin) (Codex, p. 391).
Employée comme sédative et hypnotique à la dose de 2 à 20 grammes.
10 grammes de cette teinture renferment 0 gr. 05 d'extrait d'opium.

(1) *Les teintures alcooliques de la pharmacopée française*, étude chimique et analytique. 1893, Doin, Paris.

7° **Teinture d'opium par fermentation.** — *Laudanum de Rousseau* (Codex, p. 450).

Cette teinture est brun foncé et possède une légère odeur vireuse. Elle a une densité de 1,05 ; une densité plus forte indiquerait que tout le miel n'a pas été détruit. Traitée par l'ammoniaque, elle donne un précipité qui se redissout par agitation, mais qui reparaît par l'action de l'eau ; traitée par le tannin, elle donne un abondant précipité, soluble dans l'alcool.

Un gramme de cette teinture, dilué dans cinq parties d'eau distillée, doit donner la réaction suivante due à la présence de la morphine :

Avec acide iodique. Il y a réduction, de l'iode est mis en liberté ; en ajoutant du chloroforme, celui-ci se colore en rouge violacé.

Avec le perchlorure de fer, on n'obtient pas la coloration bleue caractéristique à cause de la présence de l'acide méconique qui fournit avec ce réactif, un abondant précipité rouge brun.

8° **Teinture de raifort composée.** — *Alcoolé de raifort composé.* — *Teinture antiscorbutique* (Codex, p. 605).

Employée comme antiscorbutique, stimulante à la dose de 16 à 32 grammes.

2° Des alcoolatures.

Définition. — Les alcoolatures sont des formes pharmaceutiques préparées par l'action dissolvante de l'alcool sur des plantes *fraîches.*

Division. — Elles sont simples, si elles sont préparées avec une seule plante ; composées si elles sont préparées avec plusieurs plantes.

Historique. — Les alcoolatures ont une origine homéopathique ; elles ont été en effet préconisées par Hahnemann, fondateur de cette méthode.

L'idée de faire des alcoolatures est née de l'opinion que les plantes perdent une grande partie de leurs propriétés par la dessiccation. La dessiccation, que l'on fait subir aux végétaux pour les conserver, détermine toujours des modifications plus ou moins profondes dans leur composition chimique.

Quelle est la nature de ces modifications ?

Nos connaissances sur la nature de ces changements sont fort restreintes ; on sait seulement que l'albumine végétale se coagule et devient soluble ; que les matières colorantes changent de teinte, et que les principes volatils s'échappent en partie. Mais il se produit sans doute aussi d'autres altérations qui n'ont point été étudiées jusqu'ici. Cependant, on admet en thèse générale, sans que le fait ait été démontré dans tous les cas, que les plantes médicinales perdent une partie de leur activité par la dessiccation. Il en résulte que les médicaments, préparés avec des plantes vertes, doivent offrir l'avantage de posséder l'intégralité d'action de ces plantes. Telle est l'idée dont s'est inspiré Hahnemann ; mais cette idée, juste en principe, n'est pas cependant d'une rigueur absolue, comme nous le verrons plus loin.

Préparation. — On peut préparer les alcoolatures par deux procédés différents :

1° Extraire le suc d'une plante fraîche, le mêler trouble avec son volume d'alcool concentré, filtrer après 24 heures de contact. C'est par ce procédé que les homéopathes préparent ce qu'ils appellent les *teintures mères par expression* ;

2° Faire macérer pendant 10 jours la plante contusée dans son poids d'alcool à 90°, puis filtrer. C'est par ce procédé que les homéopathes préparent ce qu'ils appellent les *teintures mères par macération*. C'est aussi par ce procédé, que se préparent les alcoolatures simples et composées mentionnées au Codex de 1884.

Exemple : Feuilles fraîches de digitale pourprée   1.000 gr.
cueillies au commencement de la
floraison.
Alcool à 90° . . . .   1.000 gr.

Contusez les feuilles de digitale, faites-les macérer dans l'alcool en vase clos, en agitant de temps en temps. Après dix jours de contact passez avec expression, filtrez.

On prépare de la même manière les alcoolatures de :

ALCOOLATURES FAITES AVEC DES FEUILLES	ALCOOLATURES FAITES AVEC DES FLEURS	ALCOOLATURES FAITES AVEC DES BULBES	ALCOOLATURES FAITES AVEC DES PLANTES ENTIÈRES
Anémone pulsatile. Belladone. Ciguë. Cresson. Cresson de Para. Digitale. Eucalyptus. Jusquiame. Laitue vireuse. Rhus radicans. Stramonium.	Fleurs d'arnica. — de colchique.	Bulbes de colchique.	Drosera.

La *seule alcoolature composée* mentionnée au Codex est l'alcoolature vulnéraire appelée aussi teinture vulnéraire, eau vulnéraire rouge, dont voici la composition :

Feuilles fraîches d'absinthe, angélique, basilic calament,   fenouil, hysope, marjolaine, mélisse, menthe poivrée,   origan, romarin, rue, sarriette, sauge, serpolet, thym.   } aa 100 gr.
Sommités fraîches et fleuries d'hypéricum, de lavande.
Alcool à 80° . . . .   3.100 gr.

Faites macérer dix jours, agitez, passez avec expression et filtrez.

Il est facile de voir *à priori* que les alcoolatures, préparées d'après le procédé du Codex, doivent posséder une activité très variable par suite de la teneur en eau plus ou moins grande de la plante employée, teneur qui varie avec diverses circonstances, telles que la nature du terrain où la plante a été cueillie, l'époque de la récolte, etc. En d'autres termes, la quantité d'alcoolature formée en mélangeant 1 kilog. de plante fraîche et 1 kilog. d'alcool à 90° contiendra, pour une même espèce, des quantités variables de principes actifs et cela pour deux raisons dont les effets s'ajoutent. Si la plante contient plus d'eau, la quantité de principes actifs est plus faible, la quantité d'alcoolature recueillie est plus grande ; inversement, si la plante contient moins d'eau.

Le degré alcoolique de l'alcoolature variera aussi avec la plus ou moins grande quantité d'eau contenue dans la plante.

On voit donc qu'en dehors d'autres circonstances, les alcoolatures ainsi préparées seront des médicaments inconstants dans leur teneur en principes actifs, par suite de la variabilité de la proportion d'eau que contient la plante employée.

Il conviendrait par conséquent d'adopter pour la préparation des alcoolatures, un procédé plus rationnel que celui du Codex. C'est ce qu'a proposé M. le professeur Frébault de Toulouse dans un travail que nous analyserons plus loin.

Il conviendrait aussi, et cela résulte des observations de M. le professeur Bourquelot, rapportées à l'article teinture, page 466, de préparer les alcoolatures avec de l'alcool bouillant au lieu d'alcool froid, de façon à détruire les oxydases des plantes fraîches. Ces oxydases détruites, on obtiendrait des préparations qui conserveraient leur couleur primitive, ce qui n'arrive pas avec les alcoolatures actuelles de la pharmacopée française.

Activité des alcoolatures. — Quelle est la valeur ou l'activité des alcoolatures au point de vue thérapeutique ?

Un grand nombre des pharmacologistes et des praticiens pensent que les alcoolatures sont plus actives que les teintures de substances sèches correspondantes. Voici, en effet, les opinions émises à cet égard par les principaux auteurs.

Lecanu (1) dit : les alcoolatures, dont la composition est nécessairement fort analogue à celles des teintures correspondantes, possèdent cependant une activité plus prononcée, qui ne permettrait pas de les leur substituer impunément et oblige à ne les délivrer que sur prescriptions spéciales.

Bouchardat (2) dit : les alcoolatures diffèrent essentiellement de celles que l'on prépare ordinairement avec les plantes desséchées et elles doivent être délivrées sur une prescription spéciale.

Hébert (3) dit : Béral a donné le nom d'alcoolatures à des préparations que le Codex avait eu le tort de confondre avec les teintures alcooliques proprement dites ; la plupart d'entre elles étant beaucoup plus actives que ces dernières et ne pouvant leur être substituées indifféremment.

(1) *Cours de pharmacie*.
(2) *Formulaire magistral*.
(3) *Nouveau dictionnaire de médecine et de chirurgie pratiques* de Jaccoud, 1872.

Dorvault (1) dit : les alcoolatures sont plus actives que les teintures préparées avec les mêmes plantes desséchées. Il est donc important de les bien distinguer de ces dernières.

M. Bourgoin (2) dit : les alcoolatures sont plus actives que les préparations correspondantes obtenues avec les plantes sèches ; aussi faut-il les distinguer soigneusement des teintures alcooliques.

Comme on le voit, pour le plus grand nombre des pharmacologistes, les alcoolatures sont considérées comme plus actives que les teintures des substances sèches correspondantes.

Cependant un pharmacologiste, qui fait autorité dans la matière, M. Soubeiran, semble les considérer et les considère même comme moins actives que les teintures alcooliques. Voici, en effet, comment il s'exprime à propos de ces médicaments (3) :

« L'idée de faire des alcoolatures est née de l'opinion que les plantes perdent une grande partie de leurs propriétés par la dessiccation. Cela est vrai pour quelques-unes, et ce sont les seules pour lesquelles il faut conserver ce genre de médicaments. Il a l'inconvénient de constituer des teintures plus faibles que celles préparées avec les plantes sèches, et surtout de ne pas donner des teintures ayant des formules correspondantes entre elles. Aussi, toutes les fois qu'une plante ne perd pas quelques principes actifs par la dessiccation, il faut préférer la teinture alcoolique ordinaire à l'alcoolature. »

Où est la vérité entre ces deux opinions ? C'est là une question importante au point de vue pharmacologique, qui a été tranchée dans une étude remarquable faite par M. le professeur Frébault de Toulouse (4).

Dans la première partie, qui comprend le côté pharmaceutique de la question, M. Frébault démontre de la manière la plus nette, les défauts de la méthode actuellement suivie pour la préparation des alcoolatures et propose de la remplacer par une méthode rationnelle, qui aurait pour résultat de donner des médicaments plus constants dans leur composition et par suite plus dignes de la confiance du médecin.

Dans la deuxième partie, il étudie comparativement, au point de

(1) *Officine.*
(2) *Traité de pharmacie.*
(3) *Traité de pharmacie théorique et pratique.*
(4) *Étude comparative des teintures alcooliques et des alcoolatures, détermination de leurs équivalents thérapeutiques.*

vue chimique, les préparations suivantes, faites avec les mêmes plantes, récoltées au même moment et dans le même terrain : alcoolatures préparées d'après le procédé du Codex ; alcoolatures préparées d'après le procédé Frébault ; teintures alcooliques préparées d'après le procédé du Codex.

L'analyse chimique de ces préparations comprend : le dosage du résidu (extrait sec) ; le dosage des alcaloïdes.

Enfin M. Frébault donne le résultat d'expériences physiologiques faites sur les animaux, et d'expériences cliniques faites sur des malades, avec des alcoolatures et des teintures alcooliques, préparées et analysées dans les conditions indiquées dans les deux premières parties du travail.

De l'ensemble de ses expériences, l'auteur tire les conclusions suivantes :

1° Les alcoolatures du Codex sont très variables dans leur composition, et par suite très inconstantes dans leurs effets thérapeutiques ;

2° Pour rendre les alcoolatures aussi comparables à elles-mêmes que le sont entre elles les teintures correspondantes, il conviendrait de préparer ces médicaments d'après le procédé rationnel proposé par l'auteur ;

3° Contrairement à l'opinion accréditée, les alcoolatures du Codex, sur lesquelles l'auteur a opéré, sont presque toutes moins actives que les teintures correspondantes. Il en est ainsi pour les alcoolatures d'aconit, de belladone, de bulbe de colchique, de digitale, de jusquiame et de stramoine. Cependant l'alcoolature de ciguë fait exception ; elle est beaucoup plus active que la teinture du même nom ;

4° Les équivalents thérapeutiques de ces diverses préparations se trouvent fixés comme suit :

A. — 1 partie de teinture d'aconit équivaut ou est aussi active que 1,55 d'alcoolature.

B. — 1 partie de teinture de belladone équivaut ou est aussi active que 2,57 d'alcoolature.

C. — 1 partie de teinture de jusquiame équivaut ou est aussi active que 2,45 d'alcoolature.

D. — 1 partie de teinture de stramoine équivaut ou est aussi active que 2,35 d'alcoolature.

E. — On n'a pas pu, pour des raisons diverses, établir les rapports exacts d'activité entre la teinture de bulbe de colchique et l'alcoolature, entre la teinture de digitale et l'alcoolature. Cependant, il semble résulter des expériences chimiques et physiologiques entreprises, que les teintures de ces deux corps ont une supériorité très marquée sur les alcoolatures correspondantes.

F. — L'alcoolature de ciguë est beaucoup plus active que la teinture, 1 partie d'alcoolature de ciguë équivaut à 5,57 de teinture ;

5° Si l'on recherche des médicaments actifs, il n'y a aucun avantage réel à faire usage des alcoolatures d'aconit, de belladone, de digitale, de jusquiame, de stramoine ; on est mieux servi sous ce rapport par les teintures du même nom.

M. Pierre Vigier de Paris(1), a publié, à propos des teintures et alcoolatures d'aconit, un article qui vient confirmer les conclusions formulées par M. Frébault. Voici en effet ce que dit M. Vigier : « Hahnemann fut, à mon avis, assez mal inspiré lorsqu'il introduisit les alcoolatures dans la thérapeutique. A part l'alcoolature d'anémone pulsatile, dont le principe irritant se modifie au contact de l'air, les autres alcoolatures m'ont toujours paru faire double emploi avec les teintures, qui leur sont supérieures sous tous les rapports. Cette forme pharmaceutique a, de plus, l'inconvénient de jeter le plus grand trouble dans la posologie des médicaments. Cependant Béral, et après lui nos principaux auteurs, ont tellement exalté les vertus des alcoolatures, qu'un grand nombre de praticiens se figurent encore à l'heure actuelle, qu'elles ont le pas sur les teintures, et qu'elles doivent être employées à doses moins élevées. A mon avis, c'est le contraire qui est la vérité ; il est facile de démontrer que les teintures sont deux fois plus actives que les alcoolatures. »

Pour nous, nous pensons que les alcoolatures sont moins actives que les teintures.

En effet, à moins de supposer que les plantes perdent une proportion énorme de leurs principes actifs par la dessiccation, il est bien facile de juger la question *a priori*. Il suffit de voir à combien de plante sèche correspond une quantité donnée d'alcoolature préparée selon le Codex. On obtient ainsi un chiffre qui permet une comparaison immédiate avec la teinture.

Prenons, par exemple, la teinture et l'alcoolature d'aconit.

La teinture correspond au 5ᵉ de son poids d'aconit sec.

Quelle sera cette proportion dans l'alcoolature ?

L'aconit contient en moyenne 81,5 0/0 d'eau. Dans 1.000 grammes il y a donc 185 grammes de substance sèche et 815 grammes d'eau. On ajoute 1.000 grammes d'alcool. Il se forme

(1) Voir *Gazette hebdomadaire de médecine* du 16 avril 1886.

1000 + 815 = 1.815 grammes d'alcoolature qui correspondent à 185 grammes de substance sèche. Cette alcoolature correspond donc sensiblement à une teinture au 10ᵉ et si on la suppose plus active que la teinture au 5ᵉ, il faudrait aussi supposer que la plante a perdu plus de la moitié de son activité par la dessiccation. Or il n'en est rien et les expériences physiologiques et cliniques effectuées par M. Frébault ont parfaitement démontré, au sujet de l'activité, la vérité des rapports ainsi calculés, en ce qui concerne les plantes dont les principes actifs ne sont pas altérés par la dessiccation.

Au contraire, pour certaines plantes à principes volatils ou altérables, telles que la ciguë, l'alcoolature s'est montrée plus active que la teinture quoiqu'elle corresponde à une dose de plante sèche inférieure à celle de cette dernière préparation.

Le calcul effectué pour l'aconit, nous permettrait de voir que l'alcoolature de ciguë correspond à une teinture au 10ᵉ. Si la ciguë n'avait rien perdu de son activité par la dessiccation l'alcoolature devrait être deux fois moins active que la teinture. Or il n'en est rien : au contraire, l'expérience prouve qu'elle est environ 5,5 fois plus active. Il s'ensuit que la ciguë a perdu par la dessiccation les 9/10 de son principe actif, et cela n'a rien qui doive nous étonner, puisque nous savons que la conicine est volatile et facilement oxydable.

3° Des alcoolés sucrés.

Définition. — Les alcoolés sucrés sont, comme leur nom l'indique, des préparations alcooliques, renfermant du sucre dans leur composition, mais toujours en moins grande quantité que les sirops.

Division. — On distingue deux sortes d'alcoolés sucrés :

1° Les ratafias, qui servent de liqueurs de table : ratafia de noyaux, d'oranges amères, curaçao ;

2° Les élixirs, qui renferment un médicament actif (élixir de quinquina et de safran).

Ces préparations sont presque toutes sorties du domaine pharmaceutique pour passer dans le domaine de la confiserie. Nous devrions cependant faire une exception pour l'élixir de Garus, et surtout, pour l'élixir de pepsine ; mais nous ne voulons pas étudier en ce moment ce dernier élixir, qui sera examiné plus tard, en même temps que la pepsine et ses préparations.

On peut rapprocher des alcoolés sucrés une préparation fort usitée en Angleterre, connue sous le nom de *gouttes noires anglaises* (*Black-Drops*) et dont la formule est rapportée au Codex de 1884, page 435.

Préparées d'après le Codex, les gouttes noires représentent la moitié de leur poids d'opium ou le quart d'extrait opium.

1 partie équivaut à 2 parties de laudanum de Rousseau (c'est-à-dire qu'elles sont 2 fois plus actives que le laudanum de Rousseau).

1 partie équivaut à 4 parties de laudanum de Sydenham (c'est-à-dire qu'elles sont 4 fois plus actives que le laudanum de Sydenham).

Elles s'emploient à la dose de II à VI gouttes dans une potion.

4° Des alcoolés acides.

Définition. — On appelle alcoolés acides des préparations faites en mélangeant des acides minéraux avec l'alcool.

Ces préparations, appelées *esprits dulcifiés* par les anciens pharmacologistes, portent, dans le Codex, le nom d'*acides alcoolisés*.

Nomenclature. — Le Codex de 1884 mentionne deux alcoolés acides :

1° **Acide sulfurique alcoolisé,** *appelé eau de Rabel, appelé aussi alcoolé d'acide sulfurique.*

Acide sulfurique officinal	100 gr.
Alcool à 90°	300 gr.
Pétales de coquelicot	4 gr.

Introduisez l'alcool dans un matras ; versez-y l'acide sulfurique par petites quantités, en agitant avec soin le mélange pour répartir uniformément la chaleur ; ajoutez les pétales de coquelicot au liquide refroidi ; laissez macérer quatre jours, filtrez, et conservez dans un flacon à l'émeri.

Observation. — Il est important d'ajouter peu à peu l'acide dans l'alcool, pour éviter les soubresauts qui pourraient se produire, si on ajoutait l'alcool dans l'acide. Il faut se servir d'acide sulfurique pur, comme le recommande le Codex, parce que si on employait de l'acide impur, contenant par exemple du plomb, il se formerait, au bout de quelques jours, un dépôt blanchâtre de sulfate de plomb. L'addition des pétales de coquelicot a pour but d'attirer l'attention sur une préparation qui est très active.

Lorsqu'on prépare de l'eau de Rabel, on observe une élévation de température ; il n'y a donc pas simple mélange, mais il y a aussi une combinaison partielle entre l'acide et l'alcool. L'eau de Rabel renferme en effet de l'acide sulfovinique ou acide éthylsulfurique ; et c'est à ce composé qu'elle doit son odeur éthérée caractéristique. L'acide éthylsulfurique ou sulfovinique se produit d'après la réaction suivante :

$$C^2H^5OH \ + \ SO^4{<}^H_H \ = \ H^2O \ + \ SO^4{<}^H_{C^2H^5}$$

alcool   acide sulf.   eau   acide éthylsulfurique

L'eau de Rabel contient 1/4 d'acide sulfurique ; elle se prescrit, par conséquent, à la dose quatre fois plus forte que l'acide sulfurique en nature. On en met 8 grammes dans un litre d'eau, qu'on emploie sous forme de limonade dans les maladies fébriles, les affections bilieuses, les hémorrhagies passives, etc.

2º **Acide nitrique composé.** — *Esprit de nitre dulcifié.* — *Alcoolé d'acide nitrique.*

Acide azotique officinal . . . .   78 grammes
Eau distillée . . . .   22 grammes
Alcool à 90°. . . . .   3.000 grammes

Diluez l'acide azotique avec la quantité d'eau distillée prescrite, versez peu à peu ce mélange dans l'alcool que vous avez pesé et placé dans un flacon à l'émeri. Débouchez, de temps en temps, pendant 2 ou 3 jours, pour donner issue aux gaz que l'action chimique développe. Conservez pour l'usage.

Observations. — Il se passe dans ce mélange des réactions chimiques intéressantes à signaler. Par réduction, il se forme de l'acide azoteux, du bioxyde d'azote et même de l'azote. Par oxydation, l'alcool donne à son tour de l'acide acétique et même de l'acide oxalique. Ces corps nouveaux agissent les uns sur les autres, et il se forme de l'éther azoteux ou azotite d'éthyle, qui communique à la préparation une odeur caractéristique et agréable de pomme-reinette.

$$C^2H^5OH \ + \ AzO^2H \ = \ H^2O \ + \ C^2H^5AzO^2$$

alcool   acide azoteux   eau   azotite d'éthyle

Toutes ces réactions exigent l'action du temps pour se réaliser ; de telle sorte que le médicament se modifie lentement et présente une composition qui varie suivant l'époque de sa préparation.

L'acide nitrique alcoolisé s'emploie en tisane ou en potion, à la dose de 4 à 10 grammes par jour comme tonique et diurétique.

5º Alcoolés ammoniacaux.

Définition. — On appelle alcoolés ammoniacaux des préparations ayant pour base l'ammoniaque mélangée avec de l'alcool.

Préparation. — Ils se préparent tous au moyen de l'alcoolé ammoniacal, que l'on obtient en mélangeant :

Ammoniaque à 22° B. . . . . 1 gr.
Alcool à 90° . . . . 2 »

On croyait autrefois que l'ammoniaque favorisait la dissolution de principes résineux, sans doute parce qu'elle exagère la coloration de plusieurs teintures ; mais c'est là une erreur ; on peut même dire que le contraire a lieu, car l'ammoniaque liquide des pharmacies est une solution aqueuse, qui a pour effet d'abaisser le degré alcoolique et par suite d'affaiblir le pouvoir dissolvant de l'alcool sur les matières résineuses.

Division. — On divise les alcoolés ammoniacaux en deux classes :

ALCOOLÉS AMMONIACAUX SIMPLES.

Ceux préparés par l'action de l'alcoolé ammoniacal sur une seule substance.

Ex. *Alcoolé ammoniacal fétide* :

Asa-fœtida pulvérisée. 1 gr.
Alcoolé ammoniacal. . 8 gr.
On obtient de même les alcoolés ammoniacaux de gaïac et de scammonée.

ALCOOLÉS AMMONIACAUX COMPOSÉS.

Ceux préparés par l'action de l'alcoolé ammoniacal sur plusieurs substances.

Ex. *Alcoolé ammoniacal d'opium* ou Elixir parégorique d'Edimbourg :

Opium . . . . 10 gr.
Safran . . . . 15 gr.
Acide benzoïque. . 15 gr.
Essence d'anis. . . 15 gr.
Alcoolé ammoniacal . . . . 640 gr.

Cette préparation ne jouit en réalité d'aucune propriété particulière, en dehors de celles qui appartiennent à l'opium ; il est donc inutile de l'employer et de la vanter d'une manière spéciale.

6° Alcoolés de sels métalliques.

Définition. — Les alcoolés de sels métalliques sont ceux dans lesquels il entre une substance saline.

Ils étaient très usités autrefois ; on y faisait entrer du carbonate de potasse, du chlorhydrate d'ammoniaque, des acétates alcalins, du perchlorure de fer, du bichlorure de mercure, des préparations antimoniales, etc.

Nomenclature. — Les seuls dont on fasse usage aujourd'hui sont

1° Les gouttes amères de Baumé.

Fèves St-Ignace râpées.	500 gr.
Carbonate de potasse.	5 »
Suie.	1 »
Alcool à 60°.	1000 »

Faire macérer 10 jours, passer et filtrer.

Posologie. — I à VIII gouttes, comme excitant de l'estomac.

Le pharmacien peut-il supprimer la suie lorsqu'il prépare les gouttes amères de Baumé ? Telle est la question qu'a essayé de résoudre M. le professeur Carles de Bordeaux.

« La suie, dit-il, est de composition fort complexe, et variable selon son altitude dans la cheminée et la nature du bois qui a été consumé dans le foyer. Mais les principes qu'elle renferme sont à peu près toujours les mêmes : carbures polymérisés très riches en carbone ; phénols, parmi lesquels se trouve la créosote ; acide acétique libre et combiné à l'ammoniaque ordinaire ou à des ammoniaques composées ; produits empyreumatiques, matières extractives.

« La majeure partie de ces principes est soluble dans l'eau et plus encore dans l'alcool à 60 degrés, ils apportent donc leur contingent d'amertume dans les gouttes de Baumé ; d'autre part, ils ont une action vermifuge et ils sont surtout doués d'un pouvoir antiseptique très net ; cette dernière propriété peut avoir son importance dans un médicament qui est généralement destiné à combattre des affections de l'estomac qui peuvent être la conséquence de fermentations anormales.

« Mais il y a plus ; si les principes ci-dessus mentionnés sont solubles dans l'eau et dans l'alcool dilué, ils le sont encore davantage en présence du carbonate de potasse qui entre dans la composition des gouttes de Baumé ; l'action de ce sel contribue donc à augmenter la teinte bistrée du médicament et à donner aux gouttes de Baumé une saveur et un aspect qui sont susceptibles d'attirer l'attention et d'éviter des erreurs. »

En conséquence, M. Carles conclut que les pharmaciens ont le devoir impérieux de ne pas supprimer la suie lorsqu'ils préparent les gouttes de Baumé, si innocente que soit en apparence cette suppression.

2° **La teinture de raifort composée.**
3° **La teinture de gentiane composée.**
} dont nous avons parlé aux teintures alcooliques composées.

4° **Teinture de Mars tartarisée.**

Cette teinture se préparait autrefois de la manière suivante :

Limaille de fer pure	100 gr.
Crème de tartre pulvérisée	250 »
Eau distillée.	3000 »
Alcool à 90°	50 »

Mettez la crème de tartre et la limaille de fer dans une chaudière de fer ; ajoutez eau QS pour faire une masse molle qu'on abandonne à elle-même pendant 24 heures. Versez ensuite le reste de l'eau et faites bouillir 2 heures en remuant et en ajoutant de l'eau pour remplacer celle qui s'évapore. Laissez déposer ; décantez le liquide surnageant ; filtrez-le et évaporez-le jusqu'à ce qu'il marque 1,28 au densimètre ; ajoutez l'alcool, filtrez et conservez pour l'usage.

Que se passe-t-il dans cette préparation ?

Le fer, en agissant sur la crème de tartre (tartrate acide de potassium) dégage de l'hydrogène et produit du tartrate ferroso-potassique.

$$\underset{\text{Tartrate acide de pot.}}{C^4H^5KO^6} \; + \; Fe \; = \; H \; + \; \underset{\text{Tartrate ferroso-potassiq.}}{C^4H^4KFeO^6}$$

A l'ébullition, une partie du tartrate ferroso-potassique se dédouble en tartrate neutre de potasse et en tartrate ferreux, qui se dépose ; une autre partie fournit par oxydation, du tartrate ferrico-potassique, et la liqueur devient alcaline. Enfin, le tartrate ferreux lui-même par oxydation, se transforme en partie en tartrate ferrique, sel soluble, et très basique.

En résumé, la teinture de Mars tartarisée ainsi préparée contient surtout du tartrate ferrico-potassique, mais en quantité nécessairement variable. Malgré l'alcool qu'elle contient, elle est sujette à moisir. C'est, en définitive, une préparation à composition variable, et d'une mauvaise conservation ; aussi le Codex de 1884, dans son supplément, l'a-t-il remplacée par une dissolution aqueuse de tartrate ferrico-potassique au 5°.

5° **La teinture de Bestuchef.** — *Teinture de perchlorure de fer* (ne figure pas au Codex de 1884).

Perchlorure de fer.	1 gr.
Liqueur d'Hoffmann	7 »

La liqueur d'Hoffmann se prépare en mélangeant à PE de l'alcool à 90° et de l'éther à 0,72.

Ce médicament était très célèbre au commencement du XVIIIᵉ siècle, sous le nom de *goutte d'or*, *Elixir d'or du général de la Mothe* ;
par exposition prolongée à l'action de la lumière, il se décolore ; on
obtient alors les gouttes blanches de Bestuchef qui, placées à leur
tour dans l'obscurité, reprennent leur couleur jaune.

Ces changements de coloration, inexpliqués à cette époque, durent
attirer l'attention sur cette préparation ; mais aujourd'hui, ces phénomènes s'expliquent d'une manière très simple. Sous l'influence de la
lumière, le perchlorure de fer est ramené à l'état de protochlorure,
avec formation d'acide chlorhydrique ; une partie de cet acide chlorhydrique s'unit à l'alcool pour donner de l'éther chlorhydrique
$C^2H^5OH + HCl = C^2H^5Cl + H^2O$.

Dans l'obscurité, la réaction inverse se produit, c'est-à-dire que le
protochlorure de fer est ramené à l'état de perchlorure ; mais comme
une partie de l'acide chlorhydrique est passée à l'état d'éther chlorhydrique, il n'en reste pas assez pour reproduire tout le perchlorure
de fer primitif ; il reste un peu de chlorure ferreux, qui s'oxyde à
l'air et forme un dépôt d'oxychlorure de fer.

En remplaçant, dans la préparation précédente, la liqueur d'Hoffmann par l'alcool, on obtient la *teinture au perchlorure de fer* ou
teinture muriatée des anciens pharmacologistes.

La teinture de Bestuchef est un médicament défectueux fort peu
usité aujourd'hui.

§ 3. — Des éthérolés.

Définition. — On appelle éthérolés ou teintures éthérées des formes pharmaceutiques préparées par l'action de l'éther sur des substances tirées du règne végétal ou du règne animal.

Division. — On ne fait que des teintures éthérées simples, c'est-
à-dire des teintures préparées par l'action de l'éther sur une seule
substance.

Préparation. — Dans la préparation de ces médicaments, il faut
tenir compte : 1º du choix du véhicule ; 2º du choix des substances ; 3º du choix du mode opératoire.

Choix du véhicule. — Le véhicule employé pour la préparation des teintures éthérées n'est pas, comme on pourrait le croire,
d'après le nom donné à ces médicaments, de l'éther pur ; c'est un
mélange d'éther et d'alcool. Par conséquent, les teintures éthérées
ne sont véritablement que des teintures *éthéro-alcooliques*.

Pour préparer le véhicule, destiné à la préparation des teintures éthéro-alcooliques, il faut faire trois opérations : 1° choisir l'éther ; 2° choisir l'alcool ; 3° préparer le mélange éthéro-alcoolique.

Choix de l'éther. — Ainsi que nous le verrons en pharmacie chimique, l'éther ordinaire appelé aussi éther sulfurique, éther hydrique, éther vinique, oxyde d'éthyle, ou simplement éther, est un éther oxyde ayant pour formule :

$$(C^2H^5)^2O$$

On trouve, dans le commerce et en pharmacie, un certain nombre d'éthers :

1° L'éther de densité 0, 735. — C'est un éther non suffisamment rectifié qui contient 8 0/0 d'eau, un peu d'huile douce de vin ; il doit être réservé exclusivement pour l'usage vétérinaire.

2° L'éther de densité 0,724. — Cet éther, appelé éther rectifié du commerce, ou éther dit sulfurique, contient encore quelques traces d'eau et 3 centièmes d'alcool environ. Il sert à préparer : A. L'éther de densité 0, 758, employé pour la préparation des teintures et des extraits éthérés (Mélange d'alcool à 90° et d'éther rectifié du commerce). B. L'éther de densité 0,720 ou éther officinal (éther rectifié du commerce, purifié par le procédé du Codex).

L'éther que l'on doit choisir, *pour la préparation des teintures éthérées*, est de *l'éther rectifié du commerce*.

Il doit présenter les caractères suivants :

1° Liquide incolore, mobile, odeur suave, pénétrante, saveur brûlante.

2° Densité à $+$ 15° 0,724.

3° Versé sur la main, il doit s'évaporer sans laisser de résidu et sans laisser percevoir aucune odeur étrangère.

4° Versé sur une feuille de papier, il ne doit pas, après évaporation, laisser de tache transparente (corps gras).

5° Il ne doit pas rougir le papier de tournesol ; ce qui indiquerait la présence de l'acide acétique (produit par l'action de l'air) ou la présence de l'acide sulfurique (provenant d'une mauvaise rectification).

6° Si on l'agite avec de l'eau et qu'on décante cette eau, elle ne devra pas précipiter par le chlorure de baryum (ce qui indiquerait la présence de l'acide sulfurique).

Choix de l'alcool. — Pour choisir l'alcool destiné à la préparation, on vérifiera sa pureté et son degré alcoolique, en suivant les indications déjà données à propos du choix de l'alcool destiné à la préparation des teintures alcooliques.

Préparation du mélange éthéro-alcoolique. — Après avoir choisi l'éther et l'alcool, on procède au mélange éthéro-alcoolique, que l'on obtient en mélangeant :

> Éther rectifié de commerce D = 0,724 . . . . . 700 gr.
> Alcool à 90º. . . . . 300 »

Ce mélange éthéro-alcoolique marque 0,758 au densimètre.

Pourquoi le Codex prescrit-il un mélange éthéro-alcoolique ? L'éther seul ne dissout que quelques substances, et c'est pour augmenter, varier ou modifier ses propriétés dissolvantes qu'on lui ajoute une certaine quantité d'alcool.

Choix des substances. — On doit, pour la préparation des teintures éthéro-alcooliques, choisir des substances pures, sèches, bien conservées, convenablement divisées pour qu'elles soient mieux pénétrées par le liquide dissolvant.

Rapport de poids entre les substances et le véhicule. — Quelles sont les proportions de véhicule et de substance que l'on emploie pour la préparation des teintures éthérées ? On emploie : Pour les *teintures éthérées végétales* le rapport de 1 à 5 (c'est-à-dire 1 partie de substance et 5 parties de mélange éthéro-alcoolique).

Pour les *teintures éthérées animales*, le rapport de 1 à 10 (c'est-à-dire 1 partie de substance et 10 parties du mélange éthéro-alcoolique).

La teinture éthérée de camphre se prépare exceptionnellement en dissolvant 1 partie de camphre dans 6 parties du mélange éthéro-alcoolique.

Choix du mode opératoire. — Les teintures éthérées, comme les teintures alcooliques, se préparent par trois modes différents : par solution ; par macération ; par lixiviation.

	PAR SOLUTION SIMPLE	PAR MACÉRATION	PAR LIXIVIATION
Cas dans lesquels elle s'emploie.	Elle s'emploie toutes les fois que la substance médicamenteuse est soluble dans le liquide éthéro-alcoolique, comme le camphre, le phosphore, l'iode, le perchlorure de fer.	Elle s'emploie pour toutes les substances médicamenteuses qui sont en grande partie solubles dans l'éther : comme le musc, le castoréum, l'ambre gris, le baume de tolu, les gommes-résines, les résines.	Elle s'emploie pour toutes les substances médicamenteuses qui peuvent être amenées à l'état de poudre et qui ne renferment qu'une petite quantité de principes solubles, comme la digitale, la belladone, la ciguë, la jusquiame, etc., et en général les fleurs, les racines, etc.
Modes opératoires.	Introduire la substance dans un flacon avec l'éther, agiter, et la dissolution s'opère par simple agitation.	Mettre dans un flacon à l'émeri la substance avec l'éther, faire macérer pendant dix jours, en ayant soin d'agiter de temps en temps. Filtrer ensuite dans un entonnoir couvert (appareil Riouffe).	Employer pour la préparation l'appareil à déplacement de Guibourt (Voir fig. 4, page 286). On met d'abord un peu de coton dans la douille puis la matière végétale, et enfin une rondelle d'étoffe de laine qui recouvre cette dernière. On verse à la surface de l'éther alcoolisé en quantité suffisante pour imbiber complètement la masse. On applique alors la carafe sur l'allonge et on bouche celle-ci avec le bouchon à l'émeri. Après 12 heures de macération, on établit une faible communication entre l'air de la carafe et l'air extérieur ; on ouvre un peu le robinet, et l'on fait passer sur la poudre une quantité d'éther suffisante pour recueillir dans la carafe le poids de teinture indiqué ; *le poids de l'éthérolé recueilli devant être le même que le poids de l'éther prescrit.*

	PAR SOLUTION SIMPLE	PAR MACÉRATION	PAR LIXIVIATION
Teintures préparées par ce mode.	Teinture éthérée de camphre. Ether camphré : Camphre. 1 Ether alcoolisé 9	Teinture éthérée d'Asa-fœtida. Asa-fœtida pulvérisée 100 Ether alcoolisé 0,758 500 Préparez de même les teintures éthérées : de baume de tolu, des résines et des gommes-résines, en général. Préparez aussi par ce mode les teintures de castoréum, de musc et d'ambre gris, mais en employant une dose double d'éther alcoolisé.	*Teinture éthérée de digitale.* Feuilles de digitale en poudre demi-fine 100 Ether à 0,758 500 Préparez de même les teintures de Feuilles de Belladone — de Ciguë — de Jusquiame Racine de Valériane. Préparez par ce mode la teinture éthérée de cantharides en employant de l'éther acétique. Cantharides pulvérisées grossièrement. 10 gr. Ether acétique 100 gr.

Composition. — Les teintures éthéro-alcooliques renferment en général des résines, des gommes-résines, des corps gras, des essences, des matières colorantes, et fort peu d'alcaloïdes. Celles qui sont préparées avec des feuilles de végétaux contiennent en outre de la chlorophylle, qui leur communique une teinte vert foncé.

Altérations. — La teinte verte des teintures s'affaiblit graduellement quand elles se trouvent exposées à l'action de la lumière. Outre l'altération produite par l'action solaire, les teintures éthérées peuvent aussi, sous l'influence de l'air, devenir acides, par suite de la transformation de l'éther et de l'alcool en acide acétique.

Conservation. — Pour retarder et même éviter cette double altération, il faut les conserver dans des flacons pleins et bien bouchés que l'on place à l'abri de la lumière solaire.

Falsifications. — Bien que rien de spécial n'ait été publié sur la falsification des teintures éthérées, il est cependant certain que ces médicaments peuvent être falsifiés de différentes manières : En n'employant pas la quantité voulue de substance médicamenteuse ; en substituant à la substance médicamenteuse un autre produit employé comme succédané ; en employant une substance médicamenteuse altérée ou de qualité inférieure ; en employant un éther impur ou mal purifié.

Pour en faire l'analyse on ne possède, jusqu'à présent, aucun moyen pratique et rapide de juger de la valeur d'une teinture éthérée ; il importe donc que le pharmacien prépare lui-même ces médicaments. On pourrait cependant, pour en faire l'essai, suivre la méthode générale indiquée par l'examen des teintures alcooliques :

1º Déterminer la densité de l'éthérolé et comparer cette densité à celle d'un éthérolé bien préparé.

2º Soumettre à la distillation à siccité une certaine quantité d'éthérolé et examiner la pureté et la densité du véhicule recueilli.

3º Evaporer un poids donné de l'éthérolé, dessécher le résidu à 100º et le peser ensuite exactement.

4º Doser, lorsque cela sera possible, les principes actifs contenus dans l'éthérolé.

Posologie. — La posologie des teintures éthérées intéresse le médecin autant que le pharmacien. A ce sujet, il est important de faire remarquer que le dosage de ces médicaments est beaucoup moins précis que celui des teintures alcooliques ; car, malgré toutes les précautions que l'on peut prendre dans leur préparation, on perd toujours une petite quantité d'éther, en raison de la grande volatilité de ce liquide ; ces préparations ne présentent donc pas une composition bien constante. Ces réserves faites, voici les doses auxquelles elles s'administrent.

NOMS DES TEINTURES ÉTHÉRO-ALCOOLIQUES	Doses minima et maxima des teintures éthéro-alcooliques pouvant être administrées par jour à un adulte.
Teintures éthérées d'Asa-fœtida.	de 1 à 4 grammes
— de baume de Tolu.	de 4 à 8 grammes
— de belladone (feuilles).	de V à XXX gouttes
— de camphre.	de V à XXX gouttes
— de cantharides.	de I à X gouttes
— de castoreum.	de 2 à 5 grammes
— de ciguë (feuilles).	de V à XX gouttes
— de digitale (feuilles).	de X à XL gouttes
— de jusquiame (feuilles).	de 1 à 4 grammes
— de musc.	de 1 à 4 grammes
— de valériane.	de 1 à 2 grammes

Rappelons que toutes les observations présentées à propos de la posologie des teintures alcooliques, sont également applicables à la posologie des teintures éthérées.

§ 4. — Vins médicinaux.

Définition. — On appelle vins médicinaux ou œnolés les formes pharmaceutiques préparées par l'action du vin sur des substances médicamenteuses.

Division. — On les divise en deux classes :

1° *Vins médicinaux simples*; quand ils sont préparés par l'action du vin sur une seule substance ;

2° *Vins médicinaux composés* ; quand ils sont préparés par l'action du vin sur plusieurs substances.

Préparation. — Dans la préparation de ces médicaments, il faut tenir compte :

1° Du choix du vin ; 2° du choix des substances ; 3° du mode opératoire.

Choix du vin. — Les vins employés à la préparation des œnolés sont : le vin rouge et le vin blanc de France, contenant environ 10 0/0 d'alcool ; le vin de Grenache contenant environ 15 0/0 d'alcool ; le vin de Lunel, contenant environ 15 0/0 d'alcool ; le vin de Malaga et les autres vins de liqueurs.

On emploie : *les vins rouges* pour la préparation des œnolés faits avec des substances toniques et astringentes ; *les vins blancs*, pour la préparation des œnolés diurétiques et pour dissoudre les principes qui seraient précipités par le tanin contenu dans le vin rouge ; *les vins de liqueurs*, pour la préparation des œnolés faits avec des matières altérables, comme la scille, le safran, l'opium etc. et pour celles qui doivent leur activité à des gommes-résines ou des résines.

Les vins, destinés à la préparation des œnolés, doivent être purs, riches en principes constitutifs et n'avoir subi ni altérations, ni falsifications. Afin de guider le pharmacien dans le choix de ces vins, il nous a paru nécessaire de donner quelques indications générales sur la composition, les altérations et les falsifications de ces liquides.

Le vin, liqueur alcoolique résultant de la fermentation du jus de raisin frais, est un produit d'une composition très complexe et dont les qualités varient avec les cépages, le climat, l'exposition, la nature du sol, le mode de préparation et de conservation.

Les substances qui entrent dans sa composition peuvent être divisées en deux classes :

1° Matières volatiles, ou volatilisables sans décomposition.

2° Matières fixes ou facilement décomposables par la chaleur.

Les matières volatiles ou volatilisables sans décomposition sont :

1° Eau,   dont la proportion en poids est de 94 à 81 0/0

2° Alcool éthylique   —   —   15 à 5 0/0

3° Glycérine   —   —   8 à 2 0/0

4° Alcools méthylique, propylique, butylique, amylique, caproïque, œnanthylique, des glycols, etc. ;

5° Acides acétique, œnanthique, butyrique, lactique ;

6° Aldéhyde ;

7° Éthers provenant de l'action lente des acides sur les alcools ;

8° Principes inconnus, qui concourent sans doute à donner au vin son odeur, son goût et son bouquet ;

9° Gaz, azote et acide carbonique.

Les matières fixes ou facilement décomposables par la chaleur sont :

1° Tanin spécial au vin (existant surtout dans les vins rouges dans lesquels on en trouve jusqu'à 2 grammes par litre) ;

2° Glucose en petite quantité sous forme d'acide glucosotartrique et malique ;

3° Sels : *organiques*. — Bitartrate de potasse, tartrate de chaux. *Minéraux*, principalement du phosphate de chaux qui peut atteindre 20 à 75 0/0 du poids des cendres ; le reste étant constitué par du carbonate de potasse, des sulfates alcalins et alcalino-terreux et des traces de chlorures ;

4° Acides tartrique, malique, phosphorique, succinique, en partie libres, en partie combinés à la potasse, la soude, la chaux, l'alumine, la magnésie, le fer et le manganèse ;

5° Matières pectiques, analogues aux gommes ;

6° Matières grasses ;

7° Matières colorantes.

Il existe donc dans le vin naturel, suivant l'expression du professeur Arnould, un merveilleux assemblage de substances utiles, dans des proportions si bien équilibrées que rien ne peut le remplacer, ni les alcools, ni les liquides fabriqués, qui ne renferment pas ou qui renferment dans des proportions différentes, les matières albuminoïdes et les sels organiques dont l'utilité est incontestable.

En raison de leur composition si complexe, et de la nature instable de leurs composants, les vins sont sujets à des altérations nombreuses, qui les dénaturent souvent au point de les rendre impropres à servir comme boissons. Ils sont également l'objet de fraudes plus ou moins dangereuses, qui doivent être surveillées et réprimées au nom de l'hygiène et de la richesse publiques, et qui les rendent impropres aux usages pharmaceutiques.

Le vin ne peut être employé pour l'alimentation que s'il est pur, exempt d'altérations et de falsifications. Il importe donc de connaître les altérations et les falsifications qu'il peut subir, les procédés à employer pour apprécier sa qualité et sa pureté, les caractères et les propriétés qu'il doit avoir pour pouvoir être livré à la consommation ou servir aux usages pharmaceutiques.

1ʳᵉ Question. — Quelles sont les altérations et les falsifications que le vin peut subir ?

Altérations des vins. — Tous les vins, les bons comme les mauvais, sont très altérables et peuvent contracter un certain nombre d'altérations, désignées sous le nom de *maladies*, et qui sont dues, comme l'a démontré Pasteur, à la présence de végétations microscopiques dont les germes sont apportés par l'air. Chaque maladie a son parasite spécial, qui provoque une altération distincte, tantôt en appauvrissant le vin de certains principes, tantôt en provoquant la formation de produits nouveaux. Sous l'influence de ces microgermes, les vins deviennent :

1° *Piqués ou fleuris.* — On appelle ainsi les vins à la surface desquels on aperçoit des productions mycodermiques blanchâtres, ou fleurs, dues entièrement au *mycoderma vini*, et qui, au microscope, se montrent composées de cellules incolores, très réfringentes, ovales ou allongées, souvent légèrement étranglées, et dont le noyau est brillant. Ce mycoderme vit aux dépens des matériaux du vin et surtout de l'alcool ; il les oxyde complètement, en donnant de l'eau et de l'acide carbonique, ce qui amène un affaiblissement considérable du vin.

2° *Vins aigres.* — Sous l'influence du *mycoderma aceti* (mycoderme constitué par des cellules petites, étranglées au milieu, habituellement agglomérées et formant un voile à la partie supérieure du liquide alcoolique) l'alcool du vin fixe l'oxygène de l'air, se transforme en acide acétique et le vin devient acide.

On peut se mettre à l'abri de ce ferment par divers moyens dont les plus répandus sont : Le mutage, par les mèches soufrées ; l'ouillage, c'est-à-dire le remplissage total du fût ; en recouvrant le vin d'une couche d'huile, comme cela a lieu en Italie ; en additionnant les vins de térébenthine, comme cela se pratique en Grèce et en Turquie ; en aromatisant les vins ou en y faisant infuser des gommes-résines, comme le faisaient autrefois les Romains ; en un mot, en employant un moyen quelconque, qui permette de supprimer l'action de l'oxygène sur le vin et de créer à sa surface une sorte de voile qui empêche le développement du ferment parasite.

3° *Vins ayant la pousse.* — Cette maladie est due au développement d'un ferment anaérobie, qui vit aux dépens de l'acide tartrique, du sucre et de la glycérine, en donnant des acides carbonique, acétique, propionique et peut être lactique. Ce vin devient plat, fade, chargé de gaz, trouble. Mis dans un verre, on voit des ondes soyeuses se mouvoir en divers sens ; placé dans des fûts il s'en dégage de l'acide carbonique sous la pression duquel le vin jaillit avec force ; le tartre disparaît des parois des tonneaux.

4° *Vins tournés.* — Cette maladie qui, d'après M. Gautier, serait spéciale aux vins du midi, est également produite par un ferment bactérien, mais elle diffère de la pousse en ce qu'il ne se fait pas d'acide carbonique. Les vins tournés paraissent bien se conserver ; mais exposés à l'air, ils deviennent troubles, s'irisent à leur surface ; leur couleur passe du rouge au violet puis se précipite, et il surnage un liquide orange, acidulé, un peu amer. Le tanin et l'acide tartrique ont disparu et l'on trouve, à leur place, des acides acétique, tartronique et lactique.

5° *Vins gras, huileux, filants.* — Cette maladie fréquente dans les vins blancs, faiblement spiritueux, et qui manquent de tanin est due à un ferment filamenteux spécial, formé de globules très petits et réunis en chapelets. Les produits de cette fermentation sont encore mal connus ; on sait cependant que le ferment s'attaque surtout aux gommes et aux sucres.

6° *Vins amers.* — Tous les vins rouges, sans exception, peuvent contracter cette maladie, due à un ferment bactérien très ténu et toujours immobile. Au début du mal, le vin présente une odeur particulière, un goût fade et une couleur moins vive ; peu à peu, il devient amer et un peu piquant. Enfin la maladie peut s'aggraver encore ; la matière colorante se précipite sur les parois de la bouteille avec le ferment ; la glycérine paraît diminuer, l'acidité augmente sensiblement, il se forme de petites quantités d'acide butyrique et le vin n'est plus potable.

7° *Vins dépouillés.* — *Dépôts par vieillissement.* — On appelle dépôt par vieillissement les dépôts qui se forment dans presque tous les vins, après qu'ils ont été conservés plus ou moins longtemps, et vins dépouillés, les vins dans lesquels ces dépôts se sont opérés.

Pasteur attribue la formation de ces dépôts à la combinaison de l'oxygène avec le vin. L'air agit peu à peu sur la matière colorante et le tanin ; les produits d'oxydation de ces substances forment avec le bitartrate de potasse, une laque insoluble, qui se précipite peu à peu, en formant un dépôt ou lie qu'on sépare par soutirage.

Pendant le vieillissement du vin, l'acidité du vin diminue, le bouquet apparaît ou s'exalte ; en un mot, le vin se fait. La diminution d'acidité doit être attribuée à la fois au dépôt de crème de tartre, et à un véritable phénomème d'éthérification produit par l'action lente des alcools sur les acides. Une élévation modérée de température et l'agitation favorisent l'éthérification, et par suite le développement du bouquet propre à chaque vin. Le roulis exagère le dépôt de crème de tartre, en hâtant par une agitation continue les actions chimiques ultérieures. Le vin s'améliore avec l'âge ; il y a cependant une limite ; trop vieux, le vin perd de sa valeur et de son bon goût.

Les différentes altérations, que nous venons de décrire, doivent être prévenues, si l'on veut permettre au vin de se conserver et de vieillir. Pour cela, il faut faire disparaître du vin, les micro-organismes qu'il peut contenir, ou arrêter la végétation de ceux qu'il renferme.

On emploie à cet effet, plusieurs moyens, que l'on peut diviser en deux classes :

1° *Procédés de clarification.* — Comprenant le soutirage, la filtration, le collage, l'alunage, le plâtrage, la salage.

2° *Procédés de conservation.* — Comprenant le chauffage, la congélation, et les divers procédés de mutage par l'acide sulfureux, l'alcool et l'acide salicylique.

Sans insister sur ce sujet, il faut observer que quelques-uns de ces procédés (alunage, plâtrage, salage, mutage) introduisent dans le vin des substances étrangères, souvent nuisibles, qui doivent être considérées comme de véritables falsifications.

Falsifications. — Le vin a été falsifié de tous temps ; mais autrefois, la fraude était si grossière, que sa constatation présentait peu de difficultés. Il n'en est plus de même aujourd'hui ; les fraudeurs exploitent à leur profit tous les progrès de la chimie moderne, et l'art de faire du vin sans jus de raisin, est arrivé à un tel degré de perfection, que les experts, dégustateurs et chimistes, hésitent bien souvent avant de se prononcer. Il importe de connaître toutes ces falsifications qui altèrent la composition du vin naturel et qui sont souvent très dangereuses.

Les principales falsifications du vin sont :

1° *Le coupage.* — Le coupage consiste soit à marier un vin médiocre ou dégénéré avec un vin destiné à rendre au premier les qualités qu'il n'a pas ou qu'il a perdues, soit à mélanger, dans des proportions déterminées, plusieurs vins présentant des qualités différentes. Le coupage, pratiqué par des négociants honnêtes, qui vendent leurs produits pour ce qu'ils sont, est parfaitement licite, car son but est d'améliorer, de rendre propres à la consommation, des vins qui ne pourraient pas être utilisés tels qu'ils sont. C'est ce que dit expressément une circulaire ministérielle du 18 octobre 1876, signée *Dufaure* :

« La pratique des coupages ne doit pas être considérée comme constituant par elle-même une falsification, dans le sens de la loi du 27 mars 1851, rendue applicable aux boissons par la loi du 5 mai 1855. Il est dit, en effet, dans l'exposé des motifs qu'il n'est point entré dans la pensée du gouvernement de réprimer les opérations qui consistent à couper les vins de diverses provenances et de diverses qualités, pour donner satisfaction au goût du public et au besoin du bon marché. »

Mais, si le coupage ne constitue pas une falsification, tombant sous le coup des articles 1 et 3 de la loi de 1851, il constitue une véritable tromperie sur la quantité ou la qualité de la chose vendue, dans le cas où l'acheteur ignorerait la manipulation subie faite par le vendeur (ce qui est le cas le plus fréquent). Cette tromperie, qui est passible des peines édictées par la loi de 1851 et par l'article 423 du Code pénal, est d'autant plus grave que les coupages ne se font pas toujours d'une manière rationnelle entre vins rouges par exemple, mais qu'ils se font communément en mélangeant du vin rouge avec du vin blanc, ou un vin rouge plat avec un vin blanc possédant du bouquet et un vin foncé en couleur (vin teinturier).

Ces coupages s'opèrent aussi fréquemment à l'aide des piquettes, faites avec les raisins secs. La fabrication des piquettes de fruits secs, et notamment de raisins secs, a pris, pendant ces dernières années, une extension considérable, et en 1881, la production a dépassé 2.330.000 hectolitres. Ces piquettes sont coupées de la moitié ou de 2/3 de vin rouge du midi ou d'Espagne, fouettées, filtrées et constituent alors ce qu'on appelle le gros vin marchand qui sert au coupage et au mouillage ; elles sont quelquefois livrées directement à la consommation sous le nom de vin blanc des montagnes. Le syndicat général des chambres syndicales des marchands en gros de vins, s'est prononcé contre les abus qui résultaient de l'usage des piquettes, et les tribunaux ont prononcé des peines sévères, toutes les fois qu'il a été établi que des piquettes ont été vendues sous le nom de vin.

2° *Le mouillage.* — C'est une manipulation très fréquente, qui consiste dans l'addition au vin d'une certaine proportion d'eau. Cette falsification, qui est la plaie du commerce des vins, et dont la répression a été énergiquement demandée par le syndicat des chambres syndicales du commerce en gros des vins et spiritueux de France, ne va jamais seule ; celui qui la pratique est presque toujours condamné à se livrer à d'autres opérations frauduleuses, par exemple : à colorer artificiellement le vin mouillé dont la couleur est devenue trop faible. Souvent aussi, on remonte les vins mouillés avec de l'alcool de qualité inférieure (alcools de grains, de betteraves renfermant de l'alcool amylique dont la nocivité est reconnue).

3° *Sucrage.* — Il arrive souvent que, dans les années pluvieuses et froides, les raisins viennent difficilement à maturité, et la maturation du fruit est si peu avancée que sa teneur en sucre diminue de moitié en même temps que son acidité augmente. Un moût, renfermant 12 0/0 de sucre et 12 0/0 d'acidité, donne presque toujours un vin détestable ; dans ce cas, le vigneron ne peut guère employer sa vendange telle que la nature la lui donne.

Lorsque la quantité de sucre contenu dans le moût est trop faible, et que l'acidité de ce moût est trop forte, le vigneron applique les procédés indiqués par Chaptal et par le Dʳ Ludwig Gall, qui ont tous deux pour but d'augmenter la richesse saccharine de la vendange ; de diminuer son acidité.

Le procédé, imaginé par Chaptal, appelé *chaptalisation*, consiste essentiellement : à neutraliser l'excès d'acidité du moût, en y ajoutant du marbre blanc en poudre ; à augmenter la richesse saccharine de la vendange par l'addition d'une certaine quantité de sucre. Dans ce procédé, on n'ajoute pas d'eau au moût ; la quantité de vin n'est pas augmentée ; le vin devient seulement plus riche en alcool, parce que, sous l'influence de la fermentation, le sucre se change en alcool, s'incorpore au liquide en augmentant sa richesse alcoolique.

Dans le procédé du Dʳ Gall, appelé *gallisation*, on commence par ajouter au moût une certaine quantité d'eau, pour ramener son degré d'acidité à ce qu'il est dans les bonnes années, puis on introduit une certaine quantité de sucre. Pour l'application de ce procédé, on se guide sur les tableaux donnés par le Dʳ Gall. Ainsi, en admettant, comme le dit le Dʳ Gall, qu'un moût de moyenne qualité doive contenir 20 0/0 de sucre, 0,4 0/0 d'acides libres, et que celui qu'on veut traiter renferme 10 0/0 de sucre et 0,8 0/0 d'acides, il faudra faire le mélange suivant : A 100 kilogrammes de ce moût, on ajoutera 70 kilogr. d'eau et 30 kilog. de sucre. Il en résultera 200 kilogr. de moût renfermant, comme le moût type, 20 0/0 de sucre et 0,4 0/0 d'acides libres. Comme on le voit, grâce aux 70 kilogrammes d'eau ajoutés, on augmente du double le poids de la vendange par ce procédé. Lorsque les proportions ne sont pas bien observées, le but n'est pas atteint, et si par surcroît, comme il arrive souvent, on emploie à la place de sucre du glucose impur, la gallisation donne des résultats pitoyables.

Le sucrage est une opération également pratiquée dans la fabrication des piquettes, préparées par le procédé de Petiot, propriétaire bourguignon, procédé appelé *petiotisation*. Ces piquettes se font par le procédé que nous allons indiquer. Lorsque la vendange est pressée, en obtient :

Le *jus*, appelé aussi *goutte mère* qui sert à faire le vin ; un résidu, appelé *marc*, qui contient encore une partie du bitartrate de potasse, du tanin et de la matière colorante de la grappe non dissoute par le jus. On ajoute à ce marc une certaine quantité de sucre et d'eau, on laisse fermenter, et on obtient ainsi des liqueurs appelées *piquettes, vins par procédé, vins de seconde et troisième cuvée.*

La fabrication de ces boissons est recommandable, parce qu'elle permet de tirer parti des matières précieuses contenues dans le marc ; mais cette boisson ne doit, dans aucun cas, être vendue comme vin naturel ; si elle l'était, il y aurait tromperie sur la qualité de la marchandise vendue.

Si dans les opérations de chaptalisation, de gallisation et de petiotisation, on emploie du sucre de canne ou de betterave, le sucrage est une pratique qui peut rendre les plus grands services et qui par suite est très recommandable. Il en est autrement, si le sucrage se fait par le glucose ou sucre de fécule, ce qui est le cas le plus fréquent.

En effet, le glucose employé est loin d'être pur ; il renferme ordinairement de 12 à 15 et même 20 0/0 de substances infermentescibles, qui viennent augmenter le poids de l'extrait sec et masquer l'addition d'eau que la faiblesse de ce poids eût révélée à l'expert. La fermentation du sucre de fécule donne naissance à une certaine quantité d'alcool amylique, qui est beaucoup plus nuisible que l'alcool de vin. De là, l'ivresse plus rapide, les malaises immédiats, l'ébranlement nerveux, qui suivent régulièrement l'usage journalier des vins traités par la méthode de Chaptal, de Gall et de Petiot.

4° Pour adoucir le vin, pour lui donner du corps, assurer sa conservation, et souvent aussi pour masquer le défaut d'extrait, on ajoute au vin une certaine quantité de glycérine. Cette opération, appelée *scheelisage*, du nom de Schèele, n'est pas toujours inoffensive.

En effet, les vins naturels contiennent, en moyenne, 6 grammes de glycérine par litre ; dans les vins travaillés, cette quantité est notablement dépassée. Or on sait, d'après les expériences de Catillon, qu'à la dose de 15 à 20 grammes par jour, la glycérine est un antidéperditeur ; qu'à la dose de 40 à 60 grammes, elle provoque une irritation des reins, de la vessie, et peut même déterminer le pissement de sang ; qu'elle peut aussi provoquer des empoisonnements chez les animaux, ainsi que le démontrent les expériences de Dujardin-Beaumetz et d'Audigé. La glycérine ne peut donc être consommée impunément qu'à des doses modérées et fractionnées ; il importe donc de la doser avec soin, et de rejeter de la consommation, les vins qui en renfermeraient une proportion trop considérable.

5º La litharge est quelquefois ajoutée au vin pour combattre l'acescence ou acidité des vins, maladie très commune. Elle se transforme dans le vin en acétate de plomb, dont la saveur sucrée sert à masquer l'acidité. Le vin ainsi traité, devient un véritable poison, et doit être rigoureusement proscrit de l'alimentation.

6º L'alun est souvent ajouté aux vins, soit pour leur donner une certaine âpreté ou verdeur spéciale, qui leur fait supporter l'addition d'eau, soit pour remonter leur couleur, en les acidifiant. Cette pratique, désignée sous le nom d'*alunage*, est très dangereuse.

7º Dans le midi de la France, en Espagne et en Italie, les vins subissent souvent l'opération du *plâtrage*. Elle consiste à ajouter dans les cuviers en fermentation une certaine quantité de plâtre, qui va quelquefois jusqu'à 500 grammes et même 750 grammes par hectolitre de vendange. Le plâtrage amène les modifications suivantes dans le vin : il augmente le titre acidimétrique et avive sa couleur ; il augmente la quantité de potasse contenue naturellement dans le vin ; il hâte le dépouillement des vins et assure leur stabilité.

Le plâtrage est condamné aujourd'hui par tous les hygiénistes, depuis les travaux de Poggiale, Bussy et Buignet, et ceux plus récents de M. le pharmacien inspecteur Marty. Les expériences, faites par ces savants, démontrent en effet, que le plâtre, en agissant sur le tartrate acide de potasse contenu dans le vin, donne naissance à du bisulfate de potasse, sel agissant comme corrosif par son excès d'acide sulfurique, et comme purgatif toxique par son sulfate de potasse à dose élevée.

Quelques exemples ont prouvé que le plâtrage produit une altération nuisible à la santé du consommateur, qu'il est inutile aux vins de bonne qualité, et qu'il est particulièrement appliqué aux vins de mauvais goût, dépourvus de force, provenant de raisins moisis ou non parvenus à maturité, ou bien encore aux vins trop colorés ou trop riches en tartre. Sur l'avis du Comité consultatif d'hygiène publique de France, le ministre de la justice, par une circulaire en date du 27 juillet 1880, a interdit, sous peine de poursuites, à titre de falsifications, le commerce des vins contenant une quantité de sulfate de potasse supérieure à deux grammes par litre, quantité qui seule peut être tolérée sans danger pour la santé des consommateurs.

8° Comme l'évaluation du plâtrage se fait en dosant l'acide sulfurique, quelques négociants ont essayé de masquer cette opération en précipitant par un sel de baryte la quantité de sulfate de potasse en excès. Ce *déplâtrage* s'opère en général avec le chlorure de baryum ou le carbonate de baryte, sels toxiques ; c'est une pratique très condamnable.

9°. On fait très fréquemment subir aux vins l'opération du *vinage* ou *alcoolisage*, qui consiste à ajouter de l'alcool aux vins faibles, en vue de rehausser leur degré alcoolique et de les conserver.

Le vinage se fait sur le moût ou sur le vin ; l'alcool mélangé au moût s'incorpore mieux que celui qui est ajouté au tonneau. Mais, dans les deux cas, il précipite une partie des substances primitivement dissoutes, abaisse d'environ 1 gramme par litre la proportion d'extrait, fait perdre au vin son bouquet et son originalité, le rend plus capiteux et plus apte à provoquer l'ivresse.

Champouillon a remarqué que le vin viné passe au vinaigre avec une facilité surprenante ; le vinage n'est donc pas un moyen de conservation irréprochable, c'est plutôt, comme beaucoup de personnes le prétendent, un moyen de vendre cher, en raison de la richesse alcoolique, un vin médiocre ou même fabriqué. Au point de vue de l'hygiène, le vinage présente des inconvénients et quelquefois des dangers sur lesquels on a longuement discuté soit à l'Académie de médecine, soit dans les assemblées parlementaires.

Nous n'insistons pas sur ce sujet, renvoyant le lecteur, qui voudrait approfondir la question, aux ouvrages mentionnés plus bas (1).

10° L'acide salicylique est très employé, depuis quelques années, pour le mutage des vins. Cet acide jouit en effet de la singulière propriété d'étourdir le ferment, de paralyser son action, pendant un temps plus ou moins long, sans cependant le détruire tout à fait.

Cette qualité particulière a été exploitée par les fraudeurs qui pro-

(1) *Traité d'hygiène d'Arnould. — Bulletins de l'Académie de médecine. — Journal de pharmacie et de chimie. — Revue d'hygiène de Vallin. — Annales d'hygiène publique et de médecine légale.*

cèdent de la manière suivante : ils sucrent des vins déjà vinés à la limite de 15° ; ils les salicylent, pour arrêter momentanément la fermentation, et entrent ainsi, à la vue des employés de l'octroi, de l'alcool sous forme d'eau sucrée. Quinze jours après, le ferment, endormi par l'acide salicylique, se réveille, la fermentation s'établit, le sucre ajouté se transforme en alcool et la richesse alcoolique du vin passe de 15° à 20° et même à 25° ; on obtient, de la sorte, un vin concentré capable de supporter un mouillage de 50 0/0.

L'addition de l'acide salicylique dans toutes les substances alimentaires a été interdite, sur l'avis du Comité consultatif d'hygiène publique de France, par arrêté ministériel du 7 février 1881, rendu exécutoire à Paris par une ordonnance de M. le Préfet de police, en date du 23 février 1881 ; il en résulte par suite que l'acide salicylique ne peut pas être employé pour le mutage des vins, et que son emploi constitue une falsification.

11° La coloration artificielle des vins est aussi une fraude très fréquente, et elle a pris, depuis quelques années, une extension si considérable que c'est par tonnes qu'il faut compter les quantités de matières colorantes qui se débitent annuellement dans une seule ville, comme Montpellier, Béziers, Narbonne, Paris.

On ne colore les vins, en général que pour les additionner impunément d'eau. Cette fraude très productive, car elle s'exerce sur des millions d'hectolitres, est très répréhensible ; elle ne doit pas être tolérée, dans l'intérêt de la santé et de la richesse publiques, pour les raisons données par MM. Bouchardat et Gautier, dans le savant rapport qu'ils présentèrent au Congrès international d'hygiène tenu à Paris en 1878.

Tout le monde sait que le vin rouge est à la fois : Un aliment, par son alcool, sa glycérine, ses sels de potasse, ses phosphates, et quelques-unes de ses matières extractives ; un tonique, par ses matières tanniques et colorantes, son bouquet etc., etc. Un vin, coloré artificiellement et proportionnellement étendu d'eau ou même de vin blanc, perd donc, en partie, sa puissance nutritive et sa tonicité. La couleur artificielle, dont on a paré le vin, n'est qu'une sorte d'étiquette frauduleuse, un trompe l'œil qui promettent au consommateur qu'il trouvera, dans cette boisson, des qualités précieuses qu'elle ne possède plus qu'à un faible degré.

Il est reconnu que toutes choses égales d'ailleurs et pour les mêmes cépages, les vins très colorés, sont proportionnellement plus riches en tanin, en extrait, en alcool, et se conservent mieux que ceux qui, fabriqués dans les années froides et pluvieuses, manquent à la fois de couleur, de tanin et d'esprit. Or, la coloration artificielle, tout en donnant à la liqueur vineuse les apparences les plus favorables, fait supposer à tort au consommateur et à l'acheteur, que ce vin possède de précieuses qualités de nutrivité, de tonicité, de conservabilité des vins naturels d'aspects et de teintes analogues.

Toutes les personnes (chimistes ou commerçants) qui se sont occupées de la coloration des vins, ont reconnu que ceux, qui avaient été teints artificiellement, laissent déposer, au bout de quelques mois, non seulement la matière colorante étrangère, mais encore une fort notable proportion de leur tanin et de leur couleur naturelle. Rien ne peut arrêter ce singulier et désastreux effet d'entraînement. Au bout de quelques mois, l'acheteur se trouve frustré, non seulement parce qu'il ne détient, dans la plupart des cas, qu'un vin à la fois coloré et additionné d'eau, mais aussi parce que cette liqueur se décolore et s'altère rapidement. En résumé, les vins colorés artificiellement perdent leurs qualités nutritives et toniques, ne se conservent pas et se décolorent. On ne saurait donc admettre, comme ont voulu le faire établir certains économistes distingués, que le vin étant une substance alimentaire fabriquée, il soit permis de la modifier à son gré.

Le vin, et c'est là un point essentiel à retenir, est le produit de la fermentation du jus de la grappe de raisin ; et s'il est permis de livrer à la consommation des vins vinés, sucrés, tartrés, en un mot, des vins modifiés avec les matières mêmes qui entrent dans la composition du vin normal et pur, on ne saurait, par analogie, permettre le commerce des vins, fraudés avec des matières étrangères qu'il ne contient pas naturellement, tels que le tanin de chêne, l'alun, les matières colorantes, surtout quand ces substances sont ajoutées dans le vin, dans le but de masquer des fraudes plus graves telles que l'addition d'eau etc.

Si la coloration des vins avec des substances étrangères, inoffensives par elles-mêmes, ne peut être tolérée, que dire de la coloration faite avec des matières dangereuses ou toxiques ?

La fraude introduit souvent dans les vins, non point des produits inertes, comme la mauve, le sureau, etc., etc., mais encore des drogues nuisibles comme le suc de sureau dissous dans l'alun, l'extrait drastique du phytolacca decandra, la fuchsine pure et arsénicale, les queues de fuchsine avec leurs dérivés azoïques, souvent vénéneux à faible dose.

Dans ces dernières années, l'opinion publique s'est beaucoup préoccupée de la coloration des vins par la fuchsine ; on s'est demandé si la fuchsine était ou non toxique, et si les vins fuchsinés présentaient des dangers pour l'alimentation publique. Cette question mérite d'être examinée avec soin.

Et d'abord la fuchsine, exempte d'arsenic, est-elle vénéneuse ? Les expériences, entreprises par MM. Clouet et Bergeron, semblent démontrer que la fuchsine pure est inoffensive, qu'elle ne détermine ni nausées, ni ptyalisme ou prurit buccal, ni diarrhée, ni embarras gastrique, ni migraine, ni albuminurie. Telle est aussi l'opinion de M. le Dʳ Hirt qui pense que la fuchsine n'est dangereuse qu'à cause de l'arsenic qu'elle contient ; tel est aussi l'avis du Dʳ Husson, qui dans un article publié au mois d'octobre 1876 dans le *Journal de pharmacie* conclut en disant : « Tout en admettant le danger de la fuchsine surtout arsénicale, nous croyons pouvoir affirmer que si la fuchsine employée était chimiquement pure, il n'y aurait pas grand inconvénient à s'en servir. C'est à l'arsenic que l'on doit surtout attribuer les accidents qui ont été signalés. »

MM. Feltz et Ritter ont constaté au contraire que la fuchsine pure, administrée à l'homme à la dose de 0 gr. 50 et même à la dose que renferme un litre de vin coloré par cette substance, provoque du prurit à la bouche et aux oreilles, des coliques, de la diarrhée et finalement qu'elle fait apparaître de l'albumine dans l'urine.

En présence de ces résultats contradictoires, que faut-il penser ?

Je crois qu'il faut adopter sans réserves l'opinion émise par MM. les Professeurs Bouchardat et Arnould : « Au point de vue de l'hygiène, dit M. Bouchardat, il n'y a peut-être pas d'inconvénients à consommer des aliments ou des boissons colorés par une petite quantité de fuchsine pure ; mais la fuchsine pure n'existe pour ainsi dire pas, surtout dans le commerce. La mieux cristallisée est salie par des azo-dérivés dont l'action sur l'économie est infiniment plus nuisible que celle de la fuchsine elle-même. »

Etudiant surtout les vins fuchsinés, M. Bouchardat ajoute : « Rappelons que les colorants à la fuchsine (caramels, colorine etc., sont pour la plupart, des queues de fuchsine incristallisables où sont condensés les impuretés et tous les produits secondaires. On y trouve à l'état libre ou combiné : des bases vénéneuses, telles que l'aniline, la toluidine, etc. ; des azo-dérivés, toujours très dangereux ; des substances colorantes diverses, suivant la matière première soumise à l'oxydation, telles que mauvalinine, safranine, etc., dont l'innocuité sur l'économie est fort douteuse. Toutes ces raisons doivent faire rejeter à l'hygiéniste le vin coloré à la fuchsine, car, si l'on n'est pas immédiatement empoisonné par un vin fuchsiné, on doit redouter la continuité de l'usage d'une pareille boisson. »

M. le professeur Arnould s'exprime en ces termes : « La salubrité des vins colorés à la fuchsine a été fortement controversée et résolue en sens contradictoires. Bien entendu personne ne conteste la nocivité de la fuchsine arsénicale ; le débat est relatif à la fuchsine pure. » Puis il ajoute : « En circonscrivant le débat dans le domaine de l'hygiène, il faut considérer que la fuchsine du commerce est rarement pure ; que la fuchsine ajoutée au vin ne sert communément qu'à déguiser des manipulations défavorables à la bonne qualité de la liqueur ; qu'il y a au moins doute permis sur l'innocuité de la fuchsine ; sur ces bases, les administrations sont suffisamment autorisées à s'opposer à l'emploi de cette matière colorante. »

Pour colorer artificiellement les vins on emploie : soit des couleurs naturelles, tirées du règne végétal ou animal ; soit des couleurs fabriquées avec les dérivés du goudron de houille.

Les matières colorantes, les plus habituellement employées aujourd'hui, sont par ordre d'importance et de fréquence :

1° La fuchsine, les sels de rosaniline, les rouges et violets d'aniline. Ces substances, souvent arsénicales, s'emploient seules ou mélangées à d'autres matières colorantes jaunes et rouges, et spécialement à du sirop de glucose caramélisé ; à des extraits divers destinés à allonger la matière colorante, à atténuer la vivacité de ses tons roses ou violacés, ou à masquer ses réactions. Suivant la fantaisie du fabricant, elles se vendent sous des noms divers : *caramel, colorine, purpurine, cramoisine, sanguine, carotine* ;

2° Cochenille, carmin, laque carminée, carmin ammoniacal ;

3° Mauve (fleurs desséchées de l'Althea rosea, variété nigra ou mauve noire) ;

4° Baies de sureau (Sambucus niger). Elles sont très employées dans le nord et le midi de la France, en Espagne, en Portugal, pour fabriquer ce qu'on appelle la *teinte* ou *teinte de Fismes* composée en mélangeant : Baies de sureau 250 gr. Alun ou acide tartrique 30 gr. Eau 800 gr.;

5° Baies d'hyèble (Sambucus ebulus)   ⎫   peu employées
6° Baies de troène (Ligustrum vulgare) ⎬   en France.

7° Baies de Portugal, Raisin d'Amérique (Phytolacca decandra).

Le suc de ces baies, rouge carmin magnifique, contient des principes drastiques. Cette propriété bien connue, et les condamnations sévères qui sont venues frapper les fraudeurs font qu'on abandonne peu à peu cette substance pour la coloration artificielle des vins ;

8° Carmin d'indigo en pâte, appelé ceruline, sulfo-indigotate de potasse ;

9° Bois de Brésil ou de Fernambouc (décoction alcoolique);

10° Bois de campêche (décoction aqueuse) ;

> Employés quelquefois pour faire des vins de toutes pièces. Peu usités aujourd'hui.

11° Airelle myrtille (suc des baies) ;

12° Betterave rouge (extrait aqueux ou décoction) ;

13° Orcanette ;

14° Safranine ;

15° Acides sulfopurpurique et sulfoalizarique ;

> Employés quelquefois, mais rarement.

16° Le maqui. La coloration du vin par les baies de maqui (Aristotelia macqui) a été découverte récemment par M. Lajoux, professeur à l'École de médecine et de pharmacie de Reims. « Cette matière est employée couramment à Reims, dit ce chimiste, pour colorer les vins de raisin sec ou pour rendre aux vins rouges mouillés leur coloration primitive ; il est probable qu'il en est de même autre part ; néanmoins à notre connaissance, c'est la première fois que cette falsification est signalée en France » ;

17° Enfin, disons qu'on imite la sève, l'arôme et le bouquet des vins par des procédés scientifiques. Les éthers œnanthique, pélargonique etc., etc., du vin sont contrefaits par des mélanges d'autres éthers et essences préparés artificiellement par l'industrie. A ce sujet, on lit dans le rapport de la commission supérieure de l'exposition de Vienne, ce qui suit : « A l'institut de Klosterneuburg (Autriche), on apprend à fabriquer les extraits ou éthers œnanthiques reproduisant le bouquet des vins les plus renommés. »

2ᵉ *Question.* — Quels sont les procédés à employer pour apprécier la qualité et la pureté des vins ?

L'analyse des vins peut s'opérer à l'aide de différentes méthodes sur lesquelles nous ne croyons pas devoir insister ; nous rappellerons seulement que, pour être complète, cette analyse doit comprendre les opérations suivantes :

1° *L'examen physique des vins.* — L'examen des propriétés organoleptiques, odeur, saveur, couleur, permet à un observateur exercé d'apprécier la qualité des vins et de donner des renseignements précieux sur les altérations ou maladies qu'ils ont pu contracter : acidité, moisi, pousse, tourne, graisse, amertume, dépouillement, coloration artificielle etc., etc.

2° *Examen microscopique des dépôts des vins.* — L'examen micros-copique des dépôts des vins a pour but de confirmer et de préciser les indications que l'examen physique avait données sur les maladies des vins.

3° *Examen chimique des vins.* — Au point de vue pratique, il est inutile de rechercher et de doser tous les principes contenus dans le vin ; on se borne, en général, à déterminer certains éléments impor-tants, considérés par tous les chimistes comme des éléments consti-tutifs, servant à caractériser un vin. On procède successivement : aux dosages de *l'alcool*, de *l'extrait*, des *cendres*, du *sucre*, de *l'aci-dité*, du *bitartrate de potasse et de l'acide tartrique*, de *la glycérine*, du *tanin* et à la détermination de *l'intensité colorante du vin*.

En soumettant le vin à ces différents essais, l'expert chimiste pourra se prononcer sur sa valeur, surtout lorsque l'analyse aura pu être faite comparativement avec un échantillon authentique du même cru et de la même année. Il lui restera cependant, pour pouvoir discuter tous les résultats de son analyse, fait essentiel et capital dans beaucoup de cas, mais particulièrement nécessaire au point de vue de l'hygiène, à rechercher les falsifications que le vin a pu subir. A cet effet, il procédera à la recherche et au dosage des substances suivantes :

Eau (mouillage) ; *alcool* (vinage) ; *sucre cristallisé* ; *dextrine* ; *pi-quette de raisins secs* ; *plâtre* ; *acide salicylique* ; *chlorure de so-dium* (salage) ; *alun* (alunage) ; *acide sulfurique* ; *matières coloran-tes* (1).

3° *Question.* — Quels sont les caractères et les propriétés que doi-vent avoir les vins livrés à la consommation ? en d'autres termes,

---

(1) La recherche de toutes ces falsifications, délicate et souvent difficile, se fait à l'aide de procédés nombreux. Consulter à ce sujet :
Dictionnaire des falsifications de Chevalier et Baudrimont ; *Sophistication des vins* de A. Gautier ; Documents sur les falsifications des matières alimen-taires du laboratoire municipal de Paris ; *Manuel d'analyse des vins* de Baril-lot ; *La coloration artificielle des vins* de Carles de Bordeaux ; *La coloration artificielle des vins* de Cazeneuve de Lyon ; *La coloration artificielle des vins* de Monavon (Thèse de Lyon) ; *Traité de la vigne et du vin* de Portes et Ruys-son ; *Essai commercial des vins* de Dujardin ; *Traité des altérations et falsi-fications des substances alimentaires* de Villiers et Collin.

quels sont les vins propres ou impropres soit à l'alimentation, soit aux usages pharmaceutiques ?

Sont propres à l'alimentation et aux usages pharmaceutiques :

Les vins purs, riches en principes constitutifs, n'ayant subi ni altérations, ni falsifications ; les vins coupés, mais dont le coupage a été opéré dans des conditions loyales et rationnelles ; les vins sucrés, mais dont le sucrage a été fait avec du sucre de canne ou de betterave ; les vins alcoolisés, mais dont le vinage a été fait avec des alcools purs ; les vins dépouillés.

Sont impropres à l'alimentation et aux usages pharmaceutiques, mais sans être nuisibles :

Les vins malades (piqués ou fleuris, aigris, tournés, ayant la pousse, graisseux, amers) ; les vins mouillés ; les vins colorés artificiellement, par des matières colorantes inoffensives, comme la mauve, le sureau, etc.

Sont impropres à l'alimentation et aux usages pharmaceutiques et nuisibles :

Les vins plâtrés, contenant une quantité de sulfate de potasse, supérieure à 2 grammes par litre ; les vins alunés ; les vins contenant de la litharge ; les vins auxquels on a ajouté une trop grande proportion de glycérine ; les vins salicylés ; les vins colorés artificiellement avec la teinte de Fismes, avec l'extrait drastique de Phytolacca decandra, avec tous les dérivés du goudron (fuchsine, rosaniline, etc., etc.) en un mot les vins colorés avec toutes les substances toxiques ; les vins auxquels on a ajouté de l'acide sulfurique.

Après avoir vérifié la pureté et la richesse des vins destinés à la préparation des œnolés, il faut choisir les substances qui doivent entrer dans la composition de ces médicaments.

Choix des substances. — Les substances, qui servent de base aux vins médicinaux, sont presque toutes d'origine végétale. On y introduit quelquefois quelques sels minéraux, mais les substances animales ne figurent jamais dans leur composition.

A l'exception des plantes antiscorbutiques, qui doivent être employées fraîches, car par la dessiccation, elles perdraient leur huile volatile, toutes les substances doivent être employées à l'état sec, parce que l'eau de végétation qu'elles contiennent, affaiblirait le titre alcoolique du vin et prédisposerait le produit à la fermentation. Elles doivent de plus être convenablement divisées, pour qu'elles soient mieux pénétrées par le liquide dissolvant.

Rapports de poids entre les substances et le vin. — Quelles sont les proportions de vin et de substance que l'on emploie pour la préparation des œnolés ? ou en d'autres termes, quels sont les rapports de poids qui doivent exister entre la substance et le vin ?

Autrefois, la plupart des vins simples se préparaient dans la proportion de 30 grammes de substance pour 1000 grammes de vin et 60 grammes d'alcool à 60° ; ce qui faisait un total de 1060 de véhicule ; le rapport de la substance au véhicule était donc de 30/1060 = 1/35.

Le Codex de 1884 a apporté de grandes modifications au rapport de la substance au véhicule :

Pour les vins d'absinthe, d'aunée, de gentiane, le rapport est de 1 à 35.

 « de colombo, boldo, buchu, eucalyptus, quassia amara . . . . » 1 à 33.

 « de quinquina jaune ou rouge . . » 1 à 44.

 « de quinquina gris . . . . » 1 à 22.

 « de scille, coca, semences de colchique, rhubarbe . . . . . . » 1 à 16.

On voit donc que le rapport entre la substance et le véhicule pour la préparation des œnolés est très variable.

Choix du mode opératoire. —. Les vins médicinaux se préparent par trois modes différents : par solution, par macération, par lixiviation.

	SOLUTION SIMPLE.	MACÉRATION.	LIXIVIATION.
Cas dans lesquels on l'emploie.	Elle s'emploie toutes les fois que la substance médicamenteuse est entièrement soluble dans le vin.	Elle s'emploie pour la préparation de tous les œnolés faits avec des substances non entièrement solubles dans le vin, ce qui est le cas le plus fréquent.	Elle peut s'employer pour la préparation de tous les œnolés faits avec des substances non entièrement solubles dans le vin, ce qui est le cas le plus fréquent.
Œnolés faits par ce procédé.	Vin aromatique. Vin chalybé ou ferrugineux. Vin de pepsine. Vin de quinquina ferrugineux.	Œnolés avec écorces, bois, racines, feuilles, bulbes, fleurs, etc.	Œnolés faits avec écorces, bois, racines, feuilles, bulbes, fleurs, etc.

	SOLUTION SIMPLE.	MACÉRATION.	LIXIVIATION.
Procédé adopté par le Co-dex.	Procédé adopté par le Codex.	Procédé adopté par le Codex pour la pré-paration des œnolés suivants : absinthe, aunée, antiscorbuti-que, colchique, colom-bo, boldo, buchu, eu-calyptus, quassia ama-ra. de digitale compo-sée, gentiane, quin-quina, opium compo-sé.	Ce procédé n'est pas recommandé, mais il peut, dit le Codex de 1884, être employé dans le cas où le phar-macien le trouve op-portun et applicable.
Modes opératoi-res.	Mélanger les subs-tances au vin et après solution complète, fil-trer.	D'une manière gé-nérale, laisser en con-tact pendant 24 heu-res, et en vase clos, la substance convena-blement divisée avec le double de son poids d'alcool à 60°; ajouter le vin, laisser macérer 10 jours, en ayant soin d'agiter de temps en temps; passer avec expression et filtrer. *Observation.*— L'al-cool, ajouté ainsi au vin, a pour but d'aug-menter la spirituosité du vin, de ramollir les principes solubles et de les rendre plus aptes à la dissolution lorsqu'ils sont en con-tact avec le vin, enfin d'assurer la conserva-tion du produit. *Dans le cas où on n'emploie pas d'alcool* — (Ce qui arrive avec les vins préparés avec le vin de grenache : vins de colchique, co-lombo, boldo, buchu, eucalyptus, quassia amara) faire macérer, en vase clos, les ma-tières dans le vin pen-dant 10 jours en ayant soin d'agiter de temps en temps ; passer avec expression et filtrer.	Prendre dans ce mo-de les précautions in-diquées pour la pré-paration des teintures alcooliques par lixi-viation (voir page 458).

Principes dissolvants du vin. — Les deux principaux agents de dissolution, contenus dans le vin, sont l'*eau* et l'*alcool.* Cependant, il n'est pas possible d'admettre, comme le veulent certains pharmacologistes, Deschamps d'Avallon par exemple, qu'il existe une ressemblance complète entre les propriétés dissolvantes du vin et celles d'un mélange équivalent d'eau et d'alcool. En dehors de l'alcool et de l'eau, les autres principes constituants du vin (*crème de tartre, sucre, glycérine, acides*) ont aussi une influence marquée sur la dissolution de quelques corps de nature minérale ou organique. Ainsi c'est par ses parties acides que le vin dissout le fer et l'antimoine ; le tanin, en dehors de ses propriétés spéciales, se combine aux alcaloïdes et permet aux vins de dissimuler une certaine quantité d'iode, etc., etc.

Quoi qu'il en soit, et c'est là une remarque importante à faire, au point de vue thérapeutique, les propriétés du vin s'ajoutent à celles des substances dont il est chargé ; il importe donc d'employer de bon vin à la préparation des vins médicinaux, et c'est précisément pour cette raison que nous avons cru devoir longuement insister sur le choix du vin destiné à la préparation des œnolés.

Composition. — La composition des vins médicinaux est très complexe et imparfaitement connue ; on y trouve : des produits extractifs, sucrés, mucilagineux et en général tous les principes solubles dans l'eau qui peuvent se dissoudre à la faveur de l'eau contenue dans le vin ; des matières résineuses, gommo-résineuses, des huiles essentielles, dissoutes à la faveur de l'alcool du vin.

Altérations. — Les vins médicinaux sont en général très altérables, et subissent très promptement la fermentation acétique ; aussi convient-il de n'en préparer que peu à la fois, de les renouveler souvent, et de les soustraire à l'action de l'air pendant et surtout après leur préparation.

Conservation. — Ils doivent être conservés dans des flacons exactement remplis, bien bouchés et placés dans un lieu frais, à la cave.

Il se forme dans les vins médicinaux, au bout de peu de temps, un dépôt, dont la nature n'a pas été déterminée ; il est donc indispensable de les filtrer avant de les délivrer aux malades.

Pour remédier à l'altération que les vins médicinaux éprouvent souvent peu de temps après leur préparation, Parmentier a proposé de les faire, à mesure du besoin, en mêlant une teinture alcoolique à du vin. Ce procédé est défectueux, car il donne des produits inférieurs à ceux obtenus par le procédé du Codex.

En effet, ainsi que nous l'avons dit, le pouvoir dissolvant d'un mélange d'alcool et d'eau n'est pas comparable au pouvoir dissolvant du vin ; le pouvoir dissolvant de ce dernier liquide est modifié par les divers principes constituants qu'il renferme (acides, crème de tartre, sucre, glycérine, etc.). Il suffit pour s'en convaincre, de comparer, en particulier, les vins scillitique et antiscorbutique, préparés avec des teintures alcooliques avec des vins obtenus en faisant agir directement le vin sur la scille ou sur les végétaux antiscorbutiques ; on trouvera entre ces préparations des différences très sensibles.

Falsifications. — Les vins médicinaux sont très fréquemment falsifiés et les falsifications qu'ils peuvent subir portent : sur la qualité, la pureté, la dose du vin et des substances employées à leur préparation.

La recherche de ces falsifications est à peu près impossible ; cependant elle pourrait être tentée, en suivant la méthode générale de recherche que nous avons indiquée à propos des falsifications des teintures alcooliques. C'est donc un devoir pour le pharmacien consciencieux de préparer lui-même les vins médicinaux destinés au service de sa clientèle.

Posologie. — La posologie des vins médicinaux est une question importante pour les médecins et les pharmaciens ; observons toutefois que les vins, qui se rapprochent des teintures alcooliques, sont beaucoup moins chargés de substances actives que ces dernières préparations ; ils peuvent par conséquent être employés à une dose beaucoup plus forte. Ajoutons aussi qu'il faut appliquer à la posologie de ces médicaments toutes les observations générales présentées à propos de la posologie des teintures alcooliques. A cet égard on pourra consulter le tableau suivant :

NOMS DES VINS MÉDICINAUX	Doses minima et maxima pouvant être administrées par jour à un adulte
Vin d'Absinthe.	30 à 125 grammes
» Antiscorbutique.	30 à 125 —
» Aromatique.	à l'extérieur
». d'Aunée	30 à 125 —
» de Boldo.	20 à 30 —
» » Buchu.	50 à 100 —
» » Coca..	15 à 30 —
» » Colchique (bulbes).	10 à 30 —
» » Colchique (semences)	5 à 10 —
». » Colombo	50 à 100 —
» » Digitale composé de l'Hôtel-Dieu ou vin de Trousseau. . . . . (20 *gr. de ce vin contiennent 0 gr.10 de digitale*).	10 à 50 —
» » Scille composé ou vin diurétique amer de la Charité	20 à 60 —
» d'Eucalyptus.	30 à 150 —
» de Ferrugineux ou Chalybé . . . . . . (20 *gr. de ce vin contiennent 0 gr. 10 de citrate de fer*).	20 à 60 —
» » Gentiane.	60 à 120 —
» » Pepsine . . . . (20 *gr. de ce vin contiennent 1 gr. de pepsine*).	20 à 50 —
» » Quassia Amara	30 à 100 —
» » Quinquina	50 à 150 —
» » Quinquina ferrugineux. . . . . . . (50 *gr. de ce vin contiennent 0 gr. 10 de sulfate ferreux*).	50 à 100 —
» » Rhubarbe	10 à 50 —
» » Scille, ou vin scillitique.	10 à 60 —
» d'Opium composé (Laudanum de Sydenham)	V à XL gouttes.

Parmi les vins médicinaux, il en est un qui mérite de faire l'objet d'une étude spéciale, c'est le **vin d'opium composé** appelé aussi **Laudanum de Sydenham**. Il se prépare de la manière suivante :

Opium officinal divisé. . . . .   200 gr
Safran incisé. . . . .   100 »
Cannelle de Ceylan concassée . . . .   15 »
Girofles concassés . . . .   15 »
Vin de Grenache. . . . .   1600 »

Faire macérer en vase clos pendant 15 jours en agitant de temps en temps. Passer, exprimer fortement et filtrer.

Caractères. — 1° Un laudanum bien préparé est jaune foncé en masse, d'un jaune d'or en couche mince ; odeur vireuse où domine l'arome du safran : densité se rapprochant de 1,05 ; richesse alcoolique 17 à 18 0/0 (ces deux dernières indications ne sont pas absolues, elles dépendent de la densité et du titre du vin employé à la préparation) ;

2° Une partie étendue de 50.000 parties d'eau, donne une liqueur dont la teinte jaune est encore appréciable (Soubeiran) :

3° Par l'évaporation il laisse 20 pour 100 d'extrait ;

4° 4 gr. correspondent à 0 gr. 50 d'opium brut ; 0 gr. 25 d'extrait d'opium ; 0 gr. 05 de morphine ; XXXIII gouttes pèsent 1 gr.

Composition. — Le laudanum de Sydenham renferme tous les principes actifs de l'opium unis à la matière colorante et aux huiles volatiles de la cannelle, du safran et du girofle.

Au bout de quelque temps, il se fait un dépôt abondant dans le laudanum. M. Henry a reconnu qu'il est formé par la matière colorante du safran. Cette matière colorante abandonne l'huile volatile à laquelle elle était unie ; mais cette huile reste en dissolution. Or, comme c'est à cette huile volatile que le safran doit ses propriétés médicinales, le laudanum ne perd rien de ses vertus, bien qu'il soit en partie décoloré. D'après Bihôt, ce dépôt est formé par de la matière colorante et de la narcotine.

Essai. — La valeur d'un laudanum de Sydenham dépend de la quantité de morphine qu'il contient ; il est donc évident que pour avoir la valeur exacte du médicament, il faut doser la morphine dans l'extrait, par les procédés ordinaires de dosage que nous étudierons.

Cependant, lorsqu'on veut seulement constater dans ce médicament la présence de la morphine, on peut opérer de la manière suivante : Diluer 1 gramme de laudanum dans cinq parties d'eau distillée et traiter par une solution concentrée d'*acide iodique* ; il y a mise en liberté d'iode que l'on peut mettre en évidence en traitant le mélange par du chloroforme qui se colore en violet.

Falsifications. — Le laudanum de Sydenham est très souvent falsifié ; d'où la nécessité de faire l'essai sérieux des laudanums que l'on prendrait dans le commerce.

On peut faire un essai rapide à l'aide du procédé suivant : prendre 1 gramme de laudanum et l'étendre de 30 grammes d'eau distillée ; verser dans ce mélange quelques gouttes d'un des réactifs généraux des alcaloïdes (réactifs Mayer, Dragendorff, Fröhde, Marmé, etc.).

Si on a un très faible louche ou même pas de trouble, le laudanum est préparé avec un opium pauvre en alcaloïdes, 3 à 4 0/0, ce qui arrive souvent. Si on a un trouble immédiat et au bout de quelque temps, un précipité floconneux, le laudanum est préparé avec un opium riche en alcaloïdes.

<h3 style="text-align:center">§ 5. — Des vinaigres médicinaux.</h3>

Définition. — On appelle vinaigres médicinaux *acétolés* ou *oxéolés*, des formes pharmaceutiques qui résultent de l'action dissolvante du vinaigre sur les substances médicamenteuses.

Division. — On les divise en :

Acétolés simples ; quand ils sont préparés par l'action du vinaigre sur une seule substance ;

Acétolés composés ; quand ils sont préparés par l'action du vinaigre sur plusieurs substances.

Préparation. — Dans la préparation de ces médicaments, on doit tenir compte : 1° du choix du vinaigre ; 2° du choix des substances ; 3° du choix du mode opératoire.

Choix du vinaigre. — Avant de dire quel est le vinaigre qui doit être employé pour la préparation des acétolés, il importe de présenter quelques considérations théoriques qui nous permettront de résoudre la question suivante : Qu'appelle-t-on vinaigre ?

Lorsqu'on soumet un liquide alcoolique quelconque (vin, bière, cidre, poiré, alcool de grains, de mélasse, de fécule, etc.) à la double influence de l'oxygène de l'air et d'un ferment spécial, appelé *Mycoderma aceti*, ce liquide alcoolique subit une fermentation spéciale, appelée *fermentation acétique*, appelée aussi *acétification*.

Quels sont les phénomènes qui se passent dans la fermentation acétique ou, en d'autres termes, quelle est la théorie de l'acétification ?

Davy, le premier, observa que l'alcool peut, sous l'influence de la mousse de platine, fixer de l'oxygène et se transformer en acide acétique, d'après la réaction suivante :

$$\underbrace{C^2H^6O}_{\text{Alcool}} + O^2 = H^2O + \underbrace{C^2H^4O^2}_{\text{Ac. acétique}}$$

Liebig, à son tour, démontra que le phénomène s'effectuait en deux phases :

Première phase. — L'alcool perd le tiers de son hydrogène et se transforme en alcool déshydrogéné ou aldéhyde, d'après la réaction suivante :

$$C^2H^6O + O = H^2O + C^2H^4O$$

Deuxième phase. — L'aldéhyde fixe ensuite de l'oxygène pour se transformer en acide acétique, d'après la réaction suivante :

$$C^2H^4O + O = C^2H^4O^2$$

Pour fixer l'oxygène libre sur l'alcool, on emploie, dans la pratique, une petite plante spéciale, un ferment particulier, appelé *Mycoderma aceti* et qui agit à la manière de la mousse de platine.

Les considérations précédentes nous permettent de définir le terme vinaigre et de dire : On appelle *vinaigre, vin aigri,* un liquide alcoolique ayant subi la fermentation acétique, ou en d'autres termes, un liquide alcoolique dont l'alcool a été transformé en acide acétique sous la double influence de l'oxygène de l'air et du *Mycoderma aceti.*

Si l'on prend un liquide alcoolique quelconque et si on le place dans des conditions convenables, il pourra subir la fermentation acétique et se transformer en vinaigre. Si le liquide alcoolique ayant subi la fermentation acétique est :

  du *vin*, le vinaigre s'appellera vinaigre de vin ;
  du *cidre*,   »   »   de cidre ;
  de la *bière*,   »   »   de bière.

Quelle est la composition de ces différents vinaigres ?

Elle est correspondante, analogue, à celle des liquides alcooliques qui ont servi à les produire. La seule différence, qui existe entre le liquide générateur et le vinaigre, c'est que dans la liqueur alcoolique on trouve de l'alcool, et que dans le vinaigre cet alcool a été transformé en acide acétique.

Prenons comme exemple le vinaigre de vin, et comparons sa composition avec celle du vin.

COMPOSITION DU VINAIGRE DE VIN.	COMPOSITION DU VIN
Eau. *Acide acétique.* Traces d'alcool, d'aldéhyde et d'éther acétique. Tartrates de potasse, de chaux. Sulfates et chlorures de potassium Matières organiques spéciales. Matières colorantes.	Eau. *Alcool.* Tartrates de potasse, de chaux. Sulfate et chlorure de potassium. Matières organiques spéciales. Matières colorantes.

Si nous comparions la composition des vinaigres de cidre, de poiré, de bière avec celle du cidre, du poiré et de la bière, nous verrions que ces deux compositions sont analogues et que la seule différence c'est que l'alcool contenu dans les liqueurs alcooliques a été transformé en acide acétique dans le vinaigre.

A côté de ces vinaigres, provenant de la fermentation acétique des liqueurs alcooliques, on trouve certains liquides, riches en acide acétique et auxquels, par analogie, on a donné le nom de vinaigre. Parmi ceux-ci, nous citerons : *le vinaigre de bois* ou *acide pyroligneux*, provenant de la distillation du bois ; le *vinaigre radical*, provenant de la distillation de l'acétate de cuivre.

Ces considérations générales posées, entrons dans l'étude du choix du vinaigre destiné à la préparation des acétolés.

La composition et la qualité des vinaigres dépendent de la nature des substances qui ont servi à les fabriquer ; et à ce point de vue, on peut dire que le meilleur vinaigre est celui de vin. C'est le seul qui doit être utilisé, pour la préparation de ces acétolés, et de préférence, on doit, d'après le Codex, employer le vinaigre de vin blanc.

Il doit présenter les caractères suivants :

1° Liquide clair, limpide, d'une couleur jaune, fauve ou rouge, suivant la couleur du vin employé à sa préparation, d'une saveur acide, sans âcreté, d'une odeur acétique légèrement éthérée ;

2° Il laisse, par l'évaporation, un extrait brunâtre, acide, contenant les sels du vin ;

3° Il se trouble légèrement en présence du chlorure de baryum (*sul-*

fates); de l'azotate d'argent (*chlorures*); de l'oxalate d'ammoniaque (*sels de calcium*).

4° Il ne noircit pas en présence d'un sulfure alcalin (*métaux*);

5° Mêlé à de l'alcool, il ne précipite ni matière gommeuse ni dextrine;

6° Il ne change pas de teinte ou ne précipite pas par le cyanure jaune (*fer*);

7° Il marque 6° à 7° à l'acétimètre.

Tels sont, disent MM. Chevalier et Baudrimont, les caractères d'un bon vinaigre de vin, et ils ajoutent : « Tout vinaigre qui ne présenterait pas ces caractères, doit être considéré comme suspect et soumis à un examen approfondi. »

Il est très rare de trouver, dans le commerce, du véritable vinaigre de vin, et si l'on en croit le rapport de M. Rabourdin, secrétaire du Conseil central d'hygiène du Loiret, l'antique réputation du vinaigre d'Orléans aurait vécu, et la consommation publique serait de plus en plus exposée à n'absorber, sous ce titre, que des vinaigres d'alcools et des vinaigres mixtes au lieu des vinaigres pur vin qui plaçaient cette marque en si haute estime.

Cet état de choses a depuis longtemps préoccupé l'administration ainsi que le démontre la circulaire ministérielle du 10 octobre 1855, sur la vente des vinaigres factices ainsi conçue :

Monsieur le Préfet,

« La pénurie et la cherté du vin ont porté beaucoup de fabricants à remplacer le vinaigre de vin par d'autres substances, telles que l'acide acétique plus ou moins étendu que l'on obtient par la fermentation d'un grand nombre de liqueurs alcooliques, et l'acide pyroligneux, provenant de la distillation du bois. Il y a aujourd'hui plusieurs recettes pour produire des vinaigres factices, et des brevets d'invention ont été pris pour des préparations de ce genre.

« L'administration ne me paraît pas devoir s'opposer à ces innovations, lorsqu'il est constaté qu'elles ne sont pas de nature à compromettre la santé des consommateurs. Il n'est pas, en effet, dans l'esprit de la législation qui prohibe les falsifications, de mettre obstacle aux progrès de l'industrie et d'interdire la substitution, aux denrées antérieurement usitées, de compositions réclamées par les besoins de la consommation, loyalement avouées par le commerce et acceptées par le consommateur.

« Elles peuvent même être encouragées, dans une certaine limite, lorsqu'elles ont eu pour résultat de suppléer à l'extrême rareté d'un produit de première nécessité et d'en diminuer le prix.

« Ce que la loi proscrit, c'est la fraude, et il est du devoir de l'autorité de veiller à ce que la confiance ne soit pas trompée par des substitutions dissimulées ou par des mélanges ayant pour conséquence d'affaiblir la qualité de la marchandise vendue.

« Lorsque des faits de ce genre se produisent, l'intérêt des consommateurs comme celui des négociants honnêtes exigent qu'ils soient réprimés. Il est à peine utile d'ajouter que toute préparation nuisible doit être sévèrement prohibée.

« Après m'être concerté avec M. le Garde des sceaux, Ministre de la Justice, j'ai en conséquence l'honneur de vous inviter, M. le Préfet, à prévenir vos administrés des peines auxquelles s'exposeraient les fabricants et marchands, en vendant pour du vinaigre naturel de vin, des vinaigres fabriqués avec des matières autres que le vin, ou en livrant des vinaigres de vin affaiblis pour du vinaigre pur.

« Vous aurez à déférer aux tribunaux les délits de l'une ou de l'autre espèce qui vous seraient signalés, pour qu'ils soient poursuivis par application de la loi du 27 mars-1er avril 1851, ou au besoin, de celle du 5 mai 1855.

« Vous devez en outre donner des instructions aux membres des commissions d'inspection, pour qu'ils veillent à ce qu'il ne soit vendu aucune composition dont la recette ne serait pas parfaitement connue ou qui étant employée aux doses et dans les conditions où l'on fait usage du vinaigre destiné à l'alimentation serait de nature à porter préjudice à la santé. Signé : ROUHER. »

Aux termes de cette circulaire, l'administration a donc pour devoir : de faire vérifier la qualité, la pureté et la composition exacte des vinaigres vendus par les commerçants, afin de s'assurer si les vinaigres sont propres ou impropres à la consommation ; de confier cet examen aux membres des commissions d'inspection pris parmi les membres des conseils d'hygiène.

L'examen des vinaigres, très utile au point de vue de l'hygiène publique, et particulièrement intéressant au point de vue pharmaceutique, sera rendu facile, à ce double point de vue, par l'étude des trois questions suivantes :

1re *Question.* — Quelles sont les altérations et les falsifications que les vinaigres peuvent subir ?

Altérations. — Elles proviennent soit d'une fabrication mal conduite, soit des matières premières ayant servi à leur fabrication.

Les altérations provenant de la fabrication sont : *les moisissures* qui transforment directement l'alcool et l'acide acétique en acide carbonique et mettent ainsi les matières organiques, contenues dans le liquide, dans un état favorable au développement de la fermentation putride ; *les anguillules* dont la production peut d'ailleurs survenir après que le vinaigre est fini, et dont la présence, au moment de la fabrication, entrave le développement du *Mycoderma aceti.*

On peut retrouver, dans le vinaigre, tous les produits que contiennent accidentellement le vin ou les autres liquides employés à sa préparation : c'est ainsi que l'on rencontre du sulfate de potasse, de l'alun, du chlorure de sodium dans le vinaigre de vin fait avec du vin plâtré, aluné ou salé ; des sels de chaux ou des chlorures, dans le vinaigre de glucose, fait avec des glucoses impurs ; du sulfate et de l'acétate de soude, ainsi que des produits empyreumatiques dans le vinaigre de bois, mal purifié ; de l'acétate et du phosphate de chaux, dans le vinaigre décoloré par le charbon animal impur ; du fer, du cuivre, du zinc ou du plomb provenant des vases métalliques ayant servi à contenir ou à transvaser le vinaigre.

Falsifications. — Les falsifications des vinaigres sont nombreuses et consistent principalement : *dans le mouillage,* c'est-à-dire l'addition d'une certaine quantité d'eau au vinaigre ; *dans les coupages,* c'est-à-dire dans le mélange aux vinaigres de vin d'une certaine quantité de vinaigres étrangers (vinaigres d'alcool, de cidre, de poiré. etc., etc.) ; *dans le remplacement du vinaigre de vin par des vinaigres étrangers* (vinaigres d'alcool, de cidre, de poiré, etc.).

C'est alors que pour dissimuler ces manipulations, le fraudeur introduit, dans les liquides qu'il a préparés, des substances étrangères destinées : *à rehausser leur force,* comme les acides chlorhydriques, nitrique, tartrique, oxalique ; *à augmenter leur densité,* comme : chlorure de sodium, acétate de chaux, sulfate et acétate de soude ; *à rehausser leur couleur,* caramel ; *à augmenter leur arome et à leur donner du montant,* en faisant macérer des substances âcres (semences de moutarde, poivre long, pyrèthre, garou, graine de Paradis, piment de la Jamaïque).

2ᵉ Question. — Quels sont les procédés à employer pour apprécier la qualité et la pureté des vinaigres ?

Nous ne croyons pas devoir insister sur ces procédés ; nous nous bornerons simplement à rappeler que l'analyse des vinaigres doit, pour être complète, comprendre les opérations suivantes :

1° *Examen des propriétés organoleptiques.* — Il permet à un observateur exercé d'apprécier la qualité et jusqu'à un certain point la pureté du liquide. En effet, *le vinaigre de vin* a une couleur jaune fauve ou rouge, une saveur franche sans âcreté, une odeur acide, légèrement éthérée ; *le vinaigre d'alcool* est à peu près incolore, et inodore par lui-même ; *le vinaigre de cidre et de poiré* est jaunâtre, ayant une odeur qui rappelle celle du liquide qui l'a produit ; *le vinaigre de bière* est jaunâtre, et possède l'odeur de bière aigric ; *le vinaigre de fécule* a une odeur et une saveur qui rappellent celles de la fécule fermentée ; *le vinaigre de bois ou acide pyroligneux*, contient souvent des matières empyreumatiques dont l'odeur est décelée par la saturation de l'acide acétique ;

2° *Détermination de la densité.* — Cette détermination, bien que pour de nombreuses raisons, elle ne présente pas une rigueur absolue, est cependant importante à effectuer.

La densité du vinaigre de vin est de 1,018 à 1,020 environ ;

3° *Détermination de l'acidité totale* ;

4° *Détermination de l'extrait.* — La recherche de la quantité d'extrait, fournie par les vinaigres, et les propriétés de ces extraits, permettent en partie, de reconnaître si ces vinaigres sont purs ou préparés avec des substances étrangères. En effet, les *vinaigres de vin* fournissent moins d'extrait que les vinaigres préparés avec divers produits. Cet extrait est brunâtre, acide et contient de la crème de tartre. Le *vinaigre de cidre et de poiré* laisse environ par litre 15 grammes d'un extrait rouge, mucilagineux, acide et astringent, d'une saveur de pomme cuite ne contenant pas de crème de tartre. Le *vinaigre de bière* laisse par litre, environ 60 grammes d'un extrait amer ne contenant pas de crème de tartre. Les extraits donnés par le *vinaigre de glucose et l'acide pyroligneux*, ne renferment pas non plus de crème de tartre ;

5° *Recherche et dosage de la crème de tartre.* — Ils sont importants parce que la présence de ce corps, dans un vinaigre, peut indiquer qu'il contient du vinaigre de vin ;

6° *Dosage des matières réductrices* ;

7° *Dosage des cendres* (recherche et détermination de leur nature) ;

8° *Recherche des falsifications.* — Cette recherche est assez facile et s'opère par les procédés indiqués dans de nombreux ouvrages spéciaux (1).

----

(1) Voir notamment *Dictionnaire des falsifications* de MM. Chevalier et Baudrimont ; *Documents sur les falsifications des substances alimentaires publiés par le laboratoire municipal de Paris. — Traité des falsifications des substances alimentaires* de Villiers et Collin.

3ᵉ *Question.* — Quels sont les vinaigres propres ou impropres soit à l'alimentation soit aux moyens pharmaceutiques ?

Sont propres à l'alimentation et aux usages pharmaceutiques : les vinaigres de vins purs, n'ayant subi ni altérations, ni falsifications. *Ce sont les seuls qui doivent être employés pour les usages pharmaceutiques,* et en particulier, *pour la préparation des vinaigres médicinaux.*

Les vinaigres de cidre, de poiré, d'alcool, de fécule, de bière, de bois, peuvent servir à l'alimentation, mais ils doivent être vendus sous leur véritable nom, sans cela il y aurait tromperie sur la qualité de la marchandise vendue. Les coupages, faits avec le vinaigre de vin et les vinaigres étrangers, peuvent servir à l'alimentation, mais ils doivent aussi être vendus sous leur véritable nom.

Sont impropres à l'alimentation sans être nuisibles : les vinaigres dont on a augmenté la densité avec le chlorure de sodium, le sulfate et l'acétate de soude ; les vinaigres colorés par le caramel ; les vinaigres dont l'arome a été augmenté par des substances âcres.

Sont impropres à l'alimentation et nuisibles les vinaigres moisis ; les vinaigres contenant des métaux toxiques (cuivre, plomb, zinc) ; les vinaigres contenant des acides minéraux, sulfurique, azotique, chlorhydrique.

Nous avons vu que, pour préparer les vinaigres médicinaux, il fallait employer du vinaigre de vin, pur, exempt de falsifications et d'altérations, et présentant les caractères du bon vinaigre indiqués plus haut. D'après le Codex, on doit employer du vinaigre blanc, fait avec du vin blanc. A défaut de vinaigre blanc, on peut, à la rigueur, employer du vinaigre rouge, fait avec du vin rouge, que l'on décolorerait avec du noir animal parfaitement lavé, pour le débarrasse des sels calcaires qu'il renferme.

On s'assurera, avant d'employer le vinaigre décoloré, qu'il ne contient aucun des sels calcaires (carbonate de chaux, phosphates de chaux et de magnésie) qu'il aurait pu emprunter au noir animal lavé, qui est ordinairement incomplètement privé de ces sels. Un vinaigre décoloré, renfermant des sels calcaires et de l'acide phosphorique, précipite abondamment avec l'oxalate d'ammoniaque (*sels calcaires*) ; précipite en jaune avec le molybdate d'ammoniaque (*acide phosphorique*).

Choix des substances. — Toutes les substances, employées à la préparation des acétolés, doivent être pures, sèches et convenablement divisées pour être facilement attaquées par le vinaigre.

Choix du mode opératoire. — Les vinaigres médicinaux se préparent par trois procédés : par solution ; par macération ; par distillation.

	SOLUTION SIMPLE.	MACÉRATION.	DISTILLATION.
Cas dans lesquels on l'emploie.	Elle s'emploie toutes les fois que la substance médicamenteuse est entièrement soluble dans le vinaigre.	Elle s'emploie pour la préparation de tous les acétolés faits avec des substances non entièrement solubles dans le vinaigre, ce qui est le cas le plus fréquent.	Elle est peu employée pour la préparation des vinaigres médicinaux ; elle sert surtout pour la préparation des vinaigres de toilette.
Acétolés faits par ce procédé.	Vinaigre camphré. Vinaigre phéniqué. Vinaigre anglais, Vinaigre aromatique.	Acétolés faits avec écorces, bois, racines, feuilles, fleurs, bulbes.	
Procédé adopté par le Codex.	Procédé adopté par le Codex.	Procédé adopté par le Codex pour la préparation des acétolés suivants : colchique, scille, rose rouge ; vinaigre antiseptique des quatre voleurs (le *seul vinaigre composé inscrit au Codex*).	
Modes opératoires.	Mélanger les substances au vinaigre, et après solution complète, filtrer.	Mettre les substances divisées en vase clos avec le vinaigre. Faire macérer pendant 10 jours, en remuant de temps en temps ; passer avec expression et filtrer.	Les vinaigres distillés, comparables jusqu'à un certain point aux alcoolats, peuvent s'obtenir par distillation au bain-marie ou à la vapeur. On peut aussi les préparer en mêlant un alcoolat à du vinaigre distillé ; on obtient ainsi, d'après Baumé et Soubeiran, un produit beaucoup plus suave.

Composition. — La composition des vinaigres médicinaux se rapproche beaucoup de celle des œnolés ; le pouvoir dissolvant de l'acide acétique ayant de nombreuses analogies avec celui de l'alcool. On y trouve en effet : des matières extractives, des alcaloïdes, des résines, des essences, des sels, etc., dissous à la faveur de l'eau, de l'acide acétique, et des autres principes contenus dans le vinaigre.

Altérations. — Les vinaigres médicinaux se conservent en général assez longtemps sans altération ; quelques-uns cependant se recouvrent au bout de quelque temps, de moisissures.

Conservation. — Pour prévenir cette altération et favoriser la conservation de ces médicaments, on a proposé de leur ajouter une certaine quantité d'alcool. Mais, ce liquide s'oxyde à la longue, en produisant dans la liqueur, des mouvements moléculaires qu'il est bon d'éviter. Il vaut mieux ajouter de suite aux vinaigres de l'acide acétique cristallisable, qui les préserve plus sûrement de toute fermentation ultérieure.

L'addition de l'acide acétique cristallisable aux vinaigres médicinaux est prescrite par le Codex de 1884 pour la préparation des vinaigres anglais, antiseptique ou des quatre voleurs, camphré, de colchique, phéniqué, de scille, rosat.

Ajoutons que les vinaigres médicinaux doivent être conservés dans des flacons pleins et bien bouchés.

Falsifications. — Les vinaigres médicinaux peuvent être falsifiés de différentes manières et ces falsifications peuvent porter sur la qualité, la dose du vinaigre ou des substances employées à leur préparation. La recherche de ces falsifications, étant à peu près impossible, le pharmacien doit préparer lui-même ces médicaments dans l'intérêt de sa propre sécurité et de celle de ses malades.

Usages et posologie. — Les vinaigres médicinaux s'emploient de deux manières ;

1° A L'INTÉRIEUR. — **Vinaigre de colchique** à la dose de 5 à 10 gr. (employé comme anti-goutteux, anti-rhumatismal).

Vinaigre de scille à la dose de 2 à 5 gr. (diurétique, incisif, expectorant, employé avec succès dans l'hydropisie (Baumé).

Vinaigre rosat ou de rose rouge à la dose de 5 à 30 gr. (astringent, employé étendu en injections et comme cosmétique).

2° A L'EXTÉRIEUR. — **Vinaigre anglais** (employé comme excitant en aspiration dans la syncope).

Vinaigre antiseptique ou **des quatre voleurs** (Il est employé comme un préservatif des maladies contagieuses ; on s'en frotte les mains et le visage ; on en brûle dans les appartements, on en garnit des flacons pour aspirer dans la syncope).

Vinaigre aromatique des hôpitaux (C'est une simplification du vinaigre des quatre voleurs, qu'on emploie dans les mêmes cas et de la même manière que lui).

Vinaigre camphré (Antiseptique).

Vinaigre phéniqué (Antiseptique).

§ 6. — Des bières médicinales.

Définition. — On appelle bières médicinales ou *Brutolés* des médicaments qui résultent de l'action dissolvante de la bière sur différentes substances.

Division. — On les divise en deux classes :

Brutolés simples : ce sont celles qui sont préparées par l'action de la bière sur une seule substance.

Brutolés composés : ce sont celles qui sont préparées par l'action de la bière sur plusieurs substances.

Préparation. — Dans la préparation de ces médicaments, on doit tenir compte : 1° du choix de la bière ; — 2° du choix des substances ; — 3° du mode opératoire.

Choix de la bière. — La bière, étant employée comme dissolvant pharmaceutique, comme médicament, et comme boisson hygiénique, le choix de la bière est intéressant à un triple point de vue : au point de vue pharmaceutique ; au point de vue thérapeutique ; au point de vue hygiénique. Il est donc utile de faire une étude préalable de cette boisson fermentée.

Composition de la bière. — La bière est une boisson fermentée préparée avec de l'orge, du houblon, de la levure et de l'eau. Comme le vin, elle renferme deux classes de substances :

Des substances volatiles ou volatilisables sans décomposition : eau, alcool, glycérine, acides acétique, lactique, gaz, acide carbonique.

Des matières fixes ou facilement décomposables par la chaleur : tanin, glucose, dextrine, sels (phosphates et autres sels alcalins et calciques), acides tartrique, malique, matières grasses, matières azotées, produits amers et résineux du houblon.

Fabrication de la bière. — L'étude sommaire de cette fabrication permettra de caractériser et d'expliquer les altérations et les falsifications nombreuses dont cette boisson est l'objet.

La fabrication de la bière comprend quatre périodes : 1° le mal-

tage ; — 2° le brassage ; — 3° le houblonnage ; — 4° la fermentation.

Le maltage a pour but de faire germer l'orge, c'est-à-dire de faire
naître en lui un principe, appelé *diastase* ou *maltine*, capable de
transformer en glucose et en dextrine, l'amidon contenu dans cet orge.
L'orge germé porte le nom de *Malt*.

Le brassage, opération qui a pour but d'obtenir la saccharifica-
tion du malt, consiste à traiter par l'eau à une température convenable, le malt broyé, de manière à faire agir la diastase sur l'amidon
et à dissoudre le glucose et la dextrine qui résultent de cette action.
Le produit que l'on obtient s'appelle *Moût*.

Le houblonnage consiste à chauffer le moût avec la fleur du houblon. L'emploi du houblon a non seulement pour but de communiquer au moût le parfum et la saveur propres à la bière, mais encore de précipiter, par son tannin, une partie des matières albuminoïdes, ce qui fournit un produit plus limpide et d'une conservation
mieux assurée.

La fermentation consiste à abandonner avec un ferment, le moût
houblonné et refroidi, afin d'opérer la conversion en alcool du glucose contenu dans le moût. Cette opération, dernière phase de la fabrication de la bière, est difficile et délicate à conduire. Elle peut s'effectuer par deux procédés distincts, suivant la température à laquelle
on la produit : *Fermentation superficielle ou haute* qui se fait entre
15° et 20° ; *Fermentation par dépôt ou basse*, qui se fait entre
4° et 5°.

Ces deux méthodes donnent des produits très différents, désignés
sous les noms de : *Bières Anglaises, Allemandes, Autrichiennes,
Françaises, Belges.*

Sans entrer dans plus de détails, il est facile de voir, par ce simple
exposé, que la qualité, la composition, et le degré de conservation de
la bière, doivent nécessairement dépendre : du choix des matières
employées à sa fabrication ; des conditions dans lesquelles cette
fabrication a été opérée et des soins avec lesquels elle a été conduite.

Les matières employées à la fabrication, sont : l'eau ; l'orge, le
houblon.

Il n'est pas indifférent d'employer une eau quelconque pour la fabrication de la bière. Les expériences de M. Lintner démontrent en
effet l'influence qu'exerce la nature des eaux sur la germination et
la qualité du liquide qu'on recueille. L'orge mouillée d'eau distillée,

donne un liquide laiteux, albuminoïde, très putrescible. Si l'on emploie de l'eau séléniteuse ou si l'on ajoute du sulfate de chaux à de l'eau distillée, l'albumine reste à l'état insoluble dans le grain, et le liquide limpide que l'on obtient n'est plus susceptible de se putréfier. Ces faits permettent d'expliquer facilement pourquoi les brasseurs recherchent les eaux séléniteuses de préférence aux eaux pures et pourquoi ils obtiennent de bons résultats en les employant.

L'orge contenant, à poids égal, plus de matières féculentes que les autres céréales et faisant la meilleure bière, est particulièrement employée pour la fabrication de cette boisson. Cependant, comme dans cette fabrication, il s'agit d'abord d'obtenir une liqueur sucrée, un moût accessible à la fermentation alcoolique, il est clair que toute substance féculente, et même le sucre de fécule, peut remplacer l'orge. Aussi, a-t-on fréquemment remplacé l'orge par des succédanés tels que blé ou froment, maïs, riz, pomme de terre, et même la glucose.

La substitution de la glucose au malt présente de nombreux inconvénients. Tout en fermentant et en donnant de l'alcool, de l'acide carbonique, etc., etc., comme le malt, elle ne peut introduire dans la bière ce qu'elle ne possède pas elle-même, c'est-à-dire les phosphates, les matières albuminoïdes, etc., etc., qui communiquent au liquide des propriétés nutritives très marquées.

Une bière, préparée avec la glucose, ne peut donc pas être substituée à celle qu'on obtient par des procédés réguliers. De plus, elle détermine dans la bouche une sensation de sécheresse toute particulière et différente de celle que laisse une bière au malt. Celle-ci mouille, c'est le terme consacré ; la première dessèche la gorge. Il y a donc véritablement fraude dans la substitution de la glucose à l'orge germée pour la fabrication de la bière, fraude qui porte sur les qualités et les propriétés nutritives.

Le houblon qui a pour but de communiquer au moût une saveur et un parfum particuliers, et de précipiter par son tanin, une partie des matières albuminoïdes, de manière à obtenir un produit plus limpide et d'une conservation mieux assurée, est souvent remplacé par des substances simplement amères, mais inertes au point de vue des actions de précipitation et de conservation que le houblon possède.

Les matières généralement employées comme succédanés du houblon sont : l'acide picrique, le fiel de bœuf, l'aloès, le quassia amara, le trèfle d'eau (ményanthine), l'absinthe, la coloquinte, la gentiane, le saule et la salicine, la coque du levant (picrotoxine), le cumin, le cubèbe, l'écorce de garou (daphnine), le charbon bénit (cnicine), la petite centaurée (érythrocentaurine), la noix vomique, la strychnine, le buis, les écorces d'orange ou de citron, la coriandre, le genièvre, la mousse d'Irlande. Beaucoup de ces substances sont des poisons énergiques qui doivent être sévèrement prohibées parce qu'elles dénaturent la bière et qu'elles sont dangereuses pour l'alimentation.

Suivant les procédés de brassage (brassage par infusion et par décoction), suivant les méthodes de fermentation (fermentation basse ou haute) employés, on obtient des bières plus ou moins alcooliques, plus ou moins nutritives, et dont la conservation est plus ou moins facile.

Ces principes posés, nous allons étudier les altérations et les falsifications que la bière peut subir ; les procédés à employer pour apprécier la qualité et la pureté de la bière ; les bières propres ou impropres à la consommation.

1re *Question*. — Quelles sont les altérations et les falsifications que la bière peut subir ?

Altérations. — Comme le vin, la bière est un liquide très altérable, pouvant contracter certaines maladies, essentiellement dues à des ferments étrangers. Sous l'influence de ces microgermes, les bières deviennent : acides, aigres, piquées (Cette action est due à l'action du ferment acétique, *Mycoderma aceti*) ; filantes, visqueuses et vertes, lorsqu'elles ont été envahies par la fermentation visqueuse ; putrides par l'action de la fermentation putride.

Elles peuvent avoir le goût de levure, de moisi, de soufre, de poix, par suite d'une préparation défectueuse, par suite de la malpropreté ou en raison des traitements par la poix, la résine, l'acide sulfureux que l'on a fait subir aux tonneaux qui les renferment.

Elles peuvent aussi avoir le goût vineux. Les bières de fermentation basse sont fréquemment atteintes du goût vineux, qui ne les rend pas insalubres, mais leur fait perdre leur qualité. Cette maladie est due au mélange avec la levure alcoolique d'une variété spéciale de levure, le *Saccharomyces pastorianus*.

Comme pour le vin, ces différentes altérations doivent être prévenues, si l'on veut permettre à la bière de se conserver. Pour cela, il faut faire disparaître de la bière les microorganismes qu'elle peut contenir, ou arrêter la végétation de ceux qu'elle renferme. On emploie à cet effet plusieurs moyens que l'on divise en deux classes :

1° *Procédés de clarification*, comprenant le soutirage, le collage et la filtration.

Les agents les plus employés pour le collage sont : la gélatine, les pieds de mouton, les peaux de raies et autres poissons, la gélose ou algue du Japon, le Carragaheen ou mousse d'Irlande (*Fucus crispus*), la graine de lin. On emploie aussi le phosphate de chaux, et surtout l'alumine en gelée qui sert, non seulement à décolorer les moûts, mais encore à obtenir ces bières blanches et brillantes si recherchées aujourd'hui. On emploie également l'alun.

On filtre souvent les moûts sur des copeaux de noisetier ou de hêtre ou même sur des copeaux de buis qui donnent de l'amertume à la bière et la rendent plus corsée.

2° *Procédés de conservation.* — On emploie comme agents de conservation : la chaleur ou pasteurisation qui n'a donné de bons résultats que pour la bière en bouteille ; les sulfites, particulièrement le bisulfite de calcium liquide ; l'acide salicylique ; l'acide oxalique ; l'acide borique et le borax.

Tous ces agents de conservation présentant des propriétés irritantes (sulfites), des propriétés toxiques (acide oxalique) ou étant défendues par les règlements administratifs (acide salicylique et borax) doivent être sévèrement prohibés, et leur introduction dans la bière doit être considérée comme une falsification nuisible.

Falsifications. — Les falsifications de la bière sont :

1° Le remplacement de l'orge par les succédanés que j'ai indiqués (blé, maïs, riz, pomme de terre, glucose) ;

2° Le remplacement du houblon par les nombreux et quelquefois dangereux succédanés que j'ai signalés ;

3° La coloration artificielle par les matières colorantes, dont les plus employées sont : la nitro-rhubarbe, le caramel, le sang de bœuf brûlé par l'acide sulfurique, la chicorée, un caramel préparé en faisant cuire de la glucose avec de la graisse en ajoutant à cette mixture du carbonate d'ammoniaque. (Cette fabrication, qui se fait beaucoup en Allemagne, donne un colorant très intense.) Enfin tous les dérivés de la houille de couleur jaune : Amidobenzol, chrysoïdine, acide picrique, fluorescéine, chrysoïne, etc., etc. ;

4° Mouillage, consistant dans l'addition à la bière d'une certaine quantité d'eau ;

5° Coupage. — Le coupage de la bière forte par la petite bière (c'est-à-dire avec de la bière faite avec du malt presque épuisé) est très fréquent ;

6° Addition de glycérine. — On emploie très souvent la glycérine pour relever le goût d'une bière plate ; ainsi, le détaillant, qui veut mouiller sa bière, ajoute un peu d'acide picrique pour simuler le houblon et de la glycérine pour faire l'office d'extrait. Le schéelisage de la bière présente les mêmes inconvénients que le schéelisage du vin ;

7° La bière contient fréquemment du cuivre, du plomb ou du zinc qui peuvent provenir des appareils servant à fabriquer la bière, ou du mauvais état des tuyaux de débit placés chez les détaillants ;

8° On ajoute quelquefois à certaines bières blanches de l'acide tartrique ; cette addition doit être considérée comme une fraude.

2e Question. — Quels sont les procédés à employer pour apprécier la qualité et la pureté des bières ?

Nous ne croyons pas devoir insister sur ces procédés ; nous nous bornerons simplement à rappeler que ces procédés se divisent en deux classes :

1° Méthode rapide, comprenant l'essai saccharimétrique de Balling, l'essai halimétrique de Fuchs, etc.

2° Méthode ordinairement suivie et qui permet de déceler toutes les altérations et toutes les falsifications de cette boisson.

Cette analyse doit, pour être complète, comprendre les opérations suivantes :

1° *Examen des propriétés organoleptiques.* — Cet examen (odeur, saveur, couleur) permet à un observateur exercé d'apprécier la qualité de la bière et de reconnaître les altérations ou maladies qu'elle a pu subir ; bières acides, aigres, piquées, filantes, visqueuses, vertes, putrides, ayant le goût de levure, de moisi, de soufre, de poix, vineux ;

2° *Examen de la densité ;*

3° *Examen chimique.* — Comme pour le vin, il est inutile de rechercher et de doser tous les principes contenus dans la bière ; au point de vue pratique, on peut faire les deux opérations suivantes :

A. — Doser l'alcool, l'extrait, les cendres et l'acidité totale, qui sont les dosages les plus importants.

B. — Souvent aussi, pour rendre l'analyse plus complète, on opère le dosage : de l'alcool, du glucose, de la dextrine et des matières albuminoïdes, de la glycérine, de l'acidité totale, de l'acide carbonique, de l'acide phosphorique, des alcalis.

En soumettant une bière à ces différents essais, le chimiste expert pourra se prononcer sur sa valeur et sa qualité.

La bière de bonne qualité doit être faite avec de l'orge, du houblon, de la levure et de l'eau et présenter les caractères suivants : être limpide, transparente, de couleur pâle, ambrée ou brune, fraîche, spiritueuse, d'une densité moyenne de 1,030 après l'expulsion de l'acide carbonique, et renfermer en moyenne :

3 0/0 d'alcool en volume ;
34 gr. d'extrait par litre ;
1, 5 gr. de cendres par litre.

Toute bière, dont la composition serait au-dessous de ces limites, sera considérée comme mouillée et vendue sous le nom de petite bière (1).

3e *Question.* — Quelles sont les bières propres ou impropres à l'alimentation ?

Sont propres à l'alimentation :

Les bières pures, riches en principes constitutifs, n'ayant subi ni altérations, ni falsifications. Ce sont les seules propres aux usages pharmaceutiques.

Les bières coupées, mais dont le coupage a été opéré dans des conditions loyales et rationnelles. A ce sujet, il importe de faire remarquer, que la bière est une boisson dans laquelle il ne doit entrer que de l'orge, du houblon, de la levure et de l'eau. Tout liquide vendu sous le nom de bière, qui renfermerait autre chose que ces quatre substances, sera considéré comme falsifié, à moins que, les matières employées étant inoffensives, cette boisson ne soit vendue sous une dénomination indiquant nettement les produits ajoutés, sous une marque spéciale ; qu'il soit notoirement connu que cette bière est faite par un procédé particulier de fabrication.

Les différentes bières livrées à la consommation par le commerce, sont :

1° *Bières françaises.* — Elles comprennent : les bières fortes, la double bière, la bière de mars, bière brune, bière blanche, bière simple ou petite bière. Elles renferment en moyenne de 4 à 5 0/0 d'alcool, 4 à 6 0/0 d'extrait et 0,30 à 0,32 0/0 de cendres.

2° *Bières allemandes.* — Bières de Saxe, de Bavière, de Hanovre, de Poméranie ; elles sont très chargées en houblon, peu mousseuses, se conservent bien. Elles renferment en moyenne de 3 à 4,50 0/0 d'alcool, 5 à 6 0/0 d'extrait et 0,25 à 0,30 0/0 de cendres.

(1) Pour procéder à la recherche des falsifications, employer les méthodes décrites dans les ouvrages suivants: *Dictionnaire des altérations et falsifications* de MM. Chevalier et Baudrimont ; *Traité des altérations et falsifications* de MM. Boley et Kopp ; *Documents sur les falsifications des matières alimentaires.* Deuxième rapprot du laboratoire municipal de Paris, article *Bière.*

3º *Bières autrichiennes.* — Bières de Vienne, de Moravie, de Bohème ; elles sont très chargées en houblon, peu mousseuses et se conservent bien. Elles renferment en moyenne de 3 à 4 0/0 d'alcool, 5 à 6 0/0 d'extrait et 0,20 0/0 de cendres.

4º *Bières anglaises.* — Ale et Porter. Ces bières, très alcooliques et très nourrissantes renferment en moyenne 6 à 6,50 0/0 d'alcool 6 à 6,60 0/0 d'extrait et 0, 20 0/0 de cendres.

5º *Bières belges.* — Lambick, Faro, Uytzet, bières blanches diverses. Ces bières aigrelettes, peu nourrissantes, faites avec un mélange de malt et de froment renferment en moyenne de 5 à 6 0/0, d'alcool, 3 à 5,50 0/0 d'extrait et 0,32 0/0 de cendres.

Sont impropres à l'alimentation, mais sans être nuisibles :

Les bières malades (piquées, fleuries, aigries, acides, filantes, visqueuses, ayant le goût vineux, de levure, de soufre, de poix) ; les bières mouillées ; les bières colorées artificiellement par des matières colorantes inoffensives.

Sont impropres à l'alimentation et nuisibles :

Les bières putrides et moisies ; les bières conservées par les sulfites, l'acide salicylique, l'acide oxalique, l'acide borique et le borax ; les bières colorées artificiellement par des substances toxiques ; les bières faites avec certains succédanés de l'orge, comme le glucose ; les bières faites avec des succédanés toxiques du houblon comme acide picrique, strychnine, picrotoxine ; les bières auxquelles on a ajouté une trop forte proportion de glycérine : les bières auxquelles on a ajouté de l'acide tartrique ; les bières contenant du cuivre, du plomb, du zinc ; les bières collées avec l'alun.

Avant de terminer l'étude de la bière, il nous resterait à examiner plusieurs questions très intéressantes au point de vue de l'hygiène publique et relatives : à l'établissement des brasseries ; à l'application de l'ordonnance de police du 28 février 1853 relative à la prohibition des vases de cuivre non étamés dans la préparation des substances alimentaires ; aux appareils à pression servant au débit de la bière : mais nous ne voulons pas insister sur ce sujet qui nous entraînerait hors du domaine dans lequel nous désirons nous cantonner.

Des considérations générales que nous venons d'exposer, on doit tirer la conclusion suivante : La bière destinée aux usages pharmaceutiques pour la préparation des brutolés, doit être pure, riche en principes constitutifs, et exempte d'altérations et de falsifications.

Choix des subtances. — A part les substances qui perdent leurs propriétés par la dessiccation, comme les racines et les feuilles des plantes antiscorbutiques, il faut employer, pour la préparation des brutolés, des plantes sèches et convenablement divisées.

Choix du mode opératoire. — Toutes les bières médicinales se préparent par *macération*. On introduit les substances et la bière dans un vase : on laisse macérer pendant 4 jours, en agitant de temps en temps et on filtre.

Composition. — La composition des bières médicinales est moins complexe que celle des œnolés et des acétolés. La bière étant peu alcoolique, puisqu'une bonne bière contient environ 3 0/0 d'alcool, dissout très bien les matières mucilagineuses et extractives, mais elle dissout très faiblement les alcaloïdes, les résines, les huiles essentielles.

Altérations. — Les bières médicinales sont des médicaments très altérables ; aussi, ne doit-on les préparer qu'en petites quantités à la fois. Deschamps d'Avallon et quelques pharmacologistes ont conseillé de les alcooliser pour retarder leur fermentation ; mais cette addition d'alcool, qui change notablement la nature du produit, n'a pas été admise par le Codex.

Nomenclature. — Les bières médicinales, assez employées autrefois, sont aujourd'hui presque inusitées. Le Codex de 1884 ne donne même qu'une seule formule de bière médicinale, celle de la bière antiscorbutique appelée aussi sapinette.

Bourgeons de pin desséchés.	30 grammes
Feuilles fraîches de cochléaria	30 —
Racine fraîche de raifort incisé	60 —
Bière	2000 —

Faire macérer 4 jours, passer avec expression et filtrer.

Parmi les autres bières médicinales, non mentionnées au Codex, mais employées quelquefois, nous citerons :

1° La bière de Quinquina.	Quinquina gris concassé . .	32 gr.
	Bière forte.	1000 gr.
2° La bière d'Absinthe.	Absinthe	16 gr.
	Bière forte.	1000 gr.

Extraits fluides américains.

Définition. — Les extraits fluides américains sont des formes pharmaceutiques résultant de l'action dissolvante de liquides divers, en général l'alcool, sur une drogue, et correspondant à un poids égal de celle-ci.

Ce sont, en général, des teintures, dont le caractère spécial consiste à représenter leurs poids de plante ; elles sont, par ce fait, 5 fois plus actives que nos teintures correspondantes.

Historique. — Cette forme, comme l'indique le nom qu'on lui attribue, nous vient des Etats-Unis d'Amérique, où elle est usitée depuis longtemps. Elle s'est introduite en Europe avec les substances médicamenteuses propres à l'Amérique du Nord telles que l'*Hydrastis canadensis*, le *Cascara sagrada*, l'*Hamamelis virginica*, et s'y est peu à peu répandue. Elle est adoptée aujourd'hui par les pharmacopées suisse et anglaise.

Préparation. — *Choix du véhicule*. — Le liquide dissolvant devra être approprié à la composition chimique de la plante, de façon à obtenir un épuisement aussi parfait que possible de celle-ci et, de plus, il devra fournir un médicament susceptible de se conserver.

Les principaux véhicules employés jusqu'ici sont :

L'alcool à 60°, 80°, 90°.

Un mélange d'alcool à 60° ou 80° . . . .   10 parties.
      et de glycérine. . . . .   1 »

Un mélange d'alcool à 60° . . . .   13 » 1
      d'ammoniaque. . . . .   0 » 4
      et de glycérine. . . . .   1 » 5

Un mélange d'alcool à 60°. . . . .   13 »
      d'acide chlorhydrique. . . . .   0 » 5
      et de glycérine. . . . .   1 » 5

L'eau bouillante.

Nous donnons ici un tableau indiquant l'application de ces véhicules aux principales drogues usitées en France.

ALCOOL A 90°	ALCOOL A 80°	ALCOOL A 60°	ALCOOL A 80° glycériné.
Kousso. Chanvre indien. Cubèbe. Eucalyptus. Ipécacuanha. Jalap. Sabine. Hellébore.	Belladone. Colchique. Digitale. Hydrastis. Noix vomique. Podophylle. Rhubarbe. Valériane.	Cascara sagrada. Coca. Convallaria. Colombo. Gentiane. Hamamelis. Jusquiame. Lobelia. Jaborandi. Quassia. Salsepareille. Séné. Stigmates de maïs	Aconit (racine). Quinquina jaune. Grande ciguë. Ratanhia.
ALCOOL A 60° glycériné.	ALCOOL ammoniacal.	ALCOOL ACIDE	EAU bouillante.
Café. Kola. Opium.	Polygala. Réglisse.	Quinquina gris. — rouge.	Chiendent.

La glycérine a l'avantage d'imbiber facilement et complètement la substance parce qu'elle ne produit pas comme l'alcool fort une coagulation de l'albumine empêchant la pénétration de ce liquide et par conséquent un épuisement satisfaisant.

Choix du mode opératoire. —On comprend facilement que tous les modes de dissolution ne puissent convenir à la préparation des extraits fluides américains, puisqu'il s'agit d'obtenir un épuisement aussi complet que possible d'une substance avec seulement son poids de liquide dissolvant, la chaleur et l'évaporation (1) étant évitées. Aussi n'y aura-t-il que la lixiviation qui soit applicable à ces préparations et encore sera-t-il nécessaire d'apporter certaines modifications techniques au procédé courant. On fera une lixiviation ou percolation par fractionnement :

Soit 500 grammes de la drogue à épuiser. On la divise en trois parties : une de 250 grammes, une deuxième de 150 grammes et

(1) La plupart des pharmacopées qui ont adopté les extraits fluides admettent et prescrivent l'évaporation des dernières parties de la dissolution, dont le poids total est alors supérieur, avant l'opération, au poids de la plante employée.

une troisième de 100 grammes. Les 250 grammes sont humectés avec le véhicule voulu et abandonnés à la macération pendant 48 heures puis introduits dans un appareil à lixivier et tassés fortement. On verse le liquide, qui doit s'écouler goutte à goutte. Les 100 premiers grammes qui ont passé sont mis de côté et la lixiviation continue jusqu'à ce que 750 grammes de liquide aient passé en plus des 100 grammes. Ces 750 grammes ont été recueillis par fractions de 250.

Ces trois portions de 250 grammes vont servir à l'épuisement des 150 grammes de poudre et la première qui a passé devant servir tout d'abord. On humecte comme précédemment, on laisse macérer 48 heures, on introduit dans le percolateur en tassant fortement et on fait passer ce qui reste des 750 grammes de liquide. Les 150 premiers grammes de liquide passés sont mis de côté et mélangés aux 100 grammes provenant de la première percolation On continue à faire passer du liquide jusqu'à ce qu'il se soit écoulé 300 grammes de plus que l'on recueille par fractions de 100 grammes.

Enfin avec une partie de ces 100 premiers grammes on humecte ce qui reste de la poudre, c'est-à-dire 100 grammes. On laisse macérer 48 heures. On opère la lixiviation avec ce qui reste du liquide qui a passé sur la deuxième portion de la poudre et avec du liquide nouveau, si cela est nécessaire, de manière à obtenir 250 grammes de liquide passé. Ces 250 grammes sont réunis aux 100 grammes et 250 grammes passés en premier lieu sur les deux autres portions de poudre.

On a ainsi $100 + 150 + 250 = 500$ grammes de liquide correspondant à 500 grammes de drogue.

Les détails de cette opération seront facilement saisis d'un seul coup d'œil par le schéma suivant :

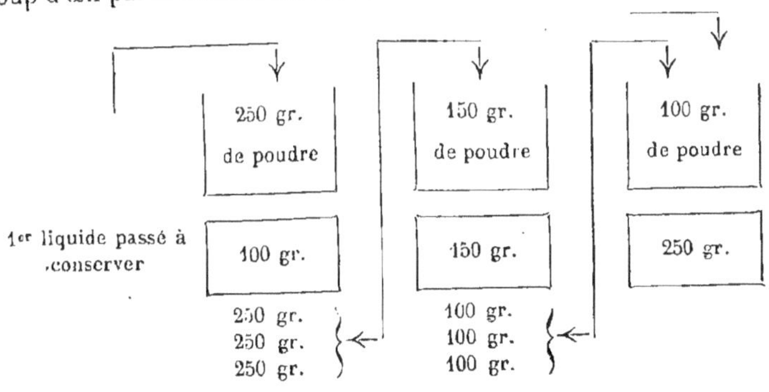

La lixiviation devra être conduite avec toutes les précautions déjà indiquées et dont les principales sont : 1° tasser convenablement la poudre ; 2° mettre au-dessus de la poudre un disque de papier buvard ou d'étoffe afin qu'elle ne soit pas soulevée par l'addition du liquide et que celui-ci se répande uniformément sur toute la section ; 3° verser le liquide de telle manière qu'il existe toujours une couche de liquide au-dessus de la poudre car, si une partie en était dépourvue, elle se contracterait et formerait un espace libre entre elle et la paroi du percolateur ; cette partie de la poudre serait perdue pour la lixiviation.

Choix de la substance. — On appliquera les règles générales de la lixiviation. Il faudra que la substance soit dans un état de division convenable en rapport avec sa nature : poudre fine s'il n'y a pas de principes mucilagineux ; poudre grossière pour les plantes mucilagineuses, si l'alcool employé est faible.

Conservation. — A part ceux, peu nombreux, préparés avec de l'eau, ces extraits sont d'une bonne conservation.

CHAPITRE III

ÉTUDE DU TROISIÈME GROUPE DES FORMES PHARMACEUTIQUES.

SOMMAIRE. — Définition du groupe. — Eaux distillées. — Huiles essentielles ou essences. — Alcoolats.
Définition. — Division. — Affinités. — Historique. — Préparation.— Composition. — Propriétés. — Altérations. — Conservation. — Falsifications. — Usages. — Nomenclature.

Définition. — Ce groupe renferme les formes pharmaceutiques obtenues par distillation et comprend :

1º Les eaux distillées ; 2º les huiles essentielles ; 3º les alcoolats.

§ 1. — Des eaux distillées.

Définition. — On donne le nom d'eaux distillées ou *hydrolats* à des eaux chargées par distillation des principes volatils contenus dans les végétaux.

Affinités. — Par leur mode de préparation, les hydrolats se rapprochent des alcoolats et des essences ; par leurs véhicules, ils se rapprochent des hydrolés : mais bien qu'ils aient l'eau pour base, il faut les distinguer nettement des hydrolés, parce que d'après leur mode de préparation, ils ne peuvent contenir que des principes volatils.

Historique. — L'usage des eaux distillées, ou plus exactement la distillation des matières médicamenteuses paraît remonter au VIIIᵉ siècle ; elle nous vient des Arabes, car on trouve dans les œuvres d'Actuarius et de Mesué la description des eaux distillées de rose et d'absinthe.

Les anciens pharmacologistes soumettaient à la distillation non seulement les plantes, mais encore une foule de substances animales (sang de bouc, fourmi, corbeau, frai de grenouille, excrément de paon mâle, etc.). L'expérience ayant démontré l'inutilité de semblables préparations, faites avec des substances animales, la distillation n'est plus appliquée aujourd'hui et depuis longtemps déjà, qu'à un certain nombre de végétaux, à ceux qui sont susceptibles de fournir, par la distillation, quelques principes volatils.

Division ancienne. — On divisait autrefois les eaux distillées en trois classes : Esprits recteurs ; Eaux essentielles ; Eaux distillées proprement dites.

Les esprits recteurs' et les eaux essentielles, qui se préparaient d'après un procédé spécial, étaient considérés comme des préparations très actives et si actives que l'on n'osait pas en faire usage. On supposait qu'elles étaient formées par un principe spécial universellement répandu dans la nature ; mais aujourd'hui ces préparations sont abandonnées et avec raison, car elles ne sont en réalité formées que par de l'eau retenant une petite quantité de principes volatils, contenus naturellement dans les végétaux.

S'imaginant que le mode opératoire exerçait une influence marquée sur les produits de la distillation, les anciens pharmacologistes employaient les trois sortes de distillation (*per descensum*, *per latus* et *per ascensum*).

Le premier mode, distillation *per descensum*, dans lequel on forçait les vapeurs à se condenser de haut en bas dans un espace clos, est abandonné pour deux raisons : parce qu'il est contraire aux lois ordinaires de la distillation ; parce qu'il ne peut donner que des produits plus ou moins altérés par le feu.

Le second mode, distillation *per latus*, qui se fait à l'aide d'une cornue, ne diffère en rien, suivant l'observation judicieuse de Baumé, de la distillation *per ascensum*, qui se pratique par l'alambic ; c'est donc à ce dernier appareil, alambic, que l'on doit recourir pour préparer les eaux distillées.

Division nouvelle. — Les eaux distillées peuvent être :

Simples : Ce sont celles qui sont préparées par la distillation de l'eau sur une seule substance ;

Composées : Ce sont celles qui sont préparées par la distillation de l'eau sur plusieurs substances. Ces eaux sont très peu employées en pharmacie.

Au point de vue pharmaceutique on a divisé les eaux distillées en deux classes : Eaux distillées de plantes inodores ; Eaux distillées de plantes odorantes.

Cette division, qui n'a rien de scientifique, mais que l'on peut adopter sans inconvénient, était basée sur l'opinion admise pendant fort longtemps, que les eaux distillées, préparées avec les plantes inodores, n'avaient aucune propriété, n'étaient chargées d'aucun principe particulier, et que par suite elles ne différaient en aucune façon de l'eau pure.

Baumé a le premier reconnu : que ces eaux ont une odeur et une saveur que ne possède pas l'eau pure ; qu'elles éprouvent, en vieillissant, une altération spéciale, qui se manifeste par des dépôts mucilagineux plus ou moins abondants ; que toutes les huiles essentielles ne sont pas nécessairement odorantes et que par suite, il n'est pas étonnant que ces eaux ne possèdent pas d'odeur spéciale.

D'autre part, Delunel a montré que l'eau distillée de bourrache se trouble par l'ammoniaque et prend une couleur violette par l'acide azotique, preuve évidente que cette eau distillée n'est pas seulement formée d'eau pure. Enfin, Dubuc a démontré que les eaux distillées des plantes inodores se congèlent à des températures différentes les unes des autres ; or l'eau pure se congèle à une température constante.

Bien que ces eaux diffèrent de l'eau pure, elles sont en général peu chargées de principes médicamenteux. En vue d'obtenir des produits plus actifs, Deyeux et Clarion ont proposé de les soumettre à une opération particulière appelée *cohobation*. Elle consiste à verser l'eau distillée en premier lieu sur de nouvelles quantités de plantes et à distiller de nouveau ; on répète au besoin trois ou quatre fois la même opération. Par ce procédé, l'eau de laitue devient calmante, l'eau de petite centaurée se recouvre d'une notable quantité d'huile volatile à odeur âcre et mordante ; et d'après Brossat, on obtient avec la fleur de tilleul, une eau distillée ayant une action très marquée sur l'économie.

Guibourt s'est élevé contre la pratique de la cohobation ; d'après lui elle ne peut qu'altérer le produit, et le seul moyen d'avoir des eaux plus chargées, doit consister à employer plus de plantes et à recueillir moins de liquide à chaque opération.

Préparation. — Dans la préparation des eaux distillées, soit de plantes inodores, soit de plantes odorantes, il faut tenir compte : 1° du choix de l'eau ; 2° du choix de la substance ; 3° de la préparation de la substance ; 4° du choix du mode opératoire ; 5° de la quantité de produit à employer et à retirer.

Choix de l'eau. — L'eau employée à la préparation des eaux distillées est de l'eau ordinaire. Le Codex la désigne sous le nom d'eau ;

par conséquent on peut prendre pour la préparation des eaux distillées, une eau quelconque, de l'eau potable ordinaire.

Du choix de la substance. — Dans le choix de la substance destinée à la préparation des eaux distillées, il faut tenir compte : de l'état frais ou sec de la substance ; de la partie à employer ; de l'époque de la récolte de la partie employée.

Etat de la substance. — Les principes volatils des plantes se dissipant, en grande partie, par la dessiccation et s'altérant sous l'influence de l'air et de la lumière, il est préférable d'employer les végétaux frais pour la préparation des eaux distillées. On emploie cependant à l'état sec pour la préparation de leurs eaux distillées, les végétaux suivants : tilleul, anis, camomille (fleur), eucalyptus (feuille), fenouil (fruit), matico (feuille), mélicot, sureau (fleur).

Au commencement du siècle, les anciennes pharmacopées prescrivaient d'employer de préférence les plantes sèches, parce que seules, à ce moment, elles pouvaient donner des produits susceptibles de se conserver. Nous disons à ce moment, car à cette époque, on ne possédait que des appareils distillatoires très défectueux. Ils avaient l'inconvénient de permettre le passage, par entraînement mécanique, des matières fixes dans l'eau distillée et ne donnaient par conséquent que des produits très altérables.

Mais aujourd'hui, que le perfectionnement des alambics et la distillation à la vapeur, permettent d'éviter les inconvénients d'autrefois, il y a tout avantage à recourir à l'emploi des plantes fraîches, pour la préparation des eaux distillées.

Ces eaux distillées présentent, en effet, des avantages mis en évidence par les expériences de Descroisilles et de Buchner, confirmées par celles de Marais et qui peuvent être ainsi résumés : elles se conservent plusieurs années, quand elles ont été préparées avec soin et mises à l'abri de l'air et de la lumière ; elles ont une limpidité plus grande que celles préparées avec les plantes sèches et leur arome est en général plus suave et plus développé.

Partie de la substance à employer. — Pour la préparation des eaux distillées, en emploie de préférence, surtout lorsque les plantes sont aromatiques, les parties les plus aromatiques, celles où se concentrent surtout les cellules à essence ou à huiles essentielles :

Les racines et les rhizomes...(dans les valérianées et dans les amomacées).
Les fruits et les écorces.......(dans les ombellifères et les laurinés) ;
Les fleurs.... (dans les hespéridées, les liliacées et les rosacées).
Les sommités fleuries......... (dans les labiées, etc.).

De l'époque de la récolte. — Lorsqu'on emploie les végétaux frais, pour la préparation des eaux distillées, il faut les récolter au moment le plus favorable. On choisira, pour la récolte :

Des feuilles. . . . . . . au début de la floraison.
Des fleurs. . . . . lors de leur complet épanouissement.
Des fruits et des semences. à leur maturité parfaite.
Des racines . . . . aussitôt que toute végétation a cessé.

De la préparation de la substance. — Les substances ayant été choisies, soit fraîches, soit sèches, il faut leur faire subir quelques préparations préliminaires, avant de procéder au choix du mode opératoire. On les monde avec soin, on les divise convenablement de manière à ce qu'elles présentent la plus grande surface possible ; à cet effet, on râpe les bois, on contuse les racines, on concasse les écorces, on incise et même au besoin on pile les feuilles et les fleurs. Enfin, on fait macérer certaines substances, qui exigent une macération plus ou moins prolongée avant d'être soumises à la distillation, comme la cannelle, la badiane, les bourgeons de sapin, la valériane. Cette macération a pour objet de pénétrer le tissu des corps, de les ramollir, afin de permettre à l'eau de dissoudre et d'entraîner plus facilement les principes volatils.

Du choix du mode opératoire. — Après avoir fait subir aux substances les préparations préliminaires que nous venons d'énumérer, il faut se préoccuper du choix du mode opératoire et examiner comment la distillation doit être pratiquée.

La préparation des eaux distillées se fait dans un alambic et elle s'opère :

Soit à feu nu (c'est-à-dire en maintenant la plante plongée dans l'eau que l'on porte à l'ébullition).

Soit à la vapeur (c'est-à-dire en faisant passer un courant de vapeur d'eau à travers la masse végétale).

Distillation à feu nu. — La distillation à feu nu se pratique de la manière suivante : Mettre les plantes dans la cucurbite de l'alambic, et ajouter une quantité suffisante d'eau pour que les plantes soient entièrement plongées dans l'eau au commencement de l'opération et qu'elles soient encore baignées dans l'eau après la distillation terminée. Sans cette précaution, les plantes brûleraient inévitablement et l'eau distillée contiendrait des produits empyreumatiques, qui lui communiqueraient une odeur et une saveur désagréables. Les choses étant ainsi préparées, on porte l'eau à l'ébullition, en prenant, pour la conduite de l'opération, les précautions que nous indiquerons plus loin.

Pour retenir les plantes plongées dans l'eau et pour les éloigner, en même temps, des parois latérales et du fond de la cucurbite, afin d'éviter la brûlure des plantes et les produits empyreumatiques qui résultent de cette coction, on a proposé différents moyens :

1ᵉʳ *Moyen*. — Mettre au fond de la cucurbite un disque métallique percé de trous, ou un certain nombre de baguettes d'osier blanchi. Pour maintenir les plantes en place, on les couvre avec un linge que l'on fixe au moyen de baguettes d'osier croisées.

2ᵉ *Moyen*. — Quelques praticiens introduisent les plantes dans un sac qu'ils mettent ensuite dans la cucurbite, en ayant soin qu'il ne puisse toucher le fond.

3ᵉ *Moyen*. — Au lieu de faire baigner simplement les plantes dans l'eau, Henry les plaçait dans un seau percé de trous plongeant jusqu'au fond de la cucurbite et par conséquent plongeant dans l'eau ; plus tard, il employa un seau beaucoup plus court également percé de trous, ne plongeant plus dans l'eau. Dans ce nouvel appareil, les matières n'étant plus plongées dans l'eau, étaient seulement traversées par la vapeur d'eau s'élevant de la cucurbite ; c'était là une modification, qui constituait une véritable distillation à la vapeur, mais une distillation défectueuse, parce que l'eau, condensée dans les plantes, retombait dans la cucurbite après s'être chargée de principes solubles, et si le niveau de l'eau venait à baisser, ces principes subissaient l'action du feu et pouvaient donner naissance à des produits empyreumatiques.

La distillation à feu nu est employée pour obtenir les eaux distillées suivantes :

1° Amandes amères, cochléaria, cresson, moûtarde, raifort, laurier-cerise, et en général de toutes les plantes dans lesquelles les huiles essentielles ne préexistent pas et prennent seulement naissance au contact de l'eau à la suite d'une macération suffisante ;

2° Des plantes inodores, laitue, plantain et autres plantes non aromatiques ;

3° De cannelle, badiane, bourgeons de sapin, valériane, et d'une façon plus générale, des substances à tissu compact, dont les essences sont plus lourdes que l'eau, comme les bois exotiques, les écorces et les racines sèches, qui doivent être soumis à une macération préalable.

Distillation à la vapeur. — La distillation à la vapeur consiste à soumettre les plantes à un courant de vapeur d'eau.

Pour faire cette préparation, on peut employer l'appareil imaginé par Duportail, pharmacien à Montpellier, appareil qui remplit toutes les conditions désirables pour une bonne fabrication. Il se compose : d'*une chaudière*, qui fournit la vapeur d'eau ; d'*un vase intermédiaire*, qui contient les plantes ; d'*un serpentin*, qui recueille les vapeurs aromatiques et qui les condense. Les conduits, qui servent de passage à la vapeur, et le vase dans lequel les plantes sont placées, doivent être entourés de plusieurs doublures d'étoffes de laine, pour éviter toute déperdition de chaleur. Cet appareil excellent en principe, présente l'inconvénient d'être coûteux ; aussi n'est-il pas employé en pharmacie.

L'appareil le plus commode, le plus pratique et le plus usité en pharmacie pour la préparation des eaux distillées à la vapeur est l'appareil imaginé par Soubeiran. Il réunit le double avantage : de fournir de très bons produits, et par conséquent de remplir toutes les conditions désirables pour une bonne fabrication des eaux distillées à la vapeur ; de ne demander presque aucune dépense pour être adapté à l'alambic ordinaire qui se trouve ordinairement dans les pharmacies.

Cet appareil consiste en une modification bien simple apportée à l'appareil distillatoire ordinaire (Voir figure 30).

Dans la cucurbite de l'alambic, on plonge un bain-marie ordinaire, en étain, pareil à celui qui sert à distiller les liqueurs alcooliques et que nous avons décrit, lorsque nous avons parlé de la distillation. (Si on faisait construire ce bain-marie exprès, il vaudrait mieux le faire faire en cuivre qu'en étain, parce que le métal, ayant moins d'épaisseur, transmet plus rapidement et plus uniformément sa chaleur).

A la douille de cette cucurbite munie du bain-marie soit en étain, soit en cuivre, on adapte, à l'aide d'un ajutage, un tube métallique qui s'engage ensuite dans le bain-marie puis s'y recourbe, descend le long de la paroi interne, se recourbe et vient s'ouvrir au milieu de son fond. Ce tuyau est destiné à amener dans le bain-marie la vapeur d'eau qui se produit par l'ébullition de l'eau contenue dans la cucurbite.

Il est commode de faire pratiquer à la cucurbite une seconde douille, qui reste fermée pendant l'opération, mais qui permet au besoin, d'ajouter une certaine quantité d'eau dans l'alambic.

On met les plantes, que l'on veut distiller, dans le bain-marie ; mais, pour qu'elles soient traversées également par la vapeur, et pour qu'aucune partie ne puisse se soustraire à son action, on les place sur un diaphragme percé de trous, porté sur trois ou quatre petits pieds, qui le tiennent soulevé au-dessus de l'orifice du conduit de vapeur. Ce diaphragme est armé sur les côtés, de deux lames en cuivre, qui font office de manches et qui servent à l'introduire facilement et à le retirer avec les plantes, quand la distillation est terminée (Voir fig. 31).

L'appareil étant ainsi disposé, on recouvre le bain-marie de son chapiteau, on adapte le serpentin et on procède à la distillation. La vapeur d'eau arrive dans le bain-marie, traverse les plantes, se charge des principes volatils et se condense dans le serpentin, et non dans le bain-marie, parce que ce dernier est entouré exactement de tous

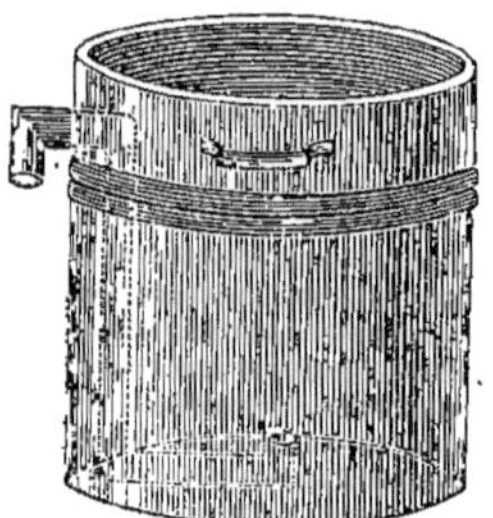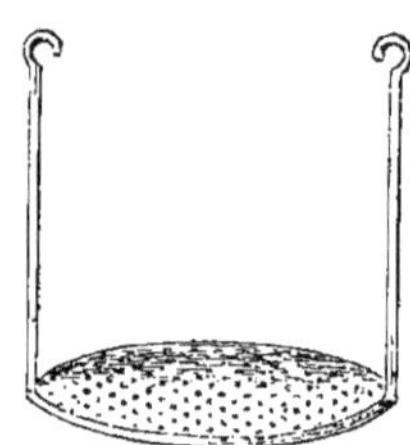

Fig. 30 et 31. — Bain-marie de Soubeiran.

côtés par la vapeur. Le liquide condensé doit être reçu dans un récipient florentin, afin d'isoler l'essence que l'eau n'a pas pu dissoudre.

Bien que l'appareil soit fermé et qu'il n'y ait aucun indicateur de pressions, la conduite de l'opération ne présente aucune difficulté pour reconnaître si la cucurbite contient toujours la quantité d'eau convenable ; il suffit, en effet, d'y mettre, avant de commencer l'opération, une quantité d'eau un peu plus grande que celle qui doit être recueillie comme produit à la distillation.

La distillation à la vapeur est employée pour obtenir les eaux distillées de la plupart des plantes aromatiques telles que celles de : Fleur d'oranger, menthe poivrée, absinthe, hysope, mélisse, thym, tilleul, anis, camomille (fleur), eucalyptus (feuille), fenouil (fruit), matico (feuille), mélilot, sureau (fleur), pétales de roses.

Conduite de la distillation. — Comment faut-il conduire la distillation, soit à feu nu, soit à la vapeur ? Doit-on distiller lentement, ou pousser vivement l'opération ?

C'est là une question qui a beaucoup préoccupé les praticiens ; les uns poussent vivement la distillation, pour abréger l'opération et diminuer l'action prolongée de la chaleur ; les autres opèrent lentement pour éviter le boursouflement et aussi, dit-on, l'altération des huiles essentielles. A notre avis, l'opération doit être conduite avec une vitesse moyenne : si elle est trop lente, l'action prolongée de la chaleur altère le produit ; si elle est trop rapide, la proportion de l'essence entraînée est inférieure à celle que l'eau doit contenir. Dans tous les cas, et c'est là un point essentiel, il faut effectuer la distillation, avec précaution, afin d'éviter tout entraînement mécanique d'une partie du liquide ou de la plante elle-même dans le serpentin, ce qui nuirait à la qualité et à la conservation du produit.

Toutes les fois que cela est possible, la distillation à la vapeur doit être préférée pour la préparation des eaux distillées, parce qu'elle donne des produits plus suaves, plus limpides, exempts d'odeur pyrogénée et d'une parfaite conservation.

Quantité de produits à retirer. — Quelle que soit la marche suivie, que la distillation soit faite à la vapeur ou à feu nu, on doit s'efforcer d'obtenir des eaux distillées aussi chargées que possible. C'était pour atteindre ce but que les anciens pharmacologistes avaient imaginé les esprits recteurs et les eaux essentielles ; c'est aussi dans le même but que Deyeux et Clarion avaient proposé la cohobation des eaux distillées. Nous avons déjà vu que les esprits recteurs et les eaux essentielles n'étaient plus usités, et que d'après Guibourt, les eaux cohobées, étant très altérables, devaient être abandonnées.

Que doit-on faire pour obtenir une eau distillée aussi chargée que possible ?

Si tous les produits qui passent successivement à la distillation présentaient la même composition, on pourrait conduire l'opération à sa guise et la pousser aussi loin que l'on désirerait ; mais ces produits ne sont pas identiques. Le premier produit, qui passe à la distillation, est très suave ; le second, à odeur moins agréable, est chargé d'huile essentielle, dont la présence se manifeste par la lactescence de la liqueur, quand la densité de l'essence est à peu près la même que celle de l'eau ; ou par la séparation de l'huile en gouttelettes, qui se déposent ou se réunissent à la surface, lorsque la densité des deux liquides est différente. A mesure que la distillation s'avance, la proportion d'essence diminue, et l'eau, qui était rendue laiteuse par l'essence qui s'y trouvait suspendue, devient transparente. Observons, en passant, que ce caractère de transparence n'est pas toujours un indice certain de l'absence de l'huile volatile. Ainsi, suivant l'observation de Robiquet, le premier produit qui est fourni par les essences d'amandes amères, bien qu'il soit transparent, est plus riche en huile volatile que les produits qui viennent en second lieu, bien que ces derniers soient laiteux. Enfin, les dernières liqueurs que l'on obtient, ont une odeur fade, herbacée, désagréable. MM. Henry et Guibourt ont proposé d'arrêter la distillation au moment où l'eau cesse d'être aromatique et d'ajouter de l'eau distillée pour compléter le rendement.

Pour assurer et la richesse et la constance des eaux distillées, le Codex de 1884 a indiqué les rapports entre la plante et l'eau distillée qu'elle doit fournir à la distillation, ou, en d'autres termes, la quantité d'eau distillée que doit fournir un poids donné de matière. (Voir le tableau page 547.)

Préparation artificielle. — On a proposé, pour la préparation des eaux distillées, un procédé encore suivi en Amérique. Il consiste à triturer des essences avec du carbonate de magnésie, à délayer ce carbonate dans de l'eau distillée, à laisser macérer pendant 12 heures et à filtrer.

Les produits, ainsi obtenus, dit M. Bourgoin, doivent être considérés comme de véritables falsifications ; ils ne sont pas plus des eaux distillées, qu'un mélange d'eau et d'acide acétique, par exemple, ne constitue du vinaigre.

Deschamps d'Avallon dit à propos de cette préparation ce qui suit :

« Ce procédé ne peut pas être approuvé en principe, parce que ces eaux n'ont qu'un certain rapport avec les eaux distillées ; nous dirons cependant qu'en faisant usage de très bonne huile volatile, on obtient des eaux bien plus agréables que les eaux distillées. L'eau de menthe, par exemple, est certainement préférable à presque toutes les eaux distillées et ses effets antispasmodiques sont certainement aussi évidents. Nous ajouterons même que nous préférons cette eau à celle que l'on trouve dans beaucoup de pharmacies. »

L'emploi du carbonate de magnésie, comme agent diviseur des essences, ayant l'inconvénient d'introduire dans l'eau un sel magnésien qui peut dédoubler les sels des alcaloïdes, on a proposé d'employer, comme agents diviseurs des essences, le verre, le kaolin, le silex, la pierre ponce, la craie, le charbon animal, la pâte à papier. Tous ces

Tableau des rapports entre la plante et l'eau distillée qu'elle doit fournir, ou tableau de la quantité d'eau distillée que doit fournir un poids donné de plante.

NOMS DES PLANTES	QUANTITÉ de plante EMPLOYÉE	QUANTITÉ d'eau distillée RETIRÉE	EXEMPLES
Absinthe. Armoise. Cochléaria. Cresson. Hysope. Laitue. Mélisse. Menthe. Plantain. Thym. } feuilles Bluet. Coquelicot. Rose. } fleurs	Une partie.	Une partie.	1º Eau de laitue : Laitue....... 1000 gr Eau......... 2000 gr Retirez.... 1000 gr d'eau distillée. 2º Eau de menthe : Menthe...... 1000 gr Eau........ QS Retirez... 1000 gr d'eau distillée.
Laurier Cerise (feuilles).	Une partie.	Une partie et demie.	Eau laurier cerise. Feuilles fraî- ches de lau- rier,....... 1000 gr Eau........ 4000 gr Retirez.... 1500 gr d'eau distillée.
Oranger (fleurs).	Une partie.	Deux par- ties.	Eau fleur d'oranger : Fleurs d'oranger. 1000 gr Eau......... QS Retirez.... 2000 gr d'eau distillée.
Anis. Badiane. Bourgeons de sapin. Camomille (fleurs). Cannelle. Eucalyptus (feuilles). Fenouil (fruits). Matico (feuilles). Mélilot. Sureau (fleurs). Tilleul. Valériane.	Une partie.	Quatre par- ties.	1ᵉ Eau de cannelle : Cannelle..... 1000 gr Eau......... QS Retirez.... 4000 gr d'eau distillée. 2º Eau de tilleul : Fleurs sèches de tilleul... 1000 gr Eau........ QS Retirez.... 4000 gr d'eau distillée.

moyens sont défectueux et la distillation seule doit être employée pour la préparation des hydrolats.

Caractères. — Les eaux distillées sont incolores et presque toujours limpides ; celles de cannelle et d'amandes amères sont troublées par la présence d'une petite quantité d'essence tenue en suspension. Leur odeur et leur saveur, très prononcées, différentes pour chacune d'elles, rappellent le plus souvent celles des produits ayant servi à les préparer.

Au moment où elles viennent d'être obtenues, les eaux distillées ne sont pas suaves. Quand elles ont été préparées à feu nu surtout, elles ont contracté une odeur peu agréable qui se mêle à leur odeur aromatique. Cette odeur se perd à la longue ; aussi convient-il de n'employer la plupart des eaux distillées qu'un mois ou deux après leur préparation. Suivant l'observation de Geoffroy sur l'eau de fleurs d'oranger, observation qui a été étendue par Nachet à toutes les autres eaux distillées, on peut détruire cette odeur, en quelques instants, en tenant les eaux distillées dans un bain de glace.

La densité des hydrolats ne diffère pas sensiblement de celle de l'eau ordinaire, et leur point de congélation est variable, ainsi que cela résulte des opérations de Dubuc dont nous avons déjà parlé.

Les eaux distillées entraînent souvent avec elles un excès d'huile volatile qui vient nager à leur surface. Il faut avoir soin de les en débarrasser par la filtration, parce que ces huiles essentielles, ayant toutes beaucoup d'âcreté, quelques-unes même étant vénéneuses, comme les essences de laurier-cerise, de pêcher, d'amandes amères, pourraient produire des effets nuisibles sur la santé. A cet effet, on place un filtre de papier dans un entonnoir, on l'humecte préalablement avec de l'eau, et l'on verse dessus l'eau distillée. Elle traverse les pores du filtre, sans que celui-ci livre passage à l'huile essentielle. Le Codex de 1884 recommande de filtrer à travers un filtre de papier mouillé, pour en séparer complètement l'essence non dissoute, l'eau distillée de laurier-cerise.

Composition. — La composition des eaux distillées est encore fort obscure. Tous les principes, susceptibles de se volatiliser et qui sont contenus dans les plantes, passent avec l'eau pendant la distillation ; mais parmi ces principes, ceux qui occupent le premier rang, ce sont les huiles essentielles.

Indépendamment des essences, on peut rencontrer dans les eaux distillées : des acides de la série grasse, comme les acides acétique, formique et valérianique ; de l'acide cinnamique, dans l'eau de cannelle; de l'aldéhyde benzoïque, dans l'eau d'amandes amères; de l'acide cyanhydrique, dans les eaux de laurier-cerise et d'amandes amères ; de l'ammoniaque, dans l'eau de poivre ; des ammoniaques composées, dans l'eau de Chenopodium vulvaria ; des principes spéciaux mal connus dont la présence peut être considérée comme accessoire, mais qu'on ne peut cependant pas, sans des expériences positives qui n'ont pas encore été entreprises, considérer comme inertes.

Bien que l'huile essentielle soit le principe prédominant dans les eaux distillées, il n'est pas possible cependant de considérer ces médicaments comme de simples solutions d'essences, et à ce propos, rappelons ce que nous disions plus haut relativement à la préparation artificielle des eaux distillées faites en agitant l'eau distillée avec quelques gouttes d'huile essentielle divisée à l'aide du carbonate de magnésie, du verre, du kaolin, etc., etc.

Posologie. — En général, les eaux distillées, peu chargées de principes médicamenteux, parce que les huiles essentielles sont peu solubles dans l'eau, sont très peu actives ; aussi les emploie-t-on pour la plupart, à la dose de 30, 100 à 200 grammes ; il en est cependant quelques-unes qui sont plus actives, et parmi elles il convient de citer les eaux distillées de menthe, de moutarde, de laurier cerise et d'amandes amères.

Caractères spécifiques. — Jusqu'à ce jour, on ne connaissait pas de réactions bien nettes pour caractériser les eaux distillées. A part l'eau de laurier-cerise, qui avait été étudiée d'une façon spéciale et dont on pouvait déterminer la teneur en acide cyanhydrique par le procédé si élégant de Buignet, la plupart des autres n'étaient reconnues que par leurs caractères organoleptiques.

M. Lepage avait bien indiqué une solution normale iodée, composée de :

Iode. . . 1, Iodure de potassium. . . 2, Eau. . . 97

mais ce réactif avait peu d'action sur certaines eaux ; sur d'autres, il n'agissait qu'au bout d'un temps plus ou moins long, quelquefois plusieurs heures. La réduction des sels d'or et d'argent par certaines eaux, la réaction de certains acides sur d'autres avaient aussi été indiquées ; mais ces réactions, souvent peu sensibles et demandant une manipulation longue, n'étaient pas entrées dans la pratique.

M. Viron emploie depuis quelque temps un réactif qui donne de très bons résultats avec les eaux les plus fréquemment employées en médecine (eau de cannelle, de laurier-cerise, fleur d'oranger, etc.,

etc.). Ce réactif, désigné sous le nom de *réactif sulfocarbazotique,* se compose de :

Carbazol 0gr15
Acide sulfurique pur (1). 100cc

On obtient ainsi un liquide jaunâtre, légèrement fluorescent. Pour se servir de ce réactif, on en prend 3 centimètres cubes que l'on introduit dans un tube à expérience et, avec une pipette, on ajoute de l'eau à examiner goutte à goutte jusqu'à précipitation ; il en faut 4 centimètres cubes.

Voici les réactions observées : *L'eau de cannelle* communique au réactif une belle coloration rouge rutilante, puis il y a formation d'un précipité rouge couleur de rouille. Avec *l'eau de laurier-cerise,* il se forme également au début une coloration rouge, puis apparaît bientôt un précipité brunâtre qui passe rapidement au bleu foncé. Avec *l'eau de fleur d'oranger,* il se forme un précipité rose chair, tandis qu'avec *l'eau de feuille,* le précipité surnageant est un peu plus foncé ; il prend une teinte marron. Les autres eaux examinées (eau de menthe, eau de rose, d'hysope, mélilot, tilleul) n'ont donné que des précipités plus ou moins blanchâtres brunissant un peu à l'air.

Ce réactif permet non seulement de caractériser certaines eaux, mais encore il peut indiquer leur degré d'altération. Les eaux de cannelle, de laurier-cerise, de fleur d'oranger, altérées se comportent différemment. Certaines eaux préparées de toute pièce ou qui, par suite de manipulations défectueuses, renferment des matières organiques susceptibles de donner naissance à des dérivés nitrés par leur décomposition, fournissent des réactions verdâtres qui, dans certains cas, sont caractéristiques de leur altération ou de leur mauvaise préparation.

Poussant plus loin cette étude, M. Viron a cherché à différencier certaines eaux distillées naturelles, que le goût et l'odeur peuvent faire confondre. Croyant également pouvoir parvenir à distinguer les eaux artificielles des eaux naturelles, il a entrepris dans cette voie de nouvelles expériences.

Par l'association de son réactif avec une solution de phénol-phtaléine et par l'utilisation d'un nouveau réactif, dit *acéto-carbazotique,* il croit être arrivé bien près du but qu'il s'était proposé d'atteindre.

(1) L'acide sulfurique doit être privé de traces de composés nitrés qui communiqueraient à la solution une teinte verte ; on se débarrasserait de ces composés nitrés en le chauffant pendant quelques minutes.

Voici quelques renseignements sur la technique opératoire et sur les caractères de pureté que doit présenter le carbazol employé à la préparation des réactifs sulfo et acéto-carbazotiques.

Le carbazol ou diphénylénimide, découvert par Graebe et Glaser dans l'anthracène, se présente sous forme de masses cristallines blanchâtres ; il est insoluble dans l'eau, soluble dans la plupart des dissolvants neutres (alcool, éther, chloroforme, benzine).

L'acide acétique cristallisable le dissout, et la dissolution obtenue doit être absolument incolore ; il est également soluble en forte proportion dans l'acide sulfurique concentré, qui prend une teinte jaunâtre ; les carbazols qui communiquent à l'acide sulfurique une teinte rouge doivent être rejetés ou purifiés par le chloroforme. On a déjà fait connaître la composition du réactif sulfo-carbazotique ; quant au réactif acéto-carbazotique, on le prépare en dissolvant 15 centigrammes de carbazol purifié dans 400 c³ d'acide acétique cristallisable.

Pour se servir de ce dernier réactif, on en prend 2 c³ qu'on introduit dans un tube à expériences avec 2 c³ de l'eau à examiner et volume égal d'acide chlorhydrique pur ; on chauffe doucement jusqu'à ébullition. Ces réactifs s'altérant rapidement, il faut les préparer au moment du besoin.

Les eaux artificielles sont obtenues, on le sait, en triturant quelques gouttes d'essence, soit avec du sucre, soit avec de la magnésie, puis en agitant ce mélange avec de l'eau distillée.

Certains fabricants peu scrupuleux, préparent, de cette façon, les eaux de laurier-cerise et d'amandes amères ; d'autres, plus malhonnêtes encore, poussent la fraude plus loin en substituant la nitrobenzine aux huiles volatiles.

L'emploi raisonné des réactifs, signalés précédemment, permet de reconnaître ces diverses falsifications et permet même de différencier certaines eaux naturelles, dont les caractères organoleptiques sont les mêmes, comme les eaux de badiane et d'anis vert.

Si l'on ajoute quelques gouttes d'une solution alcoolique de phénolphtaléine à une eau distillée convenablement préparée on obtient la formation d'un précipité blanc ; si l'eau examinée est une eau artificielle, fabriquée avec l'intermédiaire de la magnésie, le précipité formé devient rouge. Cette coloration est due à l'alcalinité communiquée à l'eau par la petite quantité de magnésie qui est entrée en dissolution ; à la longue, soit par suite de réactions intervenues entre l'essence et la base alcaline, soit par suite de la saturation de cette base par l'acide carbonique de l'air, l'eau cesse de donner la réaction rouge dont il vient d'être parlé.

Si une eau distillée a été préparée artificiellement au moyen d'une huile volatile, dont on facilite la dissolution à la faveur d'une petite quantité de sucre, il est aisé de reconnaître cette fraude à l'aide des réactifs carbazotiques. Le réactif sulfo-carbazotique donne, avec cette eau, d'abord une coloration rouge intense, puis un précipité rouge-lilas, passant rapidement au violet. Le réactif acéto-carbazotique, en présence de l'acide chlorhydrique, et à l'aide de la chaleur, donne une belle coloration rose violacée (1).

Ces deux réactifs permettent de distinguer rapidement les eaux distillées de laurier-cerise ou d'amandes amères des eaux artificielles préparées de toutes pièces avec l'essence de mirbane : l'eau de laurier-cerise se colore d'abord en rouge, par le réactif sulfo-carbazotique ; puis, elle détermine la formation d'un précipité bleu indigo ; par le réactif acéto-carbazotique, en présence de l'acide chlorhydrique, elle donne une coloration bleuâtre, qui s'accentue par le refroidissement.

L'eau préparée avec l'essence de mirbane traitée dans les mêmes conditions, ne donne pas de coloration rouge par le réactif sulfo-carbazotique, mais, au bout de quelques instants, il se forme un précipité vert-grisâtre. C'est même là un procédé très simple pour distinguer l'essence d'amandes amères de l'essence de mirbane, car le réactif sulfo-carbazotique, avec deux gouttes d'essence d'amandes amères, prend une coloration rouge sang, tandis qu'avec deux gouttes d'essence de mirbane, il y a formation d'une teinte verte extrêmement accentuée.

L'eau distillée d'anis vert donne par le réactif sulfo-carbazotique, une coloration rouge, puis un précipité bleu teinté de vert, tandis que l'eau de badiane donne une coloration lilas, puis un précipité gris rose ; et cependant, les huiles essentielles de badiane et d'anis vert se comportent de la même façon sous l'action des deux réactifs carbazotiques. Cette dernière observation confirme l'opinion des pharmacologistes qui pensent que les eaux distillées tiennent en dissolution, indépendamment des huiles essentielles, certains principes particuliers que la chimie n'est pas encore parvenue à isoler.

Altérations. — Les eaux distillées sont très altérables et leur

(1) Cette réaction se manifeste également avec les hydrates de carbone susceptibles d'être saccharifiés par l'acide chlorhydrique : elle peut être utilisée en histologie végétale ou animale.

décomposition se développe sous l'influence du temps, de l'air et de la lumière. Observons que cette décomposition est plus rapide dans les eaux inodores que dans les eaux aromatiques. Elles changent ou perdent leur odeur, deviennent souvent acides et laissent déposer des flocons légers, généralement incolores désignés par les pharmacologistes sous la dénomination vague de *dépôts mucilagineux*.

L'acide, qui s'y développe, est fréquemment l'acide acétique, soit que cet acide prenne naissance pendant la distillation même, soit qu'il se forme plus tard, par la décomposition des matières organiques ; aussi convient-il, pour transporter et conserver les eaux distillées, de ne pas employer des estagnons mal étamés, qui peuvent céder des quantités notables de plomb.

Les *dépôts mucilagineux*, les flocons qui se développent dans les eaux distillées, sont formés par des végétaux microscopiques, des infusoires, des plantes cryptogamiques, comme des algues du genre *Hygrocrocis*, et leur multiplication est souvent si grande qu'elle envahit peu à peu tout le liquide et le rend filant comme du blanc d'œuf.

L'altération des eaux distillées a fait l'objet d'importants travaux de la part de M. Barnouvin (1).

D'après cet auteur, cette altération est liée, d'une façon intime, à la présence des organismes qui s'y développent ; toutes ou presque toutes les modifications qu'éprouvent les hydrolats reconnaissent pour cause la présence d'organismes microscopiques ; plus ceux-ci sont nombreux, plus sont rapides aussi les phénomènes de décomposition. Ces organismes appartiennent aux trois groupes suivants : *champignons, bactéries, algues*. L'examen microscopique de ces différents organismes peut rendre les plus grands services dans l'essai des hydrolats et compléter, de la manière la plus heureuse, l'essai chimique de ces médicaments.

Pour corriger ce défaut des eaux filantes, on a conseillé plusieurs moyens :

1° Faire subir à l'eau altérée une nouvelle distillation. Ce moyen réussit, mais il enlève au produit une partie de son parfum ;

2° Ajouter à l'eau 2 à 3 grammes de sous-nitrate de bismuth par litre, et agiter vivement, comme le conseille M. Carles. En moins de deux minutes, l'eau a repris sa fluidité normale ;

3° En les agitant fortement avec du sable, d'après M. Bretet, on détruit la trame et on rend aux eaux leur fluidité première ;

(1) Voir *Répertoire de pharmacie*, année 1891, p. 305-307-357-401-503.

4° Ajouter aux eaux un alcalin quelconque et agiter, d'après M. Nicklès. Ce savant considère, en effet, que le développement des parasites ne peut se faire que dans des eaux devenues acides par suite de l'action de l'oxygène de l'air sur l'essence ; par conséquent, tout alcalin doit guérir ces eaux.

Les eaux filantes, étant des eaux altérées, doivent être rejetées pour l'usage médical.

Conservation. — L'air et la lumière étant les deux agents qui déterminent l'altération des eaux distillées, il est évident, que pour les conserver, il faut les mettre soigneusement à l'abri de l'air et de la lumière. Pour cela on les place dans un lieu frais, à l'abri de la lumière, à la cave, dans des vases complètement remplis et bouchés à l'émeri (Codex de 1884).

Pour les flacons de service courant de la pharmacie, il faut les prendre aussi petits que possibles, bouchés à l'émeri, ce qui est d'après Guibourt, la meilleure manière de les conserver. On doit préférer le bouchage à l'émeri, pour les flacons contenant les eaux distillées, aux bouchages faits avec du parchemin, ou avec des bouchons recouverts d'une feuille d'étain ou enduits de cire ou de paraffine, qui ont été également conseillés.

Quelques pharmacopées étrangères, et à leur imitation M. Chéreau, ont proposé, afin de rendre les eaux distillées moins altérables, d'ajouter à ces médicaments de l'alcool, soit pendant soit après la distillation. Mais cette addition d'alcool, faite pendant la distillation, nuit à la volatilisation des essences, en abaissant le point d'ébullition de l'eau : en tous cas, elle dispose les eaux à s'acidifier ; c'est donc un procédé à rejeter. Disons du reste que les eaux distillées alcooliques sont inusitées en France.

D'après M. Marais, les hydrolats, préparés avec soin, peuvent se conserver pendant plusieurs années, mais il est préférable de les renouveler au moins tous les deux ans ; ajoutons qu'il est essentiel de les filtrer de temps en temps.

Étude des principales eaux distillées. — Il nous reste, pour compléter l'étude générale des eaux distillées, à faire l'examen des principales eaux distillées employées en pharmacie et présentant de l'intérêt au point de vue pratique et scientifique.

1° Eau distillée simple. — Elle se prépare en distillant dans un alambic de l'eau de rivière ou de source à une chaleur modérée.

Préparation. — Pour obtenir de l'eau très pure, il est nécessaire de prendre les précautions suivantes :

1ᵉ Distiller de l'eau aussi peu chargée que possible de matières salines ;

2° Rejeter les premières parties de l'eau condensée qui contiennent de l'oxygène, de l'azote, de l'acide carbonique, et souvent de l'ammoniaque et des sels ammoniacaux ;

3° Essayer, de temps en temps, le produit avec les réactifs, que nous indiquerons plus loin, et ne commencer à le recueillir qu'à partir du moment où il est sans action sur eux ;

4° Cesser l'opération, quand il reste encore dans la cucurbite un quart du liquide primitivement employé. Si on dépassait cette limite, les matières organiques et les sels fixes, déposés sur les parois de l'alambic par l'évaporation de l'eau, se trouveraient portés à une température assez élevée pour fournir des produits volatils de décomposition, qui viendraient souiller l'eau distillée ; c'est ce qui aurait lieu, par exemple, si l'eau contenait du chlorure de magnésium, lequel peut se décomposer par la chaleur avec formation d'acide chlorhydrique ;

5° Quand on est obligé de distiller de l'eau contenant une forte proportion de bicarbonate de chaux, on emploie pour paralyser le dégagement continu de l'acide carbonique et pour fixer cet acide, un peu de lait de chaux, que l'on met dans l'alambic, suivant le conseil de Guéranguer ;

6° Si les eaux que l'on distille contiennent des produits azotés, il faut, afin de prévenir la volatilisation de l'ammoniaque, qui suivrait la décomposition de ces produits, ajouter à ces eaux, du phosphate de magnésie ou du phosphate acide de chaux, suivant le conseil de Pelletier.

Caractères. — L'eau distillée pure doit présenter les caractères suivants :

Etre neutre au papier de tournesol bleu ou rouge.

Ne pas précipiter par l'eau de chaux (un trouble ou précipité étant l'indice de la présence de l'*acide carbonique*).

Ne pas précipiter par le nitrate d'argent (un trouble ou précipité indiquerait la présence des *chlorures*).

Ne pas précipiter par le nitrate de baryte (un trouble ou précipité indiquerait la présence des *sulfates*).

Ne pas précipiter par l'oxalate d'ammoniaque (un trouble ou précipité indiquerait la présence des sels de *chaux*).

Ne pas précipiter par le bichlorure de mercure (un précipité indiquerait la présence de l'ammoniaque ou des *sels ammoniacaux*).

Ne pas précipiter par l'hydrogène sulfuré, le sulfhydrate d'ammoniaque, le cyanure jaune (ce qui indiquerait la présence du *plomb* ou du *cuivre* provenant des appareils distillatoires).

Évaporée sur une lame de platine, elle ne doit pas laisser de résidu ou dégager d'ammoniaque. La présence de cet alcali serait l'indice d'une certaine quantité de matière organique azotée contenue dans l'eau.

Une eau distillée, répondant aux caractères qui viennent d'être indiqués, suffit à tous les besoins d'une pharmacie, mais cette eau, quoique très pure, n'est pas absolument pure ; aussi est-il nécessaire, dans certains cas exceptionnels, par exemple pour faire des liqueurs décimes d'argent employées en analyse, de préparer cette eau à l'aide du procédé indiqué par Stas. Il consiste à distiller l'eau sur du permanganate très alcalin de potassium et à redistiller le produit sur du sulfate d'alumine. On recueille ainsi une eau qui ne renferme plus trace de matières organiques ou d'ammoniaque.

2° Eau distillée de Cannelle. — Cette eau se prépare de la manière suivante (Codex) :

> Cannelle . . . . 1000 gr.
> Eau. . . . . Q. S

Préparation. — Concassez l'écorce de Cannelle, laissez macérer 12 heures, et distillez pour obtenir 400 grammes de produit. Après 24 heures de repos, filtrer au papier mouillé.

Caractères. — L'eau de cannelle est légèrement trouble, très aromatique, d'une saveur sucrée. Elle laisse déposer sur les parois des flacons qui la contiennent, des cristaux d'acide cinnamique et l'excès d'essence qui la rendait opaline. Avec une solution d'iodure de potassium ioduré, elle fournit des cristaux d'un rouge foncé qui, d'après Despan, représentent une combinaison d'iode et d'essence.

On employait autrefois l'eau de cannelle orgée, l'eau de cannelle vineuse, et l'eau de cannelle alcoolique proposée par Soubeiran pour remplacer l'eau de cannelle orgée et l'eau de cannelle vineuse ; mais toutes ces préparations sont inusitées aujourd'hui ; on n'emploie plus que l'eau distillée de cannelle à la dose de 10 à 60 grammes dans une potion.

3° Eau de fleurs d'oranger. — Cette eau se prépare d'après le Codex, de la manière suivante :

> Fleurs d'oranger récemment cueillies. . . . . . 1000 gr.
> Eau. . . . . Q. S

Préparation. — Distillez à la vapeur et recevez les liquides dans un récipient florentin afin d'isoler l'essence que l'eau n'a pas pu dissoudre. Retirez 2000 gr. de produit.

Noms divers. — L'eau de fleurs d'oranger porte, dans le commerce, différents noms :

On appelle *eau de fleurs d'oranger double*, l'eau préparée d'après le procédé du Codex, c'est-à-dire celle dans laquelle pour 1 partie de fleurs, on retire 2 parties d'hydrolat.

On appelle *eau de fleurs d'oranger simple*, l'eau double étendue de son poids d'eau.

On appelle *eau de fleurs d'oranger triple* celle dans laquelle pour une partie et demie de fleurs on retire 1 partie d'hydrolat.

On appelle *eau de fleurs d'oranger quadruple* celle dans laquelle pour 1 partie de fleurs on retire une partie d'hydrolat.

Préparation par la méthode de Rouelle. — Lorsque les localités ne permettent pas au pharmacien de se procurer la fleur d'oranger nécessaire pour la préparation de l'eau distillée, ou lorsqu'on ne veut préparer l'eau qu'au moment du besoin, on peut faire venir de loin ou conserver cette fleur en mettant à profit la méthode donnée par Rouelle. Elle consiste à réduire les fleurs en pâte par la contusion et y ajouter le quart de leur poids de sel marin. Elles se conservent en cet état pendant très longtemps et elles fournissent un bon produit quand on les distille.

Caractères. — Récemment préparée, l'eau de fleurs d'oranger est limpide, incolore, d'une saveur et d'une odeur agréables. Elle ne doit laisser aucun résidu à l'évaporation ; en outre, elle se colore en rose par l'addition d'une petite quantité d'acide nitrique ou sulfurique.

Altérations. — Elle peut subir toutes les altérations, que nous avons indiquées, en parlant des altérations des eaux distillées. Exposée à l'action de l'air et de la lumière, elle prend une teinte jaune plus ou moins foncée, par suite de l'altération de son huile essentielle (*Néroli*).

Parfois elle devient filante et se remplit de végétaux cryptogamiques. Pour faire disparaître cette altération, on a proposé de l'agiter avec un peu de tannin (Perret) ; avec un peu d'alun, avec le sous-nitrate de bismuth (Carles) : mais le mieux est encore de redistiller cette eau.

Elle peut devenir acide et contenir alors de l'acide acétique et par suite de l'acétate de plomb, lorsqu'elle a séjourné dans des estagnons en cuivre mal étamés, c'est-à-dire avec de l'étain renfermant du plomb, comme ceux qu'on emploie dans le midi pour l'expédition de l'eau de fleurs d'oranger.

Pour reconnaître la présence du plomb, on traite l'eau par :

Hydrogène sulfuré. — On obtient un précipité noir, insoluble dans un excès de sulfure alcalin.

Iodure de potassium. — On obtient un précipité jaune, soluble dans un grand excès de réactif.

Chromate de potasse. — On obtient un précipité jaune, soluble dans la potasse caustique et dans l'acétate d'ammoniaque.

Pour apprécier la quantité de plomb contenue dans un volume donné d'eau de fleurs d'oranger (1 litre par exemple), on peut se servir du procédé de dosage indiqué par Personne :

Avec une dissolution titrée d'acétate de plomb et de l'eau de fleurs d'oranger, on prépare une douzaine d'échantillons contenant, par litre ;

$$\left.\begin{array}{l} 0{,}01 \\ 0{,}02 \\ 0{,}03 \\ \text{etc.} \\ 0{,}12 \end{array}\right\} \quad \begin{array}{c} \text{de} \\ \text{sel plombique} \end{array}$$

On prend 5 cc. de chaque échantillon que l'on place dans des tubes à expérience de même calibre ; on verse dans chacun d'eux un même volume d'une dissolution d'acide sulfhydrique ; on obtient des colorations d'autant plus foncées que la quantité de plomb est plus considérable.

On traite 5 cc. de l'eau de fleurs d'oranger à essayer par le même volume d'une dissolution d'acide sulfhydrique et on compare la coloration obtenue avec les étalons ci-dessus.

A l'aide de ce dosage colorimétrique, dosage approximatif mais suffisant, Personne a trouvé différents échantillons contenant par litre, depuis 0.0125 de plomb métallique jusqu'à 0,19, dose assez considérable, comme on le voit.

Falsifications. — On vend, dans le commerce, des eaux de fleurs d'oranger, de qualité très diverses :

Les unes sont additionnées d'une plus ou moins grande quantité d'eau. Elles se reconnaissent à l'odeur et à la saveur, beaucoup moins fortes que celle de l'eau de bonne qualité.

Les autres sont préparées avec de l'eau de feuilles d'oranger ; elles sont coupées ou même totalement remplacées par cette eau. Pour reconnaître cette fraude, on peut se servir de deux procédés qui ne donnent pas une certitude absolue, mais qui peuvent fournir d'utiles indications.

Procédé Ader. — Verser dans l'eau suspecte quelques gouttes d'acide azotique, on obtient :

Coloration rose......... Avec eau préparée avec fleurs d'oranger.
Pas de coloration........ Avec eau préparée avec feuilles d'oranger.

Procédé Gobley. — Verser dans l'eau suspecte quelques gouttes d'un mélange fait avec : acide sulfurique, 1 p., acide azotique, 2 p., eau, 3 p. ; on obtient :

Coloration rose......... Avec eau préparée avec fleurs d'oranger.
Pas de coloration........ Avec eau préparée avec feuilles d'oranger.

A l'aide de ces procédés, dont le plus sensible est celui de Gobley et à l'aide des propriétés organoleptiques, on peut reconnaître la substitution de l'eau de feuilles d'oranger, quand cette substitution est totale ; mais ce procédé n'a plus de valeur, lorsqu'il y a simple mélange.

Il résulte des observations de MM. Perrin, Duval, Icard, Rabot que l'eau de fleurs d'oranger, préparée depuis plus de deux ans, ne jouit pas de la faculté de se colorer en rose au contact du réactif de Gobley ; on voit donc que la recherche des falsifications de l'eau de fleurs d'oranger par l'eau de feuilles d'oranger n'est pas encore définitivement établie.

Enfin quelques eaux, sont faites avec du Néroli ou essences de fleurs d'oranger et de la magnésie employée pour faciliter la dissolution de cette essence. On reconnaît cette fraude, en évaporant l'eau ; on obtient comme résidu la magnésie, à l'état d'acétate ou de carbonate, que l'on caractérise après dissolution avec les réactifs de cette base :

Potasse, soude ou baryte... Précipité blanc d'hydrate de magnésie, insoluble dans un excès d'alcali, soluble dans un sel ammoniacal.

Phosphate d'ammoniaque... Précipité blanc granuleux cristallin de phosphate ammoniaco-magnésien, apparaissant après agitation vive des liqueurs.

4° Eau distillée de laurier-cerise. — Cette eau, d'après le Codex, se prépare de la manière suivante :

Préparation. — Feuilles de laurier-cerise fraîches. 1.000 gr.
Eau . . . . 4.000 »

Incisez les feuilles, contusez-les dans un mortier en marbre et distillez avec l'eau à feu modéré ou à la vapeur jusqu'à ce que vous ayez obtenu 1500 grammes de produit. L'opération étant terminée, agitez fortement l'eau distillée pour la saturer d'huile volatile, et filtrez à travers un filtre de papier mouillé, pour en séparer complètement l'essence non dissoute.

Composition. — L'eau distillée, préparée par ce procédé, contient ordinairement de 55 à 70 milligrammes d'acide cyanhydrique par 100 grammes, ou de 55 à 70 centigrammes par 1000 grammes ou litre. Le Codex prescrit d'abaisser le titre à 50 milligrammes par 100 grammes ou à 50 centigrammes par 1000 gr. ou litre, pour l'usage médical, en l'étendant d'eau distillée.

Elle contient en outre une essence isomérique de l'essence d'amandes amères ayant pour formule : C^7H^6O.

L'acide cyanhydrique et l'essence isomérique de l'essence d'amandes amères ne préexistent pas dans les feuilles de laurier-cerise. Ces deux produits sont formés par l'action de la synaptase ou émulsine sur l'amygdaline, contenue dans les feuilles de laurier-cerise, en présence de l'eau. Rappelons en passant que l'amygdaline est un diglucoside benzylalo-cyanhydrique, qui peut, sous l'influence des acides étendus, sous l'influence des ferments, et en particulier de l'émulsine ou synaptase, se décomposer en : glucose, essence d'amandes amères, acide cyanhydrique.

Précautions à prendre dans la préparation. — Pour obtenir une eau distillée de laurier-cerise, riche en principes actifs, il faut prendre les précautions suivantes :

1° Récolter les feuilles vers le mois de juillet et d'août, car c'est à cette époque qu'elles sont le plus riches en amygdaline. On a remarqué, en effet, que la proportion d'acide cyanhydrique, formée par les feuilles de laurier-cerise, varie pendant tout le cours de l'année et qu'elle atteint son maximum vers la fin du mois de juillet et d'août (Soubeiran).

2° Employer des feuilles fraîches, car l'émulsine ou synaptase, nécessaire à la formation de l'acide cyanhydrique, s'altère par la dessiccation, d'après les observations faites par Marais.

3° Inciser, contuser, en un mot diviser les feuilles le mieux possible, afin de bien mettre en contact l'amygdaline avec l'émulsine et d'obtenir ainsi la plus grande quantité possible d'essence et d'acide cyanhydrique.

Titrage. — Quelles que soient les précautions que l'on prenne, les quantités d'acide cyanhydrique, contenues dans les eaux distillées de laurier-cerise, sont toujours variables ; il est donc indispensable de procéder au dosage de ces eaux, de déterminer ce qu'on appelle *leur titre*, c'est-à-dire la proportion d'acide cyanhydrique qu'elles contiennent.

Pour opérer ce dosage, on peut suivre le procédé de Buignet qui repose sur le principe suivant : Lorsqu'on verse du sulfate de cuivre dans une dissolution concentrée ou étendue d'acide cyanhydrique, additionnée d'ammoniaque en excès, il se forme un cyanure double de cuivre et d'ammonium, qui est incolore. Le sel cuivrique reste sans action sur l'ammoniaque, tant qu'il existe du cyanure d'ammonium libre dans la liqueur. Mais, dès que ce dernier sel est entièrement transformé en sel double, rien n'empêche plus le sulfate de cuivre de porter son action sur l'ammoniaque et de donner naissance à du bleu céleste. La limite de la saturation sera donc nettement indiquée par l'apparition de la couleur bleue.

Ceci posé, comment procède-t-on pour le dosage de l'eau ?

On prépare une solution titrée de sulfate de cuivre contenant 23 gr. 09 de ce sel par litre. Le calcul des équivalents montre que chaque dixième de centimètre cube de cette liqueur correspond exactement à un milligramme d'acide cyanhydrique.

Pour faire l'essai, on prend un vase à saturation que l'on pose sur une feuille de papier blanc, et on y verse : 100 cc. d'eau de laurier-cerise ou 100 grammes ; 10 cc. d'ammoniaque. Au moyen d'une burette divisée en dixièmes de centimètres cubes, on ajoute graduellement et en agitant continuellement la dissolution titrée de sulfate de cuivre jusqu'à ce qu'elle produise une coloration violacée persistante. On lit alors le nombre de divisions de la liqueur employée. Ce nombre exprime très exactement en milligrammes la quantité d'acide cyanhydrique contenue dans les 100 cc. ou 100 gr. de l'eau de laurier-cerise soumise à l'expérience. Nous savons, en effet, que chaque dixième de centimètre cube correspond à un milligramme d'acide cyanhydrique.

Dans ce procédé, que nous décrivons parce qu'il est indiqué au Codex, la fin de la réaction n'est pas aussi facile à apprécier qu'on pourrait le croire à priori. Cette appréciation se fait, au contraire, avec une grande facilité dans la méthode cyano-argentimétrique de M. Denigès (1) dont nous ne saurions trop recommander l'emploi.

Le titre de l'eau essayée ayant été déterminé, il peut se présenter deux cas :

(1) Denigès (G.), *Chimie analytique*, Storck, éd. Lyon, 1898, p. 507.

1er Cas. — L'eau essayée titre plus de 50.

2e Cas. — L'eau essayée titre moins de 50.

1er Cas. — *Le titre de l'eau est supérieur à 50, titre exigé par le Codex.*

Il importe donc de ramener cette eau au titre normal, et pour cela, il faut lui ajouter une certaine quantité d'eau distillée, que l'on calcule au moyen de la formule suivante :

$$q = Q \left(\frac{E - 50}{50} \right)$$

dans laquelle Q représente le poids de l'eau de laurier-cerise que l'on veut diluer, pour la ramener au titre normal ; E, le titre obtenu en milligrammes de l'eau de laurier-cerise essayée ; q le poids d'eau distillée à ajouter à la quantité Q.

Exemple. — Supposons que le poids d'eau de laurier-cerise que l'on veut diluer pour la ramener au titre normal soit de 1000 grammes. Dans ce cas : Q = 1000.

Supposons que l'eau de laurier-cerise ait un titre de 60. Dans ce cas : E = 60. Le poids d'eau distillée à ajouter sera

$$1000 \times \frac{60 - 50}{50} = 200.$$

On ajoute, en conséquence, 200 grammes d'eau distillée aux 1000 grammes d'eau de laurier-cerise essayée, et l'on a ainsi 1200 grammes d'eau de laurier-cerise au titre normal c'est-à-dire contenant 50 milligrammes par 100 grammes.

2e Cas. — *Le titre de l'eau est inférieur à 50, titre exigé par le Codex.*

Si l'eau distillée de laurier-cerise obtenue à la distillation marquait moins de 50 milligrammes, il faudrait la distiller de nouveau sur de nouvelles feuilles contusées, pour l'amener au-dessus du titre normal ; on abaisserait ensuite ce titre à 50, en opérant comme précédemment.

Caractères. — L'eau de laurier-cerise est limpide, un peu amère et très aromatique. Mélangée d'un cinquième d'ammoniaque, elle devient d'un blanc de lait par suite de la formation d'hydrobenzamide. Aussi est-il très important, quand on fait un essai d'eau de laurier-cerise, d'opérer rapidement, sans quoi l'opalinité due à la formation de l'hydrobenzamide, empêche d'apercevoir nettement la variation de teinte du liquide. On peut d'ailleurs éviter cet inconvénient en ajoutant 5 cc. d'alcool à 90° aux 100 cc. d'eau de laurier-cerise, employés ordinairement pour faire le titrage de cette eau, ou quelques gouttes de lessive de soude (dans la méthode de M. Denigès).

Altérations. — D'après Lepage et Deschamps, l'eau de laurier-cerise s'altère profondément en quelques mois, lorsqu'on l'abandonne dans des flacons en vidange et simplement bouchés au moyen d'un cornet de papier ou d'une capsule. Mais, d'après Buignet et Mayet, si elle est renfermée dans des flacons pleins et bouchés à l'émeri, elle ne perd qu'une quantité très faible de son acide cyanhydrique ; il faut ajouter cependant que, d'après Marais, quand les flacons sont en vidange, les chances d'altération augmentent et la perte d'acide cyanhydrique peut s'élever de 5 à 6 0/0, rarement au delà.

Posologie. — L'eau de laurier-cerise médicinale contient :

50 centigrammes d'acide cyanhydrique par 1000 grammes ou litre.
50 milligrammes   —   100   —
5 milligrammes   —   10   —

Caractères généraux des eaux distillées. — Nous n'insisterons pas sur l'étude des autres eaux distillées, nous nous bornerons simplement à dire que pour être acceptées comme produits de bonne qualité, et pour être employées en pharmacie, les eaux distillées doivent présenter les caractères suivants :

1° Être limpides, avoir l'odeur et la saveur de la substance qui a servi à les préparer.

2° Ne pas contenir d'huile volatile en excès, huile qui surnage à leur surface.

3° Ne pas être acides.

4° Ne pas contenir de dépôts ou flocons mucilagineux qui les rendent filantes.

§ 2. — Des huiles essentielles.

Définition. — On appelle huiles essentielles, *huiles volatiles* ou *essences*, des corps volatils et aromatiques que l'on retire des végétaux.

Historique. — Les anciens connaissaient les essences sous deux états : *A l'état de dissolution* ; c'est ainsi que les Romains parfumaient les huiles fixes, comme l'huile d'olive, en y faisant macérer des fleurs. *A l'état libre* ; obtenues par expression, comme les essences des Hespéridées (citrons, oranges etc.) ; préparées par une sorte de distillation imparfaite, comme l'essence de térébinthe que l'on recueillait sur de la laine en chauffant dans un vase de terre la résine du *Pistacia lentiscus.*

Au XVe siècle, Kunckel retirait l'essence des végétaux aromatiques à l'aide du procédé suivant : dans un vase distillatoire, il plaçait de l'eau tiède, du sucre et de la levure de bière, il laissait fermenter ; quand la fermentation était bien établie, il ajoutait des fleurs et soumettait le tout à la distillation. Il obtenait ainsi une eau alcoolisée et aromatique, qui se rapprochait un peu de nos alcoolats actuels.

Etat naturel. — Les essences se rencontrent dans les fleurs, les feuilles, sommités fleuries et dans les fruits des végétaux ; parfois aussi, mais plus rarement, dans les tiges et dans les racines.

Elles se trouvent, en général, toutes formées dans les plantes ; cependant il en est qui ne prennent naissance qu'au moment où les parties végétales sont mises au contact de l'eau. Telles sont, par exemple, l'essence d'amande amère, qui provient du dédoublement de l'amygdaline au contact de l'eau et de l'émulsine ; l'essence de moutarde qui provient de la décomposition du myronate de potasse sous l'influence de l'eau et de la myrosine, etc., etc.

Composition. — Les essences ne sont pas des principes immédiats définis ; ce sont, en général, des mélanges de deux ou plusieurs principes immédiats. Elles comprennent une série de corps, formant un groupe, le groupe des essences, composé de corps, très différents au point de vue chimique, mais se rapprochant les uns des autres par leurs propriétés physiques, par leur mode de préparation, par les formes pharmaceutiques analogues qu'ils peuvent revêtir et dont ils forment la base, comme les eaux distillées, les alcoolats, les oléo-saccharures.

On voit donc que, si au point de vue chimique, le groupe des essences devrait disparaître, il y a intérêt au contraire, au point de vue pratique, à le conserver, à l'étudier d'une façon générale et à en former un groupe particulier.

Classification. — Les essences, étant formées par le mélange de plusieurs principes immédiats, ont une composition très variable ; Aussi est-il très difficile de donner une classification satisfaisante de ces corps.

Pendant longtemps, les pharmacologistes ont divisé les essences en trois classes : *Essences hydro-carbonées,* comme les essences de térébenthine, de citron, de lavande, etc. ; ce sont les plus nombreuses ; *Essences oxygénées,* comme celles de roses, de menthe, d'amandes, etc. ; *Essences sulfurées,* comme celles d'ail et de moutarde.

Les essences sulfurées, caractérisées par la présence du soufre, forment un groupe assez naturel ; mais il n'en est pas de même des essences hydro-carbonées et des essences oxygénées. Il est impossible d'établir une ligne de démarcation bien tranchée entre elles, parce qu'elles sont ordinairement formées par le mélange d'un carbure (corps binaire) avec un alcool, un aldéhyde etc. (corps ternaire).

Si l'on examine individuellement chacun des principes immédiats contenus dans les essences, on y trouve des représentants de la plupart des fonctions chimiques, qui caractérisent les matières organiques. Ainsi, on trouve :

1º *Des carbures d'hydrogène*, comme le térébenthène, le thymène. Tous ces carbures répondent à la formule générale $(C^{10}H^{16})^n$, ils sont isomères ou polymères de l'essence de térébenthine.

2º *Des alcools*, comme le menthol (alcool mentholique), alcool secondaire, principe caractéristique et cristallisable de l'essence de menthe.

3º *Des phénols* qui sont monoatomiques, comme le thymol, ou diatomiques, comme l'eugénol.

4º *Des aldéhydes*, comme dans l'essence d'amandes amères, qui est une combinaison d'aldéhyde benzylique et d'acide cyanhydrique ; comme dans l'essence de cannelle, qui est formée par un mélange de carbure et d'aldéhyde cinnamique ; comme dans le camphre du Japon, ou aldéhyde campholique.

5º *Des Acétones ou aldéhydes secondaires*, comme le principe oxygéné de l'essence de rue qui, d'après Gerhardt, est de l'aldéhyde caprique.

6º *Des éthers*. — Comme l'essence de *Gaulteria procumbens*, qui est de l'éther méthyl-salicylique ; l'essence de moutarde, qui est de l'éther allyl-isosulfocyanique.

Préparation. — Les essences se préparent par cinq procédés : 1º Par synthèse ; 2º Par distillation ; 3º Par expression ; 4º Au moyen des dissolvants ; 5º Par incision.

Préparation par synthèse. — Depuis les travaux classiques de M. Berthelot sur la synthèse, on est parvenu à fabriquer des essences artificielles, de toutes pièces, en partant des éléments, au moyen des méthodes synthétiques indiquées par ce savant et étudiées en chimie organique. On prépare par cette méthode :

L'essence d'ulmaire ou reine des prés qui est de l'aldéhyde salicylique ; l'essence de Wintergreen ou de *Gaulteria procumbens* qui est de l'éther méthylsalicylique ; l'essence de moutarde qui est de l'éther allylisosulfocyanique ; l'essence d'ananas qui est de l'éther éthylbutyrique ; l'essence de pommes qui est de l'éther amylacétique ; l'essence de poires qui est de l'éther amylvalérianique.

Observons, en passant, que l'industrie emploie en très grande quantité ces éthers ou essences artificielles, dissous dans l'alcool, pour fabriquer des produits de confiserie ou de parfumerie.

Préparation par distillation. — La plus grande partie des essences se prépare par distillation, opérée, soit à feu nu, soit à la vapeur, et en employant, autant que possible, des plantes fraîches, qui donnent un produit plus abondant et plus suave. On distille à la manière ordinaire, en prenant pour faire cette distillation, toutes les précautions indiquées au sujet des eaux distillées.

La préparation se fait soit dans l'industrie, soit dans les pharmacies.

Dans l'**industrie**, on emploie un alambic ordinaire d'une contenance de 500 litres environ, dans lequel on charge les substances végétales bien divisées ; on y fait arriver un courant de vapeur d'eau, dont on règle la marche à l'aide d'un robinet, et on reçoit les produits dans un récipient florentin ou l'une de ses modifications, que nous étudierons dans un instant. On emploie souvent aussi un alambic spécial, breveté par Dress, Heywood et Barron, qui permet de distiller, d'une manière continue, avec une même quantité d'eau (1).

Pour obtenir les essences en **pharmacie,** on procède de trois manières différentes, suivant les cas :

1ʳᵉ *Méthode.* — Pour préparer les huiles essentielles contenues dans les *fleurs*, les *sommités fleuries*, les *feuilles* et les *fruits*, on opère, comme il est dit au Codex, pour la préparation de l'huile volatile de fleur d'oranger ou néroli :

    Fleurs d'oranger récemment cueillies . . . . . 1000 gr.
    Eau . . . . 3000 »

Placez les fleurs dans un bain-marie de toile métallique qui sera disposé à la partie supérieure de la cucurbite d'un alambic contenant l'eau. Portez l'eau à l'ébullition, et distillez tant qu'il passe de l'huile volatile ; recevez le produit dans un récipient florentin. Lorsque l'opération est terminée, on enlève avec une petite pipette l'huile volatile qui surnage l'eau aromatique, et on a soin de conserver cette eau, pour la faire servir à la distillation d'une seconde portion de fleurs.

____

(1) Voir la description de cet appareil, Dictionnaire de Wurtz, Tome I, 2ᵉ partie. Article Essences, page 1273.

On laisse reposer l'huile volatile obtenue, on la filtre, si elle est trouble, et on la conserve dans des flacons bouchés et à l'abri de la lumière.

C'est par ce procédé qu'on prépare les huiles volatiles suivantes (Codex, page 449) :

Absinthe	Citron	Romarin
Anis vert	Cumin	Rose pâle
Badiane	Eucalyptus	Rue
Bergamotte	Fenouil (fruit)	Sauge
Bigarade	Genièvre	Semen contra
Camomille	Lavande officinale	Tanaisie
Carvi	Menthe poivrée	Thym.
Cédrat	Orange	

Il est indispensable, lorsqu'on prépare les huiles volatiles de rose, d'anis, de fenouil, de badiane, qui sont solides à la température ordinaire, de tenir le serpentin tiède, pour éviter qu'une partie de l'essence ne s'y solidifie et n'y reste adhérente.

2e *Méthode*. — Pour préparer les huiles essentielles contenues dans les *bois*, les *écorces* ou les *boutons*, il faut faire précéder la distillation par une macération plus ou moins prolongée de ces substances dans l'eau. Voici comment le Codex prescrit de préparer l'huile volatile de cannelle.

Ecorce de cannelle de Ceylan grossièrement pulvérisée   1000 gr.
Eau. . . . .   4000 gr.

Faire macérer la cannelle dans l'eau pendant deux jours et distiller à la manière ordinaire. Lorsqu'on a obtenu 1000 grammes de produit, on décante l'eau distillée et on la reverse dans la cucurbite ; on recommence la distillation de la même manière, et on recohobe à deux ou trois reprises pour obtenir l'essence. On laisse ensuite déposer pendant 24 heures et on décante l'eau qui surnage, pour isoler l'huile volatile (plus lourde que l'eau) que l'on conserve dans un flacon bouché.

On prépare de la même manière les huiles volatiles de girofle, de sassafras.

3° *Méthode*. — Pour préparer les huiles volatiles, *qui ne préexistent pas toutes formées dans les végétaux, et qui prennent naissance, en présence de l'eau par l'action réciproque de certains principes immédiats*, on suit le procédé indiqué par le Codex pour la préparation de l'huile volatile d'amandes amères :

Tourteau récent d'amandes amères . . . . 1000 gr.
Eau. . . . . 3000 gr.

Réduisez le tourteau en poudre fine ; délayez-le dans l'eau froide.
de manière à obtenir un mélange bien homogène. Introduisez-le dans
la cucurbite d'un alambic ; montez l'appareil distillatoire et laissez
macérer pendant 24 heures. Au bout de ce temps distillez, et conti-
nuez la distillation jusqu'à ce que le produit cesse d'être odorant. Sé-
parez alors l'huile volatile de l'eau aromatique. Versez cette eau aromatique dans la cucurbite d'un petit alambic et distillez de nouveau.
Il se séparera une nouvelle quantité d'essence qui passera dans les
premiers moments de l'opération. Recueillez-la et mélangez-la avec
le premier produit.

Récipients florentins. — Nous venons de dire que pour recueil-

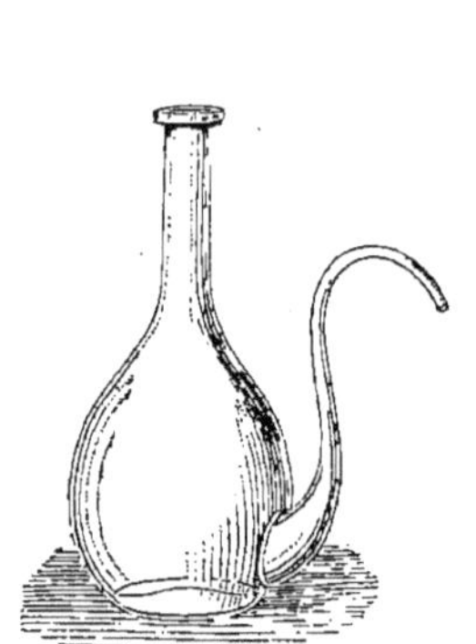

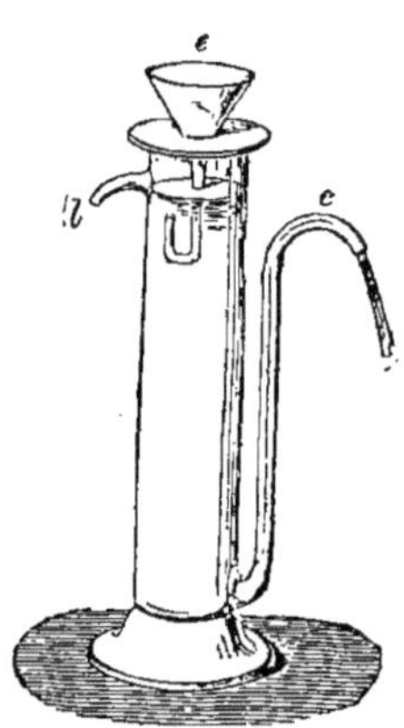

Fig. 32. — Récipient florentin.   Fig. 33. — Récipient Desmarets et Méro.

lir les essences, on emploie des vases appelés *récipients florentins*,
que l'on dispose à l'extrémité du réfrigérant.

Le récipient florentin est un vase, en forme de carafe, dont le col
va en se rétrécissant vers le sommet ; à la base se trouve un bec, qui
s'élève le long du corps principal du récipient mais qui ne monte pas
aussi haut que son col. Par cette construction, l'huile, plus légère
que l'eau, ce qui est le cas le plus ordinaire, se rassemble dans le col,
et l'eau sort par l'extrémité du bec, à mesure que la distillation
avance.

M. Desmarets remplace le récipient florentin par une éprouvette qui porte à sa partie inférieure un tube latéral recourbé vers le haut et destiné à laisser couler l'eau. Le produit de la distillation est reçu dans un entonnoir recourbé, qui verse l'eau et l'essence de bas en haut dans l'éprouvette ; de cette manière, l'essence reste toujours à la partie supérieure et ne va pas se mélanger à l'eau, comme cela arrive dans le récipient florentin ordinaire.

M. **Méro** a apporté à l'appareil Desmarets une modification heureuse ; voici en quoi elle consiste : vers la partie supérieure de l'éprouvette, latéralement, et au-dessus du point où se termine l'entonnoir, est un petit tube *l* recourbé qui verse l'essence dans un flacon à mesure qu'elle se produit. Il n'en reste jamais qu'une couche très mince à la surface de l'eau. Dans ce récipient, l'eau sort sans cesse

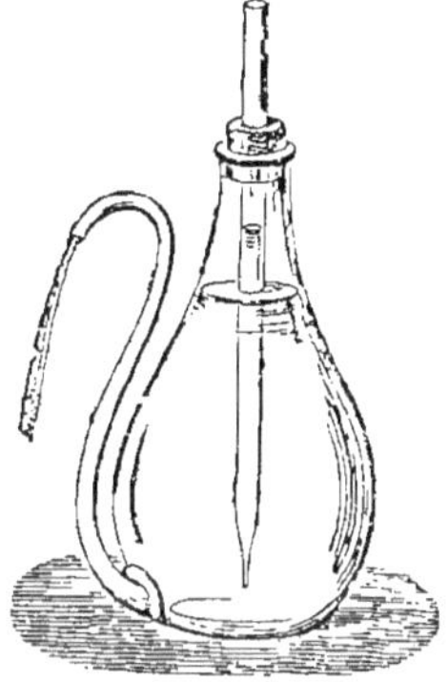

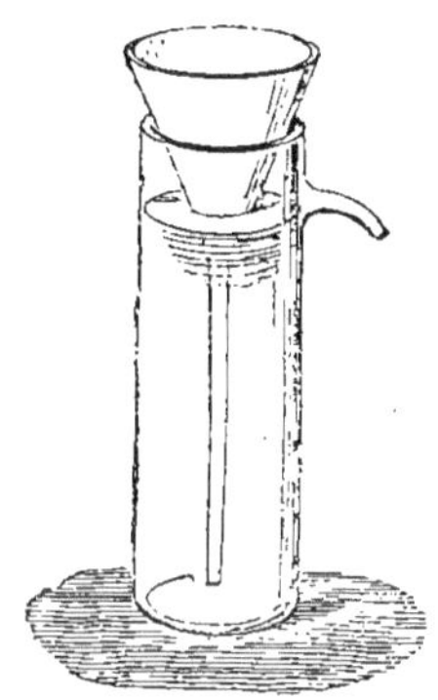

Fig. 34. — Récipient modifié   Fig. 35. — Récipient pour essences
       par Amblard.   pesantes.

par le tube *c* tandis que l'essence coule goutte à goutte par le bec du petit conduit *l*.

Toute la difficulté est de régler la hauteur comparative des deux orifices. On y arrive par le tâtonnement. A cet effet, le tube *c* est en étain ; on le courbe plus ou moins jusqu'à ce que les deux écoulements se fassent simultanément sans se nuire.

M. **Amblard** a fait connaître un récipient commode, lorsqu'on ne reçoit que de petites quantités d'huile essentielle, comme cela a lieu ordinairement dans la préparation des eaux distillées. On adapte, au moyen d'un bouchon, dans le col du récipient florentin, un tube de 1 à 2 centimètres de diamètre effilé à son extrémité plongeant presque jusqu'au fond. Le bout du tube, mis en communication avec le serpentin, reçoit les produits distillés. L'huile volatile reste dans le tube tandis que l'eau s'écoule par le bec inférieur et se répand dans la capacité du récipient. Quand l'opération est terminée, on enlève le tube qui fonctionne comme une véritable pipette et qui donne le moyen de retirer jusqu'à la dernière parcelle d'essence.

Pour recueillir les essences plus lourdes que l'eau, on emploie aussi le récipient florentin ; mais ces huiles au lieu de nager à la surface du liquide, se précipitent au fond. Il est avantageux, pour les recueillir, de faire usage d'une sorte d'éprouvette, portant vers sa partie supérieure un tube latéral, pour l'écoulement de l'eau, et portant dans son goulot un tube plongeant presque jusqu'au fond du vase et destiné à recevoir les produits distillés.

Préparation par expression. — Les huiles essentielles sont aussi quelquefois préparées par expression ; mais ce procédé ne s'emploie que pour extraire les essences contenues dans le zeste des Hespéridées (partie externe ou épicarpe des fruits de cette famille).

Pour cela, on râpe toute la partie jaune de ces fruits ; on a ainsi une pulpe qu'on met dans un sac de crin et qu'on soumet à la presse. On obtient alors un liquide qui se sépare bientôt en deux couches distinctes : l'une *supérieure*, constituée par l'essence, l'autre, *inférieure*, formée par de l'eau contenant les fèces qui troublaient la transparence de l'huile volatile. On enlève l'huile avec une pipette et on filtre au papier ou au coton cardé.

On a vu que les essences des Hespéridées peuvent aussi être préparées par distillation. Il existe entre les essences des Hespéridées préparées par distillation et par expression des différences résumées dans le tableau suivant :

Huiles essentielles des Hespéridées préparées par distillation.	Huiles essentielles des Hespéridées préparées par expression.
Plus pures.	Moins pures.
Parfum moins agréable.	Parfum plus suave.
Complètement solubles dans l'alcool.	Incomplètement solubles dans l'alcool.
Ne tachent pas la soie.	Tachent la soie, parce qu'elles sont mélangées avec d'autres principes, entre autres, mucilage et matière colorante.
Peu colorées.	Très colorées.

Préparation par dissolvants. — Lorsque les essences sont très fugaces, ou que leur proportion dans les végétaux est trop faible, pour qu'on puisse les retirer par distillation, on les extrait à l'aide d'un dissolvant, éther, alcool, sulfure de carbone. Pour extraire les principes odorants peu abondants, fugaces et altérables de la jonquille, du jasmin, de la tubéreuse, de l'héliotrope, Robiquet employait en 1835, le moyen suivant : Il plaçait les fleurs dans un appareil à déplacement et les épuisait par de l'éther ; puis, par évaporation ménagée, il chassait l'éther et obtenait ainsi une minime quantité d'essence très odorante.

Millon a proposé de remplacer l'éther par le sulfure de carbone purifié ; mais ce dissolvant, malgré les purifications qu'on lui fait subir, donne en général, des produits peu ou point suaves ; aussi le procédé de Millon ne s'est pas généralisé.

Enfleurage. — Pour obtenir le parfum agréable de beaucoup de plantes qui ne renferment pas une quantité suffisante d'essence pour en fournir à la distillation, ni même en donner économiquement à l'aide des dissolvants ordinaires, on emploie, en parfumerie, une opération spéciale, appelée *enfleurage*.

Il consiste à traiter les plantes, soit à chaud, soit à froid avec des matières grasses, de façon à saturer ces matières des parfums des plantes. On emploie plus spécialement l'huile d'olive et la paraffine. On agite ensuite ces matières avec de l'alcool qui les précipite et qui dissout l'essence. Ce sont ces alcoolés qui constituent les *extraits de fleurs* ou *bouquets* employés en parfumerie.

Préparation par incision. — Enfin, quelques essences sont préparées par incision ; telles sont l'essence du laurier de la Guyane et l'essence du *Dryabalanops camphora*.

Rendement des plantes en essence. — Le rendement des végétaux en essence varie considérablement avec la provenance, l'état de saturation ou de conservation de la plante ; c'est ainsi que les plantes fraîches en fournissent plus que les plantes desséchées.

Le climat, le sol, l'exposition influent également sur la quantité et la qualité du produit. L'essence de roses de France est plus estimée que celle de Turquie ; l'essence de menthe anglaise est supérieure à l'essence de menthe française ; l'essence de fleurs d'oranger, préparée aux environs de Paris, est plus suave que celle qui nous vient du midi, etc.

Les auteurs sont loin de s'accorder sur le rendement moyen des plantes en essence. Voici cependant quelques chiffres, tirés des tableaux donnés par Raybaud, Piesse, Chardin, Massignon, qui démontreront dans quelle énorme proportion varient les quantités d'essences contenues dans les végétaux.

Rose.		4 grammes
Rue.	40	»
Fleurs d'oranger de Paris .	50 à 60	»
» de Provence	300	»
Grande absinthe	120	»
Mélisse	100 à 150	»
Menthe	100	»
Tanaisie.	300	»
Amandes amères	400 à 800	»
Canelle	750	»
Anis.	1.100	»
Girofles	10.790	»

(accolade : 100 kilog. de plantes fournissent à la distillation :)

Rectification. — Le pharmacien, ne pouvant pas toujours se procurer, à l'état frais, les plantes nécessaires pour la préparation des essences, achète le plus ordinairement les huiles essentielles dans le commerce. Mais ces essences ont souvent besoin de subir une rectification. On y procède par deux méthodes différentes :

1er *Procédé.*— On met l'huile volatile dans une cornue de verre et l'on distille au bain de sable tant que l'huile passe incolore. Il reste dans la cornue une proportion plus ou moins considérable d'une matière résineuse mêlée d'essence.

2e *Procédé.* — On met une partie d'essence avec de l'eau dans une cornue et l'on distille. On sépare par décantation l'essence de l'eau. Ce procédé est plus économique que le premier, parce qu'il y a moins de perte.

Observons, en passant, que ces deux procédés de rectification peuvent être employés *pour purifier les essences*, qui sont altérées et qui, en absorbant de l'oxygène, se sont résinifiées.

Propriétés physiques.— Les huiles essentielles sont en général liquides ; quelques-unes sont solides à la température ordinaire, comme celles d'anis, de fenouil, de rose, de menthe du Japon etc. Souvent elles sont formées d'un principe liquide ou *olœoptène* et d'un principe solide ou *stéaroptène.*

A l'état de pureté, elles sont en général incolores. Quelques-unes sont bleues, comme les essences de camomille et de patchouly ; elles doivent leur couleur à une matière colorante particulière, appelée *Azulène*, découverte par Piesse.

Les essences de cumin, de girofle, de lavande du commerce sont jaunes ; celles de cajeput, de cubèbe et d'absinthe sont vertes ; mais la coloration de ces essences disparaît par deux ou trois rectifications successives.

Les essences ont une odeur rappelant ordinairement celle des plantes qui les ont fournies. Souvent aussi, leur odeur dépend de l'altération que l'air leur fait subir. Ainsi, par exemple, si on distille certaines essences dans le vide ou dans un courant d'acide carbonique sur de la chaux vive, on ne pourra pas distinguer l'essence de citron de celle de genièvre ou de térébenthine ; mais, si on les expose à l'air, chacune reprendra bientôt son odeur caractéristique.

Elles sont peu ou point solubles dans l'eau, plus ou moins solubles dans l'alcool, dans l'éther, le chloroforme et le sulfure de carbone.

Elles sont inflammables, brûlent avec une flamme fuligineuse comme l'essence de térébenthine, caractère en rapport avec leur constitution, car elles sont très riches en carbone, pauvres en hydrogène et surtout en oxygène.

Leur densité est voisine de celle de l'eau ; cette densité, inférieure à celle de l'eau, pour la plus grande partie des essences, varie de 0,84 à 0,96. Quelquefois, leur densité est supérieure à celle de l'eau, comme pour les essences de cannelle, de sassafras, de girofle, d'amandes amères, dont la densité moyenne est de 1,096.

Leur point d'ébullition est très variable et oscille entre 160° et 240°.

Elles possèdent un grand pouvoir dispersif et offrent une grande différence d'action sur la lumière polarisée ; elles sont dextrogyres, lévogyres ou inactives. Observons, en passant, que ces caractères n'ont qu'une importance relative : les essences étant ordinairement formées par deux principes distinctifs qui peuvent varier dans leur proportion, et agir différemment sur la lumière polarisée. L'expérience démontre que les essences les plus denses sont les plus réfringentes, les moins volatiles et les plus oxygénées.

Propriétés chimiques. — Les essences ne peuvent pas avoir des propriétés chimiques caractéristiques, puisque ce ne sont pas des principes immédiats définis, et qu'elles sont formées par le mélange d'un carbure avec un corps ternaire (alcool, phénol, aldéhyde, acétone, éther) représentant des fonctions variées.

Cependant, comme le plus grand nombre renferment une certaine proportion de carbures d'hydrogène isomériques répondant à la formule générale $(C^{10}H^{16})^n$, elles présentent un certain nombre de réactions communes, qui dépendent de la présence de ces carbures. Ces propriétés chimiques, communes aux essences, se rapprochent plus ou moins de celles de l'essence de térébenthine.

Comme l'essence de térébenthine, elles se résinifient, non seulement au contact de l'air, mais encore sous l'influence d'une foule d'agents ; elles absorbent alors une grande quantité d'oxygène.

Elles absorbent le chlore, le brome, l'iode, avec dégagement de chaleur, en fournissant des acides chlorhydrique et bromhydrique. L'iode agit sur elles énergiquement et la réaction est si violente qu'elle peut être explosible ; il se produit beaucoup de chaleur et des vapeurs violettes et jaunes. Observons, qu'en vieillissant, elles perdent la propriété de faire explosion avec l'iode.

Elles ont de grandes tendances à s'unir avec l'eau, pour donner des hydrates d'essences, comparables à ceux qu'on obtient avec l'essence de térébenthine, savoir :

L'hydrate de térébenthène $(C^{10}H^{16})\ H^2O$.

Le dihydrate de térébenthène $(C^{10}H^{16})\ 2\ (H^2O)$.

Les acides se combinent avec beaucoup d'essences, en donnant des composés analogues à ceux qu'on obtient avec l'essence de térébenthine.

Avec l'acide chlorhydrique, on obtient :

Un monochlorydrate cristallisé $(C^{10}H^{16})\ HCl$

Un monochlorhydrate isomérique $(C^{10}H^{16})\ HCl$

Un dichlorhydrate cristallisé $(C^{10}H^{16})\ 2\ HCl$

L'acide azotique, en raison de ses propriétés oxydantes, donne des réactions plus compliquées, qui portent à la fois : et sur les carbures d'hydrogène et sur les principes oxygénés (alcool, phénol, aldéhyde, acétone, éther) qui entrent dans leur composition. Il peut déterminer :

1° *Des phénomènes de coloration.* — Les essences de sassafras et de girofle rougissent d'abord, puis noircissent : l'essence d'absinthe devient bleue, etc.

2° *Des combinaisons définies.* — Avec l'hydrure de cinnamyle ou aldéhyde cinnamique, contenue dans les essences de cannelle ou de cassia en combinaison avec un hydrocarbure, on obtient une combinaison directe qui répond à la formule :

$$C^9H^8O, AzO^3H.$$

3° *Des oxydations* qui sont parfois tellement énergiques que le mélange s'enflamme.

4° *Des composés nitrés.* — Tel est le cas de l'essence d'anis qui donne de la *nitraniside* ou *anéthol binitré* avec l'acide azotique concentré.

$$C^6H^4(CH = CH.\ CH^3)\ (OCH^3) + 2\ AzO^2,\ OH =$$
$$2\ H^2O + C^6H^2\ (AzO^2)^2\ (CH = CH.\ CH^3)\ (OCH^3).$$

L'acide sulfurique produit aussi des réactions énergiques qui se manifestent par des phénomènes de coloration et de polymérisation.

Les alcalis exercent des actions variées sur les essences, mais leur action se porte de préférence sur les composés ternaires entrant dans leur composition. Dans cette action, il peut se produire trois ordres de phénomènes :

1° *Des combinaisons.* — Comme avec les phénols, de manière à donner naissance à des corps analogues au phénate de sodium.

2° *Des dédoublements.* — Comme avec les éthers ; il se produit alors la saponification des éthers, c'est-à-dire que l'éther reproduit l'alcool et l'acide générateurs.

3° *Des dédoublements accompagnés d'oxydation.* — Comme le valérol, principe oxygéné de l'essence de valériane qui, chauffé avec de la potasse, donne du carbonate de potasse, du valérate de potasse et de l'hydrogène :

$$C^6H^{10}O + 3(KOH) + H^2O = CO^3K^2 + C^4H^9.CO^2K + 3H^2$$

L'ammoniaque, agissant sur les essences, est souvent absorbée avec avidité ; d'après Th. Saussure, l'essence de lavande en absorbe jusqu'à 47 fois son volume. Il en résulte parfois une combinaison bien définie, comme dans le cas de l'essence de moutarde, qui se transforme en magnifiques cristaux de thiosinamine.

$$C^4H^5AzS + AzH^3 = \underbrace{C^4H^8Az^2S}_{\text{Thiosinamine}}.$$

Beaucoup d'essences dissolvent le soufre et le phosphore ; par une évaporation ménagée elles abandonnent ces corps simples ; mais à chaud il se manifeste des altérations plus ou moins profondes. Le bichlorure de mercure altère un grand nombre d'essences, il les colore, augmente leur consistance et se transforme en calomel, en cédant une partie de son chlore à ces essences.

Ajoutons que les phénomènes d'isomérie et de polymérie sont très fréquents dans les essences.

Altérations et conservation. — Elles s'altèrent très facilement par l'action de l'air et de la lumière ; il faut donc, pour les conserver, les placer dans des flacons bien bouchés et à l'abri de la lumière.

Pour purifier les essences altérées, on emploie les deux moyens de rectification étudiés à propos des essences du commerce.

Caractères spécifiques. — Pour distinguer les essences les unes des autres, on examine la couleur, l'odeur, la saveur, la densité, le pouvoir rotatoire, l'action que divers réactifs produisent sur elles ; parmi ces réactifs on emploie l'iode, l'acide azotique, l'acide sulfurique, la santaline (matière colorante du bois de Santal) etc., etc.

On peut également faire usage de plusieurs réactifs généraux, indiqués par M. Charles Noël (1) : l'acide chlorhydrique concentré pur ; le chloroforme pur ; le chloroforme bromé (préparé en dissolvant 5 grammes de brome dans 100 grammes de chloroforme): l'éther de pétrole iodé (préparé en dissolvant 5 grammes d'iode dans 100 grammes d'éther de pétrole du commerce rectifié) ; l'acide sulfurique concentré et pur ; la solution officinale de perchlorure de fer à 30° ; le sulfure de carbone ; les alcools à 90° et à 60°.

Falsifications. — Les essences sont très souvent falsifiées et les falsifications les plus ordinaires consistent dans l'addition : 1° d'alcool, 2° d'huiles fixes, 3° d'essences de qualité inférieure et surtout de l'essence de térébenthine.

Recherche de l'alcool. — Pour reconnaître l'alcool, on peut employer différents procédés :

1er *Procédé.* — On verse dans un tube gradué des volumes égaux d'essence et d'eau, on agite, et on laisse reposer. L'alcool se dissout dans l'eau ; il y a une diminution de volume de l'essence, diminution qui indique à peu près la proportion d'alcool qu'elle renfermait.

2° *Procédé.* — On introduit l'essence dans un tube bouché avec une petite quantité d'acétate de potasse ou de chlorure de calcium sec ; on chauffe au bain-marie, en agitant, pendant quelques minutes. Si l'essence renferme de l'alcool, il se formera une solution du sel dans l'alcool, solution qui se sépare de l'essence et qui occupera la partie inférieure du tube (Borsalleri et Westein).

3° *Procédé.* — Righini conseille d'agiter l'essence avec son volume d'huile d'olives ; si l'essence renferme de l'alcool, celui-ci se sépare immédiatement. D'après M. Carles, ce moyen n'a de valeur que lorsque la proportion d'alcool est élevée et atteint 25 0/0.

---

(1) Noël, préparateur à l'Ecole supérieure de pharmacie de Nancy, *Etude su les essences au point de vue de leur pureté,* Union pharmaceutique, 1887.

4e Procédé. — Le procédé le plus simple consiste à distiller l'essence avec de l'eau ; les premières portions distillées renfermeront tout l'alcool que l'on pourra reconnaître à son odeur, à son goût et caractériser par ses propriétés chimiques ; ainsi on chauffera ces premières portions avec de l'acétate de potasse et de l'acide sulfurique et on percevra l'odeur de l'éther acétique.

Ajoutons, que lorsque l'essence renferme une grande quantité d'alcool, elle devient laiteuse par l'addition de l'eau.

Recherche des huiles fixes. — Pour découvrir la fraude par les huiles fixes, on peut employer trois procédés :

1er Procédé. — Déposer quelques gouttes d'essence sur une feuille de papier ; il se formera une tache ; chauffer légèrement cette tache ; si elle persiste, elle sera due à la présence d'une huile fixe.

2e Procédé. — Distiller l'essence avec de l'eau, l'huile fixe reste dans la cornue. On pourra démontrer son identité en la saponifiant par un alcali.

3e Procédé. — Mélanger l'essence, avec 8 fois son volume d'alcool et agiter. L'alcool dissout entièrement l'essence lorsqu'elle est pure. Observons toutefois que ce dernier essai ne pourrait pas servir à déceler la présence de l'huile de ricin qui est très soluble dans l'alcool.

Recherche de l'essence de térébenthine. — Pour découvrir la fraude des essences de qualité inférieure, et en particulier pour déceler l'essence de térébenthine, qui est le plus généralement employée, on a conseillé différents moyens.

1er Moyen. — Verser quelques gouttes d'essence suspecte sur du papier, exposer le tout à l'air ; l'odeur de l'essence de térébenthine, qui est la plus tenace, se fait sentir en dernier lieu. Remarquons que ce procédé ne fournit que des résultats très douteux, surtout quand on l'applique à des essences analogues à celle de térébenthine, telles que les essences de romarin, de lavande, de citron, de bergamote, etc.

2e Moyen. — Peser dans un petit tube 3 grammes d'essence suspecte et 3 grammes d'huile d'œillette ; agiter. Si l'essence est pure, on obtient un mélange laiteux ; si l'essence contient de l'essence de térébenthine, on obtient un mélange transparent, car l'essence de térébenthine dissout facilement les huiles fixes. Ce procédé peut s'appliquer pour déceler la fraude dans les huiles de marjolaine, de lavande, d'aspic, de sauge, d'absinthe et de menthe poivrée ; mais il n'est pas applicable pour déceler la fraude dans les essences de thym et de romarin ; il n'est donc pas d'une application générale.

3ᵉ *Moyen*. — M. Gréville a proposé, pour découvrir la fraude par l'essence de térébenthine, de se servir d'un papier imbibé d'acétate de plomb. On expose ce papier aux vapeurs de sulfhydrate d'ammoniaque de manière à lui faire prendre une teinte brune. On verse sur ce papier bruni une ou deux gouttes d'essence suspecte et l'on chauffe légèrement. Pour peu que le liquide primitif contienne de l'essence de térébenthine il y a décoloration complète de la tache ; le sulfure se transformant, par oxydation, en sulfate de plomb. Cette réaction n'est pas d'une application générale, car les essences d'ambre, de lavande et de menthe, parfaitement pures, donnent lieu au même phénomène.

Tous les moyens, que nous venons d'indiquer, sont ou inefficaces ou insuffisants, lorsqu'il s'agit d'examiner des mélanges d'essences analogues entre elles et quelquefois presque identiques. Il devient alors nécessaire, pour découvrir la falsification, de déterminer les propriétés physiques les plus stables de ces substances, propriétés dont l'utilité a été si bien mise en évidence par les travaux de M. Buignet (1).

Les propriétés physiques, persistantes et caractéristiques des huiles volatiles que l'on doit déterminer, pour constater leur pureté sont : la densité, le point d'ébullition, l'indice de réfraction, le pouvoir rotatoire. On peut encore, pour rechercher la falsification des essences par les essences inférieures, se servir de l'identimètre ou du réfractomètre de Trannin, appareil qui sert à comparer l'indice de réfraction de l'essence suspecte avec celui d'un échantillon type d'essence pure.

Nous terminerons l'étude des essences en résumant dans un tableau les propriétés physiques, la composition et les usages des principales essences.

(1) Buignet, Applications de la physique à la solution de quelques problèmes de chimie et de pharmacie, rapportées in *Journal de pharmacie*, année 1861.

NOMS DES ESSENCES	PROPRIÉTÉS PHYSIQUES	COMPOSITION	USAGES.
Absinthe.	Liquide vert-foncé, odeur pénétrante, saveur brûlante. Densité 0.923. Point d'ébullition 205°.	Elle est formée, d'après Gladstone : 1° Par un carbure d'hydrogène analogue à l'essence de térébenthine. 2° Par une huile oxygénée isomère du camphre du Japon. 3° Par une essence bleue appelée céruleine ou azuline, qu'on rencontre dans plusieurs autres essences, notamment l'essence de camomille.	Elle donne à la liqueur connue sous le nom d'absinthe, le parfum qu'elle possède ; peut s'employer, comme tonique stimulant, emménagogue, fébrifuge, et vermifuge à la dose de 0 gr. 50 à 1 gr.
Amandes amères	Liquide incolore, odeur agréable, saveur mordicante. Densité 1,050. Point d'ébullition 179° 5.	Elle est uniquement constituée par de l'aldéhyde benzoïque, benzylal, quand elle est pure, $C^7 H^6 O$ Elle est très souvent falsifiée par l'essence de mirbane ou benzine mono-nitrée.	Employée à l'intérieur à la dose de 1 à 5 centigrammes. A l'extérieur, à la dose de 2 à 4 gr. mêlée au beurre de cacao, en frictions contre les douleurs névralgiques, le glaucome et l'iritis.
Anis.	Incolore, se figeant vers 17°.	Elle est formée par un carbure d'hydrogène et par l'anéthol. $C^{10} H^{12} O$ principe cristallisable et oxygéné, que l'on trouve aussi dans les essences de fenouil, de badiane et d'estragon.	Excitant, carminatif à la dose de 1 à X gouttes.
Camomille.	Verdâtre, suave et légèrement acide, bout de 150° à 200°.	Elle est formée par un mélange de carbure d'hydrogène isomère du térébenthène et d'aldéhyde angélicique.	Stimulant stomachique, antispasmodique à la dose de I à X gouttes.

NOMS DES ESSENCES	PROPRIÉTÉS PHYSIQUES	COMPOSITION	USAGES
Cannelle.	Couleur jaune d'or qui devient rapidement rougeâtre. Densité 1,006. Point d'ébullition 220°.	Elle est formée par un mélange de carbure d'hydrogène peu connu et d'aldéhyde cinnamique. $C^9 H^8 O$.	Excitant, stimulant, stomachique, à la dose de I à X gouttes.
Citron.	Obtenue par expression, elle est fluide, jaune, très suave. Obtenue par distillation, elle est incolore et moins suave.	Elle est formée par deux carbures isomères du térébenthène.	Elle a été, depuis quelques années, préconisée par Bruel dans les catarrhes chroniques et les blennorrhagies.
Fleurs d'oranger. (Néroli.)	Liquide incolore possédant l'odeur de fleur d'oranger Densité 0,870.	Elle est formée par un carbure d'hydrogène volatil à 173° et par un principe oxygéné.	Le néroli est le principe actif de l'eau distillée du sirop et de l'infusé de fleur d'oranger.
Girofle.	Liquide incolore, quand elle est récemment préparée, mais jaunissant facilement à l'air et à la lumière.	Formée de quatre principes : 1° Un carbure d'hydrogène, isomère du térébenthène. 2° Caryophylline, principe cristallisable isomère du camphre du Japon. 3° Eugénol, phénol diatomique, appelé aussi acide eugénique, formant la majeure partie de l'essence. 4° Eugénine, probablement isomère avec l'eugénol.	Excitant, stomachique, tonique, cordial, à la dose de 1 à XII gouttes. Employée très souvent comme caustique dentaire, à cause de l'eugénol.
Menthe poivrée.	Incolore, odeur douce, saveur chaude, qui devient fraîche quand l'essence est diluée. Densité 0,845 à 0,915. Bout à 190°.	Elle est formée en proportions variables par un carbure d'hydrogène et par le menthol, alcool secondaire, appelé aussi alcool mentholique.	Stimulant, stomachique, antispasmodique à la dose de 1 à XII gouttes. On prépare, depuis quelque temps, des crayons de menthol pour combattre la migraine.

NOMS DES ESSENCES	PROPRIÉTÉS PHYSIQUES	COMPOSITION	USAGES
Moutarde.	Limpide, incolore, odeur forte et irritante.	C'est de l'éther allyl-isosulfocyanique ou de l'isosulfocyanate d'allyle, prenant naissance par suite de l'action de la myrosine sur le myronate de potasse.	Très irritant et très caustique; usitée seulement à l'extérieur.
Roses.	Incolore, devient rapidement jaunâtre, se présente sous la forme d'une masse butyreuse, composée de feuillets transparents, cristallisée. Point de fusion très variable suivant la provenance, varie de 18° à 30°.	Peu connue. — On sait seulement qu'elle est formée d'un principe solide et d'une huile oxygénée. Très falsifiée avec l'essence de géranium appelée aussi essence de rose d'Afrique, essence de bois de Rhodes; ces falsifications peuvent être décelées par des moyens indiqués dans le dictionnaire de Baudrimont; mais ils sont souvent très incertains.	Employée surtout en parfumerie.

Usages. — Les essences sont peu employées en nature en pharmacie; mais elles forment la base d'un certain nombre de formes pharmaceutiques très usitées, au nombre desquelles nous trouvons : les eaux distillées, dont nous avons déjà parlé; les alcoolats, et en particulier les alcoolats simples, remplacés aujourd'hui par les teintures d'essences, les oléo-saccharures (mélange d'une huile volatile avec le sucre).

§ 3. — Des alcoolats.

Définition. — On appelle alcoolats des formes pharmaceutiques que l'on obtient en distillant de l'alcool sur des substances médicamenteuses.

Division. — On les divise en :

Alcoolats simples... Ce sont ceux que l'on obtient en distillant l'alcool sur une seule substance médicamenteuse.

Alcoolats composés... Ce sont ceux que l'on obtient en distillant l'alcool sur plusieurs substances médicamenteuses.

Historique. — Les alcoolats étaient désignés autrefois sous des noms divers, appliqués également aux teintures alcooliques, et on les appelait : esprits, baumes, essences, quintessences, gouttes, élixirs. Ces dénominations, souvent inexactes, et en tout cas inutiles, sont remplacées aujourd'hui par le terme générique d'alcoolats.

Différences avec les alcoolés. — On confond quelquefois les teintures alcooliques ou alcoolés avec les alcoolats ; cependant ces deux formes diffèrent et par leur mode de préparation et par leur composition.

ALCOOLÉS.	ALCOOLATS.
Formes pharmaceutiques, obtenues par dissolution, résultant de l'action dissolvante de l'alcool sur une ou plusieurs substances.	Formes pharmaceutiques, obtenues par distillation, résultant de la distillation de l'alcool sur une ou plusieurs substances.
Contiennent tous les principes (fixes ou volatils) solubles dans l'alcool, des substances employées.	Ne contiennent que les principes volatils des substances employées.

Préparation. — Dans la préparation de ces médicaments, il faut se préoccuper : 1° Du choix de l'alcool ; 2° Du choix des substances ; 3° Du choix du mode opératoire.

Choix de l'alcool. — L'alcool, destiné à la préparation des alcoolats, doit être pur, et avoir un degré alcoolique suffisant ; il importe donc, pour savoir s'il peut être employé à la préparation de ces médicaments, de vérifier sa pureté et sa richesse alcoolique par les méthodes exposées à l'article Teintures.

Quel est le degré alcoolique que doit avoir l'alcool employé à la préparation des alcoolats ? Le Codex a adopté les trois degrés suivants : 80° ; 60° ; 90°.

L'alcool à 80° est employé pour la préparation des alcoolats composés suivants, seuls portés au Codex : Alcoolat aromatique ammoniacal ou esprit ammoniacal huileux de Sylvius ; Alcoolat de cochléaria composé, ou esprit ardent de cochléaria ; Alcoolat de Fioraventi, appelé aussi baume de Fioraventi ou alcoolat de térébenthine composé ; Alcoolat de Garus ; Alcoolat de mélisse composé ou Eau de Mélisse des Carmes.

L'alcool à 60° est employé pour la préparation de l'alcoolat vulnéraire ou eau vulnéraire spiritueuse.

L'alcool à 90° est employé pour préparer les alcoolats simples qui ont été remplacés par le Codex de 1884, par des solutions d'essences dans de l'alcool à 90° et désignés sous le nom de *teintures d'essences*.

Choix des substances. — On emploie à la préparation des alcoolats, tantôt des matières fraîches, tantôt des matières sèches.

La nature des matériaux formant la base des alcoolats est très variée. On y fait entrer : des feuilles, des fleurs, des fruits, des écorces, des racines, des substances résineuses, des sels et même des substances animales (car autrefois, on préparait l'alcoolat de fourmis).

Baumé a fait observer, avec raison, qu'il faut supprimer de la formule des alcoolats, toute substance qui ne doit rien fournir à la distillation; cependant il faut remarquer que telle substance, inerte par elle-même, peut donner naissance, à la suite d'une double décomposition, à un produit volatil. Ainsi, par exemple, dans l'alcoolat aromatique de Sylvius, le carbonate de potasse, corps fixe, donne, en réagissant sur le chlorhydrate d'ammoniaque, du carbonate d'ammoniaque, qui passe à la distillation.

Toutes les substances fraîches ou sèches, employées à la préparation des alcoolats, doivent, à l'exception des fruits charnus et des plantes à tissu délicat, comme les fleurs, être convenablement divisées pour que l'alcool les pénètre plus aisément. On les laisse macérer dans l'alcool pendant quelques jours (4 jours en moyenne) pour favoriser la dissolution des principes aromatiques qui passent ensuite plus facilement à la distillation.

Choix du mode opératoire. — La distillation doit être faite au bain-marie, pour éviter toute odeur empyreumatique. De plus, pour ne pas laisser à sec les matières dans la cucurbite, et obtenir des produits plus suaves, on ne doit pas retirer à la distillation tout l'alcool que l'on a mis dans le vase distillatoire.

On retire une quantité d'alcoolat aromatique égale à la quantité d'alcool employé, comme dans l'alcoolat aromatique de Sylvius ; aux 9/10 de l'alcool employé, comme pour l'alcoolat de Garus et l'alcoolat de mélisse composé ; aux 6/7 de l'alcool employé, comme pour l'alcoolat de Cochléaria composé ; aux 5/6 de l'alcool employé comme dans l'alcoolat de Fioraventi ; aux 2/3 de l'alcool employé comme dans l'alcoolat vulnéraire.

En vue d'avoir des médicaments plus chargés de principes volatils, et par conséquent en vue d'*obtenir des alcoolats plus aromatiques*, on a proposé différents moyens, qu'il est intéressant de connaître, bien qu'ils ne figurent pas au Codex.

1er *Moyen.* — Redistiller le produit obtenu sur de nouvelles plantes, ou en d'autres termes, cohober le produit obtenu ; mais cette modification n'a pas été adoptée.

2e *Moyen.*— M. Lachambre de Dieppe a préconisé un autre moyen : après avoir retiré les 4/5 de l'alcool, il ajoute de l'eau au résidu contenu dans l'alambic ; il distille de manière à obtenir un hydrolat laiteux qu'il ajoute par petites parties au produit obtenu en premier lieu, tant que la transparence n'en est pas troublée. Ce procédé est très rationnel ; car il est probable que l'alcool, en raison de sa facile volatilisation, laisse des principes que l'eau entraîne certainement.

Lorsqu'on veut préparer des alcoolats, *faits avec des plantes à odeur fugace*, comme le seringa, le jasmin, la tubéreuse, l'héliotrope, qui ne cèdent presque rien à la distillation, on peut employer une méthode spéciale qui a pour but de favoriser la dissolution des principes odorants dans l'alcool.

1re *Méthode.*— On fait des couches de ces fleurs, que l'on sépare par des morceaux d'étoffe de laine imprégnés d'huile d'olives ou de lin, et on comprime légèrement la masse. Toutes les 24 heures, on renouvelle les fleurs jusqu'à ce que l'huile soit suffisamment chargée ; on lave alors les étoffes avec de l'alcool et on soumet celui-ci à la distillation.

Guibourt a apporté à ce procédé une modification. Il expose le mélange d'huile et d'alcool à l'action d'un mélange réfrigérant.L'huile se solidifie et se précipite au fond du flacon ; quant à l'alcool, chargé de la partie odorante des fleurs, il surnage et on le sépare par une simple décantation.

On a proposé aussi de séparer les couches de fleurs par des étoffes, non plus imprégnées d'huile, mais imprégnées d'un mucilage de gomme ; on comprime légèrement la masse. On traite ensuite par l'alcool le mucilage chargé d'huile essentielle, l'alcool dissout l'huile essentielle et la gomme se précipite.

2o *Méthode.* — Pour obtenir des essences, des huiles odorantes ou des préparations analogues aux alcoolats, les Indiens emploient la méthode suivante : ils font d'abord un lit de fleurs, puis ils étendent dessus une couche de semences de tek ou de sésame ; ils font une seconde couche de fleurs qu'ils recouvrent d'une seconde couche de semences de tek, de sésame, et ils continuent ainsi jusqu'à ce qu'ils aient un certain nombre de couches alternées. Ils recouvrent alors le tout d'une toile et pressent légèrement. Au bout de 24 heures, ils renouvellent les fleurs et font avec les mêmes semences, une série de couches alternatives. Les semences finissent par se gonfler ; quand elles sont suffisamment chargées, ils en expriment l'huile aromatique, qui peut être employée en nature, ou traitée par l'alcool.

Il est facile de comprendre que le procédé employé par les Indiens se rapproche de la première méthode que nous avons indiquée pour la préparation des alcoolats des plantes à odeur fugace, mais qu'il en diffère par l'exécution.

Caractères. — Les alcoolats sont incolores, transparents, doués d'une odeur plus ou moins suave, mais beaucoup moins prononcée toutefois que celle des hydrolats correspondants. Ils ne présentent pas de suite la suavité qu'ils acquièrent plus tard. Il semble qu'avec le temps, l'alcool et les principes aromatiques éprouvent, en quelque sorte, une combinaison plus intime. On peut produire ce vieillissement artificiel, qui leur communique une suavité plus grande, en plongeant les alcoolats, pendant quelques heures, dans un bain de glace. Cependant, il vaut mieux les conserver pendant quelque temps avant de les utiliser ; ce vieillissement naturel est préférable au vieillissement artificiel obtenu par le froid.

Composition. — Les alcoolats ont une composition analogue à celle des eaux distillées ; comme elles, ce sont des préparations tenant en dissolution des parties volatiles des plantes. Comme l'alcool entre en ébullition à une température plus basse que l'eau, ils sont, en général, peu chargés de principes médicamenteux ; aussi la plupart d'entre eux n'ont guère que les propriétés médicinales qui appartiennent à l'alcool. Il faut en excepter toutefois ceux qui sont très chargés d'huiles volatiles, comme l'alcoolat vulnéraire, l'alcoolat de cochléaria, le baume de Fioraventi, et en général tous les alcoolats composés.

Ils renferment surtout des huiles essentielles ; ils sont constitués par une dissolution d'essences dans l'alcool ; quelques-uns cependant renferment des acides organiques (acide formique) comme l'alcoolat de fourmis composé, inusité aujourd'hui ; ou des matières salines (carbonate d'ammoniaque) contenu dans l'alcoolat aromatique ammoniacal ou esprit de Sylvius.

Conservation. — Soustraits à l'action de l'air et de la lumière, ils se conservent bien et pendant longtemps. S'ils étaient exposés à l'action de ces deux agents, il y aurait une oxydation, qui produirait l'acétification de l'alcool et l'altération des huiles essentielles. Il faut donc, pour les conserver, les tenir dans des flacons bien bouchés, pleins et à l'abri de la lumière.

Usages. — Les alcoolats sont, en général, des médicaments excitants, employés très souvent à l'intérieur, mais beaucoup plus souvent à l'extérieur, en frictions, liniments, embrocation, etc., etc. Quelques-uns, par addition de sucre, peuvent être employés comme liqueurs de table ; d'autres sont usités comme odontalgiques.

Nomenclature. — Le nombre des alcoolats simples ou composés inscrits dans les formulaires est très considérable ; mais le Codex de 1884 a diminué ce nombre.

Alcoolats simples. — On ne trouve plus au Codex de 1884, la nomenclature des alcoolats simples portée au Codex de 1866. Tous les alcoolats simples ont été remplacés par des solutions d'essences dans de l'alcool à 90° et ont été désignés sous le nom de *teintures d'essences*. Ils se préparent de la manière suivante :

Huile volatile	2 grammes	} Mêlez.
Alcool à 90°	98 —	

C'est ainsi que se préparent les teintures d'essence de menthe, d'anis vert et ombellifères, de badiane, bergamote, cédrat, citron, genièvre, orange, oranger (néroli), romarin et labiées.

Alcoolats composés. — Les seuls alcoolats composés portés au Codex sont :

1° **Alcoolat aromatique ammoniacal**, appelé aussi *Esprit volatil ammoniacal huileux de Sylvius* (Codex, p. 332).

Écorces fraîches d'oranges.	100	grammes
» » de citron.	100	—
Vanille.	30	—
Cannelle de Ceylan.	15	—
Girofles	10	—
Chlorhydrate d'ammoniaque.	500	—
Carbonate de potasse.	500	—
Eau distillée de cannelle	500	—
Alcool à 80°	500	—

Incisez les écorces d'orange et de citron et la vanille ; concassez la cannelle et le girofle ; introduisez ces substances dans une cornue en verre dont le col soit large, avec le sel ammoniac, l'eau de cannelle et l'alcool. Laissez macérer 4 jours, en agitant de temps en temps. Ajoutez le carbonate de potasse ; mélangez exactement, et après quelques heures, distillez au bain-marie pour obtenir 500 grammes d'alcoolat aromatique.

Dans cette opération, il se produit, par double décomposition : *du chlorure de potassium,* qui reste dans la cornue ; *du carbonate d'ammoniaque,* qui passe dans le récipient.

Ce carbonate d'ammoniaque se condense d'abord sec, ferme et solide, et il obstruerait le col de la cornue, si l'on ne prenait pas le soin de choisir ce col large. L'alcool distille ensuite chargé de carbonate d'ammoniaque, mais il y a une partie qu'il ne dissout pas. Ce sel, non dissous par l'alcool, et chargé d'une petite quantité d'huile essentielle, était appelé autrefois *sel volatil de Sylvius.*

Altérations. — L'alcoolat de Sylvius se colore très promptement à la lumière ; il faut par suite le conserver dans des flacons colorés en noir bouchés à l'émeri, et de petite capacité.

Usages. — Il est excitant, diaphorétique, carminatif, emménagogue et s'emploie à la dose de VI à XXX gouttes dans une potion.

2° **Alcoolat de cochléaria composé,** appelé aussi *esprit ardent de cochléaria.*

Feuilles fraîches de cochléaria. . . . .   3000 gr.
Racine fraîche de raifort . . . .   400 gr.
Alcool à 80° . . . .   3500 gr.

Pilez le cochléaria avec le raifort coupé en tranches très minces mettez le tout avec l'alcool dans un bain-marie. Laissez macérer deux jours, et retirez par distillation 3000 grammes d'alcoolat.

L'alcoolat de cochléaria composé contient des huiles volatiles sulfurées. Mais ces huiles ne préexistent pas dans les végétaux antiscorbutiques, et se développent seulement sous l'influence de l'eau. De là, la nécessité de se servir de plantes fraîches, de les contuser convenablement et de faire une macération préalable avant de distiller ; si on négligeait ces précautions, on obtiendrait un médicament à peu près inerte.

Quelle est la nature des essences sulfurées contenues dans le cochléaria et dans le raifort ? D'après Hoffmann, l'essence sulfurée de cochléaria diffère de l'essence de moutarde avec laquelle elle a été confondue. On doit la considérer comme de l'essence de moutarde de l'alcool butylique secondaire. L'essence sulfurée de raifort est identique avec l'essence de moutarde qui est, comme on le sait, de l'éther allyl-isosulfocyanique.

Altérations. — Il se dépose souvent dans l'alcoolat de cochléaria, au bout de quelque temps, un stéaroptène inodore, sous forme d'aiguilles, à saveur brûlante, répandant, sous l'action de la chaleur, une forte odeur de raifort. Baumé et plus tard Lepage y ont constaté un dépôt de soufre.

Usages. — L'alcoolat de cochléaria est un excellent médicament employé comme antiscorbutique à la dose de 1 à 4 grammes à l'intérieur, dans un liquide approprié ou en gargarisme.

3° **Alcoolat de Fioravanti**, appelé aussi *alcoolat de térébenthine composé, Baume de Fioravanti* (1).

Térébenthine du mélèze	500 grammes.
Résine élémi	
— Tacamaque	
— Succin	
— Styrax	ââ . . . . . 100 grammes.
— Galbanum	
— Myrrhe	
— Baies de laurier . . .	
Aloès	
Galanga	
Gingembre	
Zédoaire	
Cannelle de Ceylan	ââ . . . . . 50 grammes.
Girofle	
Muscades	
Dictame de Crète	
Alcool à 80°	3000 grammes

Réduisez en poudre grossière le galanga, le gingembre, le zédoaire, la cannelle, le girofle, les muscades et les baies de laurier ; laissez macérer dans l'alcool pendant 4 jours. Ajoutez le succin pulvérisé, les résines, les gommes-résines, le styrax, la térébenthine ; laissez en contact pendant deux jours. Distillez au bain-marie jusqu'à ce que vous ayez obtenu 2500 grammes d'alcoolat.

Usages. — Ce baume s'emploie à l'extérieur en frictions excitantes contre les douleurs rhumatismales ou le rachitisme.

On l'emploie aussi comme topique contre les engelures ; comme

---

(1) D'après le *Dictionnaire historique* de Dezobry et Bachelet (Fioravanti Léonard), né à Bologne en 1520, mort en 1588, était un empirique fameux qui voyagea en Italie et en Afrique en exerçant la médecine. — Il débitait des remèdes arcanes parmi lesquels se trouvait son baume, auquel son nom est resté attaché et qui a joui d'une grande réputation. Il a publié un grand nombre d'ouvrages reproduits plusieurs fois, quoiqu'ils aient peu de valeur.

collyre, on en verse un peu dans la main que l'on tient rapprochée des yeux, pour faire une sorte de fumigation fortifiante.

4° **Alcoolat de Garus.**

Aloès		
Girofle	ââ. .	5 grammes.
Safran		
Myrrhe	2	—
Muscades	10	—
Cannelle	20	—
Alcool à 80°	5000	—

Faire macérer, pendant 4 jours, toutes les substances concassées dans l'alcool. Filtrez le produit de la macération ; ajoutez un litre d'eau, puis distillez au bain-marie pour obtenir 4500 grammes d'alcoolat.

Cet alcoolat sert à faire l'élixir de Garus, qui se prépare d'après la formule inscrite au Codex, page 391.

Usages. — L'élixir de Garus est stomachique, mais il est plus souvent employé comme liqueur de table que comme médicament. .

5° **Alcoolat de mélisse composé,** ou *Eau de Mélisse des Carmes.*

Mélisse fraîche en fleurs	900	grammes
Zestes frais de citron	150	—
Cannelle de Ceylan		
Girofle	ââ. . .	80	—
Muscades		
Coriandre	ââ. . .	48	—
Racine d'angélique		
Alcool à 80°	5000	—

Divisez la mélisse et les zestes de citron ; concassez les autres substances ; faites macérer le tout dans l'alcool pendant 4 jours. Distillez au bain-marie pour retirer 4250 grammes d'alcool.

La formule ci-dessus n'est pas la véritable formule de la fameuse eau de mélisse des carmes déchaussés de la rue de Vaugirard, fabriquée et mise en vente dès 1611 ; ce n'est qu'une simplification qui ne lui cède en rien pour la suavité et les propriétés médicales.

Usages. — L'eau de mélisse est un excitant, un stimulant, un nervin, considérée par quelques personnes comme une panacée universelle. Elle se prend à l'intérieur à la dose de quelques gouttes, d'une cuillerée à café et même d'une cuillerée à bouche délayée dans l'eau simple ou sucrée. On l'emploie aussi à l'extérieur, en frictions, fomentations, soit pure, soit mélangée à un autre liquide.

Eau de Mélisse jaune. — En ajoutant à l'eau de mélisse ordinaire pour 1000 grammes 5 grammes de teinture de safran, on obtient l'eau de Mélisse jaune, employée surtout à l'extérieur dans le public.

6° **Alcoolat vulnéraire**, ou *Eau vulnéraire spiritueuse* (Codex, p. 335).

Usages. — L'alcoolat vulnéraire est excitant, stimulant, vulnéraire ; c'est un remède populaire, contre les contusions, les coups à la tête, les chutes, il s'emploie à l'extérieur en frictions et à l'intérieur à la dose de 8 à 15 grammes, dans de l'eau pure ou sucrée.

TABLE ANALYTIQUE

DE L'HISTOIRE ET DE LA LÉGISLATION PHARMACEUTIQUES

—

PREMIÈRE PARTIE

Division de cette histoire. — Par qui la médecine était exercée chez les anciens. — Histoire de la médecine chez les Grecs. — Esculape et les Asclépiades. — Hippocrate et ses successeurs. — Théophraste. — Ecole d'Alexandrie et médecins de cette école. — Secte empirique et partisans de cette secte. — Rois pharmaceutes. — Des médecins à Rome. — Secte des méthodiques fondée par Thémison de Laodicée et partisans de cette secte. — Dioscoride. — Galien. — Etat de la pharmacie pendant la période hippocratique. — Ecole grecque. — Alchimie. — Chimistes des XIVe, XVIIe, XVIIIe siècles. — Fondateurs de la chimie moderne, Priestley, Schèele, Lavoisier.

Premier document consacrant l'état civique des pharmaciens en France. — Division de l'histoire de la pharmacie française. — Corporations au moyen-âge : corporation des épiciers apothicaires. — Ordonnances royales qui régissaient les corporations. — Luttes des apothicaires contre les médecins, les épiciers et les apothicaires royaux. — Déclaration du roi du 25 avril 1777 qui créa le collège de pharmacie et mit fin aux longs débats entre les pharmaciens et leurs rivaux. — Etat des règlements sur la pharmacie en 1789. — Suppression et rétablissement du collège de pharmacie. — Société libre des pharmaciens de Paris transformée en école gratuite de pharmacie par le décret du Directoire de l'an V (1797) et devenue Société de pharmacie de Paris après la promulgation de la loi du 21 germinal an XI. — Loi du 21 germinal an XI (11 avril 1803) appelée loi organique de la pharmacie. — Dispositions de cette loi comprenant 4 titres et 38 articles. — Lacunes de cette loi. — Commentaires sur la législation pharmaceutique. — Division de cette législation en deux classes : A. Législation relative aux écoles de pharmacie, aux élèves en pharmacie et à la réception des pharmaciens ; B. Législation relative à l'exercice et à la police de la pharmacie.
A. Du stage. — Des écoles supérieures de pharmacie. — (Histoire de l'école

supérieure de pharmacie de Paris). — Des facultés mixtes, des écoles de plein exercice, des écoles préparatoires de médecine et de pharmacie. — Des examens probatoires.

B. Nécessité de la législation relative à l'exercice et à la police de la pharmacie. — Formalités exigées par la loi pour exercer la pharmacie. — Des prête-noms. — La pharmacie est-elle une profession libérale ou une profession commerciale. — Le pharmacien est considéré comme un commerçant : étude des charges et des obligations qui découlent de cette qualité. — Étude des articles du Code civil et pénal applicables aux pharmaciens. — De la vente des médicaments par les médecins. — Étude historique et légale sur l'inspection des pharmacies. — De la vente des médicaments par les épiciers ou droguistes. — Situation des veuves des pharmaciens au décès de leurs maris. — Nature des infractions commises contre les lois par les pharmaciens. — Étude des devoirs légaux que le pharmacien doit remplir dans l'exercice de sa profession. — Étude sur la législation des substances vénéneuses. — Étude des devoirs moraux, professionnels et sociaux des pharmaciens.

Appendice à la législation pharmaceutique.

1° Règles auxquelles sont assujettis par la loi du 19 avril 1898 les étudiants et pharmaciens étrangers pour être autorisés à postuler un grade de pharmaciens français.

2° Conditions de concours :

A. Pour l'internat en pharmacie dans les hôpitaux de Paris.

B. Pour l'internat en pharmacie dans les asiles d'aliénés du département de la Seine.

C. Pour les pharmaciens des hôpitaux et hospices civils de Paris.

D. Pour les pharmaciens du service de santé militaire.

E. Pour les pharmaciens du service de santé de la marine et des Colonies.

3° Conditions pour le service militaire.

TABLE ALPHABÉTIQUE

DE L'HISTOIRE ET DE LA LÉGISLATION PHARMACEUTIQUES

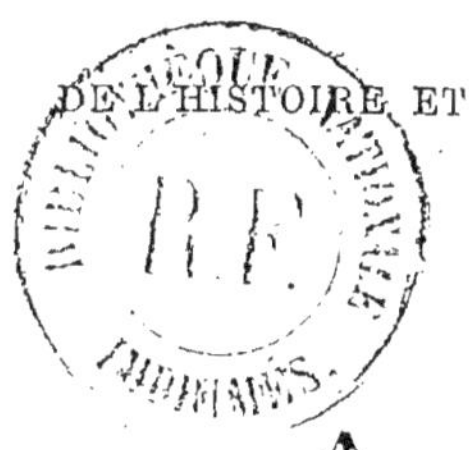

TABLE ANALYTIQUE

DEUXIÈME PARTIE

TABLE ALPHABÉTIQUE

DE LA PHARMACIE GALÉNIQUE

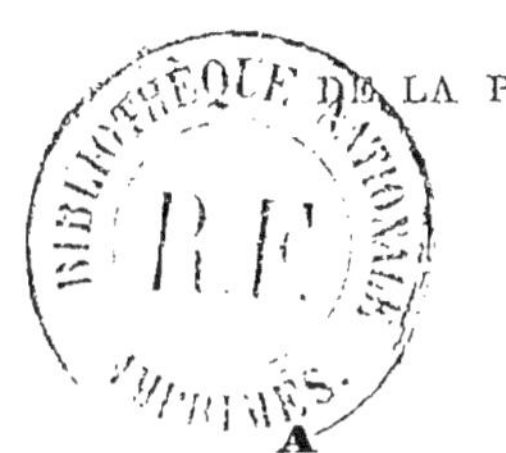